AF799413

Online-Material auf psychotherapie.tools

Mit dem untenstehenden Freischalt-Code erhalten Sie die digitalen Arbeitsmaterialien aus diesem Buch. Hierfür ist eine Registrierung auf psychotherapie.tools notwendig:

1. psychotherapie.tools/online-material öffnen.
2. Freischalt-Code eingeben.
3. Auf »Freischalt-Code einlösen« klicken. Der Code ist einmal gültig.
4. Im Warenkorb auf »Credits einlösen« klicken und Vorgang nach Login abschließen.
5. Arbeitsmaterialien nutzen.

Die Arbeitsmaterialien stehen Ihnen in Ihrem Kundenkonto unter »Mein Material« dauerhaft zur Verfügung. Sie sind für Ihren persönlichen Gebrauch bestimmt.
Als Institution mit mehreren Nutzer:innen wenden Sie sich bitte an vertrieb-psychotherapie.tools@beltz.de

FWX33LRMPW

Resick • Monson • Chard

Cognitive Processing Therapy bei Posttraumatischer Belastungsstörung

Patricia A. Resick • Candice M. Monson • Kathleen M. Chard

Cognitive Processing Therapy bei Posttraumatischer Belastungsstörung

Mit Online-Material

Deutsche Bearbeitung durch Meike Müller-Engelmann und Regina Steil

BELTZ

Patricia A. Resick
Candice M. Monson
Kathleen M. Chard
Julius Beltz GmbH & Co. KG

MIX
Papier | Fördert gute Waldnutzung
FSC® C089473
www.fsc.org

Dieses Buch ist erhältlich als:
ISBN 978-3-621-29160-6 Print
ISBN 978-3-621-29177-4 E-Book (PDF)

1. Auflage 2025

Verlagsgruppe Beltz
Werderstraße 10, 69469 Weinheim
service@beltz.de

Lektorat: Dr. Svenja Wahl
Umschlagbild: © GettyImages, Westend61
Herstellung: Uta Euler
Satz: WMTP Wendt-Media Text-Processing GmbH, Birkenau
Gesamtherstellung: Beltz Grafische Betriebe, Bad Langensalza
Beltz Grafische Betriebe ist ein Unternehmen mit finanziellem Klimabeitrag (ID 15985-2104-1001).
Printed in Germany

Weitere Informationen zu unseren Autor:innen und Titeln finden Sie unter: www.beltz.de

Inhaltsübersicht

Inhalt

Vorwort zur Originalausgabe

Seitdem die Cognitive Processing Therapie entwickelt und 2017 erstmals in den USA als Manual veröffentlicht wurde, wurden in den USA bereits mehrere Tausend Therapeutinnen und Therapeuten in dieser Methode geschult. Darüber hinaus wurden internationale Wirksamkeitsstudien durchgeführt. Wir haben sehr viele Rückmeldungen zur Therapie und zum ursprünglichen Handbuch erhalten, die sich als so hilfreich erwiesen haben, dass wir sie in dieser Ausgabe integriert haben. Die Zahl randomisierter kontrollierter Studien hat sich seit der ersten Ausgabe mehr als verdoppelt, und viele Studien zielten darauf ab, die Therapie-, Therapeuten- und Patientenfaktoren zu verstehen, die sowohl das Behandlungsergebnis als auch Behandlungsabbrüche beeinflussen.

Nach der Veröffentlichung der 1. englischsprachigen Auflage erlebten wir eine weltweite Pandemie und leben weiterhin mit ihr. Sie hat mit der explosionsartigen Zunahme der Online-Psychotherapie die Art und Weise, wie Therapie im Allgemeinen durchgeführt wird, beeinflusst. Die Pandemie hat auch zu einer Verstärkung des Mangels an Therapieplätzen geführt und zu der Notwendigkeit, die Behandlung der Posttraumatische Belastungsstörung (PTBS) so effizient wie möglich für eine möglichst große Zahl von Menschen bereitzustellen. Gruppentherapie, hochfrequente Therapie in kürzerer Zeit und Behandlung mit variabler Dauer sind in der Praxis stärker in den Vordergrund gerückt. Diese Varianten werden in dieser Auflage vertieft. Darüber hinaus wurden die Arbeits- und Informationsblätter vereinfacht. Wir haben das Wort »Herausforderung«, das in der letzten englischsprachigen Ausgabe vorkam, durchgängig gestrichen (z. B. heißen »Herausfordernde Fragen« jetzt »Erkundende Fragen«), weil wir fanden, dass das Wort missverstanden werden könnte. Es könnte streng wirken, obwohl wir die Patientinnen eigentlich dazu ermutigen möchten, zu ihren eigenen Therapeutinnen zu werden, indem sie lernen, ihre Denkprozesse und Gewohnheiten durch sanftes Hinterfragen zu untersuchen. Das Wort »Herausforderung« widerspricht diesem Anliegen. Auf vielfachen Wunsch gibt es wie in der Vorauflage zu jeder Therapiesitzung wieder eine Gliederung mit ungefähren Zeitangaben für die Tagesordnung. Darüber hinaus geht diese Auflage ausführlicher auf die kognitive Fallkonzeption ein, um eine individuelle Ausrichtung der CPT für jeden Patienten und jede Patientin zu fördern.

Hinweise zur Terminologie

Opfer und Überlebende. Ein Hinweis auf die Verwendung einiger Begriffe in diesem Buch ist notwendig. Wir verwenden sowohl »Opfer« als auch »Überlebende«, um CPT-Klientinnen und -Klienten zu bezeichnen, wobei »Opfer« häufiger verwendet wird. Zum einen sind viele Menschen mit PTBS, die eine CPT in Anspruch nehmen oder zu einer solchen überwiesen werden, noch »Opfer« und sind noch nicht zu »Überlebenden« geworden. Zum anderen kann der Begriff »Überlebende« bedeuten, dass eine Person an den Folgen eines traumatischen Ereignisses hätte sterben können, was zwar manchmal, aber nicht immer der Fall ist. Allerdings kann der Begriff »Überlebende« in manchen Kontexten ermutigender sein.

Trauma. Der Begriff »Trauma« wird häufig verwendet, um Reaktionen auf ein traumatisches Ereignis zu beschreiben, aber auch, um das traumatische Ereignis selbst zu beschreiben. In diesem Buch verwenden wir den Begriff »Trauma« nur, um das Ereignis zu beschreiben.

Patientinnen und Klientinnen. Die Begriffe »Patientin« und »Klientin« werden häufig austauschbar verwendet: In manchen Einrichtungen wird der eine Begriff verwendet, in anderen ein anderer. Wir sprechen durchgehend von Patientinnen

Anonymisierung. Alle Fallbeispiele, Beispielarbeitsblätter und Abbildungen in diesem Buch beziehen sich auf Personen, deren persönliche Informationen, einschließlich demografischer Details, geändert wurden, um ihre Identität zu schützen.

CPT-Manual und Materialien. In Teil II, d. h. Kapitel 6 bis 17, werden die 12 Standardsitzungen der CPT beschrieben. Die Behandlungsvarianten CPT+A, CPT in Gruppen, CPT mit individueller Länge und hochfrequente CPT werden in Teil III, d. h. den Kapiteln 18 und 19, beschrieben. Die Fragebögen zur Evaluation der Behandlung (z. B. PCL-5, PHQ-9) und alle Arbeitsblätter stehen zum Download zur Verfügung: Sie können mit dem Code vorne im Buch über psychotherapie.tools heruntergeladen werden.

Danksagung. Dieses Buch ist das Ergebnis von über 35 Jahren klinischer Arbeit und Forschung vieler Menschen, die Vorschläge gemacht, getestet und geholfen haben, Infoblätter und Module basierend auf ihren Erfahrungen zu ergänzen und zu überarbeiten. Wir möchten Jim Nageotte, Jane Keislar und Anna Brackett bei Guilford danken, die uns sehr geduldig unterstützt haben. Wir sind unseren Familien, Freundinnen und Freunden dankbar, die uns, unsere Karrieren und unser Streben nach einer wirksamen Behandlung für die Patientinnen unterstützt haben. Wir bedanken uns bei allen CPT-Ausbilderinnen und -Anbietern, die die Methode mit Begeisterung angenommen und mitgestaltet haben. Schließlich möchten wir den vielen Patientinnen und Patienten danken, die CPT genutzt haben und uns so viel darüber beigebracht haben, wie wir Betroffenen bei der Genesung helfen können. Wir freuen uns sehr, wenn eine Therapeutin eine Nachricht von einer Patientin weitergibt, die sich für die Hilfe sowohl von ihrer Therapeutin als auch der CPT bedankt. Wir hoffen, dass Sie, liebe Leserinnen und Leser, die Anwendung der CPT für sich und Ihre Patientinnen genauso lohnend finden, wie wir es all die Jahre getan haben.

Patricia A. Resick, Candice M. Johnson, Kathleen M. Chard

Vorwort zur deutschen Bearbeitung

Aktuelle Metaanalysen zeigen, dass die Cognitive Processing Therapy (CPT) als die weltweit am besten untersuchte und wirksamste Behandlungsmethode zur Reduktion der Symptome der Posttraumatischen Belastungsstörung (PTBS) betrachtet werden kann. Die Intervention wurde in den 80er Jahren des letzten Jahrhunderts entwickelt und stetig weiter an unterschiedlichsten Patientengruppen und nach unterschiedlichen Formen von Traumatisierung mit sehr gutem Erfolg untersucht. Sie kann im Einzelsetting und im Gruppensetting angewandt werden. Anders als bei anderen Interventionsformen ist auch die Behandlung im Gruppensetting zur Reduktion der Symptome der PTBS sehr effektiv.

Die deutschen Leitlinien der Arbeitsgemeinschaft der Wissenschaftlich-Medizinischen Fachgesellschaften (AWMF) empfehlen generell traumafokussierte Psychotherapie als Methode der Wahl zur Behandlung der PTBS, und hierbei auch die CPT. Umfassende Studien haben gezeigt, dass die CPT keine formalen Expositionselemente benötigt, um sehr gute Erfolge zu erzielen. Diese für Patientinnen und Patienten oft belastenden Therapieelemente sind hier nicht nötig, und in ihrer aktuellsten und hier vorgestellten Version verzichtet die CPT bewusst ganz darauf. Die Wirksamkeit dieser rein kognitiven Version der CPT wurde auch in einer in Deutschland durchgeführten großen randomisiert kontrollierten Studie zur Behandlung von Frauen, die sexuellen oder körperlichen Missbrauch in der Kindheit erlebt haben, nachgewiesen (Bohus et al., 2020). Ein großer Vorteil der CPT ist, dass die Vorgehensweise sehr detailliert dargelegt ist und zahlreiche Informations- und Arbeitsblätter für Patientinnen und Patienten erarbeitet wurden. Die Interventionsform ist vergleichsweise leicht zu erlernen, auch wenn nur geringere Vorkenntnisse im Hinblick auf kognitive Interventionen und den sokratischen Dialog vorhanden sind. So können auch weniger erfahrene Psychotherapeutinnen, z. B. Weiterbildungskandidatinnen, das Manual nutzen und auf diese Weise ihren Patienten eine leitliniengerechte, wirksame und verträgliche Behandlung der PTBS anbieten.

Sie halten die Übersetzung des neuesten Manuals der CPT in den Händen. Hier fließen neben umfassender klinischer Erfahrung sehr umfangreiche Befunde aus einer Fülle von Studien ein, die die Wirksamkeit der Intervention, Prädiktoren des Therapieerfolges, die Bedeutung komorbider Störungen und vieles mehr untersucht haben. Vor allem Kapitel 2 bietet eine sehr umfassende Übersicht über diese Forschungsergebnisse und geht dabei sehr in die Tiefe. Wenn Sie hier nicht so detaillierte Befunde lesen möchten, finden Sie aber alle für die praktische Anwendung der Intervention notwendigen Informationen auch an den jeweils relevanten Stellen noch einmal knapp dargestellt.

Bitte beachten Sie beim Lesen folgende Aspekte:

- In den Vereinigten Staaten von Amerika wird diagnostiziert nach dem Diagnostischen und Statistischen Manual psychischer Störungen (DSM-5, APA, 2013, 2022). Im vorliegenden Manual beziehen sich einige Stellen auf die Kriterien der PTBS laut diesem Klassifikationssystem. In Deutschland und anderen deutschsprachigen Ländern diagnostizieren wir psychische Störungen in der praktischen Versorgung nach der Internationalen Klassifikation psychischer Störungen (ICD-10 bzw. in baldiger Zukunft ICD-11). Zwischen beiden Klassifikationssystemen bestehen gewisse Unterschiede – wir verweisen an den relevanten Stellen hierauf.

- Wenn die Verwendung diagnostischer Instrumente empfohlen wird, haben wir wo immer möglich die deutschsprachigen Versionen ergänzt, wobei diese sich ebenfalls auf das DSM-5 beziehen.
- Die CPT wurde über einen langen Zeitraum schwerpunktmäßig zur Behandlung von Militärangehörigen eingesetzt und historisch oft auch in diesem Kontext im Hinblick auf ihre Wirksamkeit untersucht. Militärische Fallbeispiele haben wir weitgehend unverändert gelassen, auch wenn ihnen im kulturellen Raum der USA eine andere Bedeutung zukommt als in den deutschsprachigen Ländern.
- Über einige Begrifflichkeiten und Übersetzungsvarianten haben wir länger diskutiert. So haben wir uns dazu entschieden von »primären, natürlichen« und »sekundären« Gefühlen zu sprechen und von »Gefühlen« und nicht von »Emotionen«. Hierdurch möchten wir signalisieren, dass immer eine Orientierung an der möglichst großen Verständlichkeit und Zugänglichkeit für die Patientinnen erfolgen sollte, was durchaus auch in dem an die Fachzielgruppe gerichteten CPT-Manual so umgesetzt wurde.
- Hinsichtlich der hier im Manual in Kapitel 18 beschriebenen Variante der »CPT mit schriftlichen Traumaberichten« sind wir bei der von Resick et al. genutzten Abkürzung »CPT+A« (»Written *A*ccounts«) geblieben. Für die deutschsprachige Leserin mag dies wenig eingängig sein, es gewährleistet jedoch die Auffindbarkeit von Studien und Materialien zu genau dieser Variante bei einer über dieses Manual hinausgehenden Recherche.
- Schließlich die geschlechtergerechte Sprache: Wir haben uns dazu entschieden, in diesem Manual durchgängig die weibliche Form zu nutzen. Selbstverständlich sind Menschen aller Geschlechter angesprochen und gemeint.

Anders als in Kapitel 20 vermerkt haben wir im deutschen Sprachraum gefunden, dass die CPT bei Patient:innen mit besseren kognitiven Fähigkeiten besser wirkt als bei Patient:innen, die über geringere kognitive Fähigkeiten verfügen. Für Betroffene mit einem geringen Intelligenzquotienten kann eine vereinfachte Vorgehensweise mit sprachlich vereinfachten Informations- und Arbeitsblättern verwendet werden, wie sie in diesem Manual mit den AB 37-39 zur Verfügung gestellt werden und von Steil et al. (2023a) zur Anwendung bei Jugendlichen und jungen Erwachsenen publiziert wurden.

Wir hoffen, dass Sie und Ihre Patient:innen von dem vorliegenden Manual profitieren können, und freuen uns, mit dieser deutschen Übersetzung einen Beitrag dazu leisten zu können, dass die CPT als hoch wirksames Verfahren zur Behandlung der PTBS auch im deutschsprachigen Raum vermehrt Anwendung findet.

Frühjahr 2025 *Meike Müller-Engelmann, Regina Steil*

I Grundlagen

1 Ursprünge und Entwicklung der Cognitive Processing Therapy (CPT)

Die in den 1970er Jahren vorherrschende Theorie der Reaktionen auf Traumata setzte sich zusammen aus zwei Prozessen: einer klassischen Konditionierung erster Ordnung der Angstreaktion und einer operanten Konditionierung zweiter Ordnung, die die Angstreaktion auf andere Auslöser verallgemeinerte (Kilpatrick et al., 1979, 1981). Als später die Diagnose der Posttraumatischen Belastungsstörung (PTBS) eingeführt wurde, wurde man sich auch der Bedeutung des Flucht- und Vermeidungslernens für die Aufrechterhaltung der primären Symptome der PTBS bewusst. Wenn eine Person starke konditionierte emotionale Reaktionen erlebt, wird sie wahrscheinlich Erinnerungen an das Trauma vermeiden oder ihnen zu entkommen suchen, selbst wenn diese in objektiv sicheren Situationen auftreten. Mowrers (1960) Zwei-Faktoren-Theorie der klassischen Konditionierung und der operanten Vermeidung wurde sehr oft diskutiert, ebenso die Theorie der emotionalen Verarbeitung der Posttraumatischen Belastungsstörung von Foa und Kozak (1986). Diese wiederum basierte auf Langs (1977) Theorie, dass Menschen Angstnetzwerke mit Reiz-, Reaktions- und dazugehörigen Bedeutungselementen entwickeln. Aber wir hatten Zweifel, dass es sich bei der PTBS um eine *reine* Angststörung handelt. Es gab genügend Patientinnen, die auf ihre traumatischen Ereignisse andere Reaktionen als Angst zeigten – wie etwa »Ich wusste, dass er mich nicht umbringen würde, aber es war ein so großer Verrat« oder »Ich empfinde so viel Scham und Ekel vor dem, was sie mir angetan haben«. Diese Ausnahmen unter den Patientinnen überzeugten uns, dass die Theorie der Reaktionen auf Traumata überarbeitet werden musste – und wir begannen, uns mit kognitiven Theorien der PTBS zu befassen.

1.1 Theoretische Einflüsse

In den 1960er und 1970er Jahren untersuchte Aaron T. Beck die Ursachen von Depressionen und entwickelte seine kognitive Theorie. Sie beschreibt, wie Menschen negative und fehlerhafte Überzeugungen und Glaubenssätze der Gesellschaft aufnehmen und diese dazu führen, dass sie sich beschämt und deprimiert fühlen. Das von Beck et al. (1979) erstellte Manual für die Kognitive Therapie von Depressionen war eine der ersten manualisierten Behandlungen. Wir wollten jedoch etwas Spezifischeres und Fortschrittlicheres, das den Behandelnden konkret sagt, wie sie bei der Therapie der PTBS Sitzung für Sitzung vorgehen können. Außerdem wollten wir den Patientinnen helfen, zu »ihren eigenen Therapeutinnen« zu werden, indem wir ihnen neue, ausgewogenere Bewältigungsstrategien und Denkweisen vermitteln.

Die Kognitive Therapie für Depressionen von Beck et al. konzentrierte sich auf die aktuellen Gedanken. Wir waren aber der Meinung, dass wir bei der Behandlung der PTBS zunächst die traumatischen Ereignisse beachten mussten, um zu sehen, wo das Denken der Patientinnen durch die Traumatisierung beeinflusst wurde und wie sie die traumatischen Ereignisse – wenn überhaupt – emotional verarbeitet hatten. Wir entwickelten die Theorie, dass diejenigen, die nicht in der Lage waren, zu genesen, seit der Zeit der Traumatisierung in ihrem Denken »gefangen geblieben waren«. Wir nannten die Gedanken dieser Patientinnen daher »Denkfallen« (»Stuck Points«).

Zusätzliche Inspiration lieferte die Arbeit von McCann et al. (1988; McCann & Pearlman, 1990), die eine konstruktivistische Theorie der Entwicklung des Selbsts nach traumatischer Viktimisierung entwickelten. Diese Theorie basiert auf der konstruktivistischen Perspektive von Mahoney (1981), wonach Menschen ihre persönliche Realität aktiv erschaffen, sodass neue Erfahrungen so eingegrenzt werden, dass sie zu den eigenen Vorstellungen der Realität passen (Mahoney & Lyddon, 1988). Der konstruktivistischen Traumatheorie von McCann et al. zufolge konstruieren Menschen Bedeutung aus Ereignissen. Die These war, dass neben dem Bezugsrahmen (d. h. dem Bedürfnis nach einem stabilen und kohärenten Rahmen für das Verstehen von Erfahrungen) auch die folgenden fünf Schemata (d. h. mentale Strukturen und Bedürfnisse) wahrscheinlich durch ein Trauma beeinträchtigt werden:

- Sicherheit,
- Vertrauen,
- Macht / Kontrolle,
- Selbstwert / Wertschätzung für andere und
- Nähe / Intimität.

Diese Schemata können sich auf das eigene Selbst oder auf andere beziehen. Da diese fünf Themenbereiche in unseren Gesprächen mit den Patientinnen so häufig auftauchten, kamen wir auf den Gedanken, die Arbeit von McCann et al. in einer kürzeren kognitiven Therapie zu integrieren.

Beeinflusst wurden wir auch von Hollon und Garber (1988): Ihnen zufolge assimiliert eine Person, die schema*kongruenten* Ereignissen ausgesetzt ist (z. B. weiß sie aus Erfahrung, dass guten Menschen Schlimmes passieren kann), wenn sie ein traumatisches Ereignis erlebt, dieses in die bereits bestehenden Überzeugungen, ohne dass sich die früheren Überzeugungen oder Interpretationen des Ereignisses ändern. Dies ist der Prozess, der stattfindet, wenn jemand gesunde Überzeugungen hat und keine PTBS entwickelt.

Bei schema*abweichenden* Informationen (das neue Ereignis stimmt nicht mit dem vorherigen Glaubenssystem überein) kommt es jedoch zu einem der folgenden beiden Prozesse:

- **Assimilation:** Die erste Möglichkeit ist, dass die Person versucht, ihre Erinnerung oder Interpretation des Ereignisses so zu verändern, dass sie in die bestehenden Überzeugungen / Schemata integriert werden kann, ohne die vorherigen Überzeugungen zu ändern (z. B. »Es war keine Vergewaltigung, es war ein Missverständnis; ich muss etwas getan haben, dass dazu führte, dass er dachte, dass es in Ordnung war«).
- **Akkommodation:** Die zweite Möglichkeit ist, dass die Person ihre bestehenden Überzeugungen (z. B. »Vergewaltiger sind immer Fremde«) ändert, um die neuen, abweichenden Informationen zu integrieren (z. B. »Es ist möglich, von jemandem vergewaltigt zu werden, den man kennt«).

Dieses neue Lernen, die Akkommodation, ist ein Ziel der Therapie. Der Vorschlag von Hollon und Garber basiert natürlich auf der Arbeit von Piaget (1971), wurde aber im Kontext der Traumatherapie zuvor nicht berücksichtigt.

In dieser Auflage unseres Manuals vertiefen wir das Verständnis der kognitiven Prozesse, die an der Traumaverarbeitung beteiligt sind (Kap. 4), um letztlich die Erstellung eines individuellen kognitiven Fallkonzepts einer bestimmten Patientin zu ermöglichen. Genauer gesagt, erweitern wir die Theorie von Hollon und Garber (1988) und verdeutlichen, dass Patientinnen mit PTBS *versuchen*, Informationen, die den bisherigen Schemata wiedersprechen, zu assimilieren. Diese Versuche sind jedoch erfolglos und führen zu den klassischen intrusiven Symptomen der PTBS (unerwünschte Erinnerungen, Alpträume), weil keine Akkommodation erfolgt ist. Auf diese Weise bleiben die traumatischen Gedächtnisinformationen unkategorisiert oder unverarbeitet und verursachen Symptome. Wir identifizieren eine Reihe von Kognitionen, die die Traumaverarbeitung beeinträchtigen können und geben zusätzliche Hinweise für eine sokratische Haltung bei der Durchführung der CPT.

Überakkommodation. Bei der Arbeit mit Traumaüberlebenden stellten wir außerdem fest, dass die Betroffenen auch ihre Überzeugungen manchmal bis zum Äußersten verändern konnten, selbst wenn sie noch versuchten, das traumatische Ereignis zu assimilieren. Sie verallgemeinerten ihre Überzeugungen im Hinblick auf ganze Klassen von Schemata (z. B. »Ich treffe immer schlechte Entscheidungen«, »Man kann niemandem vertrauen«, »Ich muss alle um mich herum kontrollieren«). Wir nannten dieses Phänomen »Überakkommodation« (Resick & Schnicke, 1992, 1993). Obwohl wir uns noch in der Anfangsphase der Entwicklung von CPT befanden, erkannten wir, dass es wichtig war, zuerst an der fehlgeschlagenen Akkommodation des Traumas zu arbeiten und erst dann zu den auf Überakkommodation beruhenden Überzeugungen überzugehen, wenn das Indextrauma (d. h. das am meisten belastende Trauma) gelöst war. Es ist beispielsweise einfacher an der Idee zu arbeiten, dass Patientinnen keine guten Entscheidungen treffen können, wenn sie sich nicht mehr selbst die Schuld für das traumatische Ereignis geben. Dementsprechend ist die Arbeit an überakkommodierten Schemata später in der Therapie angeordnet.

In dieser Auflage arbeiten wir auch heraus, dass Menschen neu eingehende Informationen in auf Überakkommodation beruhende Überzeugungen assimilieren können, wodurch ihre bereits bestehenden negativen Überzeugungen scheinbar bestätigt werden. So geht es bei der Assimilation nicht nur um die Einschätzung vergangener Ereignisse, sondern vielmehr darum, was passiert, wenn Menschen neue Informationen erhalten. Aufgrund negativer Aufmerksamkeitsverzerrungen achten Menschen mit PTBS mit höherer Wahrscheinlichkeit auf negative und bedrohliche Informationen, die bestehende, auf Überakkommodation beruhende Überzeugungen bestätigen und leicht in diese assimiliert werden können.

1.2 Frühe Entwicklung der CPT

Die erste Studie zur Cognitive Processing Therapy war eine unverblindete Studie zur CPT in Gruppen (Resick & Schnicke, 1992). Das erste CPT-Manual wurde 1993 veröffentlicht und konzentrierte sich auf die Posttraumatische Belastungsstörung nach Vergewaltigungen. Es enthielt die Ergebnisse der ersten 35 Teilnehmerinnen einer Gruppenbehandlung und der ersten 9 Patientinnen einer Einzelbehandlung (Resick & Schnicke, 1993).

Im Zuge der Entwicklung einer Anpassung der CPT für Erwachsene, die in der Kindheit sexuell missbraucht wurden, führte Chard (2005) die erste Studie mit erwachsenen Überlebenden von sexuellem Missbrauch in der Kindheit durch, bei denen eine PTBS diagnostiziert worden war. Sie stellte fest, dass nicht bei allen Menschen die Grundüberzeugungen durch das Trauma erschüttert wurden (Janoff-Bulman, 1992) – weil sie bereits negative Überzeugungen hatten, die sich als Folge ihrer negativen Entwicklungserfahrungen entwickelt hatten. Ihrer Beobachtung nach kam es vor, dass Patientinnen, die als Kinder (emotional, körperlich oder sexuell) missbraucht wurden oder andere frühere Traumata erlitten hatten, bereits negative Überzeugungen über sich selbst und ihre Rolle bei den traumatischen Ereignissen hatten (z. B. »Ich habe es verdient, dass mir Schlimmes widerfährt«) und evtl. schon immer gehabt haben. Jedes neue Trauma würde ohne Veränderung assimiliert werden, weil es nicht schemaabweichend, sondern schemakongruent wäre. Es stellte sich also die Frage: Warum sollten diese Menschen eine PTBS haben, wenn ihre Überzeugungen bereits mit den neuen Ereignissen übereinstimmten?

Es ist zum einen möglich, dass diese Personen keine *neue* PTBS bekamen – sie könnten bereits eine PTBS gehabt haben. Allerdings könnten die neuen Ereignisse ihre verzerrten Überzeugungen über sich selbst und andere sowie über ihre Rolle bei den traumatischen Ereignissen noch verstärkt haben. Mit anderen Worten, sie könnten die neuen Ereignisse als »Beweis« dafür verwenden, dass ihre früheren Überzeugungen richtig waren: Ihre PTBS würde sich verschlimmern, und ihre Überzeugungen würden sich weiter verfestigen (Resick, 2001; Resick et al., 2007). Zum anderen könnten sich Menschen auch mit früheren negativen Schemata über sich selbst oder andere immer noch fragen: »Warum ich?« oder »Warum passiert das schon wieder?« Sie könnten neue traumatische Ereignisse immer noch als schemaabweichend empfinden, weil sie alles in ihrer Macht Stehende getan haben, um das zu ändern, was sie für die Ursache des früheren Traumas hielten (»Ich habe versucht, perfekt zu sein«), oder sie konnten beobachten, wie sich Mitglieder anderer Familien untereinander verhielten, und konnten nicht herausfinden, was sie selbst falsch machten. Bei Assimilationsversuchen, bei denen sie entweder ihre Erinnerung an das Ereignis so verändern, dass sie zu früheren positiven Überzeugungen passt, oder mit früheren negativen Überzeugungen übereinstimmt, würden sie keine PTBS haben, wenn diese Taktik funktionieren würde. Die wiederholten intrusiven Erinnerungen an das Ereignis treten auf, weil die Erklärungen, die die Traumaüberlebenden für sich gefunden haben, das Problem nicht gelöst haben und immer noch zu Konflikten führen.

Ein weiterer Unterschied zwischen dem der CPT zugrunde liegenden theoretischen Ansatz und den Theorien, auf denen andere Therapien basieren, liegt in der Bandbreite und der Art der Gefühle, die in der CPT berücksichtigt werden. Da die PTBS bis zur Veröffentlichung der fünften Ausgabe des Diagnostischen und Statistischen Manuals Psychischer Störungen (DSM-5; American Psychiatric Association, 2013) als Angststörung eingestuft wurde, konzentrierten sich die meisten der bestehenden Theorien zu PTBS auf Furcht und Angst. Als Traumatherapeutinnen waren wir jedoch erstaunt über das Ausmaß an nicht zu dieser Erklärung passenden, »irrtümlichen« Gefühlen von Schuld, Scham, Ekel, Traurigkeit usw., die wir bei unseren Patientinnen fanden. In von uns durchgeführten Längsschnittstudien gaben fast alle Probandinnen an, während des Ereignisses Angst gehabt zu haben, aber die meisten erholten sich von ihrer Angst, und die Angst schien nicht immer die treibende Kraft hinter den beobachteten Flashbacks, Intrusionen, Albträumen und dem Vermeidungsverhalten zu sein. Wenn es sich bei der PTBS nur um eine Angstkonditionierung handeln würde, wäre es außerdem egal, um welches Trauma es sich handeln würde – die Raten der PTBS müssten gleich hoch sein. Epidemiologische Studien zur PTBS (z. B. Kessler et al., 1995) zeigten jedoch, dass nicht alle Traumata die gleichen Auswirkungen haben: Vergewaltigungen und andere zwischenmenschliche Traumata führen zu höheren PTBS-Raten als nicht-Menschen-gemachte Traumata wie Naturkatastrophen und Unfälle. Neben der Angstkonditionierung spielte also noch etwas anderes eine Rolle, denn Menschen, die traumatische Ereignisse erlebten, bewerteten sie im Zusammenhang mit ihren Überzeugungen und früheren Erfahrungen.

Darüber hinaus waren Selbstbeschuldigung und / oder irrtümliche Fremdbeschuldigung, die zu Schuld- oder Schamgefühlen führten, bei PTBS-Betroffenen fast durchgängig vorhanden. Als Resick (2001) nach den Ereignissen des 11. September ein (unveröffentlichtes) Manual für eine allgemeine Version der CPT schrieb, unterschied sie zwischen »primären, natürlichen« und »sekundären, künstlichen« Gefühlen.

- Die primären, natürliche« Gefühle sind diejenigen, mit denen wir Menschen fest verbunden sind und über die wir nicht mühsam nachdenken müssen (z. B. der Kampf-Flucht-Impuls führt zu Angst oder Wut; Verluste lösen Traurigkeit aus).
- Die auch als »künstlich« oder »erzeugt« bezeichneten sekundären Gefühle resultieren aus fehlerhaften Kognitionen über das traumatische Ereignis.

Primäre, natürliche Gefühle brauchen zwar eine Weile, reduzieren sich aber, wenn sie nicht vermieden werden. Gefühle, die durch Gedanken erzeugt werden (»Es muss meine Schuld gewesen sein, denn so etwas passiert guten Menschen nicht«), lösen sich dagegen sofort auf, wenn der Gedanke durch zutreffendere Informationen verändert wird. Wenn die traumatisierte Person jedoch weiterhin falsche Aussagen über das Trauma gedanklich wiederholt und an diese glaubt, können die dadurch erzeugten negativen Gefühle ein Leben lang anhalten.

CPT+A-vs.-PE-Studie. Die erste randomisierte kontrollierte Studie (Randomised Control Trial, RCT) zur CPT verglich diese mit der »Prolongierten Exposition« (Prolonged Exposure, PE) und einer Wartelistengruppe, die minimale Aufmerksamkeit erhielt, zur Behandlung von Frauen, die vergewaltigt worden waren. Die große Mehrheit der Teilnehmerinnen (85 %) hatte weitere zwischenmenschliche Traumata erlebt, 41 % waren in der Kindheit sexuell missbraucht worden (Resick et al., 2002, s. auch Tab. 2.1). Die Ergebnisse dieser Studie wurden auch daraufhin untersucht, ob die Behandlungsergebnisse über einen längeren Zeitraum Bestand haben. Resick, Williams et al. (2012) führten eine langfristige Nachuntersuchung (im Durchschnitt 6 Jahre nach der Behandlung) mit allen durch, die ausfindig gemacht werden konnten (70%). Sie führten eine Intention-to-Treat-(ITT)-Analyse durch, wobei sie bei denjenigen, die nicht ausfindig gemacht werden konnten, dieselben Messwerte wie zu Beginn der Behandlung verwendeten. Sie fanden heraus, dass Patientinnen, die entweder CPT oder PE erhielten, weiterhin sehr geringe Symptome aufwiesen und die beiden Gruppen sich hinsichtlich der PTBS-Symptomatik und der depressiven Symptomatik nicht unterschieden.

Dismantlingstudie. Die zweite RCT von Resick et al. (2008) schloss Frauen in die Behandlungsstudie ein, die im Erwachsenenalter oder in der Kindheit irgendeine Form von zwischenmenschlicher Gewalt als Indextrauma erlebt hatten. In dieser Studie wurden die Komponenten der CPT einzeln untersucht, um festzustellen, ob sowohl die kognitive Therapie als auch schriftliche Berichte über das Trauma notwendige Bestandteile der Behandlung sind (s. auch Tab. 2.1). Es zeigte sich, dass die CPT mit schriftlichen Traumaberichten (im Englischen »Written Accounts«, daher später CPT+A abgekürzt) *keinen* Mehrwert gegenüber der Behandlung ohne Traumaberichte (jetzt CPT) hatte. Letztere wirkte insgesamt besser als *nur* die schriftlichen Traumaberichte. Das in Teil II des Buches vorgestellte Manual bezieht sich auf die CPT ohne schriftliche Traumaberichte; die Alternative mit schriftlichen Traumaberichten wird in Abschnitt 18.1 vorgestellt.

Monson et al. (2006) erhielten eine Förderung vom U.S. Department of Veterans Affairs (VA; US-Veteranenministerium), um die erste Studie zur Untersuchung der CPT+A mit ehemaligen Militärangehörigen durchzuführen. Die Mehrheit der Teilnehmenden waren männliche Vietnamveteranen. Vor dem Hintergrund der Tatsache, dass die meisten von ihnen bereits seit Jahren in Behandlung waren und alle eine Vorgeschichte von Drogenmissbrauch hatten, kann es als großer Erfolg gelten, dass bei 40 % dieser Veteranen nach 12 Sitzungen keine PTBS-Diagnose mehr gestellt werden musste. Monson et al. stellten außerdem fest, dass es mehr Gemeinsamkeiten als Unterschiede zwischen unterschiedlichen Gruppen von Traumaüberlebenden gab und dass die Interpretationen der ehemaligen Militärangehörigen über ihre Traumata denen der Opfer zwischenmenschlicher Gewalt in früheren Studien sehr ähnlich waren.

Seit diesen ersten Studien gab es Dutzende von RCTs und viele Studien, in denen das Manual evaluiert wurde. Kapitel 2 fasst die Forschung zu CPT zusammen und beschreibt, wie sich die Methode weiterentwickelt hat, welche Patientengruppen untersucht wurden und welche Faktoren die Ergebnisse beeinflussen.

1.3 Verbreitung der CPT

Im Jahr 2006 erhielten die Autorinnen dieses Manuals Mittel vom US-amerikanischen Veteranenministerium (Department of Veterans Affairs, VA), das u.a. für Leistungen an ehemalige Militärangehörige und deren Familien zuständig ist, um mit der Entwicklung von Materialien für die Implementierung der CPT im gesamten VA-System der USA zu beginnen. Ein Manual und Schulungsmaterialien entstanden und eine erste Gruppe von Ausbilderinnen wurde geschult. Da es im Veteranen-System nur wenige Personen gab, die CPT durchgeführt hatten, stammten viele der Ausbilderinnen aus St. Louis wie wir selbst, es waren ehemalige Fakultätskolleginnen, Postdocs oder Studierende mit Hochschulabschluss. Bis zu diesem Zeitpunkt hatte Patricia Resick nur eintägige Workshops ohne anschließende Fallsupervisionen durchgeführt. Monson stellte zu Recht fest, dass auf das Lehren der sokratischen Methode als schwierigster Teil der Therapie im Training besondere Aufmerksamkeit gelegt sollte. Daher überlegten wir, wie wir diese Fähigkeit anderen Therapeutinnen beibringen könnten – denen vielleicht in anderen Therapiemethoden zuvor beigebracht wurde, keine Fragen zu stellen oder Gedanken loszulassen anstatt sie zu verändern. Wir mussten auch die Gründe dafür vermitteln, Fragen zu stellen, die den Patientinnen helfen, ihre Denkfallen (»Stuck Points«, d.h. fehlerhafte Gedanken und Überzeugungen aus der Zeit des Traumas) zu untersuchen, um sie wieder in den Kontext dessen zu stellen, was sie zu der Zeit des Traumas tatsächlich wussten, welche Wahlmöglichkeiten sie wirklich hatten (falls sie überhaupt welche hatten) und warum sie die Entscheidungen trafen, die sie trafen. Wir mussten den Patientinnen auch helfen, zwischen Absicht, Verantwortung und Unvorhersehbarem zu unterscheiden. Schließlich schlug Chard vor, ein »Denkfallen-Logbuch« einzuführen, das während der gesamten Therapie als »lebendes«, d.h. sich ständig veränderndes Dokument dienen würde. Dieses Logbuch (**AB 6**) würde sowohl den Patientinnen als auch den Therapeutinnen helfen, sich auf die belastenden Kognitionen zu konzentrieren und nicht in eine lediglich unterstützende Form der Therapie abzugleiten.

In den ersten beiden Jahren des Implementierungsprojekts wurden jedes Jahr 22 Workshops durchgeführt. Danach wurde das Projekt langsam zurückgefahren, da immer mehr VA-Therapeutinnen bereits eine Ausbildung inklusive Workshops und Fallsupervision absolviert hatten. Im Laufe des Projekts erhielten wir von den Ausbilderinnen wertvolles Feedback darüber, wie die Arbeits- und Informationsblätter gestrafft und auch für Menschen mit geringerem Bildungsniveau oder mit traumatischen Hirnverletzungen zugänglicher gemacht werden könnten. Wir entwickelten ergänzende Arbeitsblätter zum Verständnis von Denkfallen und mit Beispielen für die Beantwortung erkundender Fragen. Bis jetzt wurden Zehntausende von Anbietern in der VA in CPT geschult. Über diesen Kontext hinaus wurde die CPT auch in psychiatrischen Zentren in den Vereinigten Staaten sowie in verschiedenen anderen Ländern und durch mehrere finanzierte Implementierungsstudien verbreitet, in denen verschiedene Strategien zur Schulung von Therapeutinnen in CPT getestet wurden (z. B. LoSavio, Dillon et al., 2019; Monson et al., 2018).

Die CPT-Manuale wurden bisher in 14 Sprachen übersetzt, und die Therapie scheint kulturübergreifend gut zu funktionieren (s. Kap. 20). Da die kognitiven Auswirkungen eines traumatischen Ereignisses sehr individuell sind, können Patientinnen aus allen Kulturen beschreiben, warum sie glauben, dass ihr Ereignis passiert ist und was es für sie bedeutet. Auch wenn es bei einigen Konzepten Unterschiede geben mag, lassen sich viele von ihnen gut übersetzen, und selbst in sehr strengen traditionellen Kulturen kann darauf hingewiesen werden, dass nicht alle Menschen dasselbe glauben, dass es eine gewisse Flexibilität bei Überzeugungen gibt und dass Menschen ihre Meinung ändern können.

1.4 Biologisches Modell der PTBS und CPT

Die neuesten Ergänzungen unserer CPT-Ausbildung und -Theorie beziehen sich auf den Zusammenhang zwischen den biologischen Grundlagen der Posttraumatischen Belastungsstörung und den Gründen, warum die CPT funktioniert. Dies geht weitestgehend zurück auf Forschung zur Aktivierung der Amygdala, die starke Gefühle auslöst und Neurotransmitter durch das Gehirn sendet, um die Notfallreaktion zu aktivieren. Weitere Faktoren, die nicht sofort ins Auge fielen, aber in Studien immer häufiger nachgewiesen wurden, sind die verminderte Reaktionsfähigkeit und die geringere Größe des präfrontalen Kortex bei Menschen mit PTBS (Shin et al., 2006).

Der präfrontale Kortex (PFC) ist der Sitz der Entscheidungsfindung und der Kontrolle über die Amygdala. Bei einer normalen Kampf-Flucht-Reaktion nimmt die Aktivität im präfrontalen Kortex ab, zusammen mit den Funktionen des Immunsystems und normalen körperlichen Prozessen (z. B. der Verdauung). Dies geschieht, um alle verfügbaren Ressourcen entweder für die Flucht oder den Kampf freizusetzen. Die natürlichen Gefühle, die Flucht und Kampf begleiten, sind Angst und Wut. In einer lebensbedrohlichen Situation ist es wichtiger, den Hirnstamm und die Neurotransmitter zu aktivieren, um die Kampf-Flucht-Reaktion zu unterstützen, als darüber nachzudenken, was es zum Abendessen gibt oder ob man den Arbeitsplatz wechseln sollte. Bei einer gut modulierten Notfallreaktion (Abb. 1.1) ist der präfrontale Kortex jedoch ausreichend aktiviert, um zu bemerken, wann die Gefahr vorüber ist, und um Botschaften an die Amygdala zu senden, damit diese die Kampf-Flucht-Reaktion stoppt und zur normalen parasympathischen Funktion zurückkehrt. Mit anderen Worten, es besteht eine wechselseitige Beziehung zwischen präfrontalem Kortex und Amygdala.

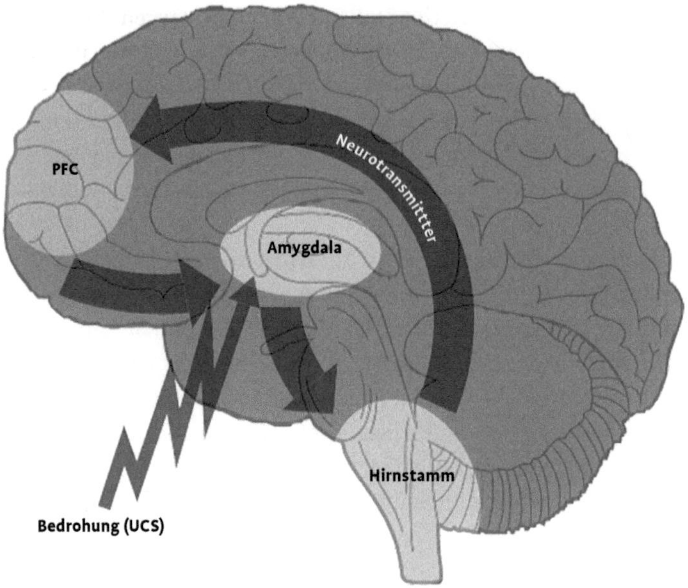

Abbildung 1.1 Gut modulierte Notfallreaktion. UCS: unkonditionierter Stimulus; PFC: präfrontaler Kortex

In Studien mit Menschen mit PTBS wurde dagegen festgestellt, dass die Amygdala bei diesen eine erhöhte Reaktionsfähigkeit zeigt, während der präfrontale Kortex eine stark verringerte Aktivität aufweist, und dass es eine funktionelle Beziehung zwischen beidem gibt (Shin et al., 2004). Da die Amygdala so stark aktiviert und die Aktivität im präfrontalen Kortex vermindert ist (Abb. 1.2), braucht eine Person mit PTBS viel länger, um zu erkennen, dass die wahrgenommene Gefahr vorüber ist, und um sich zu beruhigen.

In bildgebenden Studien von Hariri et al. (2000, 2003) wurden den Teilnehmenden Bilder von emotionalen Gesichtern oder gefährlichen Objekten gezeigt und sie wurden aufgefordert, entweder (1) Bilder auszuwählen, die mit den gezeigten Originalbildern übereinstimmten, oder (2) die Gefühle oder Objekte zu benennen. Im ersten Fall trat keine Veränderung in der Aktivierung der Amygdala auf. In der zweiten Bedingung jedoch, in der die Teilnehmenden gebeten wurden, die Objekte zu benennen oder zu beschreiben, ob es sich bei einem Bild um eine natürliche ausgelöste oder um eine künstlich erzeugte Gefahr handelte, führte die Anweisung, verbale Beschreibungen zu verwenden, zu einer Aktivierung des präfrontalen Kortex, einschließlich des Broca-Areals, das das Sprachgebiet darstellt), während die Amygdala zur Ruhe kam.

Die bloße Benennung von Objekten oder Bildern reichte aus, um den präfrontalen Kortex zu aktivieren und die Amygdala zu beruhigen. Uns kam daraufhin der Gedanke, dass wir hinsichtlich der Affektregulierung durch kognitive Therapie viel mehr erreichen könnten, wenn wir Patientinnen über das Trauma sprechen und Fragen dazu beantworten lassen, als dadurch, dass wir sie Bilder der traumatischen Ereignisse erneut erleben lassen. Mit anderen Worten: Diese Ergebnisse bestärken die Idee, dass die kognitive Therapie ein direkterer Weg zur Veränderung sein könnte, als die Patientinnen sich die traumatischen Ereignisse wiederholt vorstellen zu lassen (Abb. 1.3).

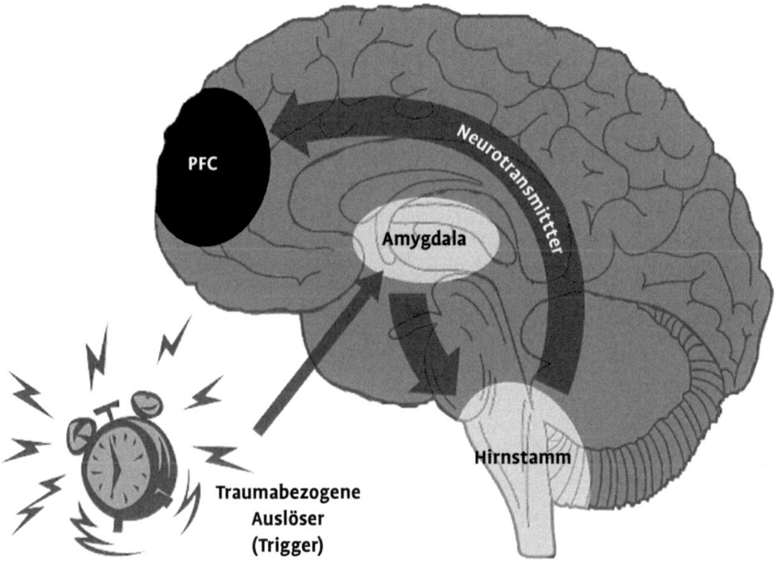

Abbildung 1.2 Notfallreaktion bei PTBS. CS: konditionierter Stimulus; PFC: präfrontaler Kortex. Daten aus Liberzon und Sripada (2008), Milad et al. (2009), Rauch et al. (2000) sowie Shin et al. (2001)

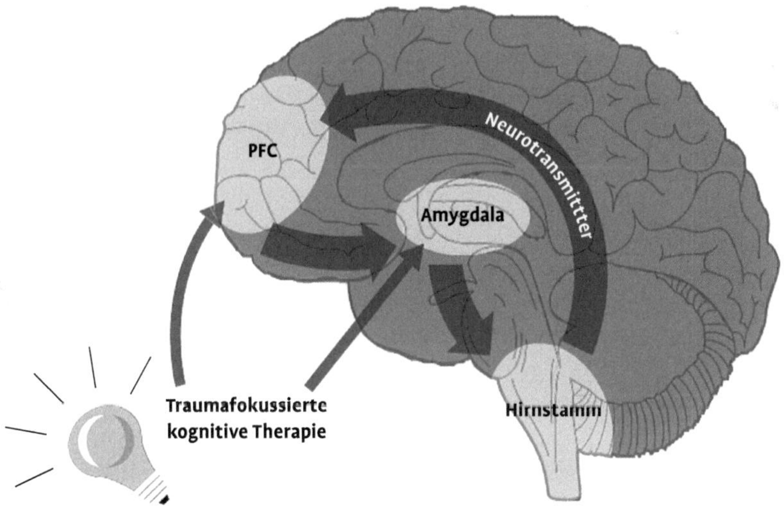

Abbildung 1.3 Wie die kognitive Therapie funktionieren kann: Sie kann den Frontallappen aktivieren, der die Amygdala hemmt und extreme emotionale Reaktionen verhindert, sogar während der Traumakreislauf gleichzeitig und ausreichend aktiviert ist. PFC: präfrontaler Kortex

Die Neurobiologie hilft uns auch zu verstehen, warum jüngere Menschen mit größerer Wahrscheinlichkeit eine PTBS entwickeln, abgesehen von der Tatsache, dass körperlicher und sexueller Missbrauch, Vergewaltigungen, Überfälle, Autounfälle und Kampfhandlungen eher bei Menschen auftreten, die noch nicht das volle Erwachsenenalter erreicht haben. Der präfrontale Kortex ist erst im Alter von über 20 Jahren voll entwickelt, sodass junge Menschen nicht nur häufiger traumatisiert werden, sondern auch weniger Ressourcen haben, um mit einem Trauma umzugehen, wenn es sich ereignet hat (Johnson et al., 2009). Johnson et al. (2009, S. 218) schlussfolgern:

> »Der präfrontale Kortex koordiniert kognitive Prozesse höherer Ordnung und die Exekutivfunktionen. Exekutivfunktionen umfassen eine Reihe überwachender kognitiver Fertigkeiten, die für zielgerichtetes Verhalten benötigt werden, darunter Planung, Reaktionshemmung, Arbeitsgedächtnis und Aufmerksamkeit. Diese Fertigkeiten ermöglichen es einer Person, lange genug innezuhalten, um eine Situation zu erfassen, ihre Optionen zu bewerten, eine Handlung zu planen und auszuführen. Schlechte Exekutivfunktionen führen zu Schwierigkeiten bei der Planung, der Aufmerksamkeit, der Nutzung von Feedback und zu mentaler Inflexibilität, was alles das Urteilsvermögen und die Entscheidungsfindung beeinträchtigen kann.«

Wenn Menschen, die im Kindes- und Jugendalter Opfer eines Traumas geworden sind, im Erwachsenenalter eine Therapie erhalten, sind sie möglicherweise in Kognitionen gefangen, die zu einem Zeitpunkt entstanden sind, als ihre Exekutivfunktionen noch nicht voll entwickelt waren. Diese Unreife des Gehirns ist wahrscheinlich der Grund dafür, dass so viele Patientinnen mit PTBS extreme Überzeugungen haben und wiederholt traumatisiert worden sind. Die CPT kann solchen Patientinnen helfen, Emotionsregulationsstrategien zu entwickeln, ihre kognitive Flexibilität zu erhöhen und viele Annahmen und Überzeugungen zu verändern, die in einer Zeit kognitiver Unreife entstanden sind und aufgrund von Vermeidungsverhalten nie überprüft wurden. Eines der Ziele der CPT ist es, diesen Patientinnen größere Flexibilität im Denken zu vermitteln, insbesondere ihnen beizubringen, kritisch zu hinterfragen, was sie bisher über die Gründe für die traumatischen Ereignisse und deren Auswirkungen auf sich selbst und andere gedacht haben.

Wie bereits erwähnt, geht die PTBS aber nicht immer mit einer Kampf-Flucht-Reaktion einher. Manche Menschen erleben während des traumatischen Ereignisses keine Angst, sodass der Angstkreislauf möglicherweise nicht beteiligt ist. Ramage et al. (2016) klassifizierten aktive Militärangehörige nach der Art ihres Traumas: gefahrbezogene Traumata (z. B. Lebensbedrohung für sich selbst oder andere) vs. nicht-gefahrbezogene Traumata (z. B. Exposition gegenüber Bildern, Geräuschen oder Gerüchen, traumatischer Verlust oder moralische Verletzung, s. dazu Abschn. 20.1). Die Studie umfasste auch Kontrollgruppen von ehemaligen Militärangehörigen ohne PTBS und zivile Personen. Erwartungsgemäß zeigten diejenigen, die gefahrbezogene Traumata erlebt hatten, eine Aktivierung der Amygdala, während die Befunde der Gruppe ohne gefahrbezogene Traumata mit PTBS denjenigen der beiden Kontrollgruppen glichen. Die PTBS-Gruppe mit nicht-gefahrbezogenen Traumata zeigte allerdings eine höhere Reaktionsfähigkeit im Precuneus, der mit einer erhöhten kohäsiven Hirnaktivität im Ruhezustand, größerer Introspektion und moralischer Kognition verbunden ist.

Die CPT bietet einen Behandlungsansatz, der tiefgreifende Ergebnisse erzielt. Das Manual erläutert die Methode und führt durch die Umsetzung des Behandlungsprotokolls. Bevor wir dieses in den Kapitel 6 bis 17 detailliert vorstellen, werden in Kapitel 2 Forschungsergebnisse diskutiert, die die Wirksamkeit der CPT in der Behandlung von Menschen mit PTBS und mit anderen Problemen, die auf traumatische Erlebnisse zurückzuführen sind, belegen. Anschließend gehen wir auf die Diagnostik, die kognitive Fallkonzeption und die Vorbereitung auf die Durchführung der CPT ein, bevor in Teil II in den Kapiteln 6 bis 17 das Protokoll selbst dargestellt wird.

2 Forschung

Seit die Cognitive Processing Therapy vor über 30 Jahren entwickelt und getestet wurde, hat sich die Forschung dazu stark entwickelt. Viele Fragen wurden beantwortet – von der Frage, ob CPT funktioniert und sicher ist, über die Frage, ob sie besser funktioniert als andere Behandlungen für PTBS, bis hin zur Frage, ob sie per Video durchgeführt werden kann und welche Vor- und Nachteile Gruppen- und Einzelsetting haben. Auch klinisch relevante Fragen wurden untersucht: Bei wem funktioniert CPT und wie leitet man Therapeutinnen bei der Durchführung der Behandlung praktisch an? In diesem Kapitel stellen wir die grundlegende Frage voran, warum es überhaupt wichtig ist, randomisierte und kontrollierte Studien (RCTs) zur Wirksamkeit von Psychotherapien durchzuführen, und stellen die Ergebnisse dieser Studien zur CPT vor. Anschließend gehen wir auf die oben genannten Fragen ein und fassen zusammen, was wir bisher über CPT wissen. Das Kapitel ist also so aufgebaut, dass es alle Fragen beantwortet, die Leserinnen und Leser zur CPT haben dürften.

2.1 Warum sollte man randomisierte und kontrollierte Studien (RCTs) durchführen?

Jeder kann behaupten, dass er eine wirksame Behandlung für die Posttraumatische Belastungsstörung entwickelt hat. Es ist immer möglich, dass sich die Symptomatik von Patientinnen mit der Zeit und der Aufmerksamkeit der Behandelnden verbessert, weil die Patientinnen sich die Zeit nehmen, sich auf ihre Symptome und Probleme zu konzentrieren und diesen nicht ausweichen. Das sind wichtige, unspezifische Faktoren bei der Behandlung jeder Störung. Der Mehrwert einer bestimmten Therapieform besteht aber darin, dass sie über die Aufmerksamkeit einer fürsorglichen Therapeutin und die

Achtsamkeit der Patientinnen bei der Beobachtung ihres eigenen Lebens hinauswirkt. Wenn jemand glaubt, eine wirksame Behandlung für eine Störung gefunden zu haben, dann muss er daher durch Studien nachweisen, dass sie besser wirkt als der Lauf der Zeit allein, dass sie den allgemeinen Nutzen einer guten Therapie noch erhöht und dass andere Menschen die Therapie zuverlässig in gleicher Weise und mit gleichen Ergebnissen durchführen können. Um dies zu erreichen, werden RCTs durchgeführt.

Im Rahmen von RCTs muss die Therapie von allen Therapeutinnen auf vergleichbare Weise durchgeführt werden. Daher sind ein Manual sowie Schulung und Supervision erforderlich. Unabhängige Expertinnen sind notwendig, um zu beurteilen, ob die Therapie dem Manual entsprechend und kompetent durchgeführt wurde. Es muss eine Kontrollbedingung festgelegt werden, um die Wirkung des Vergehens von Zeit, unspezifische Faktoren in der Therapie oder den Effekt einer alternativen Psychotherapie zu kontrollieren, und die Teilnehmenden müssen nach dem Zufallsprinzip einer der beiden Bedingungen zugewiesen werden, ohne dass sich systematische Unterschiede in den Gruppen ergeben. Die Störung muss valide diagnostiziert werden, um Veränderungen reliabel und objektiv zu messen. Für die PTBS werden in der Regel Standardmaße verwendet, die entwickelt und getestet wurden, um ihre Genauigkeit und Zuverlässigkeit zu gewährleisten. Die meisten Studien umfassen auch Maße für andere Störungen, die häufig mit der PTBS einhergehen, etwa Depressionen oder Angstzustände. Im Laufe der Zeit sind die Anforderungen an die Durchführung von Goldstandard-RCTs strenger und statistisch anspruchsvoller geworden. Da es sehr kostspielig ist, alle Anforderungen an ein strenges RCT zu erfüllen, ist in der Regel eine Finanzierung durch Zuschüsse erforderlich. Wenn diese Studienanforderungen erfüllt sind, und die untersuchte Therapie gute Effekte zeigt, kann man sicher sein, dass sie auch wirklich gut wirkt.

Bislang wurden mindestens 44 RCTs zur CPT durchgeführt. In fast allen wurden hohe Effektstärken hinsichtlich der Verbesserungen der PTBS-Symptome und bei einer Reihe komorbider Störungen, die bekanntermaßen mit PTBS einhergehen, festgestellt. RCTs zu CPT wurden bei verschiedenen Traumata, mit Zivilistinnen, ehemaligen und aktiven Militärangehörigen, verschiedenen Geschlechtern sowie mit Erwachsenen und Jugendlichen durchgeführt. Zum Zeitpunkt der Erstellung dieses Buches (2023/2024) wurden RCTs in acht verschiedenen Ländern durchgeführt und veröffentlicht. Es gibt aussagekräftige Daten, die die Wirksamkeit und Effektivität der CPT in ihren verschiedenen Formen und bei verschiedenen Patientinnen belegen. Drei Metaanalysen von PTBS-Behandlungen (Haagen et al., 2015; Watts et al., 2013; Yunitri et al., 2023), in denen verschiedene evidenzbasierte Kognitive Verhaltenstherapien und Medikationen verglichen wurden, wiesen für die CPT die höchsten durchschnittlichen Effektstärken aller untersuchten Interventionen nach. Asmundson et al. (2019) untersuchten CPT-Studien im Vergleich zu inaktiven und aktiven Kontrollbedingungen und stellten fest, dass CPT eine wirksame Behandlung mit dauerhaftem Nutzen für eine Vielzahl von Patientengruppen ist. In einigen wenigen Fällen wurde CPT als Kontrollbedingung verwendet und von Befürwortern einer konkurrierenden Therapie getestet. Diese Studien zeigen überwiegend, dass die anderen Therapien der CPT nicht unterlegen oder gleichwertig sind (z. B. Bayley et al., 2022; Kearney et al., 2021).

Sobald die Wirksamkeit einer Therapie durch RCTs nachgewiesen wurde, ist es wichtig zu zeigen, dass sie in der klinischen Routine mit weniger Kontrolle über die Ausführung der Interventionen funktioniert. Hierfür eignen sich Disseminationsstudien. Es gibt wichtige Fallstudien und kleinere Pilotstudien, die zunächst die Wirksamkeit der CPT und die Anwendung auf spezielle Traumata und Komorbiditäten dokumentierten – sie werden, sofern relevant, in späteren Kapiteln zitiert. In diesem Kapitel beschränken wir uns auf eine Übersicht über RCTs, sekundäre Ergebnisse dieser RCTs und Disseminationsstudien. Zwei im Folgenden sehr häufig zitierte Studien, die auch mehrfachen Sekundäranalysen unterzogen wurden, seien kurz vorab genannt (s. Tab. 2.1).

Tabelle 2.1 Studien zur CPT, die im Manual häufig zitiert werden

Studie		Stichprobe	Autorinnen
CPT+A-vs.-PE-Studie	Kopf-an-Kopf-Studie von (1) CPT mit schriftlichen Traumaberichten (sog. »Accounts«, CPT+A) und (2) prolongierter Expositionstherapie (PE)	121 Frauen, die sich aufgrund einer PTBS infolge einer Vergewaltigung in Behandlung befanden	Resick et al. (2003)
CPT-Dismantling-studie	Komponentenstudie, die (1) CPT+A (CPT mit schriftlichen Traumaberichten) mit (2) CPT ohne schriftliche Traumaberichte und (3) nur schriftlichen Berichten verglich	150 Frauen, Überlebende sexualisierter Gewalt mit PTBS	Resick et al. (2008)

2.2 Für wen ist CPT geeignet?

2.2.1 Verschiedene Arten von Traumata

Obwohl wir wissen, dass zwischenmenschliche Traumata mit größerer Wahrscheinlichkeit eine PTBS auslösen als Naturkatastrophen oder Unfälle, hat die Forschung zur CPT gezeigt, dass Patientinnen unabhängig von ihrer Traumaerfahrung, inkl. Kindesmissbrauch und sexuellen Angriffen, gleichermaßen gut auf die Therapie ansprechen (Christ et al., 2022; LoSavio, Hale et al., 2021; Walter, Buckley et al., 2014).

Einige Therapeutinnen und Forschende befürchten, dass Menschen mit einem Trauma im Kindesalter, möglicherweise mehr als eine kurze CPT benötigen. Daher wurden in einer Follow-up-Analyse der schon in Tabelle 2.1 erwähnten Kopf-an-Kopf-Studie von CPT mit Traumaberichten und prolongierter Expositionstherapie (PE; Resick et al., 2003, s. auch Abschn. 1.2) umfangreichere Symptome anhand des *Trauma Symptom Inventory* (TSI; Briere, 1995) untersucht. Dieses Inventar erhebt PTBS- und andere Symptome wie Dissoziation, dysfunktionales Sexualverhalten, beeinträchtigten Selbstwert und Verhalten zur Spannungsreduktion. Die Behandlungsstichprobe in der CPT+A-vs.-PE-Studie bestand aus Frauen, die sich aufgrund einer PTBS infolge einer Vergewaltigung in Behandlung befanden. Die Stichprobe wurde unterteilt in (a) Frauen mit einer Vorgeschichte von sexuellem Kindesmissbrauch (41 %) *zusätzlich* zu der Vergewaltigung im Erwachsenenalter und (b) Frauen mit einer Vergewaltigung im Erwachsenenalter *ohne* eine Vorgeschichte von sexuellem Kindesmissbrauch. In beiden Gruppen kam es zu signifikanten Verbesserungen (mit großen Effektstärken) bei PTBS, Depression und allen auf den TSI-Subskalen gemessenen Problemen. Diese Verbesserungen blieben auch nach 9 Monaten bestehen. Es gab keine Unterschiede zwischen denjenigen mit und denjenigen ohne eine Vorgeschichte von sexuellem Missbrauch im Kindesalter.

Die Dismantlingstudie von Resick et al. (2008, s. auch Abschn. 1.2) verglich
(1) CPT mit schriftlichen Traumaberichten (CPT+A)
(2) CPT ohne schriftliche Traumaberichte und
(3) nur schriftliche Traumaberichte (Written Accounts).

Resick et al. (2014) führten Sekundäranalysen der Daten der CPT+A-vs.-PE-Studie und der Dismantlingstudie durch. Ziel war es, zu untersuchen, ob sich die Ergebnisse bei Personen mit und ohne eine Vorgeschichte von sexuellem oder körperlichem Kindesmissbrauch unterschieden.

- ▶ In der CPT+A-vs.-PE-Studie sagte die Häufigkeit des sexuellen Kindesmissbrauchs den Drop-out aus beiden Behandlungen vorher. Der Schweregrad des körperlichen Kindesmissbrauchs war jedoch mit einer höheren Ausstiegsrate aus der Prolongierten Expositionstherapie als aus der CPT+A verbunden. Hinsichtlich der Behandlungsergebnisse war weder die Art noch das Ausmaß des Missbrauchs in der Kindheit mit den Ergebnissen der PTBS-Behandlung verbunden.
- ▶ In der Dismantlingstudie gab es abhängig vom Vorhandensein oder Nicht-Vorhandensein eines Missbrauchs in der Kindheit für die drei Bedingungen keine Unterschiede in Bezug auf den Abbruch der Behandlung. Allerdings schnitten die Patientinnen ohne Missbrauch in der Kindheit mit der CPT besser ab als mit CPT+A oder den alleinigen schriftlichen Traumaberichten. Außerdem sprachen Patientinnen mit häufigerem Missbrauch in der Kindheit besser auf CPT und CPT+A an als auf schriftliche Traumaberichte alleine.

LoSavio, Hale et al. (2021) führten eine Sekundäranalyse einer Studie mit aktiven Militärangehörigen durch, die wegen einer einsatzbedingten PTBS behandelt wurden. Sie untersuchten die Frage, ob ein Kindesmissbrauch in der Vorgeschichte die Behandlungsergebnisse beeinflusst. Die meisten Teilnehmenden waren männlich (91 %), und 42 % berichteten sexuellen oder körperlichen Missbrauch in der Kindheit, davon 91 % körperlichen Missbrauch. Aufgrund der Überschneidung wurden die beiden Arten von Missbrauch zusammengefasst. Es wurden keine Unterschiede in der Symptomatik bei Behandlungsbeginn festgestellt, und die Missbrauchserfahrung in der Kindheit war nicht mit den Behandlungsergebnissen assoziiert.

Das Erleben eines traumatischen Verlusts ist mit einer höheren Prävalenz von PTBS-Symptomen verbunden (Amick-McMullan et al., 1991; Boelen et al., 2015; Green et al., 2001). Bei Militärangehörigen wiesen Charney et al. (2018) und Simon et al. (2018) nach, dass der traumatische Verlust eines Kameraden mit einer höheren Prävalenz der Anhaltenden Trauerstörung einhergeht, die wiederum mit höheren PTBS-Werten, mehr Suizidversuchen über die Lebenszeit, stärkeren Depressionen und schlechterem psychosozialem Funktionsniveau verbunden ist. Jacoby et al. (2019, 2023) untersuchten, ob traumatischer Verlust und Trauersymptome die PTBS-Behandlung negativ beeinflussen. In ihrer ersten Studie mit aktiven Militärangehörigen fanden Jacoby et al. (2019) heraus, dass Militärangehörige, die einen traumatischen Verlust erlebt hatten, im Vergleich zu denen, die andere Arten von traumatischen Ereignissen erlebt hatten, eine weniger robuste Reaktion auf die CPT zeigten. Je weniger die Depression bei diesen Patienten gebessert werden konnte, umso geringer war auch die Reduktion der PTBS-Symptomatik. In einer zweiten Studie bezogen Jacoby et al. (2023) ein Maß für Symptome anhaltender Trauer ein. Es wurde kein Zusammenhang zwischen dem traumatischen Verlust und dem Ansprechen auf eine PTBS-Behandlung festgestellt. Allerdings sagten stärkere Symptome anhaltender Trauer eine geringere Reaktion auf die PTBS-Behandlung während der CPT voraus.

2.2.2 Patientengruppen

Geschlechtsunterschiede. Die meisten CPT-Studien wurden mit Stichproben von weiblichen Überlebenden interpersoneller Gewalt oder männlichen Kriegsveteranen durchgeführt, sodass mehr Forschung erforderlich ist, die insbesondere geschlechtsspezifische Unterschiede untersucht. In einer Studie zu CPT+A mit flexibler Dauer von Galovski et al. (2012) waren Menschen mit PTBS aufgrund eines interpersonellen Traumas einbezogen. In der Sekundäranalyse dieser Studie untersuchten Galovski et al. (2013) mögliche geschlechtsspezifische Unterschiede in den Behandlungsergebnissen der CPT+A. Sie fanden nur wenige geschlechtsspezifische Unterschiede in der Traumageschichte oder bei den Symptomen *vor* der Therapie, mit der Ausnahme, dass Frauen mit größerer Wahrscheinlichkeit sexuell angegriffen worden waren und Männer eher nach innen gerichteten Ärger aufwiesen. Es gab keine Geschlechtsunterschiede hinsichtlich der Gesamtzahl der Sitzungen oder des Ausmaßes der Veränderungen der PTBS- und depressiven Symptome durch die Behandlung. Bei der Nachuntersuchung drei Monate nach Ende der Psychotherapie wiesen Frauen jedoch signifikant niedrigere Werte für PTBS, depressive Symptome, Schuldgefühle, Wut / Reizbarkeit und dissoziative Symptome auf als Männer. Die Autoren kamen zu dem Schluss, dass wir möglicherweise bestehende Behandlungen ändern oder neue entwickeln müssen, um Männern mit PTBS besser helfen zu können.

Voelkel et al. (2015) untersuchten die Wirksamkeit der CPT bei männlichen und weiblichen ehemaligen Militärangehörigen mit PTBS aufgrund eines im Militär erlebten sexuellen Traumas im Vergleich zu denen ohne ein solches Trauma. Von 481 Teilnehmenden gaben 41 % ein solches Trauma als ihr primäres Trauma an. Die Ergebnisse nach der Behandlung zeigten, dass sich beide Gruppen unter der CPT signifikant verbesserten. Dies deutet darauf hin, dass CPT eine wirksame Behandlung für diese Art von Trauma sein kann, unabhängig vom Geschlecht der Betroffenen.

Ethnizität. Es gibt derzeit nur wenige direkte Forschungsarbeiten zur Diversität bei der Anwendung von CPT im Hinblick auf ethnische Zugehörigkeit, obwohl diese in der Regel in Prädiktorstudien und Metaanalysen berücksichtigt wird. Es gibt zahlreiche Metaanalysen und eine Übersicht über Metaanalysen zur Untersuchung von ethnischer Zugehörigkeit und Behandlungsergebnissen allgemein bei verschiedenen Störungen und Behandlungen. Sie zeigen keine Unterschiede in den Behandlungsergebnissen zwischen ethnischen Gruppen, und diese Ergebnisse gelten auch für CPT (Cougle & Grubaugh, 2022; Haagen et al., 2015). Obwohl es mehr Forschung zu kulturübergreifenden CPT-Anpassungen gibt (s. u.), ist die Zahl relativ gering verglichen mit den Studien, die innerhalb der westlichen Kultur durchgeführt wurden, in der CPT entwickelt wurde. Lester et al. (2010) untersuchten Therapieabbruch und Behandlungsergebnisse bei Euro- und Afroamerikanerinnen in zwei Studien von Resick et al. (2002, 2008): Die afroamerikanischen Patientinnen brachen zwar häufiger die Behandlung ab, schnitten aber nach ITT-Analysen hinsichtlich der Behandlungsergebnisse gleich gut ab und verbesserten sich signifikant mehr als die euroamerikanischen Frauen, die die Behandlung abbrachen. Die Autorinnen spekulierten, dass kulturelle Botschaften und ein gegen eine Therapie sprechendes Stigma die Patientinnen of Color motiviert haben könnten, in kürzester Zeit so viel wie möglich zu erreichen.

In einer Sekundäranalyse einer Studie mit ehemaligen Militärangehörigen, die ein sexuelles Trauma im Militär erlebt hatten, stellten Holliday et al. (2017) fest, dass sowohl weiße als auch Teilnehmende of Color eine signifikante Verringerung ihrer PTBS erlebten, ohne dass es Unterschiede hinsichtlich der Behandlungsergebnisse oder der erhaltenen Therapiesitzungen gab.

In drei Studien zur CPT mit aktiven Militärangehörigen fanden Resick et al. (2015, 2021; Resick, Wachen et al., 2017) in einer der Studien Unterschiede bezüglich der Ethnizität. In der Studie von Resick et al. (2021), in der eine CPT mit variabler Dauer getestet wurde, gab es vier Prädiktoren für eine längere Therapie oder Non-Response: (1) den Schweregrad der PTBS, (2) eine Depression vor der Behandlung, (3) unentschieden sein, etwas verändern zu wollen, (4) of Color zu sein. Die beiden letztgenannten Variablen waren miteinander korreliert, was auf die höhere Notwendigkeit hinweist, Militärangehörige of Color auf die Behandlung vorzubereiten.

Alter. Mehrere Studien zeigten, dass CPT vom Jugendalter bis ins höhere Erwachsenenalter wirksam eingesetzt werden kann. Die erste Studie, die zu CPT bei jungen Menschen veröffentlicht wurde, stammt von Ahrens und Rexford (2002). Sie testeten CPT mit männlichen inhaftierten Jugendlichen (15–18 Jahre) im Vergleich mit einer Warteliste. LoSavio, Murphy et al. (2021) fanden in einer landesweiten CPT-Ausbildungskooperation heraus, dass mehr Jugendliche (72 %) als Erwachsene (47 %) die Behandlung abschlossen. Beide Gruppen zeigten jedoch große und gleich starke Verbesserungen hinsichtlich der PTBS- und Depressionssymptome.

Bei der Untersuchung einer großen Anzahl demografischer, militärischer, einsatzbezogener und psychologischer Prädiktoren für Behandlungsergebnisse bei aktiven Militärangehörigen, die entweder eine Gruppen- oder eine Einzelbehandlung erhielten, war das Alter der einzige Prädiktor für das Ansprechen auf die Behandlung nach Kontrolle aller anderen Variablen (Resick et al., 2020). Darüber hinaus war das Alter die einzige Variable unter den Prädiktoren, die mit dem CPT-Format (Gruppen- oder Einzeltherapie) interagierte. Teilnehmer unter 35 Jahren zeigten bessere Behandlungsergebnisse, insbesondere bei Einzelbehandlung. Bei älteren Personen gab es keine Unterschiede im Behandlungserfolg zwischen Einzel- und Gruppentherapie, aber sie zeigten weniger robuste Behandlungserfolge als die jüngeren Personen. Schließlich stellten Chard et al. (2010) fest, dass ältere Veteranen in der CPT nicht so gut abschnitten wie jüngere Veteranen, obwohl sie immer noch erhebliche Verbesserungen erzielten.

LGBTQIA+. Diese Abkürzung steht für »Lesbian, gay, bisexual, transgender, intersex, queer, asexual plus«, also lesbische, schwule, bisexuelle, transgender, intersexuelle, queere und asexuelle Menschen sowie darüber hinaus nicht erwähnte Menschen, die sich nicht in eine der genannten Geschlechtsidentitäten oder sexuellen Orientierungen zuordnen. Bei der Durchführung von CPT-Studien versuchen wir, Personen mit so großer Diversität wie möglich zu rekrutieren, und führen Analysen durch, um festzustellen, ob demografische Variablen vor der Behandlung die Ergebnisse vorhersagen. Dies ist wichtig, um festzustellen, wer von CPT gut profitiert. Obwohl wir noch keine Studie über heterosexuelle Patientinnen im Vergleich mit LGBTQIA+-Patientinnen durchgeführt haben, haben wir die Behandlungsergebnisse in einigen unserer Klinikpopulationen analysiert. Chard et al. (2023) fanden folgende Ergebnisse: Sich als weiblich identifizierende LGBTQIA+-Patientinnen wiesen zu Beginn der Klinikbehandlung höhere Werte für PTBS und Depression auf als sich als weiblich identifizierende heterosexuelle Patientinnen. Die LGBTQIA+-Patientinnen erzielten jedoch im Laufe der Behandlung größere Fortschritte und wiesen am Ende der Therapie niedrigere Symptomwerte auf als die heterosexuellen Patientinnen. Sich als männlich identifizierende LGBTQIA+-Patienten gaben vor der Behandlung ebenfalls einen höheren Schweregrad der Symptome an als sich als männlich identifizierende heterosexuelle Patienten. Hier verbesserten sich beide Gruppen nach der Behandlung, wobei es keine signifikanten Unterschiede zwischen den Gruppen gab.

Zivilistinnen versus aktive und ehemalige Militärangehörige. In den Vereinigten Staaten waren die wichtigsten Stichproben in Studien zur Behandlung von PTBS zivile Opfer von interpersonellen Traumata oder ehemalige und aktive Militärangehörige. Da es sich bei den meisten zivilen Stichproben um Frauen handelte, die sexuellen oder körperlichen Missbrauch erlebt hatten, und bei den Militär- und Veteranenstichproben in erster Linie um Männer, die ein Kampftrauma erlebt hatten, war es in der Regel nicht möglich, diese beiden Gruppen zu vergleichen. In den meisten Studien wurde jedoch beobachtet, dass zivile Probandinnen besser auf die CPT ansprechen als ehemalige und aktive Militärangehörige – sowohl was die Verbesserung des Schweregrads der Symptome als auch den Verlust der Diagnose betrifft. Es ist nicht bekannt, ob dies mit dem Geschlecht, der Art des Traumas, mit Kontextvariablen im Zusammenhang mit dem aktiven Dienst oder dem Veteranenstatus oder mit anderen Unterschieden zwischen diesen Gruppen zusammenhängt.

Gobin et al. (2018) verglichen Prädiktoren für die Behandlungsergebnisse von ehemaligen und aktiven Militärangehörigen, die entweder eine Face-to-Face- oder eine Online-CPT erhielten, um zu untersuchen, warum Zivilistinnen bessere Ergebnisse erzielten als die ehemaligen Militärangehörigen. Ein RCT zum generellen Vergleich der beiden Therapieformate fand keine Unterschiede (Morland et al., 2015). Die Untersuchung einer Reihe von Prädiktoren, die die Vorgeschichte und Symptome betrafen, zeigte, dass die Zivilistinnen, obwohl sie den ehemaligen Militärangehörigen vor der Behandlung ähnlich waren, nach der Behandlung weniger negative Kognitionen aufwiesen. Dieses Ergebnis wurde zumindest teilweise durch die geringeren Behandlungserwartungen der ehemaligen Militärangehörigen beeinflusst.

Es gibt eine Reihe von großen Studien, die Militär- und zivile Stichproben verglichen. Dillon et al. (2019) führten eine Ausbildungskooperation mit gemeindenahen Anbietern durch, die sich in der Nähe von Militärstützpunkten in North Carolina befanden. Sie verglichen 136 Zivilistinnen mit 63 Militärangehörigen (aktive und ehemalige) mit PTBS, die von Therapeutinnen in Ausbildung mit CPT behandelt wurden. Es gab keine Unterschiede zwischen den Patientinnen mit und ohne Militärangehörigkeit hinsichtlich des Abschlusses der Behandlung. Obwohl beide Gruppen große Verbesserungen aufwiesen, verbesserten sich die Zivilistinnen stärker bei den PTBS- und Depressionssymptomen. Interessanterweise waren die Ergebnisse bei den Militärangehörigen je nach Anbieter sehr unterschiedlich, was darauf hindeutet, dass viele Anbieter ihre Fertigkeiten hinsichtlich der militärischen Subkultur verbessern müssen.

Jacoby et al. (2022) verglichen ebenfalls Patientinnen mit militärischem Hintergrund mit zivilen Patientinnen. Die Studie fand in Kooperation mit einem größeren Ausbildungsprojekt statt, das sich auf die Ausbildung von Therapeutinnen in CPT oder Prolongierter Expositionstherapie konzentrierte, die in Ambulanzen tätig waren und beide Klientelen behandelten. Es gab signifikante Unterschiede zwischen den beiden Gruppen in Bezug auf Alter, Geschlecht, Familienstand, ethnische Zugehörigkeit, Bildung und Behandlungsumfeld. Beide Gruppen verzeichneten einen starken Rückgang der PTBS-Symptome, wobei die Zivilistinnen wiederum eine stärkere Verbesserung sowohl der PTBS- als auch der Depressionssymptomatik aufwiesen.

Interkulturelle Aspekte. CPT wurde in eine Reihe von Sprachen übersetzt, da Therapeutinnen und Forschende die Methode in der ganzen Welt etablieren. In der Regel stellten wir fest, dass keine Änderungen am Protokoll erforderlich sind, selbst wenn die Therapie an weniger gut ausgestatteten Orten eingesetzt wird. Es gibt jedoch einige Situationen, in denen sprachliche oder kulturelle Anpassungen erforderlich waren (Kap. 20). Die Änderungen sind in Artikeln über diese Modifikationen und in einigen angepassten Arbeitsblättern auf der Website www.cptforptsd.com/cpt-resources/ dokumentiert (englischsprachig).

In einer Studie mit im Ausland geborenen geflüchteten Menschen in den USA fanden Schulz, Resick et al. (2006) heraus, dass CPT+A bei der Behandlung von PTBS wirksam war, wenn die Behandlung in der Muttersprache durchgeführt wurde (entweder durch eine muttersprachliche Therapeutin oder eine Dolmetscherin). Da es sich bei dieser Studie um einen Bericht über die Ergebnisse des Programms und nicht um eine RCT handelte, wurde die Anzahl der Sitzungen nicht kontrolliert. Die durchschnittliche Anzahl der CPT-Sitzungen betrug 17, inkl. mehrerer diagnostischer Sitzungen vor Beginn der Behandlung. Für beide Strategien (muttersprachlich oder gedolmetscht) wurden Verbesserungen mit hoher und signifikanter Effektstärke festgestellt.

Bass et al. (2013) führten ein RCT zu CPT in der Demokratischen Republik Kongo durch, einem Land nicht nur mit geringen Ressourcen, sondern auch einem hohen Maß anhaltender Gewalt. Die Autoren wiesen die Teilnehmerinnen einzelner Dörfer nach dem Zufallsprinzip den Behandlungen zu, wobei sie in sieben Dörfern eine Gruppen-CPT und in acht Dörfern individuelle Unterstützung und Ressourcen erhielten. Die Therapeutinnen verfügten höchstens über eine höhere Schulbildung, und die Mehrheit der Patientinnen waren Analphabetinnen. Bass et al. fanden heraus, dass die Gruppen-CPT der individuellen Unterstützung und den Ressourcen bei der Verringerung von PTBS, Angst und Depression und der Verbesserung der funktionellen Beeinträchtigung überlegen war. Bei der Follow-up-Untersuchung nach 6 Monaten erfüllten nur 9 % der CPT-Teilnehmerinnen die Kriterien für eine wahrscheinliche PTBS, Angstzustände oder Depressionen, im Gegensatz zu 42 % der Teilnehmerinnen an der unterstützenden Therapie. Bass et al. (2022) führten eine Follow-up-Untersuchung nach 12 Monaten und eine langfristige Follow-up-Untersuchung 6,3 Jahre nach Studienbeginn durch. Bei der langfristigen Nachbeobachtung von 103 Frauen in sechs der sieben »CPT-Dörfer« (ein Dorf war zu gefährlich) zeigte etwa die Hälfte der Patientinnen weiterhin niedrige Symptomwerte, wobei die Rückfallraten von PTBS, Angst und Depression bei etwa 20 % lagen.

Bolton et al. (2014) führten ein RCT mit gemeindenahen Gesundheitsfachkräften durch, die in ländlichen Kliniken in Kurdistan (Irak) arbeiteten. Sie wurden in Verhaltensaktivierung bei Depressionen (behavioral activation treatment for depression; Lejuez et al., 2001, 2011) und CPT geschult; eine Wartelistenbedingung war ebenfalls enthalten. Alle Studienteilnehmenden hatten systematische Gewalt erlebt und wurden nach dem Schweregrad ihrer Depressionssymptome eingeteilt. Die Behandlung mit Verhaltensaktivierung hatte signifikante Auswirkungen auf Depressionen und funktionelle Beeinträchtigungen, während CPT nur signifikante Auswirkungen auf funktionelle Beeinträchtigungen hatte. Diese Ergebnisse könnten auf das Einschlusskriterium zurückzuführen sein, das sich auf Depressionen und nicht auf PTBS konzentrierte, da frühere Studien mit Folterüberlebenden und Geflüchteten, die speziell für eine PTBS-Behandlung rekrutiert wurden, signifikante Effekte für PTBS und andere komorbide Erkrankungen aufwiesen (z. B. Hinton et al., 2004).

Pearson et al. (2019) führten ein RCT zu einer kulturell angepassten »CPT für amerikanische Ureinwohnerinnen« zur Behandlung von PTBS, Drogenmissbrauch und HIV-Risikoverhalten durch. Sie verglichen die kulturell angepasste CPT mit einer Wartelisten-Kontrollbedingung und stellten eine starke Verringerung von PTBS und risikoreichem Sexualverhalten fest. Sie zeigten außerdem, dass die CPT eine mittlere bis große Wirkung auf den Alkoholmissbrauch hatte.

El Barazi, Badary et al. (2022) führten in Ägypten ein RCT zur Behandlung der Komorbidität von PTBS und Substanzkonsumstörung mit Patientinnen durch, die zunächst wegen ihrer Substanzkonsumstörung Hilfe suchten. Sie wurden randomisiert drei Bedingungen zugewiesen: CPT, Sertralin und Placebomedikation. Sowohl CPT als auch Sertralin zeigten im Vergleich zum Placebo eine starke Verringerung der PTBS-Symptome, aber CPT zeigte auch eine viel stärkere Verbesserung der PTBS-Symptome als Sertralin. Bei Follow-up-Untersuchungen 5 bzw. 12 Monate nach der Behandlung wiesen sowohl die CPT- als auch die Sertralingruppe geringere Depressions- und Symptome der Substanzkonsumstörung auf als die Placebogruppe. El Barazi, Tikmdas et al. (2022) führten ebenfalls eine Programmevaluierungsstudie zu CPT mit syrischen Flüchtlingen in Ägypten durch. Die Patienten wiesen nach einem Jahr Nachbeobachtung einen starken Rückgang von PTBS, Depression und Angstzuständen auf.

2.3 Verbessert CPT komorbide Symptome und psychosoziale Funktionsfähigkeit?

2.3.1 Merkmale von Borderline- und anderen Persönlichkeitsstörungen

Clarke et al. (2008) untersuchten den Einfluss von Symptomen der Borderline-Persönlichkeitsstörung (BPS) vor der Behandlung auf die Behandlungsergebnisse in der CPT+A-vs.-PE-Studie. Sie unterteilten die Stichprobe in diejenigen mit stark vs. diejenigen mit gering ausgeprägten Borderline-Symptomen, gemessen mit dem *Schedule for Nonadaptive and Adaptive Personality* (SNAP; Clark, 1993). Personen mit stark ausgeprägten BPS-Symptomen wiesen bei der Eingangsdiagnostik stärkere PTBS- und depressive Symptome auf, brachen aber nicht häufiger die Behandlung ab. Wichtig ist, dass das Ausmaß der BPS-Symptome vor der Behandlung die Behandlungsergebnisse nicht vorhersagte. Die Gruppe mit den stark ausgeprägten Borderline-Symptomen, die vor der Behandlung schwerere PTBS- und depressive Symptome aufwies, verbesserte sich im Verlauf der Therapie stärker und erreichte ein nicht signifikant unterschiedliches PTBS-Niveau als die Gruppe mit den niedrigeren BPS-Symptomen.

Dieses Ergebnis wurde von Walter et al. (2012) sowohl für die Borderline- als auch für andere Persönlichkeitsstörungen repliziert. Untersucht wurden Patienten mit und ohne Persönlichkeitsstörungen, die sich einem stationären Behandlungsprogramm für Veteranen mit kombinierter Gruppen- und Einzel-CPT+A unterzogen. Es wurden keine signifikanten Unterschiede zwischen den beiden Gruppen hinsichtlich der Behandlungserfolge bei PTBS gefunden; vielmehr verzeichneten Patienten mit Persönlichkeitsstörungen eine größere Verbesserung der Depression vor und nach der Behandlung als Patienten ohne Persönlichkeitsstörung.

Bovin et al. (2017) untersuchten Veränderungen in den Symptomen von Persönlichkeitsstörungen in einem langfristigen Follow-up der CPT+A-vs.-PE-Studie. Sie fanden heraus, dass eine Verbesserung des Schweregrads der PTBS mit Verbesserungen bei einer Reihe von Symptomen der Persönlichkeitsstörung verbunden war; und zwar hinsichtlich paranoider, schizotyper, antisozialer, Borderline- und abhängiger Persönlichkeitsstörung. Bohus et al. (2020) führten an mehreren Standorten in Deutschland ebenfalls ein RCT mit Patientinnen durch, die Symptome einer Borderline-Persönlichkeitsstörung und einer PTBS infolge von sexuellem Missbrauch in der Kindheit aufwiesen. Sie verglichen eine Kombination aus DBT und Expositionsinterventionen (DBT-PTBS) mit CPT. Die Therapie wurde über einen Zeitraum von einem Jahr durchgeführt. Beide Behandlungen führten zu einer starken Verringerung der PTBS, aber die DBT-PTSD-Gruppe zeigte einen kleinen, aber signifikanten Vorteil gegenüber der CPT.

Rosner et al. (2019) führten eine Studie zur CPT mit Jugendlichen in Deutschland durch, die sexuell oder körperlich missbraucht worden waren und an einer PTBS litten. Sie führten ein diagnostisches Interview durch, das ein Modul für Borderline-Persönlichkeitsstörung enthielt, und erhoben ein Selbstbeurteilungsmaß der BPS. Die Teilnehmenden erhielten randomisiert entweder eine modifizierte CPT (mit vier zusätzlichen Sitzungen zu Entwicklungsthemen von Jugendlichen) oder eine andere Behandlung wie üblich (»Treatment as usual«). Beide Gruppen verbesserten sich, aber die Probandinnen der CPT-Bedingung verbesserten sich hinsichtlich der PTBS und anderen komorbiden Erkrankungen, einschließlich der BPS, stärker als bei der üblichen Behandlung.

2.3.2 Substanzmissbrauch

Kaysen et al. (2014) untersuchten die Akten ehemaliger Militärangehöriger aus einem Krankenhaus der Veterans Administration (des Krankenversicherers von Veteranen) im mittleren Westen der USA, die an mindestens einer CPT+A- oder CPT-Sitzung teilgenommen hatten. Ziel war es, die Auswirkungen von Alkoholkonsumstörungen auf die Reduktion der PTBS zu ermitteln. 49 % der Stichprobe gaben eine aktuelle oder frühere Diagnose einer solchen Störung an, sodass sich drei Gruppen ergaben: (1) diejenigen ohne Alkoholkonsumstörung in der Vorgeschichte, (2) diejenigen mit einer solchen Vorgeschichte und (3) diejenigen mit aktueller Alkoholkonsumstörung. Die ehemaligen Militärangehörigen nahmen im Durchschnitt an neun CPT-Sitzungen teil, und die Behandlungsergebnisse der drei Gruppen unterschieden sich nicht voneinander. In allen Gruppen kam es zu einer deutlichen Verringerung von PTBS und Depressionen.

In zwei verschiedenen Studien mit aktiven Militärangehörigen, die wegen ihrer PTBS eine CPT erhielten, wurden 17–24 % als zumindest risikoreiche Trinker eingestuft (Dondanville et al., 2019; Straud et al., 2021). Zu Beginn der Studie unterschieden sich die risikoreichen und die nicht-risikoreichen Trinker nicht im Schweregrad der PTBS. In der Studie von Dondanville et al. (2019) wurde festgestellt, dass die CPT den Alkoholkonsum nicht verschlimmerte und dass der riskante Alkoholkonsum im Laufe der CPT sogar abnahm. Straud et al. (2021) verglichen die Auswirkungen eines randomisiert zugeordneten Einzel- oder Gruppensettings. Über alle vier Gruppen (risikoreiche vs. nicht risikoreiche Trinker, Gruppen- vs. Einzeltherapie) kam es zu signifikanten Verbesserungen bei der PTBS, und bei beiden Formaten wurde eine Verbesserung des risikoreichens Trinkens festgestellt.

In einer dritten Studie mit aktiven Militärangehörigen, die sich CPT mit variabler Dauer unterzogen (LoSavio, Straud et al., 2023), erreichten risikoreiche Trinker mit gleicher Wahrscheinlichkeit wie nicht-risikoreiche Trinker ein gutes Funktionsniveau und brachen die Behandlung nicht häufiger ab. Es gab keine Unterschiede bei der Anzahl der Sitzungen, um einen guten Endzustand zu erreichen oder die Therapie abzubrechen. Nach den von Therapeutinnen bewerteten PTBS-Symptomen wiesen diejenigen mit risikoreichem Alkoholkonsum eine stärkere Verringerung der PTBS-Symptome auf als diejenigen ohne.

In Sekundäranalysen der CPT-Dismantlingstudie (Resick et al., 2008, s. Tab. 2.1) untersuchten Jaffe et al. (2021) Frauen, die in einer Situation vergewaltigt wurden, in der Drogen im Spiel waren, d. h. sie standen zum Zeitpunkt des Indexereignisses unter dem Einfluss von Alkohol oder Drogen. Von den Frauen, die berichteten, dass zum Zeitpunkt der Vergewaltigung Substanzen eine Rolle spielten, gaben die meisten an, Alkohol getrunken zu haben, und 71 % berichteten von irgendeiner Form der Beeinträchtigung. Obwohl sowohl CPT als auch CPT+A zu einer starken Verringerung der PTBS-Symptome führten, hatte CPT einen größeren Behandlungseffekt. Es ist jedoch anzumerken, dass es zwar am Behandlungsende keine Unterschiede in den PTBS-Werten zwischen den Teilnehmerinnen mit und ohne Substanzeinfluss während der Vergewaltigung gab, wohl aber bei der Follow-up-Untersuchung nach 6 Monaten. In der CPT+A-Bedingung und in der Bedingung »Nur schriftliche Traumaberichte« waren die Restsymptome und der Verlust von durch die Therapie erreichten Erfolgen bei denjenigen, die Substanzen konsumiert hatten, größer als bei den CPT-Teilnehmerinnen.

Simpson, Kaysen et al. (2022) verglichen CPT, Rückfallprävention (KVT-Ansatz, der auf Selbstbeobachtung und Skills zur Bewältigung von Hochrisikosituationen beim Trinken fokussiert) und alleinige Diagnostik (wöchentliche Anrufe durch die spätere Therapeutin) bei Patientinnen mit komorbider PTBS und Alkoholkonsumstörung: CPT zeigte eine größere Verbesserung bei der PTBS als die alleinige Diagnostik, aber Rückfallprävention und Diagnostik unterschieden sich nicht hinsichtlich der PTBS-Ergebnisse. Sowohl CPT als auch Rückfallprävention verringerten die Zahl der Tage mit starkem Alkoholkonsum im Vergleich zur reinen Diagnostik. Nachdem die Diagnostikgruppe einer der beiden aktiven Bedingungen zugeteilt worden war, zeigte die Rückfallprävention eine stärkere Verringerung der Tage, an denen getrunken wurde, als die CPT, und beide zeigten eine Verringerung der PTBS. Sowohl die CPT als auch die Rückfallprävention waren fast identisch hinsichtlich des Erreichens eines risikoarmen Trinkstatus und der Abstinenz im letzten Monat bei der 12-monatigen Follow-up-Untersuchung.

2.3.3 Depressionen

Fast alle Studien zur CPT erfassten sowohl Depressions- als auch PTBS-Symptome, in der Regel als Selbstauskunft. In Studien, die eine von Therapeutinnen gestellte Diagnose der Depression zugrunde legten, erfüllen bis zu 50 % der meisten Stichproben mit PTBS auch die Kriterien für eine schwere depressive Störung (z. B. Resick et al., 2002, 2008). In den meisten Studien ging die Depression zurück, wobei die Verbesserungen mit großen Effektstärken nachgewiesen wurden. In der Dismantlingstudie von Resick et al. (2008), die von Behandelnden gestellte Diagnosen verwendete, erfüllten 50 % der Stichprobe vor der Behandlung die Kriterien für eine schwere depressive Störung, 24 % der Stichprobe nach der Behandlung und 21 % bei der 6-monatigen Nachuntersuchung.

In einer Studie mit aktiven Militärangehören, die entweder eine Gruppen- oder eine Einzeltherapie erhielten (Resick et al., 2020), war der Schweregrad der Depression vor der Behandlung kein Prädiktor für die PTBS-Maße nach der Behandlung. Beide Behandlungsbedingungen führten zu Verbesserungen hinsichtlich der Depression, es gab keine Unterschiede zwischen ihnen, und die Verbesserungen blieben bis zum 6-monatigen Follow-up erhalten (Resick, Wachen et al., 2017). Bei der Untersuchung längerfristiger Prädiktoren bis zum Ansprechen oder Nichtansprechen bei einer CPT mit individualisierter Dauer war der Schweregrad der Depression vor der Behandlung jedoch ein signifikanter Prädiktor für die PTBS-Symptomatik nach der Behandlung (Resick et al., 2021).

Asamsama et al. (2015) bewerteten in einer Studie in einer spezialisierten Ambulanz die Auswirkungen von Depressionen auf die CPT-Ergebnisse bei ehemaligen Militärangehörigen, die eine ambulante PTBS-Behandlung erhielten. Sie fanden heraus, dass 60,7 % der Teilnehmenden vor der Behandlung die Kriterien für eine schwere Depression erfüllten und dass 75 % eine klinisch signifikante Verringerung der Depressionssymptome nach der CPT zeigten. Es gab keine Unterschiede im Ansprechen auf die Behandlung je nach Schweregrad der Depression, was darauf hindeutet, dass CPT eine wirksame Behandlung ist – selbst im Falle einer gleichzeitig auftretenden schwergradigen Depression.

2.3.4 Suizidalität

Gradus, Suvak et al. (2013) untersuchten in der CPT+A-vs.-PE-Studie die Auswirkungen der PTBS-Behandlung auf die bei PTBS-Patientinnen sehr häufig vorkommende Suizidalität: Die Suizidgedanken gingen bei beiden Behandlungen schnell zurück und nahmen auch während des Nachbeobachtungszeitraums weiter ab, wenn auch weniger stark. Die CPT führte jedoch zu einer stärkeren Verringerung der Suizidgedanken als die Prolongierte Exposition (PE). Der Rückgang der Suizidgedanken war im Verlauf beider Behandlungen mit einer Verbesserung der PTBS-Symptome verbunden, wobei es einige Hinweise auf einen stärkeren Zusammenhang bei CPT+A als bei PE gab. Diese Zusammenhänge wurden nicht durch die Depressionsdiagnose zu Beginn der Studie oder durch Veränderungen der Hoffnungslosigkeit im Verlauf der Behandlung erklärt.

Bryan et al. (2016) untersuchten, ob CPT mit einem iatrogenen Suizidrisiko bei aktiven Militärangehörigen verbunden ist – also ob CPT das Suizidrisiko erhöhen kann. Sie führten dazu eine Sekundäranalyse einer Studie von Resick et al. (2015) durch, die Gruppen-CPT mit Present Centered Therapy in der Gruppe verglichen hatte. Sie fanden heraus, dass die Raten der Suizidgedanken bei beiden Behandlungsarten abnahmen. Bei den aktiven Militärangehörigen mit Suizidgedanken vor der Behandlung ging der Schweregrad der Suizidgedanken bei beiden Behandlungen signifikant zurück und dies blieb bis zu 12 Monate nach der Behandlung erhalten. Eine Verschlimmerung bereits bestehender Suizidgedanken war in der CPT-Gruppenbehandlung seltener (9 %) als in der Present Centered Therapy in der Gruppe (37,5 %). In der Studie, die Gruppen- mit Einzel-CPT verglich (Resick, Wachen et al., 2017), war eine Messung der Suizidalität eines der Hauptmaße der Studie. Es wurde gezeigt, dass der Anteil der Personen mit Suizidgedanken im Laufe der Behandlung signifikant abnahm, wobei es keine Unterschiede zwischen Gruppen- und Einzelbehandlung gab.

Schließlich hat die Forschungsgruppe um Chard (Blain et al., 2021; Pease et al., 2022; Stayton et al., 2019) eine Reihe von Arbeiten veröffentlicht, die zeigen, dass sich Suizidgedanken im Verlauf der CPT verbessern. Insbesondere zeigten sie Verbesserungen bei Gedanken, eine Last zu sein (die oft mit Scham verbunden sind), und Verbundenheit mit anderen, zwei Bereiche, die signifikant mit Suizidgedanken verbunden sind.

2.3.5 Essstörungen

Anhand von Daten aus der CPT-Dismantlingstudie untersuchten Mitchell et al. (2012), ob die drei Therapiebedingungen Symptome gestörten Essverhaltens verbesserten. Das *Eating Disorders Inventory-2* (Garner, 1991) wurde verwendet, um problematisches Essverhalten in einer Teilstichprobe der Studie zu erfassen. Es zeigte sich, dass sich einige Essstörungssymptome (Körperunzufriedenheit, interozeptive Wahrnehmung, zwischenmenschliches Misstrauen, Impulskontrolle, Ineffektivität, Reife) im Laufe aller drei Therapien verbesserten. Darüber hinaus waren diese Symptomverbesserungen, mit Ausnahme der Körperunzufriedenheit, mit Veränderungen der PTBS-Symptome im Verlauf der Therapie verbunden. Es konnte gezeigt werden, dass die sich am stärksten überschneidenden Symptome von Essstörungen und PTBS möglicherweise am stärksten auf die verschiedenen Komponenten von CPT+A ansprechen.

Trottier und Monson (2021) entwickelten mit dem Projekt RECOVER eine integrierte Therapie für Menschen mit komorbider PTBS und Essstörung. Diese Behandlung umfasst

(1) die Integration der Rolle von PTBS-Symptomen in die individuelle kognitiv-behaviorale Fallkonzeption zur Aufrechterhaltung der Essstörung und
(2) die Aufnahme des Themas Essstörung in die Psychoedukation über PTBS innerhalb des CPT-Protokolls.

Darüber hinaus liegt der Schwerpunkt auf der Identifizierung maladaptiver Überzeugungen, die Essstörung und PTBS als Denkfallen miteinander verbinden. In einem RCT, in dem diese integrierte CPT-Behandlung mit einer Standard-Essstörungsbehandlung verglichen wurde (Trottier et al., 2021), führte die integrierte CPT-Behandlung zu signifikant stärkeren Verbesserungen der PTBS-Symptome als die Essstörungsbehandlung.

Die Verbesserungen blieben auch nach 6 Monaten erhalten. Darüber hinaus bevorzugten die Patientinnen die integrierte Behandlung gegenüber der Standardbehandlung.

2.3.6 Andere Symptome und kognitive Veränderungen

Schuld, Scham und moralische Verletzung. In den Studien von Resick et al. (2002, 2008) wurden schuldbezogene Kognitionen gemessen, obwohl Schuld bis zur Veröffentlichung des DSM-5 (APA, 2013) kein Symptom der PTBS war. In der CPT+A-vs.-PE-Studie (Resick et al., 2002) verbesserten sich alle Maße der Schuldkognitionen, und es zeigten sich Vorteile von CPT gegenüber Prolongierter Exposition hinsichtlich Rückschaufehler und Fehlverhalten. Nishith et al. (2005) verfolgten diese Ergebnisse weiter, um zu untersuchen, ob die Verbesserungen der Schuldgefühle mit Depression zusammenhingen. Sie stellten fest, dass CPT bei der Behandlung von PTBS, die mit Depressionen einhergingen, ebenso wirksam war wie bei PTBS ohne Depressionen. Veränderungen bei Schuld- und Schamgefühlen wurden auch in der Dismantlingstudie von Resick et al. (2008) untersucht, die signifikante Verbesserungen sowohl bei Schuld- als auch bei Schamgefühlen in allen Behandlungen und diesbezüglich keine Unterschiede zwischen den drei Behandlungen fanden. Darüber hinaus fanden Monson et al. (2006) in ihrer Wartelisten-kontrollierten Studie von ehemaligen Militärangehörigen signifikante Verbesserungen der Schuldgefühle mit CPT.

Mit Schuld und Scham verbunden ist das Konzept der »moralischen Verletzung« oder »moralischen Kränkung«, bei dem sich jemand für ein traumatisches Ereignis oder ein Versagen in Situationen, in denen Schaden hätte verhindert werden können, moralisch verantwortlich macht (Litz et al., 2009). Eine von dieser Gruppe entwickelte Therapie zur Behandlung von traumatischem Verlust und moralischer Verletzung, genannt »Adaptive Disclosure« (adaptive Offenlegung), verglichen Litz et al. (2021) in einer Nichtunterlegenheitsstudie mit CPT. Sie stellten fest, dass sechs bis neun 90-minütige Sitzungen der adaptiven Offenlegung im Hinblick auf die PTBS der CPT nicht unterlegen waren. Interessanterweise wurden die für die Studie rekrutierten US-Marines aufgrund ihres PTBS-Diagnosestatus und nicht aufgrund eines traumatischen Verlusts oder einer moralischen Verletzung in die Studie aufgenommen. Darüber hinaus wurde das Vorhandensein einer moralischen Verletzung in der Vorgeschichte nicht angegeben.

LoSavio, Hale et al. (2023) fassten Daten aus fünf klinischen Studien zur CPT mit aktiven oder ehemaligen Militärangehörigen zusammen. Moralische Verletzung wurde durch Selbstauskunft ermittelt, indem die Patientinnen zu ihrem traumatischen Indexereignis befragt wurden. Genauer gesagt wurden sie gefragt, ob sie oder jemand anderes während des Ereignisses in einer Weise handelte, die gegen ihren eigenen Moralkodex verstieß. Es wurden keine Unterschiede in der Therapiereaktion auf CPT basierend auf der Angabe einer moralischen Verletzung gefunden.

Kognitionen als Ergebnisse. Verschiedene Arten von Kognitionen wurden in CPT-Studien als Ergebnisse untersucht, da die CPT als kognitive Therapie die Überzeugungen der Patientinnen beeinflussen sollte. Anhand von Daten aus Chards (2005) Studie mit erwachsenen Überlebenden von sexuellem Missbrauch in der Kindheit untersuchten Owens et al. (2001) Veränderungen auf der *Personal Beliefs and Reactions Scale* (PBRS; Resick et al., 1991) und der *World Assumptions Scale* (WAS; Janoff-Bulman, 1989). Während keine der Subskalen der WAS zu irgendeinem Zeitpunkt (Behandlungsbeginn, Behandlungsende, dreimonatiges und einjähriges Follow-up) mit PTBS-Symptomen korreliert war, waren die PBRS-Subskalen Sicherheit, Vertrauen, Macht / Kontrolle, Wertschätzung und Intimität zu mehreren Zeitpunkten mit PTBS korreliert. Signifikante Unterschiede von Behandlungsbeginn zu Behandlungsende wurden für die folgenden PBRS-Subskalen festgestellt: Verleugnung, Selbstbeschuldigung, Sicherheit, Vertrauen, Macht / Kontrolle, Wertschätzung und Intimität. Zwischen Behandlungsende und den beiden Follow-up-Erhebungen ergaben sich keine weiteren Veränderungen. Obwohl sie nicht mit der PTBS korrelierten, zeigten sich in der WAS signifikante Unterschiede zwischen der Zeit vor und nach der Behandlung, die in zwei der drei Subskalen beibehalten wurden: die Überzeugung, dass die Welt ein guter Ort ist und die meisten Menschen gut sind, und Selbstwert.

Schumm et al. (2015) führten bei männlichen und weiblichen ehemaligen Militärangehörigen, die eine CPT erhielten, eine cross-legged Panel Analysis (Längsschnittstudie; Behandlungsbeginn, Mitte der Behandlung, Behandlungsende) durch, um die Längsschnittbeziehung zwischen Kognitionen (d. h. negativen Überzeugungen über sich selbst, negativen Überzeugungen über die Welt und Selbstbeschuldigung), PTBS und Depression zu untersuchen. Die Werte auf allen Skalen verbesserten sich im Laufe der Behandlung deutlich. Außerdem wurde festgestellt, dass Veränderungen bei der Selbstbeschuldigung und den negativen Überzeugungen über das Selbst vor bis zur Mitte der Behandlung die Veränderungen der PTBS-Symptomatik in der Mitte bis nach der Behandlung positiv vorhersagten und zeitlich vorausgingen. Darüber hinaus wurde gezeigt, dass Veränderungen der negativen Überzeugungen über das Selbst Veränderungen der Depression vorausgingen, dass aber Veränderungen der Depression vor bis zur Mitte der Behandlung Veränderungen der Selbstbeschuldigung und der PTBS vorausgingen. Diese Ergebnisse unterstützen die Idee, dass die Verbesserung negativer Kognitionen ein wichtiger Mechanismus für Veränderungen in der kognitiven Therapie der PTBS ist.

Mehrere Forschungsgruppen haben Berichte über die Ursachen und Auswirkungen des Traumas (Impact Statements), d. h. die Aussagen über die Bedeutung des Indexereignisses, die jeweils die erste und letzte Aufgabe in der CPT bilden, kodiert, um festzustellen, ob sich die Überzeugungen der Patientinnen geändert haben und ob sie mit einer Verbesserung der PTBS einhergehen. Die erste Studie wurde von Sobel et al. (2009) durchgeführt, die die Berichte im Hinblick auf die Gedankeninhalte eine von vier Kategorien zuordnen ließen: Assimilation, Akkommodation, Überakkommodation und Information. Da die Berichte unterschiedlich lang waren, analysierten die Autoren den prozentualen Anteil an den Gesamtaussagen sowie die Gesamthäufigkeit. Sie stellten fest, dass die Patientinnen von Beginn bis Ende der Behandlung eine deutliche Zunahme der Akkommodation und eine Abnahme der Überakkommodation und Assimilation zeigten. Andere Studien haben ähnliche Veränderungen bei Patientinnen festgestellt, die sich infolge der CPT verbessert haben (Dondanville et al., 2016; Iverson et al., 2015; Price et al., 2016).

Gallagher und Resick (2012) analysierten die Hoffnungslosigkeit in der CPT+A-vs.-PE-Studie von Resick et al. (2002) und bezogen Daten aus der langfristigen Nachbeobachtung ein. Sie stellten fest, dass sich die Hoffnungslosigkeit sowohl bei CPT+A als auch bei PE reduzierte und dies 5 bis 10 Jahre nach der Behandlung erhalten blieb. CPT zeigte jedoch durchgehend stärkere Verbesserungen als Prolongierte Exposition. Sie untersuchten auch, ob die Kognitionen der Hoffnungslosigkeit die Wirkung der CPT auf die PTBS-Symptome beeinflussen. Sie fanden heraus, dass die Verbesserung der Hoffnungslosigkeit tatsächlich eine signifikante Wirkung auf die PTBS hatte.

Gilman et al. (2011) untersuchten auch Hoffnung bei ehemaligen Militärangehörigen, die sich wegen PTBS in stationärer Behandlung befanden. Während der Behandlung wurden Messwerte zu PTBS-Symptomen, Depression und Hoffnung erhoben. Gilman et al. fanden heraus, dass ein höheres Maß an Hoffnung in der Mitte der Behandlung mit einer Verringerung der PTBS und der Depressionen in der Mitte und am Ende der Behandlung verbunden war und nicht umgekehrt; dieses Ergebnis unterstützt die Idee, dass Hoffnung ein Veränderungsmechanismus bei der Symptomreduzierung ist.

2.3.7 Psychophysiologische und biologische Aspekte

In einer Folgestudie der CPT-Dismantlingstudie wurden Veränderungen der physiologischen Reaktivität und insbesondere der Schreckreaktion auf laute Töne als Ergebnis der Behandlung untersucht (Griffin et al., 2012). Die Teilnehmerinnen, die die Behandlung abschlossen, wurden anhand der PTBS-Diagnose und des Schweregrads der Symptome in »Responder« (72 %) und »Non-Responder« (28 %) eingeteilt. Responder und Non-Responder unterschieden sich vor der Behandlung nicht in den physiologischen Messwerten bezüglich Lidschlag, Herzfrequenz oder Hautleitwert. Mit der Behandlung zeigte sich bei den Respondern eine signifikante Verringerung des Schreckens in allen drei Messgrößen. Darüber hinaus waren die elektromyografischen und Herzraten-Reaktionen auf die lauten Töne bei den Respondern am Behandlungsende signifikant geringer als bei den Non-Respondern. Aufgrund der Größe der Studie konnten die Autoren mögliche Unterschiede zwischen den verschiedenen Behandlungsformen nicht untersuchen. Diese Studie zeigt, dass verschiedene Formen der CPT, wenn sie abgeschlossen werden, bei der Verringerung der Reaktionen auf laute Töne im Allgemeinen (nicht nur hinsichtlich traumabezogener Reize) wirksam sind; die Studie liefert also objektive Daten über die CPT-Behandlungseffekte.

Watkins et al. (2023) untersuchten in einer Wartelisten-kontrollierten CPT-Studie die Herzfrequenzfunktion bei zivilen Patientinnen mit PTBS im Alter von 40 bis 64 Jahren. Im Vergleich zur Warteliste verbesserte sich die CPT-Gruppe bei mehreren kardiovaskulären Messungen sowie bei PTBS- und Depressionssymptomen. Die Autoren kamen zu dem Schluss, dass die CPT dazu beitragen kann, ein erhöhtes Risiko für koronare Herzkrankheiten zu verringern.

Traumatische Hirnverletzungen. Walter, Dickstein et al. (2014) verglichen Patientinnen, die in einem stationären VA-Programm für Menschen mit traumatischen Hirnverletzungen und PTBS eine CPT oder CPT +A erhielten; das Programm kombinierte Gruppen- und Einzeltherapie. Sie fanden keinen Unterschied bei den PTBS-Ergebnissen oder den Drop-out-Quoten, aber einen möglichen Unterschied bei Depressionen, wobei die CPT+A-Teilnehmerinnen stärkere Verbesserungen zeigten. Bei Anwendung einer Korrektur des Alphafehlers verschwand dieses Ergebnis jedoch, sodass unklar ist, ob sich ähnliche Ergebnisse in einem ambulanten Setting ergeben könnten.

Resick, Wachen et al. (2017) führten ein RCT durch, in dem sie Gruppen- und Einzelbehandlungen mit CPT für aktive Militärangehörige verglichen, und stellten insgesamt fest, dass die Einzelbehandlung bessere Ergebnisse erzielte als das Gruppenformat. In einer sekundären Studie, in der diejenigen untersucht wurden, die eine Kopfverletzung erlitten hatten und immer noch unter damit zusammenhängenden Symptomen litten, fanden Wachen et al. (2022) jedoch ein etwas anderes Bild. (Die Mehrheit der Teilnehmerinnen an der Hauptstudie hatte eine Kopfverletzung erlitten und litt derzeit unter damit verbundenen Symptomen.)

- In der *CPT-Gruppenbehandlung* schnitten die Teilnehmerinnen mit Kopfverletzungen und damit verbundenen Symptomen nicht so gut ab wie diejenigen ohne Kopfverletzungen.
- In der Gruppe, die *CPT-Einzelbehandlung* erhielten, gab es jedoch keine signifikanten Unterschiede in den Ergebnissen zwischen den Teilnehmerinnen mit Kopfverletzungen und damit verbundenen Symptomen und denjenigen ohne Kopfverletzungen.
- Bei den *Teilnehmerinnen ohne Kopfverletzungen* gab es keine Unterschiede zwischen den Ergebnissen der Gruppen- und der Einzelbehandlung mit CPT.

Galovski et al. (2021) kombinierten die Ergebnisse von drei RCTs mit zivilen Patientinnen, die wegen einer PTBS aufgrund interpersoneller Gewalt Behandlung nachsuchten (92% Frauen, 56% Weiße). In dieser Sekundäranalyse wurden die Häufigkeit von Kopfverletzungen untersucht, die durch Knochenbrüche im Gesicht, im Kiefer oder am Hals oder durch Bewusstlosigkeit nach einem Schlag angezeigt wurden. Auch die Häufigkeit anderer Verletzungen, die nicht den Kopf betrafen, sowie fortbestehende medizinische Komplikationen wurden erfasst. Es wurden drei Gruppen unterschieden: (1) Kopfverletzungen, (2) anderweitige Verletzungen und (3) keine Verletzungen. Die Mehrheit der Stichprobe (75 %) gab an, bei mindestens einem interpersonellen Trauma eine Kopfverletzung erlitten zu haben, und eine höhere Rate an Kopfverletzungen (85 %) wurde bei denjenigen festgestellt, die Gewalt in der Partnerschaft angaben. Nach der Behandlung gab es keine signifikanten Unterschiede zwischen den Gruppen in Bezug auf PTBS oder Depression, wobei insgesamt eine deutliche Verbesserung zu verzeichnen war.

Gesundheitsbezogene Sorgen und Schlaf. Galovski et al. (2009) untersuchten die Auswirkungen von CPT+A und PE auf wahrgenommene gesundheitsbezogene Sorgen und Schlafstörungen, da diese Probleme bei PTBS-Betroffenen häufig gemeinsam auftreten. Beide Behandlungen führten zu einer Verbesserung der gesundheitsbezogenen Sorgen, wobei der Effekt bei CPT+A stärker war als bei PE. Was die Schlafstörungen betrifft, so ergaben sich bei beiden Behandlungen Verbesserungen während der Behandlung und bei der Nachbeobachtung; es gab keine signifikanten Unterschiede zwischen den Behandlungen. Die Schlafstörungen verbesserten sich jedoch nicht in einem solchen Ausmaß, dass die Mehrheit der Teilnehmerinnen zu »guten Schläferinnen« wurde. Die Autoren merken an, dass der Vorteil von CPT+A gegenüber PE in Bezug auf gesundheitsbezogene Sorgen durch die kognitiven Interventionen erklärt werden kann, die Teil der CPT+A sind und die sich auf die Interpretation von vielen Erfahrungen, einschließlich des wahrgenommenen Gesundheitszustands, verallgemeinern lassen.

Taylor et al. (2023) untersuchten die Abfolge von CPT und Kognitiver Verhaltenstherapie für Schlaflosigkeit und Albträume (Cognitive Behavioral Therapy for Insomnia and Nightmares, CBT-I&N), einer sechs Sitzungen umfassenden Behandlung zur Verbesserung von Schlaflosigkeit und PTBS. Das RCT umfasste drei Bedingungen für jeweils 6 Wochen:

(1) wöchentliche CBT-I&N und dann zweimal wöchentliche CPT;
(2) zweimal wöchentliche CPT, dann wöchentliche CBT-I&N;
(3) zweimal wöchentliche CPT, dann wöchentliche CPT.

Als sie die CBT-I&N-Gruppen (1 und 2) kombinierten, um die statistische Aussagekraft zu erhöhen, stellten sie fest, dass die kombinierten Behandlungen sowohl bei PTBS als auch hinsichtlich des Schlafs wirksamer waren als CPT allein. Beim Vergleich der beiden CBT-I&N-Sequenzen zeigte sich ein Vorteil der CBT-I&N *nach* der CPT.

Mesa et al. (2017) untersuchten speziell die Reaktion auf CPT von ehemaligen Militärangehörigen, die an obstruktiver Schlafapnoe (OSA) litten oder nicht. Sie fanden heraus, dass diejenigen mit OSA während der Therapie eine schwerere PTBS-Symptomatik aufwiesen. Diejenigen OSA-Patientinnen, die Geräte zur Herstellung eines kontinuierlichen positiven Atemwegsdruckes (CPAP) verwendeten, erzielten bessere CPT-Behandlungsergebnisse als diejenigen, die dies nicht taten.

Psychosoziale Funktionsfähigkeit. Galovski et al. (2005) weiteten den Forschungsansatz über die individuellen psychischen und physiologischen Symptome hinaus aus: Sie bewerteten die Veränderungen der psychosozialen Funktionsfähigkeit als Ergebnis der Therapien in der CPT+A-vs.-PE-Studie bei den Teilnehmerinnen, die die Behandlung abschlossen. Sie fanden heraus, dass sich jede Art von psychosozialer Funktion, die gemessen wurde, nach den Behandlungen verbesserte. Dies schloss Verbesserungen in den Bereichen Beruf, Freizeit, Groß- und Kernfamilie, Angst vor Intimität, sexuelle Beschwerden und dysfunktionales Sexualverhalten über eine Reihe von Messgrößen ein.

Monson et al. (2012) führten Follow-up-Analysen der Wartelisten-kontrollierten Studie von Monson et al. (2006) zu CPT+A mit ehemaligen Militärangehörigen durch. Sie untersuchten verschiedene Bereiche sozialen Funktionierens, die sich nach einer CPT+A-Behandlung verbesserten, und wie diese Veränderungen mit Veränderungen der PTBS-Symptome während der Behandlung zusammenhingen. Insgesamt verbesserten sich die soziale Anpassung, das Funktionieren der erweiterten Familienbeziehungen und die Erledigung der Hausarbeit unter CPT+A im Vergleich zur Warteliste. Darüber hinaus waren Verbesserungen der emotionalen Taubheit speziell mit Verbesserungen in all diesen Bereichen verbunden. In ähnlicher Weise waren Verbesserungen bei den Vermeidungssymptomen mit Verbesserungen bei der Hausarbeit verbunden; verbesserte Vermeidungssymptome waren jedoch mit Verschlechterungen bei der Anpassung an die Großfamilie verbunden. In Bezug auf das letztgenannte Ergebnis vermuten die Autoren, dass ein verstärkter Kontakt mit Familienmitgliedern aufgrund von verringerter Vermeidung, der nicht mit verbesserten zwischenmenschlichen Fertigkeiten zur Interaktion in diesen Beziehungen einhergeht, zu einer geringeren berichteten Anpassung in der erweiterten Familie führen kann.

Shnaider et al. (2014) untersuchten die Bereiche des psychosozialen Funktionierens (d. h. tägliches Leben, Haushaltsaufgaben, Arbeit, Freizeit / Erholung, familiäre und außerfamiliäre Beziehungen) nach der Behandlung in der Dismantlingstudie sowie die Zusammenhänge zwischen Veränderungen im Funktionieren und Veränderungen der PTBS-Symptome. Sie stellten Verbesserungen der psychosozialen Funktionsfähigkeit bei allen drei Interventionen (CPT+A, CPT, nur Written Accounts, s. Tab. 2.1) fest, wobei es keine Unterschiede zwischen den Behandlungen bei Behandlungsende oder im Follow-Up gab. Da es keine Unterschiede gab, kombinierten sie die Stichprobe, um Zusammenhänge zwischen Veränderungen der psychosozialen Funktionsfähigkeit und vier PTBS-Symptomclustern (Wiedererleben, Vermeiden, emotionale Taubheit und Hyperarousal) zu untersuchen. Sie fanden heraus, dass

- Verbesserungen bei den Symptomen emotionaler Taubheit spezifischer mit Verbesserungen in den nicht-familiären Beziehungen verbunden waren;
- Verbesserungen bei den Hyperarousal-Symptomen mit Verbesserungen der allgemeinen Funktionsfähigkeit, des täglichen Lebens und der Haushaltsaufgaben verbunden waren.

Wachen et al. (2014) untersuchten Veränderungen der sozialen Funktionsfähigkeit in der CPT+A-vs.-PE-Studie. Sie untersuchten das allgemeine soziale Funktionieren, soziale und Freizeitaktivitäten, Arbeit, Beziehungen innerhalb der Familie und den wirtschaftlichen Status von Behandlungsbeginn bis zur langfristigen Nachbeobachtung mit hierarchischer linearer Modellierung. Sie fanden große Verbesserungen in allen Messwerten, aber keine Unterschiede zwischen den beiden Behandlungsarten. Anhand von Daten aus der großen CPT-Implementierungsstudie von Monson et al. (2018) untersuchten Lord et al. (2020) die längsschnittlichen Zusammenhänge zwischen sozialer Anpassung und Veränderungen von PTBS-Symptomen während der CPT. Es gab bidirektionale Effekte zwischen den Variablen, sodass die CPT zu Veränderungen sowohl bei der sozialen Anpassung als auch bei den PTBS-Symptomen führte. Diese waren wiederum miteinander verbunden, was darauf hindeutet, dass die Auswirkungen der CPT umfassender sind als auf der Symptomebene, und dass Veränderungen der sozialen Anpassung die PTBS-Symptome beeinflussen und umgekehrt.

Im Zusammenhang mit dem sozialem Funktionsniveau untersuchten Iverson et al. (2011) Gewalt in Paarbeziehungen in der CPT-Dismantlingstudie (Resick et al., 2008). Sie fanden heraus, dass diejenigen, die in Bezug auf PTBS und / oder Depression besser auf die Behandlung ansprachen, nach der Behandlung viel seltener Gewalt in Paarbeziehungen erlebten. Diese Ergebnisse galten sowohl für die Frauen, die derzeit in Beziehungen mit gewalttätigen Partnern lebten, als auch für diejenigen, die irgendwann in ihrem Leben Gewalt in Paarbeziehungen erlebt hatten.

2.4 In welchen Settings funktioniert CPT?

CPT kann leicht in einer Vielzahl von Settings durchgeführt werden, und Studien zeigen, dass die Therapiemethode in verschiedenen Arten von Einrichtungen wirksam ist. Eine beträchtliche Anzahl von Forschungsarbeiten untersuchte die Wirksamkeit von CPT in zivilen und militärischen Ambulanzen, und Studien zeigten, dass CPT im wöchentlichen oder auch häufigeren Rhythmus mit beträchtlicher Wirksamkeit durchgeführt werden kann (z. B. LoSavio, Dillon et al., 2019; Monson et al., 2018). Darüber hinaus haben mehrere Studien gezeigt, dass CPT auch in universitären Studienberatungsstellen effektiv eingesetzt werden kann, in denen die Ressourcen zur Beratung oft sehr begrenzt sind (Wilkinson-Truong et al., 2020; Wilkinson et al., 2017).

Viele Patientinnen müssen ihre PTBS-Symptome tagesklinisch oder stationär behandeln lassen. Diese kann sich ausschließlich auf die PTBS konzentrieren oder auch die Behandlung einer anderen Störung einschließen, wie z. B. Persönlichkeits-, Ess- oder Substanzkonsumstörungen. Walter, Varkovitzky et al. (2014) stellten fest, dass Patientinnen in stationärer Behandlung oft schwerere Symptome haben als jene in ambulanten Settings, aber es gab zwischen den Settings keine Unterschiede im Ansprechen auf die Behandlung. Die CPT wurde auch mit inhaftierten Jugendlichen untersucht (Ahrens & Rexford, 1992).

Evaluationsstudien (Cook et al., 2013, 2015) haben gezeigt, dass die erfolgreiche Umsetzung von CPT in einem stationären Behandlungsprogramm weitgehend von der Unterstützung durch die Leitung, einer Kultur, die evidenzbasierte Praxis schätzt, der Unterstützung durch Peers und der für CPT vorgesehenen Zeit abhängt. Therapeutinnen, die CPT einführten, hatten nachweislich eine geringere Burnout-Rate, berichteten über mehr Verbesserungen bei ihren Patientinnen und sahen in CPT einen größeren Wert als in traditionellen Therapieformaten. Ähnlich fanden Sijercic et al. (2019) heraus, dass organisatorische Faktoren mit der frühen CPT-Adhärenz der Psychotherapeutinnen in der Implementierungsstudie von Monson et al. (2018) verbunden waren.

2.5 Ist vor dem Beginn der CPT eine Vorbehandlung notwendig?

Da bei CPT-Forschungsprojekten die Therapie in der Regel unmittelbar nach Abschluss der Erstuntersuchung beginnt und die Patientinnen randomisiert einer Studienbedingung zugeteilt werden, gibt es zahlreiche Belege dafür, dass die meisten Menschen vor Beginn der CPT *keine* weiteren Emotionsregulationsstrategien benötigen. Einige Studien befassen sich jedoch direkter mit der Frage der Vorbereitung auf die Teilnahme an einer CPT (oder einer anderen traumafokussierten Behandlung). De Jongh et al. (2016) überprüften die Literatur zu einer Stabilisierungsphase bei Erwachsenen mit komplexer

PTBS und kamen zu demselben Ergebnis – selbst bei den am schwersten erkrankten Patientinnen, z. B. mit schweren psychischen Erkrankungen. Der Zeitaufwand für eine nicht-traumafokussierte Behandlung verzögert in den meisten Fällen nur die empfohlene Behandlung und kann den Therapieabbruch fördern.

Dedert et al. (2021) untersuchten die in Kliniken für ehemalige Militärangehörige übliche Praxis, Patientinnen an vorbereitenden, nicht-traumafokussierten Gruppen teilnehmen zu lassen, um das Commitment zu erhöhen, bevor die Patientinnen sich für CPT oder andere traumafokussierte Therapien anmeldeten. Sie untersuchten 778 ehemalige Militärangehörigen, die sich wegen einer PTBS behandeln lassen wollten. 391 Patientinnen nahmen an einer vorbereitenden Behandlung teil und 575 an einer evidenzbasierten, traumafokussierten Behandlung (EBT). Sie stellten fest, dass die vorbereitenden Behandlungen nur geringe Verbesserungen bei PTBS und Depression bewirkten. Wenn sich an die vorbereitende Behandlung eine traumafokussierte Behandlung anschloss, kam es erneut zu einem geringen Rückgang der PTBS. Wenn die Patientinnen direkt in die EBT-Behandlung eintraten, kam es zu mäßigen bis starken Rückgängen bei PTBS und Depression. Bemerkenswert ist, dass weniger als ein Viertel der ehemaligen Militärangehörigen, die an einer vorbereitenden Gruppe teilnahmen, anschließend eine EBT durchführten. Die Veteraninnen sprachen also nicht nur besser auf eine direkte traumafokussierte Behandlung an, sondern nahmen auch seltener eine solche Behandlung in Anspruch, wenn sie mit einer vorbereitenden Behandlung begannen.

In einem anderen RCT mit Jugendlichen in Deutschland adaptierten Rosner et al. (2019) die CPT und fügten eine Anfangsphase hinzu, um die Behandlungsmotivation und die therapeutische Allianz zu verbessern und Techniken der Emotionsregulation zu vermitteln. CPT wurde nach der Diagnostik nach der Hälfte der Behandlung in 15 Sitzungen in 4 Wochen durchgeführt. Es wurde eine leichte Verbesserung in der ersten Behandlungsphase festgestellt. Die starke Verbesserung trat in der zweiten Behandlungsphase ein, als die Teilnehmerinnen CPT erhielten. In ihrer Diskussion stellten Rosner et al. die Notwendigkeit einer Stabilisierungsphase für Jugendliche in Frage.

2.6 Welche Faktoren beeinflussen die Wirksamkeit der Behandlung?

2.6.1 Faktoren der Behandlung und des / der Behandelnden

Manchmal stellt sich die Frage, ob eine CPT angemessen ist, wenn jemand nicht die vollständigen Kriterien für eine PTBS erfüllt. Eine vollständige Diagnose ist in der Regel für Forschungszwecke erforderlich, aber nicht in der Praxis. Dickstein et al. (2013) fanden heraus, dass ehemalige Militärangehörige mit subklinischer PTBS in einer in einer Spezial-Ambulanz durchgeführten CPT genauso gut abschnitten wie diejenigen, die die Kriterien für PTBS voll erfüllten. Nur sehr wenige Studien haben Teilnehmerinnen untersucht, die nicht die vollen Kriterien für eine PTBS erfüllen, und solche Teilnehmerinnen werden im Allgemeinen von RCTs ausgeschlossen. Eine Ausnahme ist McGeary et al. (2022): Sie führten ein RCT für ehemalige Militärangehörige mit posttraumatischen Kopfschmerzen und PTBS-Symptomen durch. Um in die Studie aufgenommen zu werden, mussten sie neben den Kopfschmerzen im Zusammenhang mit einem Schädel-Hirn-Trauma einen Wert von 25 oder mehr auf der CAPS (*Clinician-Administered PTBS Scale*; Weathers et al., 2013a) erreichen und ein oder mehrere Intrusionssymptome sowie ein oder mehrere Vermeidungssymptome aufweisen. Die meisten Teilnehmenden erfüllten die Kriterien für eine PTBS (85 %), aber die Gruppe als Ganzes zeigte nach der CPT eine starke und signifikante Verringerung.

Obwohl in allen Studien von Resick die Teilnehmenden gebeten wurden, zweimal wöchentlich und nicht wöchentlich an den Sitzungen teilzunehmen, kommt es häufig vor, dass Patientinnen Sitzungen aufgrund von Krankheit, Arbeit, Kinderbetreuung, Transportproblemen usw. versäumen. Gutner et al. (2016) untersuchten die Häufigkeit der Sitzungen als Sekundäranalyse der CPT+A-vs.-PE-Studie (Resick et al., 2002). Sie definierten die Häufigkeit als die Anzahl der Tage zwischen den Sitzungen und fanden heraus, dass die Verbesserung der PTBS-Symptome umso geringer war, je mehr Tage im Durchschnitt zwischen den Sitzungen lagen. Wir empfehlen daher, die CPT möglichst zweimal oder öfter pro Woche durchzuführen (s. Abschn. 2.7 zu Intensivbehandlungen), wenn irgendwie möglich, und niemals weniger als einmal pro Woche.

Larsen et al. (2020) untersuchten die Auswirkungen der vorübergehenden Symptomverstärkung, die manchmal mit traumafokussierten Behandlungen einhergeht. Sie fanden heraus, dass die meisten Teilnehmerinnen (67 %) mindestens eine vorübergehende Symptomverstärkung erlebten. Diese Verstärkungen sagten weder den Abbruch der Behandlung noch den Grad der PTBS nach der Behandlung oder den Verlust der Diagnose PTBS voraus. Es gab auch keine demografischen Prädiktoren für eine vorübergehende Symptomverstärkung (Alter, Geschlecht, Bildung, ethnische Zugehörigkeit, Familienstand, Militärstatus). Diese Ergebnisse sollten Therapeutinnen beruhigen, die aufgrund einer anfänglichen Zunahme der Symptome nervös werden, in der Regel um Sitzung 4, aber möglicherweise auch später in der Therapie.

Im Rahmen einer landesweiten Ausbildungskooperation entwickelten LoSavio, Dillon et al. (2019) eine Skala zur Untersuchung der Denkfallen (Stuck Points) von Therapeutinnen. In diesem Fall beziehen sich die Denkfallen auf Überzeugungen über die Struktur oder den Inhalt von CPT, insbesondere auf die Überzeugungen über die Genesung von PTBS und die Bedenken hinsichtlich der Umsetzung eines strukturierten Protokolls (s. Abschn. 5.5). Sie fanden heraus, dass die Denkfallen im Laufe der Ausbildung abnahmen, dass aber Therapeutinnen mit höheren »Denkfallen-Werten« am Ende der Ausbildung mit geringerer Wahrscheinlichkeit die Ausbildungsanforderungen für den Status einer CPT-Therapeutin erfüllten, eine geringere Therapietreue aufwiesen und CPT während der Nachuntersuchung mit geringerer Wahrscheinlichkeit anwandten.

Farmer et al. (2017) untersuchten anhand der Kodierung von 533 aufgezeichneten CPT-Sitzungen die Therapietreue, insbesondere die Fähigkeit zum sokratischen Dialog, die Priorisierung der Assimilation, die Aufmerksamkeit für Übungsaufgaben und die Betonung des Ausdrucks primärer, natürlicher Gefühle. Es gab keine Veränderung der Symptome von Sitzung zu Sitzung in Abhängigkeit von der Therapietreue, aber die Fähigkeit zum sokratischen Dialog und zur Priorisierung der Assimilation vor der Überakkommodation war mit einer größeren Verbesserung des Schweregrads der PTBS bei den Patientinnen verbunden. In einer Studie von Alpert et al. (2023) zur Kodierung von Sitzungen waren der Einsatz des sokratischen Dialogs durch die Therapeutin und eine geringere Ermutigung der Patientin durch die Therapeutin zum Ausdruck natürlicher Gefühle Prädiktoren für eine höhere Wahrscheinlichkeit des Behandlungsabschlusses. Der Ausdruck von Empathie durch die Therapeutin sagte weder den Abbruch noch die Behandlungsergebnisse voraus. Holder et al. (2018) untersuchten die Therapietreue in einem RCT mit Opfern sexueller Traumata beim Militär und verglichen Therapeutinnen mit guter Behandlungsadhärenz mit solchen, die eine unterdurchschnittliche CPT-Adhärenz aufwiesen: Sie fanden signifikante Unterschiede in den Patientenergebnissen bei PTBS, depressiven Symptomen und negativen Kognitionen.

Woolley et al. (2023) kodierten mehr als 500 Sitzungsaufzeichnungen und fanden heraus, dass die Kompetenz der Therapeutin im Umgang mit den Aufgaben die von den Patientinnen mit den Aufgaben verbrachte Zeit und das Behandlungsergebnis moderierte. Mehr Zeit, die für Aufgaben aufgewendet wurde, war mit schlechteren Behandlungsergebnissen verbunden, wenn die Aufgabenkompetenz der Therapeutin gering war.

Zu einer deutschen Studie, in der Dialektisch-behaviorale Therapie mit CPT und Borderline-Persönlichkeitssymptomen verglichen wurde (Bohus et al., 2020), führten Steil et al. (2023b) eine Sekundäranalyse durch, in der die Therapietreue der Therapeutinnen bewertet wurde. Eine konsequentere Befolgung der Protokolle war mit einem geringeren PTBS-Schweregrad sowie einer geringeren BPS-Symptomatik und Dissoziationsintensität verbunden. Dies war bei der CPT besonders ausgeprägt.

2.6.2 Faktoren der Patientinnen

Stirman et al. (2021) untersuchten die Einhaltung des CPT-Protokolls anhand der Bewertung von Arbeitsblättern, die zwischen und während der Sitzungen ausgefüllt wurden. Sie fanden heraus, dass die Kompetenz der Patientinnen beim Ausfüllen der Arbeitsblätter mit einem stärkeren Rückgang der PTBS verbunden war. Alpert et al. (2023) verwendeten ebenfalls eine Kodierung, in diesem Fall jedoch mit CPT-Sitzungsaufzeichnungen, die von Expertinnen bewertet wurden. Bei den Patientinnen waren die Prädiktoren für bessere PTBS-Ergebnisse u. a. geringere Angst, geringere Vermeidung des Kontakts mit der Therapeutin und größere kognitive Flexibilität. Traurigkeit und Wut der Patientinnen während der Sitzungen hatten keinen Einfluss auf die Entwicklung der Symptome oder den Abbruch der Behandlung.

Anhand von Daten aus der Implementierungsstudie von Monson et al. (2018) wurde festgestellt, dass sowohl die Kompetenz der Therapeutin bei der Durchführung der CPT als auch die Arbeitsallianz zwischen Therapeutin und Patientin positiv mit den Ergebnissen der PTBS-Behandlung assoziiert waren (Keefe et al., 2022).

2.7 Ausblick: Die Zukunft der CPT-Forschung

Es gibt viele laufende Studien, die sich auf die zukünftige Durchführung der CPT auswirken könnten. Aufgrund der geringeren Abbrecherquote bei intensiv durchgeführten Behandlungen werden mehr RCTs mit hochfrequenter Verabreichung von CPT (in 1–3 Wochen, s. Abschn. 18.5) durchgeführt werden. Um festzustellen, ob schwierige komorbide Störungen wie Schlafprobleme, Essstörungen und Substanzkonsumstörungen wirksamer als mit CPT allein behandelt werden können (ohne den Behandlungsverlauf zu verlängern), kombinieren Studien CPT mit anderen Behandlungen. Es gibt auch Studien, in denen versucht wird, die Wirksamkeit der CPT durch den Einsatz von Hirnstimulation oder Psychedelika zu erhöhen. CPT ist zwar nicht neu, wurde aber noch nie mit EMDR (Eye Movement Desensitization and Reprocessing) verglichen, derzeit läuft eine Studie zum Vergleich dieser Behandlungen.

3 Indikation und Diagnostik

Dieses Kapitel befasst sich mit häufig gestellten Fragen, etwa wann mit der CPT begonnen werden soll, für welches Klientel sie geeignet ist und wie PTBS und komorbide Erkrankungen zu beurteilen sind. In der Vergangenheit wurde in Forschung und Praxis davon ausgegangen, dass eine traumafokussierte Therapie nicht ohne einen umfassenden Beziehungsaufbau und die Entwicklung von Bewältigungsstrategien zu beginnen ist – obwohl es keine Evidenz dafür gab, dass dies notwendig war. Darüber hinaus wurden traumafokussierte Therapien häufig nicht für Personen mit komorbiden Erkrankungen wie Substanzmissbrauch, Persönlichkeitsstörungen, komplexer PTBS und psychotischen oder bipolaren Symptomen angeboten. Wie in Kapitel 2 dargelegt, wurden in unseren CPT-Studien Menschen mit unterschiedlichen Traumaerfahrungen und vielfältigen Symptomen aufgenommen; die Ausschlusskriterien waren minimal, und die Patientinnen begannen die Behandlung oft unmittelbar nach Abschluss der Aufnahmeuntersuchung. Die folgenden Empfehlungen basieren auf unseren verschiedenen RCTs und Evaluationsstudien sowie auf unserer klinischen Erfahrung mit CPT.

3.1 Für wen ist CPT geeignet?

Epidemiologische Studien belegen eindeutig, dass eine Posttraumatische Belastungsstörung selten allein diagnostiziert wird. Davon ausgehend wurde CPT nicht nur für Menschen mit PTBS, sondern auch für Menschen mit weiteren Störungen und Erkrankungen entwickelt. Die CPT führt zu Verbesserungen bei einer Reihe von komorbiden psychischen und psychosozialen Problemen (Kap. 2). Das ist nicht überraschend, wenn man bedenkt, dass die Therapiemethode auf der Kognitiven Therapie von Beck (Beck et al., 1979; Beck & Greenberg, 1984) basiert: Diese ist bei unterschiedlichen Störungen wirksam, einschließlich depressiver und psychotischer Störungen sowie Angsterkrankungen.

Sowohl in der Forschung als auch in der klinischen Praxis wurde CPT mit einem sehr variablen Abstand zum erlebten Trauma erfolgreich eingesetzt – zu jedem Zeitpunkt zwischen 3 Monaten und mehr als 80 Jahren nach einem Trauma. Einige Behandlungen setzen sogar noch früher in Krisensituationen wie militärischen Kämpfen, häuslicher Gewalt, Arbeit mit geflüchteten Menschen und sexuellen Übergriffen ein (z. B. bei Akuter Belastungsstörung: Nixon et al., 2016). Darüber hinaus wurde eine modifizierte CPT auch bei Personen eingesetzt, die nur über geringe oder gar keine Lese- und Schreibkenntnisse verfügen (z. B. Bass et al., 2013). Vor diesem Hintergrund ist es wichtig, das Material und die Techniken für die Patientinnen so zugänglich wie möglich zu machen. In diesem Sinne liegen drei vereinfachte Arbeitsblattversionen (**AB 37–39**) für Personen vor, für die die ursprünglichen Arbeitsblätter zu komplex sind.

Zusätzlich zur PTBS erfüllen die meisten unserer Patientinnen in Forschungsstudien und Kliniken die Kriterien für mehrere komorbide Diagnosen wie depressive Störungen, Angststörungen, Persönlichkeitsstörungen und Substanzkonsumstörungen (Substance Abuse Disorders, SUDs). Darüber hinaus können auch Personen mit »komplexer PTBS« sofort mit CPT behandelt werden, wobei sich Verbesserungen in den Symptomen zeigen, die diese Diagnose bedingen (z. B. Resick et al., 2003).

CPT kann auch bei Personen eingesetzt werden, die nicht unbedingt die vollständigen Kriterien für eine PTBS-Diagnose erfüllen (Dickstein et al., 2013; McGeary et al., 2022; Monson et al., 2018). Allerdings sollte man bei subklinischer PTBS beachten, dass die Betroffenen mindestens ein intrusives Symptom und ein traumabezogenes Vermeidungssymptom aufweisen sollten, da diese Symptome als die charakteristischen Symptome der PTBS gelten, die sie von anderen Erkrankungen unterscheiden. Dabei ist zu berücksichtigen, dass bei subklinischen Symptomen die Veränderungen nicht so groß sind wie in Fällen, die mit schwereren Symptomen beginnen. Wenn Personen die Kriterien für eine PTBS oder eine subklinische PTBS *nicht* erfüllen, sondern andere Diagnosen wie eine schwere depressive Störung oder eine Panikstörung haben, sollten sie keine CPT, sondern eine evidenzbasierte Behandlung für diese Störungen erhalten. Ein weit verbreiteter Irrglaube ist, dass PTBS die einzige Störung ist, die auf traumatische Ereignisse folgt – tatsächlich erkrankt ein großer Teil der Betroffenen nie an einer PTBS, und einige entwickeln (eine) andere Störung(en).

Kontraindikationen. Eine häufige Frage ist, ob es feste Regeln für den Ausschluss von Patientinnen von der CPT gibt. Wir empfehlen die gleichen (liberalen) Kriterien, wie wir sie in unserer klinischen Forschung anwenden, um zu entscheiden, wann es am besten ist, das Angebot einer CPT hinauszuzögern. Eines der wichtigsten Kriterien ist die Frage, ob eine Person eine unmittelbare Gefahr für sich selbst oder andere darstellt – in diesem Fall sollte ein sofortiges Krisenmanagement erfolgen. Es gibt Studien, die neben der CPT auch eine Krisenbewältigungsplanung für suizidale Menschen vorsehen (Rozek & Bryan, 2020). Wir testen derzeit CPT für Menschen mit komorbider PTBS und Borderline-Persönlichkeitsstörung (BPS) und integrieren dabei eine Sicherheitsplanung (Kuo & Monson, 2020). Suizidgedanken oder Gedanken, einer anderen Person etwas anzutun, waren nie ein Ausschlusskriterium für die CPT, da die Mehrheit der Patientinnen solche Gedanken hat und sehr gut in der CPT abschneidet. Wie in Kapitel 2 beschrieben, verbessern sich Suizidgedanken unter der CPT. Wir ermutigen dazu, Suizidalität und Selbstverletzung als Vermeidungsverhalten zu begreifen, bei dem die Patientinnen ihrer Notlage entkommen wollen, und diese Sichtweise auch den Patientinnen zu vermitteln.

Was die potenzielle Gefahr einer weiteren Traumatisierung angeht, so wird CPT häufig beim Militär eingesetzt, auch im Rahmen von Kampfeinsätzen, und wir werden oft gebeten, CPT für Militärangehörige vor ihrem nächsten Einsatz anzubieten. CPT wird auch für professionelle Einsatzkräfte und Mitarbeiterinnen des Gesundheitswesens angeboten, die weiterhin potenziell traumatischen Ereignissen ausgesetzt sind. Ähnlich wird CPT in Unterkünften für Personen eingesetzt, die Gewalt in der Partnerschaft erleben (z. B. Frauenhäusern). Internationale Studien belegen den Einsatz von CPT bei Menschen, die sich inmitten von Krieg und Völkermord befinden (z. B. in der Demokratischen Republik Kongo; Bass et al., 2013). In diesen Fällen ist es wichtig, Denkfallen sorgfältig zu identifizieren und sie von Überzeugungen und Bedrohungseinschätzungen zu unterscheiden, die objektiv richtig sein können. Ein Patient, der in einem Kriegsgebiet oder einer gefährlichen Gegend lebt, kann beispielsweise die Überzeugung haben: »Ich kann jederzeit getötet werden«, was tatsächlich wahr sein kann. Hier sollte gemeinsam tiefergehend analysiert werden, was dies für ihn bedeutet und ob es in dem gegebenen Rahmen andere Situationen gibt, die relativ betrachtet sicherer sind.

Mögliche Kontraindikationen für CPT sind andere psychische Erkrankungen, die den erfolgreichen Abschluss der Behandlung beeinträchtigen können. Zwei der wichtigsten Probleme sind Manien oder Psychosen, wenn deren Schweregrad eine potenzielle Bedrohung für die Patientin darstellt oder sie daran hindert, an der Sitzung teilzunehmen. Sobald diese Episoden bewältigt sind, ist es für die Patientin leichter, eine Psychotherapie zu absolvieren. Personen mit Substanzkonsumstörungen, die eine stationäre oder ambulante Entgiftung benötigen, um Entzugssymptome zu vermeiden, können ebenfalls sofort mit einer CPT beginnen, wenn diese im Rahmen ihrer Behandlung angeboten werden kann.

Dissoziation oder ein dissoziativer Subtyp der PTBS war noch nie ein Ausschlusskriterium für eine CPT. Wie bei anderen Komorbiditäten (z. B. Drogenmissbrauch, Essstörungen) ist es jedoch wichtig, dissoziative Symptome zu behandeln, da sie die Traumaverarbeitung beeinträchtigen können. Wenn sich Patientinnen in Behandlung begeben und angeben, dass sie dissoziieren, ist eine detaillierte Analyse ihrer Dissoziation angeraten (d. h. wie oft, in welchen Zusammenhängen, die Dissoziation fördernde Faktoren, Bewusstseinsgrad während der Dissoziation, erfolgreiche Bewältigungsstrategien). Dissoziation wird ausgelöst, auch wenn sich die Patientin der internen oder externen Auslöser nicht vollständig bewusst ist. Sind sich die Patientinnen dieser Auslösereize bewusst? Teilweise berichten Patientinnen, dass sie sich die Dissoziation als eine Strategie zur Bewältigung von Belastung erlauben. In diesen Momenten ist die Dissoziation unter ihrer bewussten Kontrolle. Am wichtigsten ist es, gemeinsam Strategien zu besprechen, um das Bewusstseinsniveau der Patientin so hoch wie möglich zu halten, damit neues Lernen in der Sitzung und zwischen den Sitzungen bei der Bearbeitung von Übungsaufgaben gefördert wird. Darüber hinaus empfehlen wir, bei Behandlungsverträgen mit Patientinnen mit klinisch bedeutsamer Dissoziation die potenziellen Vorteile der Durchführung von CPT+A gegenüber CPT zu besprechen, da Studien zufolge Patientinnen mit einem höheren Grad an Dissoziation besser mit CPT+A als mit CPT abschneiden. Dies könnte auf die Notwendigkeit zurückzuführen sein, das Trauma detaillierter zu verarbeiten und fragmentierte Erinnerungen wieder in eine Erzählung einzubauen, wenn die Patientinnen während des traumatischen Ereignisses bzw. der traumatischen Ereignisse stark dissoziiert waren (Resick, Suvak et al., 2012).

Letztendlich ist die Motivation der Patientin, ihre PTBS-Symptome zu behandeln, wahrscheinlich der wichtigste Faktor bei der Entscheidung, mit CPT fortzufahren. Selbst Patientinnen mit geringen Bewältigungsfertigkeiten, schweren Traumata und verschiedenen Komorbiditäten haben in den verschiedenen Versionen der CPT sehr gute Therapieerfolge erlebt. Zusammenfassend lässt sich also sagen, dass die einzigen Gründe, die gegen einen Beginn der CPT direkt nach der Aufnahme sprechen, drohende Suizidalität oder Fremdgefährdung, eine unkontrollierte Psychose oder Manie und in einigen Fällen ein Drogenkonsum sind, der eine Entgiftung erfordert. Tatsächlich stellen wir häufig fest, dass die Bereitschaft der Therapeutinnen, ihre Patientinnen in eine traumafokussierte Behandlung einzubeziehen, genauso wichtig ist wie die Bereitschaft der Patientinnen (s. Kap. 5).

3.2 Wann sollte das CPT-Protokoll beginnen?

Weitere häufige Fragen sind, wie viele Behandlungssitzungen vor Beginn des CPT-Protokolls stattfinden sollten und ob es wichtig ist, vor Beginn der Traumabearbeitung Zeit für den Aufbau einer vertrauensvollen Therapiebeziehung aufzuwenden. Unsere Antwort auf beide Fragen lautet, dass Sitzungen, die ausschließlich dem Vertrauensaufbau gewidmet sind, nicht erforderlich sind, selbst wenn eine andere Behandlerin als die CPT-Therapeutin die Diagnostik und den psychosozialen Aufnahmeprozess durchgeführt hat. Wenn die Therapeutin wochen- oder monatelang mit dem Beginn der Traumabearbeitung wartet, kann (s. o. und Kap. 2) die Patientin daraus schließen, dass die Therapeutin nicht glaubt, dass die Patientin bereit oder in der Lage für die CPT ist. Tatsächlich kann das Zögern der Therapeutin den natürlichen Wunsch der Patientin, aufgrund der PTBS-Vermeidungssymptome traumatische Inhalte zu vermeiden, noch verstärken. Unserer Meinung nach ist es sogar ein ethisches Problem, eine traumafokussierte Behandlung zu verzögern, da der Patientin eine Behandlung vorenthalten wird, die die PTBS und komorbide Symptome verbessern kann.

In unserer klinischen Arbeit und in Studien haben wir festgestellt, dass sich die therapeutische Allianz sehr schnell entwickeln kann, wenn die Therapeutin in der Interaktion mit der Patientin den sokratischen Stil anwendet – und die gemeinsame Arbeit dem Bündnis ähnelt, das bei unterstützenden Therapien entsteht (Chen et al., 2020). Im sokratischen Dialog zeigt die Therapeutin ihr Interesse daran, wie die Patientin über die Welt im Allgemeinen und über das traumatische Ereignis im Besonderen denkt und fühlt. Wenn die Therapeutin jedoch vor der Behandlung Sitzungen in einem offeneren, unterstützenden Beratungsstil durchführt, kann die Patientin zu der Überzeugung gelangen, dass die Therapie so ablaufen sollte, und es kann schwierig sein, die Interaktion so umzugestalten, dass sie den Anforderungen einer strukturierten Behandlung wie der CPT entspricht.

CPT mit einer neuen Patientin. Wir empfehlen, vor Beginn der CPT mit einer neuen Patientin ein bis zwei Sitzungen zur Diagnostik und zum Sammeln psychosozialer Informationen durchzuführen (abhängig von der Länge der Sitzungen und den verwendeten diagnostischen Methoden). Diese Sitzungen können von der Therapeutin durchgeführt werden, die die CPT durchführt, oder von einer anderen Psychotherapeutin, die in dieser Einrichtung die Eingangsdiagnostik durchführt. Die Diagnostik sollte sich darauf konzentrieren,

- die Stärken und möglichen Bewältigungsdefizite der Patientin festzustellen,
- die Traumageschichte der Patientin zu erheben,
- ein Indexereignis für die Beurteilung der PTBS auszuwählen,
- festzustellen, ob die Patientin nach standardisierten Diagnosekriterien tatsächlich an einer PTBS leidet, und
- komorbide Störungen zu erfassen (insb. solche mit Symptomen, die die Behandlung erschweren oder beeinträchtigen können; s. Abschn. 3.1).

CPT mit einer Patientin in Behandlung. Wenn eine Therapeutin die CPT mit einer bereits in Behandlung befindlichen Patientin beginnt, ist es wichtig, den Übergang von dieser Art der Therapie zur CPT strukturiert zu gestalten. Wir empfehlen, mit der Patientin sehr transparent über die Möglichkeit der Einführung von CPT zu sprechen. Wenn eine Therapeutin eine Patientin seit Monaten oder sogar Jahren betreut, ist es oft am einfachsten, das Gespräch damit zu beginnen, über die Behandlungsziele zu sprechen und festzustellen, dass es seit einiger Zeit wenig oder gar keine Fortschritte in Richtung dieser Ziele gegeben hat. Dies bietet eine gute Gelegenheit, die Symptome der Patientin neu zu bewerten und ihr behutsam einen neuen Ansatz anzubieten.

Die Therapeutin kann darüber informieren, wie wirksam die CPT bei einer Vielzahl von Menschen war, die unter verschiedenen Arten von traumatischen Ereignissen litten. Die Therapeutin kann dann berichten, dass sie in dieser Behandlung geschult ist und glaubt, dass die Behandlung angesichts der gezeigten Symptomatik sehr hilfreich wäre.

Das Gespräch mit der Patientin sollte nicht nur die Gründe für den Versuch, etwas anderes auszuprobieren, beinhalten, sondern auch eine Erklärung, wie sich eine CPT-Behandlung von anderen Therapieformen hinsichtlich der Sitzungsstruktur und der Erwartungen an die Aufgaben außerhalb der Sitzung unterscheiden wird. Wenn die Therapeutin bisher keine kognitiv-behavioralen Interventionen eingesetzt hat, während der Sitzungen keine Tagesordnung befolgt hat, keine Aufgaben aufgegeben hat oder sich während der Behandlung auf ein bestimmtes traumatisches Ereignis konzentriert hat, kann sich der Wechsel zur CPT ganz anders anfühlen, und es ist sicherzustellen, dass die Patientin sich der Veränderungen bewusst ist und sich damit wohlfühlt. Wir haben die Erfahrung gemacht, dass nur sehr wenige Patientinnen Schwierigkeiten mit der Umstellung haben, wenn diese offen und klar mit ihnen besprochen wird; viele freuen sich sogar sehr darauf, etwas Neues auszuprobieren, das ihnen helfen kann, von der PTBS zu genesen. Sobald die Entscheidung für die CPT gefallen ist, ist es sehr wichtig, den neuen Therapieprozess konsequent durchzuhalten. Die Vermeidungssymptome der PTBS werden die Patientin immer wieder dazu bringen, zu einer nicht traumafokussierten Behandlung zurückkehren zu wollen, sodass es wichtig sein kann, sie während der ersten Sitzungen des neuen Behandlungsprotokolls an die Gründe für den Wechsel zur CPT zu erinnern.

Wenn entweder die Therapeutin oder die Patientin nicht glauben, dass sie die Umstellung auf CPT gemeinsam bewältigen können, besteht eine weitere Möglichkeit darin, die Patientin an eine andere Therapeutin zu verweisen, die CPT durchführt. Unabhängig davon, ob CPT mit einer neuen oder einer schon in Behandlung befindlichen Patientin begonnen wird, ist der CPT-Behandlungsvertrag (**AB 4**, s. Abschn. 5.1) ein hilfreiches Instrument, um die Erwartungen sowohl für die Therapeutin als auch für die Patientin zu umreißen und die Einhaltung des Protokolls zu erleichtern.

3.3 Diagnostik

3.3.1 Erfassung der Traumageschichte

Die meisten Menschen mit PTBS haben mehrere Traumata erlebt. Daher sollte eine vollständige Anamnese der traumatischen Ereignisse Teil jedes Aufnahmeverfahrens bzw. jeder Eingangsdiagnostik sein. Wir empfehlen die Verwendung der *Life Events Checklist* (LEC; Weathers et al., 2013b) als effizientes und umfassendes Erhebungsinstrument, um die Bandbreite potenziell traumatischer Ereignisse zu erfassen, die jemand erlebt haben könnte. In diesem Fragebogen wird die Patientin aufgefordert, anzugeben, ob sie neben anderen Dingen verschiedene Arten von Traumata erlebt, gesehen oder gehört hat. Die Checkliste kann gemeinsam mit der Patientin verwendet werden, um das »Indextrauma« zu bestimmen. Wenn wir uns in diesem Buch auf das Indextrauma beziehen, meinen wir das traumatische Ereignis, das bei der Patientin die meisten PTBS-Symptome hervorruft. In der CPT wird empfohlen, zuerst an dem Indextrauma zu arbeiten, da therapeutische Erfolge bei diesem Trauma wahrscheinlich zu einer schnelleren Verbesserung der PTBS-Symptome führen und sich auf andere Traumata übertragen lassen – insbesondere auf solche, die thematisch ähnlich sind (z. B. zwischenmenschliche Traumata im Erwachsenenalter und in der Kindheit).

Bei der Bestimmung des Indextraumas wird die Patientin ermutigt, auf folgende Hinweise zu achten:

(1) den spezifischen Inhalt der Intrusionen,
(2) den Inhalt der negativen Kognitionen über das Trauma und
(3) die Personen, Orte und Ereignisse, die vermieden werden.

Eine weitere Strategie besteht darin, nach dem Trauma zu fragen, über das die Patientin *am wenigsten* sprechen möchte. Dies gibt Aufschluss über das Trauma oder die Traumata, die am meisten vermieden werden.

Die Bestimmung des Indexereignisses ist nicht unbedingt immer einfach. Manchmal fand ein Missbrauch schon so lange statt, wie sich die Patientin erinnern kann, oder sie hat Schwierigkeiten, ein Ereignis zu benennen, das sie am meisten belastet, weil die traumatischen Ereignisse wiederholt stattfanden. Manchmal konzentrieren sich Patientinnen auf das jüngste Ereignis und sind sich nicht bewusst, dass sie bereits *vor* dem jüngsten traumatischen Ereignis an einer PTBS litten. Auf die Frage »Welches Ereignis belastet Sie am meisten?« nennen die Patientinnen möglicherweise ein negatives Lebensereignis, das sie gerade beschäftigt, aber nicht unbedingt ein traumatischer Stressor ist. Andere Fragen, die zur Identifizierung des Indextraumas verwendet werden können, sind:

- »An welches Ereignis haben Sie die meisten aufdringlichen Erinnerungen oder Albträume?«
- »Wenn Sie versuchen, nachts einzuschlafen, welches Ereignis kommt Ihnen dann in den Sinn?«
- »Über welches Ereignis hoffen Sie, in der Therapie nicht sprechen zu müssen, oder wollen es mir nicht erzählen?«
- »Bei welchem Ereignis vermeiden Sie unter allen Umständen, daran zu denken?«

Therapeutinnen sollten sich auf das DSM-5-TR (American Psychiatric Association, 2022) oder die 11. Revision der Internationalen Klassifikation der Krankheiten (ICD-11; Weltgesundheitsorganisation, 2019) beziehen, um bei der Bestimmung von Ereignissen zu helfen, die den diagnostischen Kriterien einer PTBS entsprechen. Wenn eine Patientin als das Ereignis, das sie am stärksten belastet, eines berichtet, das nach Einschätzung der Therapeutin nicht die Traumakriterien erfüllt, die Patientin aber andere Ereignisse erlebt hat, die dies tun, sollte ihr versichert werden, dass das »am stärksten belastende« Ereignis während der Behandlung abgedeckt werden kann, dass die CPT aber mit einem nach den diagnostischen Kriterien traumatischen Stressor beginnen sollte.

Wenn eine Patientin mehrere traumatische und belastende Ereignisse erlebt hat, kann es sinnvoll sein, während der Voruntersuchung eine schriftliche Zeitleiste ihres Lebens zu erstellen, auf der die wichtigen Ereignisse markiert sind. Die Erstellung der Zeitleiste informiert über bedeutende Stressoren, die zusätzlich zu den traumatischen Ereignissen aufgetreten sind. In dem in Abbildung 3.1 gezeigten Beispiel berichtete die Patientin, dass die Vergewaltigung das Indexereignis war, weil sie dachte, sie würde getötet werden, aber im Verlauf der Therapie wurde deutlich, dass viele ihrer Denkfallen Grundüberzeugungen waren, die sie in ihrer Kindheit als Folge des sexuellen Missbrauchs durch ihren Vater entwickelt hatte.

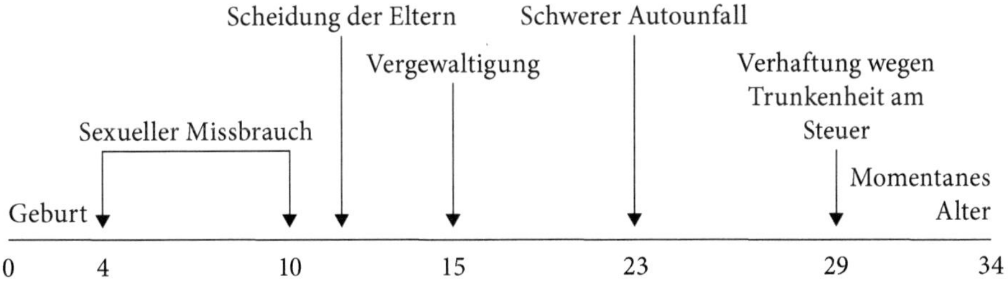

Abbildung 3.1 Beispiel für eine Zeitleiste mit wichtigen Lebensereignissen

Viele unserer Patientinnen erlebten Entwicklungstraumata (z. B. sexueller und körperlicher Missbrauch in der Kindheit) und Traumata im Erwachsenenalter, die wiederholt auftraten (z. B. Kampfeinsätze, Notfalleinsätze, Gewalt in der Partnerschaft). Wenn traumatische Ereignisse über einen längeren Zeitraum wiederholt aufgetreten sind, kann die Zeitleiste den Beginn und das Ende dieser Art von Trauma enthalten und alle besonders schlimmen damit verbundenen Ereignisse beschreiben. Wenn die Patientin Schwierigkeiten hat, eine Episode zu bestimmen, die für sie als besonders schwierig heraussticht, sollte die Therapeutin etwaige Muster wiederholter Erfahrungen finden. Eine Überlebende sexuellen Missbrauchs in der Kindheit kann etwa beschreiben, dass der Täter bei jeder der Missbrauchsepisoden wartete, bis alle im Haus schliefen, die Patientin aufweckte, Musik anstellte, um alle Geräusche zu dämpfen, die andere wecken könnten, sie bedrohte, wenn sie ein Geräusch machte, und ihr ein Kissen auf das Gesicht legte, während er sie angriff. Die Patienten können über Variationen des Musters, aber auch über gemeinsame Merkmale des Musters ihres wiederholten Missbrauchs berichten.

Bei der Erstbefragung einer Patientin zu ihren traumatischen Erlebnissen muss die Therapeutin darauf achten, keine Begriffe zu verwenden, die die Patientin möglicherweise noch nicht auf sich selbst bezogen hat (z. B. »Vergewaltigung«, »Kindesmissbrauch«). Stattdessen sollten die Fragen verhaltensbezogene Beschreibungen enthalten:

- »Wurden Sie jemals gezwungen, mit jemandem sexuellen Kontakt zu haben, obwohl Sie das nicht wollten?«
- »Hatten Sie als Kind jemals sexuellen Kontakt mit einem Erwachsenen (oder einer Person, die mindestens 5 Jahre älter war als Sie)?«
- »Wie wurden Sie als Kind bestraft? Wurden Sie jemals verletzt?«

(Auf dem Zeitstrahl und später in der Therapie sollten die korrekten Begriffe verwendet werden.) Auf diese Art von Fragen sollten weitere Fragen folgen, die mehr Einzelheiten darüber erfragen,

- was passiert ist und wann es passiert ist,
- ob es einen Täter gab (und wenn ja, in welcher Beziehung die Patientin zum Täter stand),
- ob das traumatische Ereignis wiederholt auftrat,
- wie lange es dauerte
- ob es ein Ereignis gab, das mehr als andere hervorstach.

3.3.2 Diagnostik der PTBS

Sobald das Indexereignis ausgewählt ist, sollte die Therapeutin die Posttraumatische Belastungsstörung mithilfe eines Interviews und / oder einer Selbstbeurteilungsskala diagnostizieren.

Die *Clinician-Administered PTBS Scale* (CAPS-5); Weathers et al., 2013a; deutschsprachige Version: Müller-Engelmann et al., 2023) bewertet die PTBS gemäß DSM-5 und liefert sowohl den diagnostischen Status als auch den Schweregrad. Mithilfe der zusätzlichen Items des *Complex PTSD Item Set additional to the CAPS* (COPISAC, Lechner-Meichsner & Steil, 2021) kann die Diagnose einer PTBS bzw. komplexen PTBS nach ICD-11 auf Deutsch zeitökonomisch erfasst werden. Wenn es möglich ist, ist die Verwendung eines Interviews zu Beginn sinnvoll: Die Therapeutin kann die Patientin wieder zum Indexereignis zurückführen, wenn diese dazu neigt, sich auf allgemeinen Stress zu beziehen oder Traumata und deren Auswirkungen zu vermischen. Es können auch tiefergehende Fragen gestellt werden, um herauszufinden, ob die Patientin tatsächlich das diagnostische Kriterium für ein einzelnes Item erfüllt, und Beispiele können erfragt werden. Auf diese Weise kann festgestellt werden, ob die Patientin mindestens einen Monat lang alle Kriterien für eine PTBS erfüllt und somit aktuell an der Störung leidet. Es ist möglich, dass ein weiteres Ereignis beurteilt werden muss, wenn sich herausstellt, dass die Patientin für das ursprünglich angegebene Indexereignis keine PTBS hat. Ein Interview ist möglicherweise nicht erforderlich, wenn keine formale Diagnose gestellt werden muss. Dennoch bietet die CAPS-5 ausgezeichnete Fragen für Therapeutinnen, die neu auf dem Gebiet der PTBS-Behandlung sind oder die wenig oder keine Erfahrung in der Diagnostik der PTBS haben, um festzustellen, ob die Patientin klinisch signifikante Symptome der Störung aufweist.

Tipp

Eine Selbstbeurteilungsskala wird eingesetzt, um die Patientin daran zu gewöhnen, sich bei der Beantwortung der Fragen auf das traumatische Indexereignis zu konzentrieren und nicht auf allgemeine Stressfaktoren in ihrem Leben. Selbstbeurteilungsskalen werden während der gesamten Therapie verwendet, um den Fortschritt zu bewerten, ähnlich wie eine Ärztin den Blutdruck messen oder die Temperatur messen würde, wenn jemand körperlich krank wäre.

Posttraumatic Stress Disorder Checklist for DSM 5 (PCL-5). Es gibt eine Reihe von Skalen zur Selbsteinschätzung der PTBS. Die PCL-5 (Weathers, Litz et al., 2013; deutschsprachige Version: Krüger-Gottschalk et al., 2017) ist die empfohlene Checkliste, die öffentlich zugänglich ist. Sie ist mit den DSM-5-PTBS-Symptomen konsistent.

Diagnostik nach DSM-5 bzw. ICD-11

Sie können die PCL-5 nutzen, um den Schweregrad der posttraumatischen Symptomatik zu erfassen und im Therapieverlauf zu monitoren. Bitte beachten Sie, dass die Diagnosestellung einschließlich der Beurteilung des Vorliegens der Traumakriterien in den deutschsprachigen Ländern im Versorgungssystem nach der jeweils gültigen Version der ICD erfolgen muss – hierzu können Sie Interviewverfahren nutzen.

Die PCL-5 besteht aus 20 Items, die auf einer Skala von 0 (Überhaupt nicht) bis 4 (Beinahe jeden Tag) bewertet werden, wobei höhere Punktzahlen einen höheren Schweregrad der Symptome anzeigen. Es gibt Versionen der PCL-5, bei denen die Patientinnen gebeten werden, den Schweregrad ihrer Symptome im letzten Monat bzw. in der letzten Woche anzugeben; wir stellen beide Versionen auf **AB 1** zur Verfügung. Wir empfehlen, die monatliche Version bei der Erstbeurteilung zu verwenden, um dem Zeitraum für die DSM-5-TR-Diagnose zu entsprechen, und die wöchentliche Version im Verlauf der Therapie. Obwohl es eine gewisse Variabilität bei den empfohlenen klinischen Grenzwerten für eine wahrscheinliche PTBS-Diagnose gibt, empfehlen wir einen Gesamtwert von >31-33 (Bovin et al., 2016), um so umfassend wie möglich zu sein. Wie in Abschnitt 3.1 erwähnt, kann eine CPT auch dann angebracht sein, wenn eine Patientin eine subklinische PTBS-Diagnose aufweist, dabei aber die typischen Symptome einer PTBS vorhanden sind (d.h. Intrusionen, Vermeidungsverhalten).

Obwohl es möglich ist, die PCL-5 im Hinblick auf einzelne Symptomgruppen auszuwerten, wird meist ein Gesamtwert über den Verlauf der Behandlung verwendet. Zwei Vorbehalte gegen die PCL-5 nach DSM-5 beziehen sich auf die Items 8 und 10.

Item 8 fragt nach Schwierigkeiten bei der Erinnerung an wichtige Elemente des belastenden Erlebnisses. So sollen dissoziative oder vermiedene Erinnerungen erfasst werden. Dies wäre ein Symptom, das sich verbessern kann. Wenn sich die Person jedoch nicht an ein Ereignis erinnern kann, weil sie eine Kopfverletzung erlitten hat oder unter starkem Alkohol- oder Drogeneinfluss stand (auch wenn sie von jemand anderem unter Drogen gesetzt wurde), kann es sein, dass sie sich nie daran erinnert. Dies wäre eine Tatsache und kein Symptom, da die Erinnerung an das Ereignis nicht verbessert werden kann, wenn es nie im Gedächtnis gespeichert wurde. Die PCL-5 wurde auf **AB 1** dieses Manuals modifiziert, um die Arbeit mit diesem Item zu erleichtern. Es ist aber auch möglich, mit der frei zugänglichen Version der PCL-5 zu arbeiten.

Item 10 über irrtümliche oder verzerrte Selbstbeschuldigung wurde entwickelt, um die häufige Tendenz von Menschen zu erkennen, sich selbst die Schuld für Ereignisse zu geben, die sie nicht beabsichtigt und nicht verursacht haben und nicht verhindern konnten. Eine solche Selbstbeschuldigung zeigt sich für die Therapeutin oft in Aussagen wie »Ich hätte mich gegen meinen Vater wehren müssen« oder »Hätte ich unsere übliche Vorgehensweise nicht beachtet, hätte ich meinen Kumpel gerettet«.

Irrtümliche Fremdbeschuldigung hingegen ist mit einer Selbstauskunft etwas schwieriger zu erkennen. Eine solche irrtümliche Fremdbeschuldigung liegt vor, wenn eine Patientin jemandem im Umfeld des traumatischen Ereignisses die Schuld gibt und nicht der Person, die den Schaden tatsächlich beabsichtigt und die Tat begangen hat. Anstatt beispielsweise die Person zu beschuldigen, die eine Mine vergraben hat, die einen Lastwagen in die Luft sprengte, kann ein Soldat mit PTBS den Kommandeur beschuldigen, der die Truppen auf diese Straße schickte, als ob dieser wusste, was passieren würde. Es ist nicht ungewöhnlich, der eigenen Mutter die Schuld für den sexuellen Missbrauch durch einen männlichen Verwandten zu geben, auch wenn sie nichts davon wusste (z.B. »Sie hätte es wissen müssen, auch wenn sie auf der Arbeit war«). Jemandem im Umfeld des Ereignisses oder des Opfers die Schuld zu geben, ermöglicht es der Patientin, die Illusion aufrechtzuerhalten, dass das Ereignis vermeidbar war, und lenkt die Aufmerksamkeit auf jemanden, der in Wirklichkeit keinen Schaden beabsichtigt hat. Wenn

Item 10 der PCL-5 nicht sorgfältig erklärt wird, ist es möglich, dass sich die Werte der Patientin nicht ändern, wenn sie von der Beschuldigung eines unschuldigen Zuschauers zur Beschuldigung des tatsächlichen Täters übergeht. Die Selbstauskunft muss möglicherweise daraufhin überprüft werden, ob sich im Laufe der Behandlung ändert, *wem* die Patientin die Schuld an dem Ereignis gibt. Auch hier wurde das Item auf AB 1 leicht modifiziert, um diese Unterscheidung zu erleichtern. Die standardisierte Diagnostik im Therapieverlauf kann aber auch mit der frei zugänglichen Version der PCL-5 erfolgen.

3.3.3 Diagnostik komplexer PTBS

In Einrichtungen, die die ICD-11 als Klassifikationssystem verwenden, besteht die Möglichkeit, eine komplexe PTBS (kPTBS) zu diagnostizieren. Nach ICD-11 besteht die PTBS aus drei primären Symptomgruppen:

(1) Wiedererleben des traumatischen Ereignisses in der Gegenwart,
(2) Vermeidung traumatischer Erinnerungen und
(3) ein Gefühl der aktuellen Bedrohung.

Die komplexe Posttraumatische Belastungsstörung umfasst diese Kernelemente der PTBS sowie Störungen der Selbstorganisation (SSO), die allgegenwärtig sind und in verschiedenen Kontexten auftreten. Diese Störungen gliedern sich in

(1) Schwierigkeiten bei der Emotionsregulation (z. B. Probleme, sich zu beruhigen),
(2) ein negatives Selbstkonzept (z. B. die Überzeugung, wertlos oder ein Versager zu sein) und
(3) Beziehungsschwierigkeiten (z. B. Vermeiden von Beziehungen).

Das *Internationale Trauma-Interview* (ITI) wurde validiert als ein von der Therapeutin durchgeführtes Messinstrument der ICD-11-PTBS und -kPTBS (Bondjers et al., 2019; deutschsprachige Version: Bachem et al., 2024).

- Der erste Teil des Interviews basiert auf dem CAPS-5 (Weathers et al., 2013a) und umfasst je zwei Items für jedes der drei PTBS-Symptomcluster. Jedes Symptom wird hinsichtlich seiner Intensität und Häufigkeit im vergangenen Monat bewertet, um eine Bewertung auf einer 5-Punkte-Skala zu ermitteln (0 = nicht vorhanden, 4 = extrem).
- Teil 1 umfasst auch zwei Fragen zur Beeinträchtigung der sozialen und beruflichen Funktionsfähigkeit im Zusammenhang mit den PTBS-Symptomen und wird auf einer Skala von »keine Beeinträchtigung« (0) bis »extreme Beeinträchtigung, wenig oder keine Funktionsfähigkeit« (4) bewertet.
- Der zweite Teil des Interviews bezieht sich auf die Symptome der Störungen der Selbstorganisation, mit je zwei Items pro Symptomgruppe.
- Mit dem ITI wird ein Schweregrad-Score für die PTBS (0–24), die Störungen der Selbstorganisation (0–24) und ein kombinierter kPTBS-Score (0–48) sowie Schweregrad-Scores für die einzelnen Cluster (alle Bereiche: 0–8) ermittelt.

Der *Internationale Trauma-Fragebogen* (ITQ; Cloitre et al., 2018; deutschsprachige Version: Christen et al., 2021) ist eine Selbstauskunft, mit der PTBS- und kPTBS-Symptome erfasst werden.

- Der ITQ umfasst sechs Items, die die Kernelemente der PTBS messen, und diese Items werden dahingehend beantwortet, wie störend das jeweilige Symptom im vergangenen Monat war.
- Der ITQ umfasst auch sechs Items zur Messung der Elemente der Störungen der Selbstorganisation der kPTBS. Diese Items beziehen sich darauf, wie sich die Befragte typischerweise fühlt, wie sie über sich selbst denkt und in welcher Beziehung sie zu anderen steht.
- Die PTBS- und die Symptome der Störung der Selbstorganisation (SSO) werden ergänzt durch drei Items, die die damit verbundenen funktionellen Beeinträchtigungen in den Bereichen Soziales, Beruf und anderen wichtigen Lebensbereichen messen.
- Alle ITQ-Items werden auf einer 5-stufigen Likert-Skala beantwortet, die von 0 (überhaupt nicht) bis 4 (extrem) reicht. Somit reichen die PTBS- und SSO-Symptomwerte von 0 bis 24 (d. h. die Summe der sechs Items aus jeder Subskala) und die kPTBS-Symptomwerte von 0 bis 48 (d. h. die Summe der 12 ITQ-Items).

Es gibt empirische Untersuchungen, die die Verwendung von CPT zur Verbesserung der zusätzlichen SSO-Symptome unterstützen, die in der kPTBS-Diagnose in der ICD-11 erfasst werden (Resick et al., 2003). Es liegt im Ermessen der Behandelnden sich dafür zu entscheiden, diese Maße oder Maße für komorbide Zustände und Probleme mit anderen Selbstbeurteilungsinstrumenten zu erfassen (Abschn. 3.3.4). CPT-Studien haben nie Patientinnen mit komplexer PTBS ausgeschlossen, und man kann mit Sicherheit sagen, dass viele, wenn nicht sogar die meisten Patientinnen, die eine Behandlung nachsuchen, Probleme mit der Emotionsregulation, einem negativen Selbstkonzept und Beziehungsschwierigkeiten haben. CPT hat unabhängig von der Komplexität der Fälle Verbesserungen gezeigt, insbesondere bei flexibel eingesetzter Dauer (Kap. 18).

3.3.4 Diagnostik von komorbiden Störungen und anderen klinischen Aspekten

Wie in Kapitel 2 beschrieben, treten bei der Posttraumatischen Belastungsstörung häufig auch andere psychische und psychosoziale Probleme auf, und die CPT wurde bei einer Vielzahl von Menschen mit solchen Problemen getestet. Dennoch ist es wichtig, diese Umstände in der individuellen Fallkonzeption einer bestimmten Patientin zu berücksichtigen (s. Kap. 4) und der Patientin zu helfen, sie zu bewältigen, um am stärksten von der CPT zu profitieren. In den meisten Fällen verbessern sich die Probleme zusammen mit der erfolgreichen Besserung der PTBS, aber die mit diesen Problemen einhergehenden Symptome müssen möglicherweise im Therapieverlauf adressiert werden, um den Behandlungserfolg nicht zu beeinträchtigen. Eine Patientin kann psychosoziale Stärken oder Einschränkungen aufweisen und die Therapeutin kann ihr helfen, diese zu nutzen oder zu überwinden, um maximalen Gewinn aus der CPT zu ziehen. Darüber hinaus sollten bei der Arbeit mit einzelnen Patientinnen Entwicklungsaspekte der Lebensspanne berücksichtigt werden (s. u.).

Depressionen. Depressive Störungen sind die häufigsten komorbiden Störungen bei PTBS. Wie in Kapitel 2 erwähnt, sind Depressionen nicht nur *kein* Ausschlusskriterium für eine CPT, sondern in Outcome-Studien wurden neben der Verbesserung der PTBS-Symptome auch erhebliche und dauerhafte Veränderungen der depressiven Symptome festgestellt. Der *Patient Health Questionnaire-9* (PHQ-9; Kroenke et al., 2001; deutsche Version: Löwe, 2015), ein Modul des längeren *Patient Health Questionnaire* (PHQ; Gesundheitsfragebogen), ist ein kurzes Instrument zum Screening und zur Überwachung von Depressionen. Der PHQ-9 auf **AB 2** sollte verwendet werden, wenn eine Patientin sowohl an Depressionen als auch an PTBS leidet.

Für manche Patientinnen und Therapeutinnen kann es verlockend sein, Antidepressiva gleichzeitig mit einer CPT zu beginnen, nach dem Motto »mehr ist besser«. Wenn eine Patientin jedoch mit der Einnahme eines Medikaments beginnt oder die Dosis erhöht, während sie gleichzeitig eine Psychotherapie beginnt, wissen weder die Patientin noch die Therapeutin, welches Element der Behandlung effektiver ist. Wenn sich die Patientin also besser zu fühlen beginnt, mag sie die Veränderung fälschlicherweise dem Medikament zuschreiben und die Veränderung nicht auf ihre eigenen Bemühungen in der CPT zurückführen. Dies kann dazu führen, dass sie die Behandlung abbricht, weil sie glaubt, dass sie nur die Medikamente zur Bewältigung ihrer Symptome braucht. Wir haben es als hilfreich empfunden, Patientinnen, die gleichzeitig mit der CPT eine Medikation beginnen, darauf hinzuweisen, dass sie nicht davon ausgehen sollten, dass alle Fortschritte auf die Medikamente zurückzuführen sind, und daraufhin die Behandlung abzubrechen. Stattdessen sollten sie das CPT-Protokoll abschließen und ihre PTBS- und depressiven Symptome am Ende der Behandlung objektiv diagnostizieren lassen.

Es ist auch hilfreich, mit den verschreibenden Ärztinnen der Patientinnen zusammenzuarbeiten, wenn diese während der CPT eine Zunahme der Symptome zeigen. Manche Ärztin geht davon aus, dass diese Patientinnen eine höhere Dosis benötigen, und nimmt diese Änderung automatisch vor, wenn sie nicht darüber informiert ist, dass sich manchmal die Symptome während der Behandlung verschlimmern können (z. B. mehr Albträume oder Grübeln über das traumatische Ereignis). Leider gibt es nicht viel Literatur über die Kombination oder Abfolge von Medikamenten und Psychotherapie bei PTBS, an der wir uns orientieren könnten. Eine offene Kommunikation zwischen den Leistungserbringern kann bei der Entscheidungsfindung über die Angemessenheit und die Reihenfolge der medikamentösen Behandlung mit CPT helfen.

Substanzkonsumstörungen (SUDs). Wir haben die Erfahrung gemacht, dass substanzabhängige Patientinnen sehr gut mit der CPT zurechtkommen, vor allem, wenn Maßnahmen ergriffen werden, die die Erfolgswahrscheinlichkeit erhöhen. Erstens sollte eine gründliche Diagnostik des Substanzkonsums durchgeführt werden, um festzustellen, ob die Patientin vor Beginn der Behandlung eine medizinische Entgiftung benötigt. Zweitens sind Techniken des Motivational Interviewing (MI) geeignet, um der Patientin zu helfen, sich zu verpflichten, vor, während oder nach den Therapiesitzungen oder in den Zeiten, die sie für die Erledigung ihrer Übungsaufgaben vorsieht, keine Substanzen zu konsumieren. Abgesehen davon haben wir Patientinnen mit erheblichem Substanzkonsum (z. B. Alkohol, Heroin, Kokain und Marihuana) recht erfolgreich behandelt, indem wir den Konsum nicht vollständig einschränkten und die Patientinnen nicht bestraften oder die Behandlung abbrachen, wenn sie zwischen den Sitzungen Rückfälle hatten. Stattdessen bezeichnen wir den Substanzkonsum in der Regel als eine Form der Vermeidung und arbeiten mit den Patientinnen an der Identifizierung von Denkfallen, die zu ihrem Konsum geführt haben, sowie von spezifischen Denkfallen in Bezug auf den Konsum, die es ihnen erschweren, wieder gesund zu werden. Darüber hinaus schließen wir nicht aus, dass die CPT direkt nach Abschluss eines Behandlungsprogramms für Drogenkonsum begonnen wird; tatsächlich nehmen in den USA viele Kliniken für Drogenkonsum die CPT als Teil ihres Therapieangebots auf. Wenn Patientinnen ihren Drogenkonsum reduzieren oder einstellen, treten häufig vermehrt Alpträume, Flashbacks und schmerzhafte Gefühle auf, die nicht mehr von den Drogen unterdrückt werden. Dies kann ein idealer Zeitpunkt sein, um mit der Behandlung zu beginnen, solange die Patientinnen noch motiviert sind und bevor die PTBS-Symptome einen Rückfall verursachen oder zu einem anderen ungesunden Vermeidungsverhalten führen.

Psychotische und bipolare Störungen. Personen mit gut behandelten psychotischen und bipolaren Störungen haben erfolgreich an einer CPT teilgenommen. Es ist wichtig, dass die Therapeutin sich mit der Psychiaterin oder Psychopharmakologin der Patientin und anderen Behandlungsanbietern abspricht, um sie über den Beginn der CPT zu informieren und sie in das Monitoring einzubeziehen, für den unwahrscheinlichen Fall, dass sich der psychische Zustand der Patientin ändert. Es ist wichtig zu betonen, dass die Verringerung der PTBS-Symptomlast bei diesen Patientinnen sie weniger anfällig für Rückfälle ihrer anderen schweren psychischen Erkrankungen machen kann.

Wir haben die Erfahrung gemacht, dass Patientinnen mit psychotischen Störungen in ihrem Denken rigider sein können als andere Patientinnen. Darüber hinaus können sich die Hypervigilanzsymptome der PTBS mit der Paranoia dieser Patientinnen überschneiden oder diese noch verstärken. Daher ist bei der Anwendung des sokratischen Dialogs darauf zu achten, die Abwehrhaltung der Patientin zu minimieren. Wenn die Symptome einer Patientin angesichts der Infragestellung ihres Denkens zu eskalieren beginnen, sollte sich die Therapeutin sofort zurückziehen, um die Möglichkeit zu vermeiden, dass sich das Denken der Patientin weiter verfestigt. Die Patientin zu ermutigen, ihr eigenes Denken mit den kognitiven Arbeitsblättern zu erforschen, kann sehr hilfreich sein. Während dieses Prozesses sollte die Therapeutin besonders darauf achten, ein Arbeitsbündnis mit der Patientin einzugehen und eine starke Arbeitsallianz zu entwickeln, um die Paranoia zu steuern.

Risiko der Selbst- und Fremdgefährdung. Viele Patientinnen mit PTBS, die an einer CPT teilnehmen, berichten über Suizidgedanken oder Gedanken, einem anderen Menschen etwas anzutun. Wie bereits erwähnt, ist es für solche Patientinnen angemessen, eine CPT durchzuführen, solange keine unmittelbare Absicht besteht, sich selbst oder anderen Schaden zuzufügen. Die Therapeutin sollte konsequent auf Veränderungen des Risikos in diesen Bereichen achten und einen Sicherheitsplan aufstellen, der für die Patientin immer im Vordergrund steht. In ähnlicher Weise können Patientinnen eine Vorgeschichte von selbstverletzendem Verhalten haben. In kontrollierten Studien wurde im Allgemeinen verlangt, dass die Patientinnen einen Zeitraum von drei Monaten aufweisen, in dem sie sich nicht selbst schwer verletzt haben. In der klinischen Praxis haben wir Patientinnen mit einer jüngeren Vorgeschichte von Selbstverletzungen behandelt, und hatten in Forschungsstudien Patientinnen, die sich in den vorangegangenen drei Monaten nicht selbst verletzten, aber während der Behandlung ein solches Verhalten zeigten. Eine der Autorinnen behandelte auch eine Frau mit schwerer Trichotillomanie, die bis in ihre Kindheit zurückreichte; bei ihr diente das Haareziehen als Angstbewältigungs- / Ablenkungsstrategie. Solange eine selbstverletzende Patientin keine potenziell tödlichen Selbstverletzungen begeht, ist es unserer Meinung nach sicher (und letztlich besser für die Patientin), eine CPT zu versuchen, um das Bedürfnis nach einem solchen Fluchtverhalten zu verringern. Natürlich sollten Selbstverletzungen direkt angesprochen und überwacht werden.

Rücksichtsloses und aggressives Verhalten gegenüber anderen wurde als mögliches Symptom einer PTBS identifiziert. Dies bedeutet eine stärkere Anerkennung des »Kampf«-Aspekts der peritraumatischen Kampf-Flucht-Erstarren-Reaktion des Sympathikus. Rücksichtsloses Verhalten kann bei Jugendlichen und jungen Erwachsenen beobachtet werden, die zu schnell fahren, sich sexuell rücksichtslos verhalten oder andere impulsive Verhaltensweisen zeigen. Es liegt umfangreiche Erfahrung in der Behandlung von ehemaligen Militärangehörigen vor, die ein solches Verhalten gezeigt haben. Wie selbstverletzendes Verhalten kann auch aggressives Verhalten gegenüber anderen als dysfunktionale Emotionsregulierungsstrategie dienen. Die Wahrscheinlichkeit von aggressivem Verhalten kann auch durch Substanzkonsum verstärkt werden, der häufig mit einer PTBS einhergeht. Daher sollten CPT-Therapeutinnen den Substanzkonsum und das Potenzial für Aggressionen gegen andere Menschen oder anderes rücksichtsloses Verhalten sorgfältig beurteilen und monitoren. Eine der Autorinnen hatte einen Patienten mit einer Vorgeschichte von Substanzkonsum, umfangreichen Streitigkeiten mit anderen und Gewalt gegen seine Frau und Kinder. Dieser Patient fand, dass sein aggressives Verhalten nicht mit seinem gewünschten Selbstbild übereinstimmte, und war bereit, an einer CPT teilzunehmen, um seine PTBS, seinen Drogenkonsum und sein aggressives Verhalten zu verringern.

Es ist sowohl für die Therapeutin als auch für die Patientin wichtig zu verstehen, dass Suizid- / Aggressions- / Mordgedanken sowie Selbst- und Fremdverletzungen Versuche darstellen, Gefühle zu vermeiden und zu entkommen. Als Reaktion auf emotionale Not kann die Patientin solche Gedanken oder Verhaltensweisen entwickeln, um psychischen Schmerzen zu entkommen. Dadurch wird die Vermeidung von Gefühlen verstärkt und die Wahrnehmung der Patientin aufrechterhalten, dass sie weder ihre primären, natürlichen noch ihre sekundären Gefühle ertragen kann. Die Patientin sollte ermutigt werden, die natürlichen Gefühle, die von den traumatischen Ereignissen herrühren, anzunehmen und in sie einzutauchen, denn diese Gefühle werden ihren natürlichen Lauf nehmen und abklingen, wenn sie erlebt und nicht vermieden werden. Sekundäre Gefühle, die das Ergebnis der Bemühungen der Patientin sind, das Trauma und die aus dem

Trauma resultierenden überakkommodierten Überzeugungen zu assimilieren, sollten direkt mithilfe von kognitiven Arbeitsblättern behandelt werden.

Merkmale einer Persönlichkeitsstörung. Wie in Kapitel 2 beschrieben, wurden Personen mit komorbiden Persönlichkeitsstörungen nie von Studien oder von der klinischen Praxis der CPT ausgeschlossen; es gibt sogar Hinweise darauf, dass sich diese Merkmale mit einer CPT verbessern. Dennoch kann es sein, dass Menschen mit Persönlichkeitsstörungen oder Merkmalen dieser Störungen mehr Arbeit seitens ihrer Therapeutinnen benötigen, um ihre charakteristischen Gedanken, Gefühlen und Verhaltensweisen zu bewältigen.

Die typischsten Merkmale einer Persönlichkeitsstörung, die Therapeutinnen in der CPT erwarten oder für schwierig zu handhaben halten, sind Merkmale der Borderline-Persönlichkeitsstörung (BPS). Insbesondere Schwierigkeiten bei der Emotionsregulation und damit verbundene impulsive Verhaltensweisen (z. B. Selbstverletzung, Suizidalität) können die Behandlung beeinträchtigen. Wir haben festgestellt, dass die Struktur und die klaren Erwartungen des CPT-Protokolls die Gefühle dieser Patientinnen eindämmen. Wenn die Betroffenen zu Krisen neigen, empfehlen wir, mit ihnen eine bestimmte Anzahl von Sitzungen außerhalb des Protokolls zu vereinbaren (in der Regel zwei Sitzungen), die die Patientinnen im Laufe der Behandlung in Anspruch nehmen können. Wenn die Patientin mit einem dringenden Problem vorstellig wird, wird sie gefragt, ob sie eine der vertraglich vereinbarten Nicht-Protokoll-Sitzungen nutzen möchte, um das Problem zu besprechen. Wenn die Patientinnen im Voraus wissen, dass sie nur eine begrenzte Anzahl dieser Nicht-Protokoll-Sitzungen zur Verfügung haben und selbst bestimmen können, wann sie diese in Anspruch nehmen, sinkt die Tendenz, sich immer wieder mit dringenden Problemen zu melden. Wenn eine Patientin sich dafür entscheidet, eine vertraglich vereinbarte Sitzung nicht in Anspruch zu nehmen, kann die Therapeutin das Thema am Ende der Sitzung immer noch ansprechen, um den Abschluss der traumafokussierten Arbeit zu verstärken, oder sie kann das Thema in die Fertigkeiten einbeziehen, die in einer bestimmten Sitzung gelehrt werden (z. B. kann die Therapeutin eine Denkfalle identifizieren, die mit dem Thema zusammenhängt, und dies als Thema eines Arbeitsblatts »Erkundende Fragen« zuweisen). Unabhängig vom Thema sollte die Therapeutin innerhalb des kognitiven Rahmens bleiben und CPT-Materialien verwenden, die dem Behandlungsstadium der Patientin angemessen sind.

Therapeutinnen sollten sich auch anderer Persönlichkeitsakzentuierungen bewusst sein, die den therapeutischen Prozess beeinflussen können. Beispielsweise können Personen mit Zügen einer vermeidenden Persönlichkeitsstörung besonders resistent gegenüber Annäherung und Vermeidung sein. Personen mit narzisstischen Persönlichkeitszügen finden es möglicherweise schwieriger, die erforderlichen unspezifischen Elemente einer Psychotherapie zu entwickeln (z. B. ein Arbeitsbündnis, Empathie), oder sie können sich im sokratischen Dialog defensiver verhalten als andere Patientinnen. Patientinnen mit einer zwanghaften Persönlichkeitsstörung sind möglicherweise relativ starr in ihrem Denken und verfangen sich darin, die kognitiven Arbeitsblätter genau auszuführen, anstatt sie (in dem Sinne, in dem die Arbeitsblätter geschrieben wurden und eingesetzt werden) zu nutzen, um alternative Gedanken über traumatische oder alltägliche Ereignisse zu entwickeln. Es ist nicht ungewöhnlich, abhängige Persönlichkeitsmerkmale bei Frauen zu beobachten, die von ihren Partnern missbraucht wurden und deren Selbstwertgefühl so stark beschädigt wurde, dass sie nicht glauben, dass sie allein Entscheidungen treffen oder überleben können. Es ist wichtig, den sokratischen Dialog anzuwenden, damit sie die CPT-Fertigkeiten selbst erlernen können.

Wie in Kapitel 4 über die kognitive Fallkonzeption erörtert wird, ermutigen wir dazu, Persönlichkeitsstörungen als das Ergebnis von Schemata / Grundüberzeugungen zu betrachten, die im frühen Leben entwickelt wurden und die die Art und Weise bestimmen, wie Menschen Informationen über sich selbst, andere und die Welt verarbeiten. Wenn sie auf diese Weise betrachtet werden, sind Persönlichkeitsmerkmale veränderbar; sie stellen keine lebenslange Verurteilung zu beeinträchtigtem Funktionieren dar. Dies erklärt auch, warum CPT zu Veränderungen der Persönlichkeitsmerkmale führt. Obwohl bei diesen Patientinnen therapeutenseitig möglicherweise härter gearbeitet werden muss, um das CPT-Protokoll beizubehalten, haben wir bei diesen Patientinnen signifikante Verbesserungen der PTBS, der komorbiden Erkrankungen und der allgemeinen Funktionsfähigkeit festgestellt.

Schlafunterbrechungen. Das CPT-Manual enthält keine spezifischen Interventionen zur Behandlung von Schlafstörungen (z. B. Schlafhygiene, Schlafeinschränkung). Wie in Kapitel 2 beschrieben, hat sich gezeigt, dass CPT den Schlaf verbessert (Pruiksma et al., 2016); in einigen Fällen kann jedoch die Behandlung von PTBS vor oder nach einer Kognitiven Verhaltenstherapie gegen Schlaflosigkeit (CBT-I; Edinger & Carney, 2008; Taylor & Pruiksma, 2014) die Behandlungsergebnisse verbessern (Taylor et al., 2023).

Bei Menschen mit Schlaflosigkeit oder Schlafproblemen im Allgemeinen können die CPT-Aufgaben zu einer Verbesserung der mit der Schlafstörung verbundenen Kognitionen führen. Beispielsweise katastrophisieren Menschen mit Schlafstörungen oft ihren Schlafverlust (z. B. »Wenn ich nicht mindestens 7 Stunden Schlaf bekomme, werde ich morgen nicht mehr funktionieren können« oder »Mein Körper wird durch meine Schlaflosigkeit dauerhaft geschädigt«). Zu bedenken ist, dass die Konzentration auf Schlafstörungen als Strategie dienen kann, um traumabezogenes Material zu vermeiden, und daher empfehlen wir, dass diese kognitive Arbeit durch die Verwendung von Arbeitsblättern außerhalb der Sitzungen erfolgt. Wenn eine Patientin eine erfolgreiche CPT absolviert hat und die Schlafstörung weiterhin besteht, empfehlen wir, mit ihr eine kognitiv-verhaltenstherapeutische Behandlung der Schlafstörung zu vereinbaren oder sie an eine Therapeutin zu verweisen, die sich mit diesen spezifischen Interventionen auskennt.

Medikation. In klinischen Studien werden die Patientinnen aufgefordert, die Einnahme ihrer Psychopharmaka beizubehalten, um die Möglichkeit auszuschließen, dass die Einführung oder Änderung von Medikamenten für Veränderungen der PTBS oder komorbider Erkrankungen verantwortlich sein könnte. In der klinischen Praxis ermutigen wir dazu, mit der Patientin einen Vertrag abzuschließen und sich mit der verschreibenden Ärztin der Patientin abzusprechen, um die Medikamenteneinnahme während des Verlaufs der CPT beizubehalten. Wie bereits angedeutet, neigen Patientinnen, die während einer Psychotherapie ihre Medikation umstellen, dazu, jegliche Veränderung ihrer Symptomatik auf die veränderte Medikation und nicht auf die Psychotherapie zurückzuführen, was die Selbstwirksamkeit und das Gefühl, in der Therapie etwas erreicht zu haben, untergraben kann. Generell ist es wichtig, den Patientinnen zu vermitteln, dass die Veränderungen das Ergebnis ihrer harten Arbeit sind und nicht auf ihre Medikamente, die verschreibende Ärztin oder die CPT-Therapeutin zurückzuführen sind. Andererseits ist es wichtig, dass die Patientinnen die Einnahme von Medikamenten nicht »auf gut Glück« beenden. Dies kann zu Rebound-Effekten führen, die ebenfalls die Behandlung stören und falsch interpretiert werden können. Schließlich sollten sich Patientinnen und (wann immer möglich) CPT-Therapeutinnen mit den verschreibenden Ärztinnen über die Verwendung von Medikamenten, insbesondere von Anxiolytika, beraten, die bei Bedarf verschrieben werden können. Solche Medikamente können das Auftauchen primärer, natürlicher Gefühle verhindern und können süchtig machen und ein Mittel zur Vermeidung sein, wenn sie kurz vor einer Therapiesitzung oder während der Bearbeitung von Aufgaben eingenommen werden.

Rolle der Familie. Inzwischen belegen mehrere Studien die Bedeutung zwischenmenschlicher Faktoren, einschließlich des Funktionierens der Familie, für die individuellen Behandlungsergebnisse bei PTBS. In einer frühen Studie zum Vergleich von individueller imaginativer Exposition und Kognitiver Therapie bei PTBS fanden Tarrier et al. (1999) heraus, dass Patientinnen, deren Angehörige ein hohes Maß an Kritik oder Feindseligkeit zeigten (d. h. ein hohes Maß an »geäußerten Emotionen«), nach der Behandlung eine signifikant geringere Verbesserung der PTBS-Symptome, der depressiven Symptome und der allgemeinen Angstzustände aufwiesen als Patientinnen mit Angehörigen, die ein geringes Maß an diesen Verhaltensweisen zeigten. In ähnlicher Weise untersuchten Monson et al. (2005) die Rolle von zwischenmenschlichen Beziehungsvariablen in zwei Formen von Gruppen-KVT für ehemalige Militärangehörige mit PTBS. Bei den beiden Formen handelte es sich um eine traumafokussierte KVT (d. h. Exposition gegenüber Traumaerinnerungen und kognitive Umstrukturierung traumabezogener Überzeugungen) und eine kompetenzfokussierte Behandlung (d. h. Fähigkeiten zur Symptombewältigung ohne Fokus auf traumatische Erinnerungen und Erinnerungen). Obwohl es keine Unterschiede in den PTBS-Ergebnissen der beiden Behandlungsformen gab, war das Funktionieren von Beziehungen vor der Behandlung bei der traumafokussierten Therapie stärker mit den Behandlungsergebnissen verbunden als bei der kompetenzfokussierten Behandlung. In der traumafokussierten Gruppe bestand ein stärkerer Zusammenhang zwischen dem Funktionieren der Beziehungen vor der Behandlung und dem Ausüben von Gewalt in der Partnerschaft. Eine bessere Beziehung vor der Behandlung war bei Veteranen, die eine traumafokussierte Behandlung erhielten, stärker mit geringerer Gewalt in der Partnerschaft bei der Nachuntersuchung verbunden als bei denjenigen, die eine kompetenzfokussierte Behandlung erhielten.

In diesem Zusammenhang wurde in zwei Studien die Rolle der sozialen Unterstützung vor der Behandlung auf die Ergebnisse der PTBS-Behandlung untersucht (Thrasher et al., 2010). Anhand von Daten aus einem RCT, in dem Expositions- und / oder kognitive Interventionen mit Entspannung für Menschen mit chronischer PTBS verglichen wurden, untersuchten Thrasher et al. die Auswirkungen der wahrgenommenen sozialen Unterstützung, die für die Bewältigung der Traumafolgen spezifisch ist, gemittelt über zwei von jeder Teilnehmerin benannte enge Bezugspersonen (meistens Familienmitglieder). Die soziale Unterstützung vor der Behandlung stand in allen Bedingungen in einem positiven Zusammenhang mit den Behandlungsergebnissen der PTBS. Allerdings war der Effekt der sozialen Unterstützung vor der Behandlung bei den Teilnehmerinnen, die eine Exposition und / oder eine kognitive Intervention erhielten, stärker als bei denjenigen der Entspannungsbehandlung.

Aufbauend auf diesen Erkenntnissen gibt es inzwischen mehrere kurze (z. B. Meis et al., 2022; Thompson-Hollands et al., 2021) und erweiterte (z. B. Monson & Fredman, 2012; Sautter et al., 2015) Paar- / Familieninterventionen für PTBS. Die Kurzinterventionen werden neben traumafokussierten Behandlungen für PTBS, einschließlich CPT, eingesetzt. Sie bieten wichtige psychoedukative Informationen über PTBS und die Gründe für die Durchführung einer traumafokussierten Behandlung. Ein weiterer Schwerpunkt liegt auf der Frage, wie Angehörige versuchen, die Symptome der PTBS und die Belastung der Betroffenen zu minimieren (z. B. Fredman et al., 2014). Diese Anpassung erhält die Symptome der PTBS aufrecht und beeinträchtigt die optimalen Ergebnisse einer traumafokussierten PTBS-Behandlung. Beispielsweise können manche Bezugspersonen die Vermeidung unterstützen, indem sie anbieten, alle Einkäufe in überfüllten Geschäften zu erledigen oder das Autofahren zu übernehmen (oder umgekehrt das Autofahren nicht zu übernehmen, damit die Patientinnen die Kontrolle behalten). Sie können versuchen, die Patientinnen zu überreden, die Therapie vorzeitig abzubrechen, wenn die Patientinnen ihre Vermeidungsstrategien abbauen und in der Folge mehr Albträume oder Flashbacks haben. Sie könnten den Eindruck haben, dass es den Patientinnen durch die Therapie schlechter geht, und nicht bemerken, dass diese endlich ihre natürlichen Gefühle verarbeiten und über die Bedeutung der traumatischen Ereignisse nachdenken. Manche Partnerinnen oder andere Familienmitglieder fühlen sich möglicherweise bedroht, weil sie wichtige Rollen in der Beziehung zu den Patientinnen verlieren, und befürchten, dass sie nicht mehr gebraucht werden. Es werden alternative Möglichkeiten vorgestellt, Fürsorge und Anteilnahme zu zeigen, die im Einklang mit traumafokussierten Interventionen stehen. Die erweiterten Paar- / Familientherapien für PTBS sollten nicht gleichzeitig mit CPT eingesetzt werden, da sie als eigenständige Interventionen für PTBS konzipiert sind, die im Rahmen einer gemeinsamen Paartherapie durchgeführt werden, um die PTBS, das Funktionieren der Beziehung sowie die psychische Gesundheit und das Wohlbefinden der Partnerinnen zu verbessern.

Zusammenfassend legen diese Studien nahe, dass Familienmitglieder eine wichtige Rolle für den Erfolg der CPT spielen können. Daher schlagen wir vor, zumindest in Erwägung zu ziehen, Familienmitglieder oder enge Bezugspersonen in die Diagnostik einzubeziehen. Berichte von Familienangehörigen über PTBS-Symptome der Patientin können hilfreich sein, um ein vollständiges Bild von Art und Schweregrad der Symptome zu erhalten. Darüber hinaus kann begleitende Diagnostik bei verschiedenen möglichen komorbiden Erkrankungen äußerst wichtig sein. So kann es etwa sein, dass Patientinnen impulsbezogene Störungen oder Symptome (z. B. Substanzkonsum, Essstörungssymptome, Pornografiekonsum) nicht angeben oder bagatellisieren. Patientinnen mit dissoziativen Symptomen sind sich möglicherweise auch des Ausmaßes ihrer Symptome weniger bewusst.

Die Einbeziehung von nahestehenden Personen als Informantinnen im diagnostischen Prozess kann auch als Einstieg in die Einbeziehung dieser Personen in die Durchführung der CPT dienen. Wir empfehlen, dass die Bezugspersonen, wenn möglich, die Begründung für die und den Überblick über die Behandlung von den Therapeutinnen erfahren; wenn dies nicht möglich ist, sollten die Patientinnen ermutigt werden, ihr Verständnis dieses Materials mit ihren Bezugspersonen zu teilen. Darüber hinaus sollten sich die Patientinnen darüber im Klaren sein, auf welche Weise Angehörige die Behandlung wissentlich oder unwissentlich behindern können. Eine der Autorinnen hatte beispielsweise einen Patienten, der angab, dass seine Frau ihm bei der Erstellung von Traumaberichten »half«, indem sie ihm ein Glas Wein anbot, bevor er mit dem Schreiben dieser Berichte begann.

3.3.5 Evaluation des Therapiefortschrittes und Umgang mit stagnierenden Werten

Die Diagnostik dient nicht nur der anfänglichen Feststellung, ob die Patientin die Kriterien für PTBS und komorbide Störungen erfüllt. Die Beurteilung sollte während der gesamten Behandlung erfolgen. Wenn die Patientin einmal pro Woche gesehen wird, sollte die PCL-5 (oder eine andere PTBS-Selbsteinschätzung) einmal pro Woche durchgeführt werden. Wenn die Patientin mehr als einmal pro Woche gesehen wird, sollte die Erhebung nicht öfter als zweimal pro Woche durchgeführt werden.

Die PCL-5 (AB 2) sollte regelmäßig durchgeführt werden, um festzustellen, ob sich die Patientin erholt oder nicht und welche Symptome sich verbessert haben oder nicht. Wenn sich die PTBS-Werte einer Patientin nicht verringern, insbesondere nach fünf oder sechs Sitzungen, in denen das Indexereignis im Mittelpunkt stand, empfehlen wir, Gründe zu prüfen, die dafür verantwortlich sein könnten.

Die erste Kategorie von Überlegungen hat mit der Erhebung zu tun. Für die Therapeutin ist es wichtig festzustellen, ob die Patientin beim Ausfüllen der PCL-5 die Items tatsächlich in Bezug auf das Indexereignis beantwortet oder ob sie ihre allgemeine Belastung misst. Bezieht sie sich beim Ausfüllen der Messung auf einen aktuellen Stressor? Hat sie das Indexereignis gegenüber dem ursprünglichen Indexereignis verändert? Es gibt Patientinnen, die ihre PTBS-Symptome bei der Aufnahme aus verschiedenen Gründen (z. B. berufliche Auswirkungen, wenig Einsicht in die PTBS-Symptome) auf ein Minimum reduziert haben, sodass höhere Werte während der Behandlung möglicherweise wie eine Verschlimmerung aussehen oder Verbesserungen weniger substanziell erscheinen.

Eine weitere Kategorie von Überlegungen betrifft die Auswirkungen einer Verbesserung der PTBS. Genauer gesagt: Welche Folgen hat es, wenn sich eine objektive PTBS-Messung verbessert? Würde man von der Patientin zu Hause oder in ihren Beziehungen mehr erwarten, wenn sie sich verbessert? Hat die Patientin Bedenken hinsichtlich ihrer

Identität, wenn sie keine PTBS mehr hat (z. B. »Wenn ich keine PTBS habe, bedeutet das, dass das, was mir passiert ist, nicht so schlimm war?«, »Wer bin ich, wenn ich keine PTBS habe?«).

Ein weiterer Punkt, den man überprüfen sollte, ist, wie viel die Patientin zwischen den Sitzungen geübt hat. Das Ausfüllen eines einzigen Arbeitsblatts ist nicht ausreichend.

Die letzte Kategorie von Überlegungen bezieht sich auf den Inhalt und die Durchführung der Behandlung. Hat sich die Therapeutin auf überakkommodierte und assimilierte Gedanken konzentriert? Gibt es in diesem Zusammenhang auf Assimilation beruhende Denkfallen, die übersehen wurden?

Eine andere Möglichkeit ist, dass die Patientin aus irgendeinem Grund einen entscheidenden Teil des Ereignisses ausgelassen hat und dadurch eine vollständige Verarbeitung des traumatischen Ereignisses verhindert wird.

Die Therapeutin könnte auch in Betracht ziehen, ob die Patientin versucht, das Trauma zum Schutz vor beängstigenderen Ideen zu assimilieren, um eine Grundüberzeugung aufrechtzuerhalten (z. B. »Wenn ich wirklich glaube, dass ich während des traumatischen Ereignisses nichts anderes hätte tun können, dann müsste ich akzeptieren, dass die Welt unberechenbar und unkontrollierbar ist«). Diese Kategorie von Überlegungen wird im Therapiemanual ab Kapitel 6 weiter ausgearbeitet.

4 Kognitive Fallkonzeption

Es ist uns als Autorinnen der CPT sehr wichtig, die Behandelnden nicht als bloße Technikerinnen zu betrachten, die ein festgelegtes Therapieprotokoll mit einer Sammlung von Techniken durchführen. Ja, es gibt vorgeschriebene Sitzungsabläufe und Aufgaben außerhalb der Sitzung, aber jede Patientin bringt ihre einzigartigen Inhalte in die Sitzungen ein. Sie hat ihre individuelle Ausformung einer Posttraumatischen Belastungsstörung, komorbider Symptome, psychosozialer Umstände und Stärken. Es mag hilfreich sein, sich daran zu erinnern, dass es nach dem aktuellen DSM-5-TR-Diagnosesystem 636.120 Möglichkeiten gibt, eine PTBS zu haben (Galatzer-Levy & Bryant, 2013), und dies berücksichtigt noch nicht einmal komorbide Diagnosen oder weitere klinische und psychosoziale Probleme. Daher ist uns folgende Botschaft wichtig: Die CPT muss mit fachlicher Expertise angewendet werden, d. h. das Vorgehen ist – basierend auf einer starken Fallkonzeption der jeweiligen Patientin – entsprechend dem der CPT zugrunde liegenden kognitiven Modell individuell anzupassen.
Ein Instrument, das Therapeutinnen helfen soll, die CPT effektiver zu gestalten und zu individualisieren, ist das Arbeitsblatt »CPT-Fallkonzeption« (**AB 3**). Abbildung 4.1 zeigt eine ausgefüllte Version dieses Arbeitsblattes und veranschaulicht dessen Anwendung. Das Arbeitsblatt unterstützt sowohl zu Beginn der Behandlung als auch fortlaufend die kognitive Fallkonzeption. Seine Verwendung bei jeder Patientin hilft dabei, die der CPT zugrunde liegende Theorie auf den Einzelfall zu übertragen, um so die Hindernisse der Patientin für ihre Genesung von dem Trauma besser zu verstehen und über die Sitzungen hinweg mehr Kontinuität in die Behandlung zu bringen. Es ist nicht notwendig, das Arbeitsblatt als Teil des Diagnostik- und CPT-Behandlungsprozesses mit den Patientinnen zu teilen.

AB 3 • T

CPT-Fallkonzeption

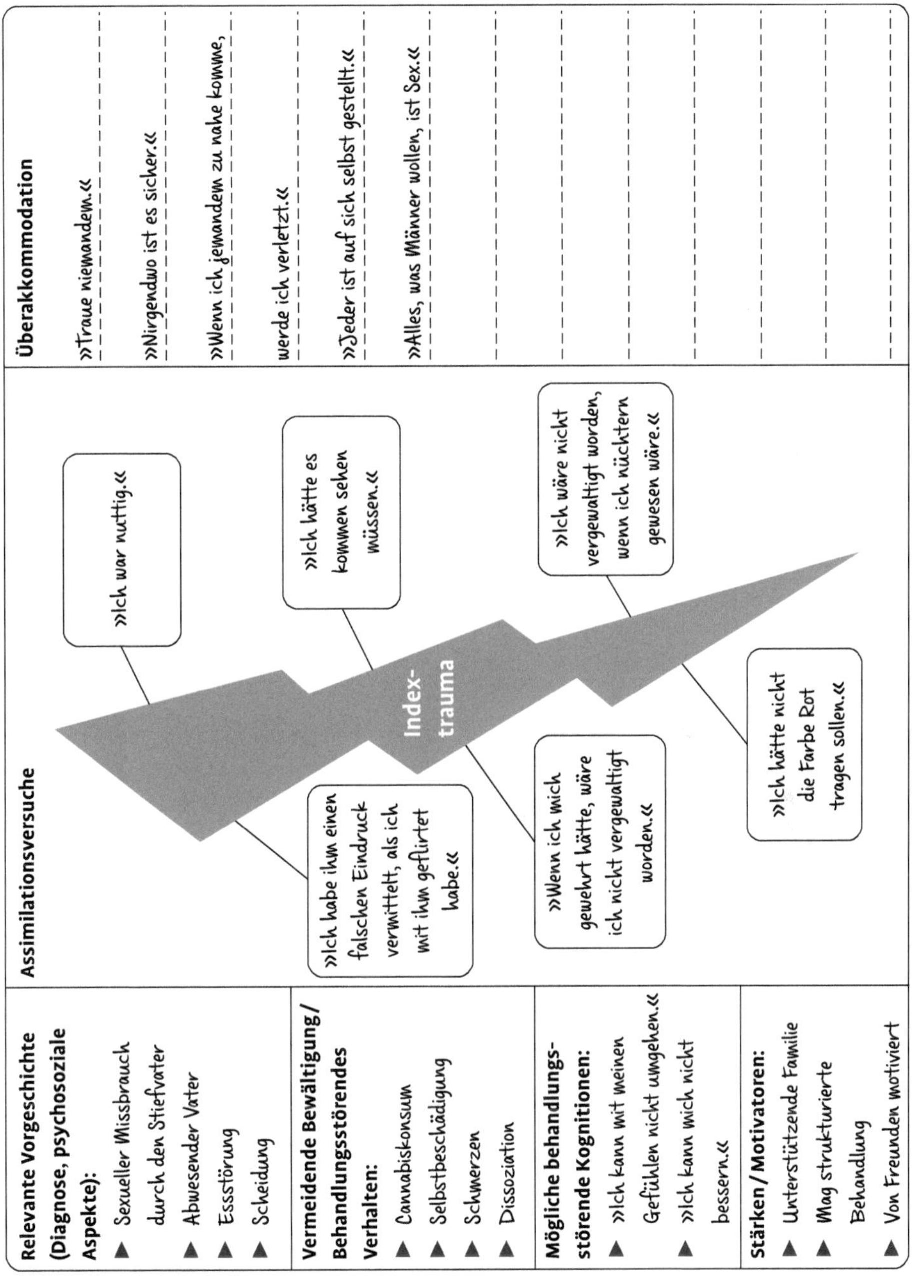

Abbildung 4.1 Ausgefülltes Beispiel von AB 3 »CPT-Fallkonzeption«

Die kognitive Fallkonzeption war schon immer ein wesentlicher Bestandteil der CPT, da sie der Therapeutin und der Patientin hilft, die individuellen Denkfallen zu identifizieren, die untersucht werden sollen, sowie die Reihenfolge von deren Bearbeitung. Arbeitsblatt 3 wurde in dieses Manual aufgenommen, um dabei zu helfen, einen solchen Prozess zu visualisieren und zu formalisieren. In den folgenden Abschnitten werden die einzelnen Bereiche der kognitiven Fallkonzeption der CPT besprochen und Details des theoretischen kognitiven Modells zur Unterstützung der CPT erörtert.

Diese der CPT innewohnende Fallkonzeption sollte übrigens nicht mit dem Modell der »expliziten Fallformulierung der CPT« verwechselt werden, das von Nixon und Bralo (2019) angepasst wurde. Ihre Methode der expliziten Fallformulierung, die auf die CPT angewandt wird, bezieht Patientinnen umfassend in den Prozess der Fallformulierung ein (inkl. des Verfassens eines therapeutischen Briefes durch die Therapeutin), integriert auch andere Behandlungsstrategien (z. B. Motivational Interviewing, Interventionen bei Schlaflosigkeit) und verlängert möglicherweise die Behandlungsdauer. Dieses Modell wird derzeit getestet, um festzustellen, ob die Ergänzungen die Ergebnisse der CPT verbessern.

4.1 Behandlungsrelevante Vorgeschichte

Auf der linken Seite des AB »CPT-Fallkonzeption« sind relevante Faktoren der Vorgeschichte der Patientin einzutragen. Die CPT berücksichtigt die Lerngeschichte der Patientin und wie diese zu den Überzeugungen *vor* dem Trauma beigetragen hat. Es sind daher die Traumavorgeschichte, wichtige vergangene und aktuelle psychosoziale Ereignisse und alle Komorbiditäten einzubeziehen. Hinsichtlich der Traumavorgeschichte berichten Therapeutinnen, dass sie an der kognitiven Theorie, die der CPT zugrunde liegt, den Einbezug der Entwicklungsgeschichte jeder Patientin und die Auswirkungen früherer traumatischer Ereignisse auf ihre Überzeugungssysteme zu schätzen wissen. Deshalb ist das Ausfüllen einer Trauma-Zeitleiste und eine gute psychosoziale Anamnese wichtig, um die Überzeugungssysteme der Patientin vor Beginn der Behandlung zu verstehen. Wenn jemand beispielsweise in seiner Kindheit vernachlässigt und missbraucht wurde, hat er zum Zeitpunkt des Traumas wahrscheinlich negative Glaubenssätze wie »Ich kann nicht darauf vertrauen, dass die Menschen mich beschützen«. In diesem Fall können die Indexereignisse diese bereits bestehenden Überzeugungen bestätigen. Andere Patientinnen haben vielleicht in ihrer Kindheit keine besonders negativen Erfahrungen gemacht und sind in einem relativ geschützten Umfeld aufgewachsen. Sie haben möglicherweise Überzeugungen wie: »Wenn ich mich an die Regeln halte, passiert mir Gutes«. Diese vorbestehenden Überzeugungen wirken sich dann darauf aus, wie Menschen spätere traumatische Erlebnisse einschätzen oder ihnen einen Sinn geben.

Auf **AB 3** ist in dem Abschnitt »Behandlungsrelevante Vorgeschichte« auch Raum, um aktuelle psychosoziale Probleme, die für das Verständnis der Situation der Patientin wichtig sind, zu erfassen. Es könnte etwa vor kurzem eine Krankheit diagnostiziert worden sein oder sie hat sich von ihrem Ehepartner getrennt. Obwohl diese Umgebungsstressoren nicht direkt im Fokus der Traumabearbeitung stehen, können die Gedanken rund um diese Ereignisse Thema der Selbstbeobachtung auf den verschiedenen Arbeitsblättern sein. Wie bereits erwähnt, ist es wahrscheinlich, dass weitere Erkrankungen oder klinische Probleme auftreten. Diese sollten im Verlauf der Therapie zusammen mit den PTBS-Symptomen beobachtet werden (Kap. 3). Es ist auch zu bedenken, dass diese Symptome eine Vermeidungs- oder Fluchtfunktion haben können, die die Traumaverarbeitung beeinträchtigen könnte.

4.2 Potenziell behandlungsstörende und vermeidende Verhaltensweisen

Wie in Kapitel 1 dargelegt, hält Vermeidungsverhalten die PTBS-Symptome aufrecht und sollte während der gesamten CPT kontinuierlich adressiert werden, um optimale Behandlungsergebnisse zu erzielen. Es sei daran erinnert, dass es neben dem klassischen traumabedingten Vermeidungsverhalten eine Reihe von Verhaltensweisen gibt, die dazu dienen können, die Störung aufrechtzuerhalten, und die die gewünschten Ergebnisse beeinträchtigen.

Bei der Fallkonzeption sollte daher die ganze Bandbreite möglicher Vermeidungsverhaltensweisen berücksichtigt werden. Gängige Beispiele sind exzessiver Substanzkonsum, Fokussierung auf Schmerz, Selbstverletzung, Suizidversuche, Dissoziation, Spielen, Arbeiten, Sex / Liebe, Essen, Rauchen, Sport, Haareziehen und Skin Picking (Haut zupfen oder kratzen). Basierend auf der Anamnese kann die Therapeutin Verhaltensweisen der Patientin notieren, auf die sie achten und die sie beobachten möchte.

4.3 Potenziell behandlungsbeeinträchtigende Kognitionen

Im Rahmen der Diagnostik erfährt die Therapeutin wahrscheinlich von Kognitionen der Patientin, die ihre Genesung von dem Trauma beeinträchtigen können. Monson und Shnaider (2014) nennen Beispiele für Kognitionen, die einem erfolgreichen Verlauf der CPT entgegenstehen: Die Patientin könnte etwa denken, dass sich ihre PTBS und die Begleiterkrankungen nicht bessern können. Diese Gedanken können durch Therapeutinnen, Familie und Freundeskreis, die Gesellschaft oder durch frühere Behandlungserfahrungen verstärkt worden sein. Was Letzteres betrifft, so hatten wir Fälle, in denen Patientinnen uns berichteten, dass sie in der Vergangenheit eine CPT erhalten hatten und diese nicht funktionierte. In diesen Fällen begannen wir – entsprechend der sokratischen Haltung der CPT – mit der Frage, warum die Patientin glaubt, dass die CPT nicht funktioniert hat. Dies gibt oft Aufschluss darüber, wie eine weitere Anwendung von CPT hilfreich sein kann (und es gibt Belege dafür, dass sie dies sein kann; Walter et al., 2014). Wir empfehlen auch, die Patientin zu fragen, (1) worauf sich die vorherige Therapeutin in den Sitzungen konzentrierte, um herauszufinden, wie sehr sich die Behandlung auf auf Assimilation beruhende oder traumafokussierte Gedanken konzentrierte, und (2) – besonders wichtig – wie engagiert die Patientin in der Therapie war

(z. B. ausgefallene Sitzungen, keine Erledigung der Aufgaben). Die meisten Patientinnen fragen sich angesichts ihrer PTBS-Vorgeschichte bis zu einem gewissen Grad, ob und inwieweit es ihnen besser gehen kann, und diese Gedanken sollten in dem Maße direkt angesprochen werden, in dem sie der Teilnahme an der CPT im Wege stehen.

Andere Kognitionen, die potenziell behandlungsbeeinträchtigend wirken, sind solche, die sich auf die Angst der Patientin vor ihren Gefühlen beziehen. Viele Patientinnen mit PTBS haben Angst vor ihren Gefühlen, und ein aktiver Bestandteil der CPT ist es, natürliche, primäre Gefühle zu spüren und sekundäre Gefühle zu identifizieren und zu verändern. Beispiele für solche Gedanken sind: »Ich kann mit meinen Gefühlen nicht umgehen« oder »Ich werde verrückt, wenn ich mich dem Geschehenen stelle«. Bei Patientinnen mit komorbiden Erkrankungen, die durch eine schwere Emotionsdysregulation (z. B. Borderline-Persönlichkeitsstörung) oder eine Vorgeschichte von Selbst- und Fremdgefährdung gekennzeichnet sind, ist es wichtig, objektive Verhaltensdaten zu erfassen, um das Risiko einer Selbst- oder Fremdgefährdung einzuschätzen. Sofern eine solche nicht unmittelbar bevorsteht, ist ein Sicherheitsplan zu erstellen, der Strategien zur Vermeidung von Stress bzw. emotionsdysreguliertem Verhalten bei solchen Gefühlen fördert.

Wir empfehlen, das ABC-Blatt (**AB 7**) frühzeitig in der Therapie einzusetzen, um solche behandlungsstörenden Kognitionen zu identifizieren, wenn es Probleme mit dem Engagement oder Anzeichen dafür gibt, dass sich die Patientin unter der Behandlung nicht verbessert. Wir ermutigen die Patientin, diese Kognitionen zusammen mit anderen traumabezogenen Überzeugungen in das Denkfallen-Logbuch einzutragen und gemeinsam die kognitiven Interventionen zu nutzen, um ihr Engagement und die Behandlungsergebnisse zu verbessern.

4.4 Stärken der Patientin und Gründe für Veränderung

Traumafokussierte Therapien sind sehr wirksam, aber es ist immer zu bedenken, dass Patientinnen vor Beginn der Behandlung oft auch Sorge haben, sie könnte ihnen schaden. Daher ermutigen wir dazu, gemeinsam mit der Patientin eine Bestandsaufnahme ihrer Ressourcen und Stärken bei der Durchführung von CPT vorzunehmen. In diesem Zusammenhang ist auch relevant, dass die *meisten* Patientinnen, die eine CPT beginnen, zumindest eine gewisse Ambivalenz aufweisen und dass ihre Motivation im Laufe der Behandlung wahrscheinlich schwankt. Auf **AB 3** »CPT-Fallkonzeption« ist im unteren linken Feld Platz, um Stärken und Gründe für eine Veränderung festzuhalten.

Patientinnen können eine Vielzahl von Stärken haben. Dazu zählen Stärken im sozialen Umfeld und in Beziehungen, wie eine Familie, einen Freundeskreis oder ein Kollegium oder andere Menschen, die soziale Unterstützung anbieten können, Geistliche u. a. Die Patientin kann über finanzielle Ressourcen verfügen, die es ihr ermöglichen, sich von der Arbeit freizunehmen oder für die Kinderbetreuung aufzukommen. Es gibt zudem eine Reihe innerer Stärken, die die Patientin aufweisen könnte – Intellekt, psychologisches Denken, Durchhaltevermögen, kognitive Flexibilität, Selbstvertrauen, Hoffnung und Motivation zur Veränderung, um nur einige zu nennen. Eine weitere Stärke kann die frühere Reaktion auf eine Behandlung sein. Hat die Patientin in der Vergangenheit von irgendeiner Form der Behandlung profitiert? Welche Verbesserungen hat sie außerhalb der psychiatrischen oder psychotherapeutischen Behandlung erzielt?

Hinsichtlich der Veränderungsmotivation sollte sorgfältig geprüft werden, was die spezifischen Gründe für eine Veränderung sind. Dies ist sehr wichtig aufgrund der oben erwähnten Ambivalenz, die die meisten (wenn nicht alle) Patientinnen in Bezug auf eine traumafokussierte Behandlung erleben, und weil die Motivation zur Veränderung im Laufe der Behandlung schwanken wird. Eine der Autorinnen hatte einen Patienten, der sich über 35 Jahre nach seiner Traumatisierung wegen einer PTBS behandeln lassen wollte, weil er positive und enge Beziehungen zu seinen Enkelkindern aufrechterhalten wollte. In seiner Abwägung war es ihm wert, den (von ihm so eingeschätzten) Schmerz der CPT zu ertragen, um bessere Beziehungen zu seiner Familie zu haben. Für andere Patientinnen kann die Beziehung zu ihrem Partner ein Grund sein, eine CPT zu beginnen, oder eine Beeinträchtigung im Berufsleben durch die PTBS ist ein Grund, diese zu behandeln. Wenn die Behandlung für eine bestimmte Patientin schwierig wird und das Engagement in der Therapie nachlässt (z. B. Versäumnis von Sitzungen, Nichterledigung von Übungsaufgaben), ermutigen wir dazu, mit der Patientin im sokratischen Dialog die Vorteile zu ergründen, die es mit sich bringt, die Bewertung von Gedanken und Gefühlen zu ertragen, um die Vorteile der mit der CPT verbundenen Arbeit zu erfahren.

4.5 Assimilationsversuche, Akkommodation und Überakkommodation differenzieren

Eine wichtige Fähigkeit bei der kognitiven Fallkonzeption ist es, unterscheiden zu können zwischen

(a) Kognitionen, die Versuche darstellen, traumatische Informationen zu assimilieren,
(b) auf Akkommodation beruhenden Überzeugungen und
(c) auf Überakkommodation beruhenden Überzeugungen.

Diese Unterscheidung leitet die Priorisierung der im Verlauf der Therapie adressierten Denkfallen. Die Therapeutin wird mit den auf Assimilation beruhenden Denkfallen beginnen wollen, bevor sie zu den auf Überakkommodation beruhenden Denkfallen übergeht.

- **Assimilation** ist ein kognitiver Prozess, bei dem neue Informationen, einschließlich Informationen über traumatische Ereignisse, in bestehende Strukturen von Überzeugungen und Glaubenssätzen eingebracht werden, ohne diese Strukturen zu verändern. Wenn eine Person z. B. vor dem Trauma die Überzeugung hatte, dass »gute Dinge guten Menschen und schlechte Dinge schlechten Menschen passieren«, kann sie nach dem Trauma Schwierigkeiten haben, die Informationen über das Ereignis zu assimilieren. Sie wird daraus schließen, dass »das Trauma passiert ist, weil ich etwas Schlechtes getan haben muss«.

- **Überakkommodation** tritt auf, wenn Menschen ihre Überzeugungen aufgrund neuer Informationen, einschließlich der Erfahrung eines Traumas, radikal ändern. Beispiele für auf Überakkommodation beruhende Überzeugungen sind: »Ich kann niemandem vertrauen«, »Alle haben es auf mich abgesehen« und »Wenn ich nicht alles unter Kontrolle habe, wird etwas Schlimmes passieren«.
- **Akkommodation** ist der Prozess, durch den Menschen ihre Überzeugungen ändern, um neue Informationen aufzunehmen, einschließlich solcher über traumatische Ereignisse, ohne dabei zu übertreiben oder zu verallgemeinern. Diese Einbindung der Informationen hinsichtlich des Traumas in veränderte Strukturen von Überzeugungen und Glaubenssätzen ist im Falle der PTBS das Ziel.

Diese kognitiven Prozesse sind dynamisch, wobei eingehende Informationen zu Veränderungen der Glaubenssätze führen (d. h. Akkommodation und Überakkommodation) oder nicht (Bemühungen um Assimilation). Außerdem sind die Prozesse der Assimilation und Akkommodation nicht per se negativ. Wenn beispielsweise eine Person vielfältige und realistische Ansichten über sich selbst, die Welt und andere hat und ein traumatisches Ereignis eintritt, können Informationen über das traumatische Ereignis in die gesunde Glaubenssatzstruktur assimiliert werden, und eine PTBS wird theoretisch nicht auftreten. Auf der anderen Seite behindern maladaptive traumabezogene Überzeugungen, die den Versuch darstellen, traumatische Informationen in bereits bestehende maladaptive Schemata zu assimilieren, die Genesung von dem Trauma. Mit anderen Worten: Die Art und Weise, wie Patientinnen »rückwärts« auf das Indexereignis schauen, um ihre bestehenden Glaubenssätze nicht zu verändern, ist problematisch. Diese Gedanken sind in der Regel rückwärtsgewandt und versuchen, das Ereignis »ungeschehen« zu machen. Dazu kann auch der Versuch gehören, sich zu fragen, »warum« einem das Ereignis widerfahren ist. Dies deutet auf den Versuch hin, den sogenannten »Gerechte-Welt-Glauben« (d. h. den Glauben, dass die Welt grundsätzlich fair und gerecht sein sollte) und das Gefühl, dass die Welt vorhersehbar und kontrollierbar ist, aufrechtzuerhalten. Menschen mit PTBS versuchen, die neuen Informationen über das Indexereignis zu verarbeiten, sind aber nicht in der Lage, sie zu assimilieren. Diese nicht-assimilierten Gedanken führen zu Dissonanz und den charakteristischen intrusiven Symptomen der PTBS.

Ein Schlüssel zu diesen Denkfallen (»Stuck Points«) liegt darin, herauszufinden, wie eine Patientin glaubt, dass sie allwissend oder allmächtig hätte sein müssen, um das Indexereignis vorherzusagen und zu kontrollieren. Eine der Autorinnen behandelte z. B. eine Sanitäterin, die erlebte, wie zwei Kinder ertranken. Ihre Überzeugungen, die den Versuch darstellten, das traumatische Ereignis zu assimilieren, waren, dass sie hätte anders handeln sollen, um das Ertrinken der Kinder zu verhindern. Insbesondere war sie der Ansicht,

- dass die Kinder nicht ertrunken wären, wenn das Eis des Stausees aufgrund des Gewichts der Sanitäterin nicht gebrochen wäre;
- dass ihre Angst sie daran gehindert hätte, zu reagieren (obwohl sie als Berufsanfängerin reagierte, während andere nicht wussten, was zu tun war);

- und dass die Kinder nicht gestorben wären, wenn sie Sekunden früher am Unfallort eingetroffen wäre.

Sie hielt an diesen Überzeugungen fest, obwohl es realistische Beweise dafür gab, dass ihr Partner (der etwa so groß war wie die Patientin) ebenfalls durch das Eis gebrochen war, dass eines der Kinder geborgen wurde, aber am nächsten Tag starb, und dass sie trotz ihrer Angst mutig gehandelt hatte.

Bei der Identifikation der Denkfallen einer Patientin, die mit gescheiterten Assimilationsbemühungen zusammenhängen, ist es wichtig, ihre Überzeugungssysteme *vor* dem Trauma zu berücksichtigen. Das Indexereignis kann mit den früheren Überzeugungen und Schemata der Patientin *inkongruent* oder *kongruent* sein. Frühere Überzeugungen können relativ positiv sein, wie im Fall der oben beschriebenen Rettungssanitäterin, und das Trauma kann mit diesen Überzeugungen inkongruent oder unvereinbar sein. Die Patientin war eine außergewöhnlich widerstandsfähige Person, die in ihrer Kindheit und im Erwachsenenalter erhebliche Widrigkeiten überwunden hatte, um Sanitäterin zu werden. Bevor die Kinder starben, glaubte sie, dass sie in der Lage war, Probleme – insbesondere unter Druck – gut zu lösen, und dass sie in ihrer relativ chaotischen Familie diejenige war, die sich finanziell, sozial und emotional um andere kümmerte. Sie war auch der Meinung, dass Kinder nicht sterben sollten, und sie dachte *ex consequentia* (d. h. im Nachhinein), dass gute Bemühungen zu guten Ergebnissen führen sollten. Es fiel ihr schwer zu akzeptieren, dass trotz ihres heldenhaften Einsatzes, der ihr Auszeichnungen und Preise einbrachte, nicht alles Schlimme vorhersehbar oder vermeidbar ist. Hypothetisch könnte die Sanitäterin vor dem Trauma aber auch die Überzeugung gehabt haben, dass sie unfähig ist, unter Druck übermäßig emotional wird und schlechte Ergebnisse magnetisch anzieht. Hätte sie diese prämorbiden Überzeugungen gehabt, hätte das Trauma diese negative Denkweise scheinbar bestätigt.

Die Traumadiagnostik vor der Behandlung liefert wichtige Informationen über die Geschichte der Traumatisierung einer Patientin und wie sie diese Traumata verarbeitet hat. Eine Patientin mit traumatischen Ereignissen in der Kindheit, die im Erwachsenenalter erneut traumatisiert wird, kann beispielsweise das Trauma im Erwachsenenalter als fehlerhaften Beweis verwenden, um zuvor gehegte negative Überzeugungen aus der Kindheit zu bestätigen. Selbst wenn eine Patientin in der Kindheit kein traumatisches Ereignis nach DSM-5 oder ICD-11 erlitten hat, ist sie möglicherweise in schwierigen Verhältnissen aufgewachsen, die zu negativen Überzeugungen führten, die bei der Interpretation späterer traumatischer Erfahrungen selbst verstärkt wurden.

Die Begriffe »Schemata« und »Grundüberzeugungen« beziehen sich beide auf tief verwurzelte, seit langem bestehende und weit verbreitete Überzeugungen, die eine Person im Grunde als gegeben annimmt. Alle Arten von neuen Informationen, d. h. neue Erfahrungen, werden entweder (1) unverändert in diese Grundüberzeugungen eingepasst, (2) verzerrt, damit sie in die Schemata passen, oder (3) sie werden ignoriert. Grundüberzeugungen werden am ehesten im späteren Verlauf der Therapie mit den auf Überakkommodation beruhenden Denkfallen behandelt, können aber auch sofort in der Therapie mit einem vertrauten Muster von Selbst- oder Fremdbeschuldigung auftauchen. Patientinnen, die glauben, dass sie das traumatische Ereignis »verdient« haben, weil sie »schlecht« oder »wertlos« sind, haben eine Grundüberzeugung, die vor dem Indexereignis entstanden ist oder durch nachfolgende Traumata verstärkt wurde. Aufgrund des automatisierten Charakters von Grundüberzeugungen kann es mehrere Sitzungen dauern, bis die Therapeutin ein Muster erkennt. Anschließend kann die Bearbeitung vieler Arbeitsblätter zu bestimmten Ereignissen erforderlich sein, um der Grundüberzeugung mit sachlichen Informationen entgegenzuwirken, die schließlich die automatische Annahme in Frage stellen. Der Glaube an eine gerechte Welt kann eine solche Grundüberzeugung sein, die ohne Hinterfragen akzeptiert wird, weil sie von frühester Kindheit an aufgenommen wurde.

Bericht über die Ursachen und Auswirkungen des Traumas. Auch der »Bericht über die Ursachen und Auswirkungen des Traumas« (»Impact Statement«), dessen Verfassen nach Sitzung 1 als Aufgabe gegeben wird, liefert integrale Informationen zur kognitiven Fallkonzeption über Denkfallen und mögliche Hindernisse für die Genesung. Insbesondere der Teil der Aufgabe, der sich auf die Frage bezieht, *warum* das traumatische Ereignis stattgefunden hat, wird helfen, auf Assimilation beruhende Überzeugungen aufzudecken.

Manchmal haben Patientinnen keine Antwort auf diese Frage, weil sie nicht genug über das traumatische Ereignis nachgedacht haben, um eine Erzählung zu formulieren, warum es passiert ist. In diesem Fall besteht das Vorgehen darin, der Patientin zu helfen, eine gesunde und ausgewogene Bewertung des Ereignisses zu entwickeln. Umgekehrt kann das Narrativ einer Patientin besonders selbst- oder fremdbeschuldigend sein, weil sie sich wünscht, dass jemand das Ereignis vorausgesagt und verhindert hätte. In diesem Fall besteht das Vorgehen darin, (1) die ungünstige Bewertung der Patientin zu korrigieren – unter Berücksichtigung dessen, was realistischerweise zu der Zeit in diesem speziellen Kontext hätte getan werden können –, und (2) der Patientin zu helfen, zu akzeptieren, dass das Ereignis nicht zu verhindern war (besonders im Nachhinein). All dies wird sich im Laufe der Sitzungen herausbilden, aber es ist wichtig, dass die Therapeutin schon jetzt darüber nachdenkt, auf welche Weise die Patientin in ungünstigen Denkmustern feststeckt.

Es ist hilfreich, sich bei der Erstellung der Fallkonzeption die Frage zu stellen: »Wie müsste ich über dieses Ereignis denken, um mich zu erholen?« Mit anderen Worten: Welche Anpassungen müssen in der eigenen Denkweise vorgenommen werden, um die traumatischen Informationen zu verarbeiten, ohne die eigenen Überzeugungen zu sehr zu verändern? Im Fall der Rettungssanitäterin könnte man denken:

> »Ich habe mein Bestes in einem extrem unvorhersehbaren Fall getan. Ich war die jüngste Rettungssanitäterin und habe Vorschläge gemacht, was wir tun könnten, während andere Sanitäter, die mich ausbildet hatten, nicht wussten, was sie tun sollten. Andere, die unser Vorgehen untersucht haben, haben mich gelobt. Und ich weiß nicht, ob das Erreichen des Jungen, den ich zu erreichen versuchte, ihn unbedingt gerettet hätte, denn der andere Junge wurde lebend aus dem Wasser geborgen

und starb am nächsten Tag. Auch wenn ich die besten Verfahren und Kenntnisse anwende, die ich zu diesem Zeitpunkt habe, kann es sein, dass es trotzdem nicht funktioniert. Ich bin kein Übermensch; ich bin nur ein Mensch, der versucht, unsere Gesellschaft zu schützen, und ich muss mit der Ungewissheit leben, die mir bei künftigen Einsätzen begegnen könnte.«

Dies sind die Arten von gesunden, akkommodierten Überzeugungen, die eine Therapeutin am Ende der Behandlung im Bericht über die Ursachen und Auswirkungen des Traumas sehen möchte.

Reihenfolge der Bearbeitung von Denkfallen. Für die Therapeutin ist es wichtig, die Denkfallen zu identifizieren, die Versuche darstellen, die traumatischen Informationen zu assimilieren – denn an diesen muss zuerst gearbeitet werden. Die Korrektur dieser Überzeugungen wird nachgelagerte Auswirkungen auf die auf Überakkommodation beruhenden Überzeugungen haben. Per Definition ist ein traumatisches Ereignis ein herausragendes Ereignis, das Auswirkungen auf die Glaubenssätze der Patientin haben kann. Wenn die Patientin ihre Überzeugungen über ein Indexereignis ändert, hat dies Auswirkungen auf die Kognitionen, die sich aus diesen Bewertungen ergeben. Daher ist es für Therapeutin und Patientin wichtig, diese emotionsgeladenen Überzeugungen so zu priorisieren, dass sie Auswirkungen auf andere Überzeugungen haben, die sich als Folge davon bilden können – Überzeugungen bezüglich Sicherheit, Vertrauen, Macht / Kontrolle, Selbstwertgefühl / Wertschätzung für andere und Nähe / Intimität. Wenn eine Patientin etwa zu der Überzeugung gelangt, dass »ich in einer unmöglichen, unvorhersehbaren und hilflosen Situation mein Bestes getan habe«, dann hat diese neue Überzeugung einen gewissen Einfluss darauf, wie viel Macht / Kontrolle die Patientin in einer bestimmten Situation hat. Wenn die Patientin akzeptiert, dass sie und andere in der Situation so viel wie möglich getan haben, muss sie ihre Sichtweisen über den Wert ihrer selbst und anderer anpassen (Akkommodation), um der neuen Einsicht Rechnung zu tragen, dass alle Menschen, einschließlich ihrer selbst, menschlich sind und nicht allmächtig.

Aufgrund des Zeitpunkts, zu dem die auf Überakkommodation beruhenden Denkfallen in der CPT behandelt werden, verfügen die Patientinnen über mehr Fertigkeiten, ihr Denken in diesen Bereichen mit den kognitiven Arbeitsblättern zu überprüfen. Daher sollte sich die Therapeutin zunächst im Sinne der Effizienz auf die Denkfallen konzentrieren, die mit den Assimilationsbemühungen zusammenhängen, bis eine zunehmende Akkommodation eintritt, bevor sie sich auf die auf Überakkommodation beruhenden Denkfallen konzentriert.

5 Vorbereitung auf die Therapie

Dieses Kapitel behandelt Themen, die vor der Durchführung der CPT zu berücksichtigen sind. Zunächst wird erläutert, wie eine Einführung in die CPT gegenüber den Patientinnen gestaltet werden kann, um ihr Engagement in der Therapie zu erhöhen. Als einer der Eckpfeiler der CPT wird der sokratische Dialog vorgestellt, seine Prinzipien sowie verschiedene Arten von sokratischen Fragen. Abschließend wird auf die Bereitschaft der Therapeutin zur CPT eingegangen sowie auf häufige Fehler und Stolpersteine, die eine (effektive) Durchführung der CPT verhindern könnten.

5.1 Die CPT einführen

Entscheidung für die CPT oder CPT+A. Die Therapeutin sollte verschiedene Ansätze, die sich zur Behandlung der PTBS als wirksam erwiesen haben, vorstellen und beschreiben. Wenn sie selbst in einer Therapiemethode nicht ausgebildet ist, an der die Patientin interessiert sein könnte, ist eine Überweisung an jemanden, der für diese Art von Behandlung qualifiziert ist, angeraten. Wenn sich Patientinnen für die CPT entscheiden, ist anschließend noch die Entscheidung zwischen der CPT ohne und mit schriftlichen Traumaberichten zu treffen (CPT+A; s. Tab. 5.1) und ein entsprechender Therapievertrag zu unterzeichnen (s. u.). Zu weiteren Unterschieden zwischen CPT und CPT+A sei auf Kapitel 2 und Abschnitt 18.1 verwiesen.

Tabelle 5.1 CPT ohne und mit schriftlichen Berichten über das Indextrauma

CPT	CPT+A
CPT **ohne** schriftliche Traumaberichte	CPT **mit** schriftlichen Traumaberichten
Version der CPT nach Dismantlingstudie von Resick et al. (2008)	Ursprüngliche Version der CPT
12-Sitzungs-Manual (Kap. 6–17)	12-Sitzungs-Manual mit veränderter Reihenfolge ab dem Ende von Sitzung 3 (Abschn. 18.1)
2 schriftliche »Berichte über die Ursachen und Auswirkungen des Traumas«	2 schriftliche Schilderungen des Indextraumas

Wie bereits beschrieben, entscheidet sich die überwiegende Mehrheit der Patientinnen in unseren Kliniken dafür, die Traumaberichte *nicht* zu schreiben. Es ist wichtig, dass nicht versucht wird, die Patientin dahingehend zu beeinflussen, dass sie den Druck verspürt, ihre Geschichte erneut erzählen zu müssen. Manche Patientinnen möchten jedoch die Geschichte ihres Traumas bzw. ihrer Traumata »erzählen«, und das Aufschreiben von Traumaberichten kann die Verarbeitung der Ereignisse in mehrfacher Hinsicht erleichtern:

- Das Aufschreiben kann den Patientinnen dabei helfen, eine bruchstückhafte Traumaerinnerung in den richtigen historischen Kontext zu stellen und einzelne Bilder in ein größeres Bild einzufügen; es kann eine bessere Prüfung der Fakten sowie der Annahmen, die die Patientin evtl. gemacht hat, ermöglichen und ihr helfen, die Traumaerinnerungen zu verarbeiten.
- Manche Menschen schreiben gerne und möchten ihre Traumaerfahrungen in dieser Form wiedergeben.

5

Einige unserer Patientinnen sagten, dass das Aufschreiben ihrer Traumaberichte auf Papier ihnen geholfen habe, die Ereignisse objektiver zu betrachten und zu akzeptieren, dass sie wirklich passiert sind. Es kann jedoch auch vorkommen, dass Menschen beim Schreiben ihrer Berichte die kritischsten Aspekte des traumatischen Ereignisses, auslassen und vermeiden. Da gerade diese die Grundlage der PTBS sein können, muss die Therapeutin auf diese Art der Vermeidung achten. Andere Patientinnen haben ganz offen gesagt, dass sie sich nicht auf die Therapie eingelassen hätten, wenn man sie gebeten hätte, ihre Traumaberichte aufzuschreiben.

Wenn die Patientin sich selbst für eine CPT-Variante entscheidet, führt dies wahrscheinlich zu einer besseren Compliance, als wenn die Therapeutin die Entscheidung trifft. Es gibt jedoch einige Aspekte, die beachtet werden sollten:

- Eine Patientin, die sich für CPT+A und damit das Aufschreiben des Indextraumas entscheidet, sollte *nicht* ermutigt werden, zur CPT zu wechseln, wenn sie das Aufschreiben vermeidet, wenn die Zeit hierfür gekommen ist. Eine Verstärkung des Vermeidungsverhaltens ist immer kontraindiziert. In diesem Fall sollte die Patientin eine mündliche Schilderung des Indextraumas geben, nachdem die Therapeutin die Rolle der Vermeidung bei der Aufrechterhaltung der PTBS-Symptome besprochen hat. Sobald die Patientin merkt, dass sie einen mündlichen Bericht über das Ereignis geben kann, ohne dabei zusammenzubrechen, wird es ihr leichter fallen, für die nächste Sitzung einen Bericht zu schreiben. (Eine ausführlichere Beschreibung der CPT+A findet sich in Abschnitt 18.1.)
- Wenn eine Patientin nur Zeit für ein paar Sitzungen hat, kann die CPT die bessere Wahl sein, da sich die selbstberichteten PTBS-Symptome bei der CPT nachweislich sofort verbessern (bis Sitzung 4), während sich die PTBS-Symptome bei CPT+A möglicherweise erst dann klinisch verbessern, wenn zwei Traumaberichte geschrieben und verarbeitet wurden (bis Sitzung 6; Resick et al., 2008). Wenn weniger Sitzungen für die Behandlung zur Verfügung stehen, sollte sich die Therapeutin auf das Indextrauma konzentrieren, den »Bericht über die Ursachen und Auswirkungen des

Traumas« (Impact Statement) als Aufgabe aufgeben und dann den sokratischen Dialog zusammen mit den ABC-Blättern einsetzen, um die problematischsten Denkfallen zu bearbeiten. Das Ziel ist immer, die drängendsten Denkfallen zu reduzieren, wobei man sich zunächst auf die Assimilationsversuche konzentriert, bevor man zu den auf Überakkommodation basierenden Denkfallen weitergeht.

Die gewählte Behandlungsvariante sollte beschrieben werden, und alle Fragen der Patientin sollten beantwortet werden.

Tipp

Psychoedukation für englisch sprechende Patientinnen und Patienten: Auch außerhalb des Militärs kann es hilfreich sein, sich das Einführungsvideo anzusehen, das auf der Website *www.cptforptsd.com* verfügbar ist. In diesem Video werden die Symptome der PTBS beschrieben, und Menschen mit PTBS unterschiedlichen Alters, Geschlechts und unterschiedlicher ethnischer Zugehörigkeit berichten, wie es für sie war, an einer PTBS zu leiden, und wie diese ihr Leben beeinflusst hat. Beschrieben werden auch Erfahrungen mit der CPT und wie diese das Leben der Patient:innen zum Besseren verändert hat.

Einbezug von Familie und Partnerinnen. Es gibt eine Paartherapie für PTBS, die Elemente der CPT enthält und sich als wirksam erwiesen hat (Monson & Fredman, 2012). Aber auch im Rahmen der CPT kann es hilfreich sein, eine Sitzung mit einer wichtigen Bezugsperson gemeinsam abzuhalten, um die Symptome der PTBS, den Verlauf der Behandlung und Möglichkeiten zu erläutern, wie z. B. die Lebenspartnerin oder die Eltern helfen können, anstatt die Vermeidung zu fördern.

Behandlungsdauer. Obwohl der ursprüngliche Verlauf der CPT als 12-Sitzungs-Behandlung festgelegt wurde, ist es wichtig, nicht davon auszugehen, dass die Patientinnen 12 Sitzungen benötigen, um ihre PTBS und komorbiden Symptome zu verbessern. Im Einklang mit den in Kapitel 2 dargestellten Forschungsergebnissen (z. B. Galovski et al., 2012) sollte darauf hingewiesen werden, dass das Manual ursprünglich für eine Dauer von 12 Sitzungen entwickelt wurde, dass aber ein Behandlungserfolg wahrscheinlich in 7–15 Sitzungen erreicht wird, da die Mehrheit der Menschen in der Lage ist, schneller zu genesen, während andere etwas mehr als 12 Sitzungen benötigen. Wir kennen noch nicht alle Prädiktoren dafür, wer schneller anspricht oder länger braucht, aber die Patientinnen sollten ermutigt werden, an den Sitzungen teilzunehmen und die Aufgaben so gut wie möglich zu erledigen, bis eine deutliche Verbesserung der Symptome zu verzeichnen ist.

Notfallsitzungen. In der Studie von Galovski et al. (2012) war es erlaubt, bis zu zwei Notfallsitzungen durchzuführen, für den Fall, dass das Protokoll durch einen echten Notfall (z. B. Tod eines Familienmitglieds, Verlust der Wohnung oder des Arbeitsplatzes) nicht eingehalten werden konnte. Aus heutiger Sicht empfehlen wir nun, die Patientinnen darüber zu informieren, dass bis zu zwei Notfallsitzungen eingeplant werden können. Wenn die Patientin gefragt wird, ob sie eine ihrer Notfallsitzungen nutzen möchte, lehnt sie in der Regel ab. In Absprache mit der Patientin kann die Therapeutin das aktuell drängende Thema in die Sitzung einbeziehen, und zwar unter Zuhilfenahme eines Arbeitsblatts, das gerade bearbeitet wird, oder im Rahmen der Aufgabe. Die Patientin stellt oft fest, dass sie auf diese Weise mehr emotionale Kontrolle über das aktuelle Problem in ihrem Leben erlangt, und durch die Behandlung der gegenwärtigen Probleme mithilfe der Arbeitsblätter lernt sie, wie sie die Arbeitsblätter verwenden kann, wenn in ihrem Leben zukünftig Notfälle auftreten. Wenn die Patientin das Angebot einer Notfallsitzung annimmt, bietet die Therapeutin Unterstützung an oder hilft bei der Problemlösung, versucht aber, im sokratischen Dialog zu bleiben. Darüber hinaus sind häufig weitere Denkfallen zu finden, die mit dem aktuell drängenden Thema zusammenhängen, und die Patientin wird gebeten, diese in das Denkfallen-Logbuch aufzunehmen.

Therapievertrag. Sobald die Patientin der Teilnahme an der CPT zugestimmt hat, können Therapeutin und Patientin den Therapievertrag (**AB 4**) unterzeichnen. Obwohl dieser Vertrag natürlich nicht rechtsbindend ist, kann er eine hilfreiche Vereinbarung sein hinsichtlich

- der Rolle der Therapeutin (pünktlich zu den Sitzungen zu erscheinen und sich vorzubereiten, die Sitzungen zu strukturieren und die Fortschritte der Patientin bei der Verbesserung der Symptome der PTBS und etwaiger komorbider Störungen zu überwachen) und
- der Rolle der Patientin (pünktlich zu den Sitzungen zu erscheinen und sich vorzubereiten, an den traumafokussierten Sitzungen teilzunehmen und die vereinbarten Aufgaben zu erledigen).

Dieser Therapievertrag kann ebenfalls eine hilfreiche Erinnerung sein, wenn die Patientin Themen vermeiden oder andere inhaltliche Schwerpunkte setzten möchte.

5.2 Sokratischer Dialog

Ein Eckpfeiler der meisten kognitiven Therapien ist die sokratische Gesprächsführung – dies gilt auch für die CPT. Dabei stellt die Therapeutin Fragen, die darauf abzielen, der Patientin zu vermitteln, wie sie eine gesündere Bewertung ihrer traumatischen Ereignisse vornehmen und deren Auswirkungen auf die Bewertung von Situationen im Hier und Jetzt verändern kann. Diese Praxis basiert auf der sokratischen Lernmethode. Diese Methode schätzt die Kraft einer selbst gewonnenen neuen Einsicht höher ein als die einer Einsicht oder eines Wissens, das von jemand anderem vermittelt wird. Darüber hinaus nutzt die Methode auch die Vorzüge davon, der Patientin zu vermitteln, wie man Erkenntnisse gewinnt (d. h. Neugier und Wissbegierde; Anderson & Goolishian, 1992; Padesky, 1993). Wie andere Therapeutinnen und Forschende (Rutter & Friedberg, 1990; Bolten, 2001) bevorzugen wir den Begriff »sokratischer Dialog« gegenüber »sokratischer Befragung«: »Dialog« bedeutet, dass Patientin und Therapeutin in einem psychotherapeutischen Kontext in einem recht gleichberechtigten Austausch miteinander stehen. Im Gegensatz dazu suggeriert »Befragung« ein Machtungleichgewicht, ein Lehrerin-Schülerin-Verhältnis, in dem die »Lehrerin« Fragen an die »Schülerin« stellt, die vorgeschriebenes Wissen lernen muss. Im sokratischen Dialog bilden Therapeutin und Patientin ein Team: Die Patientin bringt ihre Lebenserfahrungen, einschließlich der traumatischen Erlebnisse und Interpretationen dieser Erlebnisse ein, und die Therapeutin bringt ihr Fachwissen über Traumabehandlung und kognitive Interventionen ein.

Verschiedene Autorinnen haben verschiedene Arten von Fragen definiert, die im sokratischen Dialog gestellt werden können (z. B. Paul & Elder, 2006; Bishop & Fish, 1999; Wright et al., 2017). Wir bieten eine Synthese dieser früheren Bemühungen und schlagen einen hierarchischen Ansatz für die Arten von Fragen vor, die eine CPT-Therapeutin im sokratischen Dialog stellen kann. Kapitel 4 über die kognitive Fallkonzeption skizziert Klassen von Kognitionen, die in der CPT angesprochen werden sollten. Die nachstehend aufgeführten Fragetypen, die etwas hierarchischer geordnet sind, können für alle in Abschnitt 4.3 umrissenen Kategorien von Kognitionen verwendet werden.

5.2.1 Klärende Fragen

Auf der grundlegendsten Ebene sollte die Therapeutin so viele klärende Fragen wie möglich stellen, um den Kontext zum Zeitpunkt des traumatischen Indexereignisses wieder herzustellen und herauszufinden, welche Wahlmöglichkeiten und Fähigkeiten die Patientin zu diesem Zeitpunkt tatsächlich hatte, und nicht, woran sie später dachte. Für CPT-Therapeutinnen ist es äußerst wichtig, bereit zu sein, sensible und schwierige klärende Fragen so vorurteilsfrei und sachlich wie möglich zu stellen. Beispielsweise ist es bei der Arbeit mit Opfern sexueller Übergriffe / sexuellen Missbrauchs wichtig, nachzufragen, ob sie während der Übergriffe sexuelle Erregung verspürt haben. Die Patientin könnte daraus geschlossen haben, dass sexuelle Erregung während eines traumatischen Ereignisses bedeutet, dass sie den Übergriff gewollt hat oder in irgendeiner Weise dafür verantwortlich war. Manchmal kann es bei Vergewaltigungsopfern hilfreich sein, zwischen körperlicher Erregung und Genuss zu unterscheiden. Überlebende von sexuellem Missbrauch in der Kindheit geben häufig an, dass die Übergriffe auch angenehme Aspekte hatten (z. B. das Gefühl, etwas »Besonderes« zu sein oder eine engere Verbindung zu den Tätern zu haben). Für diese Patientinnen ist es wichtig, dass Therapeutinnen diese Art von Fragen stellen können und die Antworten so sachlich und unterstützend wie möglich besprechen, um die Genesung zu fördern. Ein weiteres Beispiel stammt aus der Arbeit mit ehemaligen Militärangehörigen, Polizisten und anderem Sicherheitspersonal, die während der Ausübung von Gewalt gegen eine andere Person möglicherweise positive Gefühle erlebt haben. Im Nachhinein kommt es vor, dass sie daraus schließen, dass diese positiven Gefühle etwas Negatives über ihre Person aussagen (z. B. »Was für ein Mensch genießt es, einen anderen Menschen zu töten?«), und den Kontext des Ereignisses und die psychophysiologischen Reaktionen, die mit einem belastenden Ereignis verbunden sind, nicht richtig einschätzen.

5.2.2 Fragen, die Annahmen prüfen

Auf der nächsten Ebene sind Fragen zu stellen, die darauf abzielen, die Annahmen zu untersuchen, die den Schlussfolgerungen der Patientinnen über traumatische Ereignisse zugrunde liegen. Eine Schlüsselannahme von Personen mit PTBS, die erfragt werden sollte, ist der »Glaube an eine gerechte Welt« (Lerner, 1980). Dieser Glaube besagt, dass guten Menschen gute Dinge passieren und schlechten Menschen schlechte Dinge, und dass die Welt ein fairer und gerechter Ort sein *sollte*. Dieser Glaubenssatz entspringt dem Wunsch, einen geordneten Ursache-Wirkungs-Zusammenhang zwischen dem Verhalten einer Person und den Folgen dieses Verhaltens herzustellen. Im Falle von traumatischen Ereignissen, die als etwas Schlechtes angesehen werden, gehen Menschen mit PTBS davon aus, dass sie etwas Schlechtes getan haben, um es zu verdienen, und versuchen beharrlich, das vorherige schlechte Verhalten oder die schlechten Entscheidungen während des traumatischen Ereignisses zu finden, die für das schlechte Ergebnis verantwortlich sind. Oft wird die Patientin das Bedürfnis äußern, herauszufinden, was sie falsch gemacht hat, damit sie sich in Zukunft besser schützen kann.

Lässt man den Begriff der Gerechtigkeit oder Fairness weg, kann die Therapeutin den Wunsch nach einer gerechten Welt als ein grundlegendes, evolutionäres Bedürfnis des Menschen beschreiben, Ereignisse vorherzusagen und zu kontrollieren, um zu überleben. Die Betonung der Universalität dieses Wunsches, zusammen mit der Unmöglichkeit, alles vorherzusagen und zu kontrollieren, ist in diesen Fällen am besten anwendbar. Es ist uns aber wichtig, darauf hinzuweisen, dass manche Menschen dem Glauben an eine gerechte Welt nicht anhängen (aufgrund ihrer Lerngeschichte, Kultur, Religiosität usw.). Bei diesen Patientinnen ist es nicht notwendig, den Wunsch nach einer gerechten Welt zu verdeutlichen.

Eine übergeordnete Annahme, von der Menschen mit PTBS bei der Bewertung traumatischer Ereignisse häufig ausgehen, ist, dass sie oder jemand anderes mehr Kontrolle über diese Ereignisse oder ihre Folgen hätte ausüben können. Diese Annahme zeigt sich in den Bemühungen der Betroffenen, eine rückblickende Beurteilung vorzunehmen: »Wäre ich links statt rechts abgebogen, wäre der Unfall nicht passiert.«, »Hätte ich mich gewehrt, wäre ich nicht angegriffen worden.«, »Ich hätte nach ihm ins Wasser springen sollen.« Personen mit PTBS können nicht erkennen, dass eine alternative Handlung eine ebenso negative oder schlimmere Folge gehabt hätte. Auf diese Weise versuchen die Betroffenen, negative Folgen durch ihr Denken »ungeschehen« zu machen.

Bei der Prüfung von Annahmen ist es wichtig, dass CPT-Therapeutinnen nicht ihre eigenen falschen Annahmen über die Kontexte traumatischer Ereignisse einbringen. Wir haben beobachtet, dass Therapeutinnen von positiven Absichten ihrer Patientinnen ausgehen, sodass ihre Patientinnen zögern, Handlungen, Gedanken oder Gefühle in Bezug auf das traumatische Ereignis zu beschreiben, von denen sie glauben, dass sie im Widerspruch zu den positiven Annahmen der Therapeutin über das Ereignis stehen könnten. Beispielsweise könnte ein Soldat oder eine Polizistin nicht die Einsatzregeln befolgt haben, die sie hätte befolgen sollen. Wenn die Therapeutin zu schnell davon ausgeht, dass die entsprechenden Regeln befolgt wurden, kann die Patientin sich schwer tun, die Realität des traumatischen Ereignisses zu offenbaren, oder sich zunehmend schlechter fühlen, weil sie sich nicht an die Regeln gehalten hat und die Therapeutin von etwas anderem ausgeht.

Umgekehrt haben wir Therapeutinnen betreut, die negative Annahmen über das Verhalten ihrer Patientinnen hatten und so unbeabsichtigt den Therapiefortschritt blockierten. Wir verstehen diese Tendenz, denn viele von uns haben in ihrem Leben erlebt, dass die Opfer beschuldigt wurden. Wir wissen, dass die Beschuldigung des Opfers oft aus dem Bedürfnis einer Person resultiert, Ereignisse vorhersagen und kontrollieren zu können und andere und sich selbst zu schützen. Diese Art des Denkens kann jedoch ein Hindernis für die Verarbeitung des traumatischen Ereignisses durch die Patientin sein. Ein häufiges Beispiel ist die Schuldzuweisung, wenn ein Opfer vor einem traumatischen Ereignis Drogen konsumiert hat. Substanzkonsum kann bei traumatischen Ereignissen eine Rolle spielen oder auch nicht – aber nur wenn die Menge des Konsums, der Inhalt und die Absichten der Patientin sorgfältig berücksichtigt werden, können Therapeutin und Patientin die Rolle des Substanzkonsums bei dem Ereignis besser einschätzen, was letztlich die Verarbeitung des traumatischen Ereignisses als Ganzes erleichtert. Im Falle eines sexuellen Übergriffs sollte Substanzkonsum (egal in welchem Ausmaß) nicht zu einer Schuldzuweisung an das Opfer führen. Vielmehr kann es sein, dass ein Täter, der beobachtet hat, wie ein Opfer zu viel von einer Substanz konsumiert hat, sich umso rücksichtsloser verhält. Riskanter Substanzkonsum muss möglicherweise in der Therapie angesprochen werden, aber erst später im CPT-Manual (**INFO 5** »Sicherheit«), wenn der Substanzmissbrauch als Vermeidungsverhalten wahrscheinlich schon abgenommen hat und die Patientin sich effektiv mit Gedanken wie »Ich bin für das traumatische Ereignis verantwortlich, weil ich Substanzen konsumiert habe« auseinandergesetzt hat. Patientinnen werden häufig Veränderungen in ihrem Verhalten ansprechen, die eine Risikominderung darstellen und die sich im Rahmen des Therapieprozesses von selbst einstellen.

5.2.3 Fragen, die objektive Beweise bewerten

Wenn den Schlussfolgerungen der Patientinnen keine problematischen Annahmen zugrunde liegen, zielt die nächste Stufe des sokratischen Dialogs, die wir empfehlen, darauf ab, der Patientin bei der Bewertung von Beweisen zu helfen, die die von ihr gezogenen Schlussfolgerungen stützen können oder auch nicht. Personen mit PTBS haben eine kognitive Verzerrung in Bezug auf die Wahrnehmung von Bedrohung im Besonderen und in Bezug auf negative Informationen im Allgemeinen. Daher ist Patientinnen diese Art von Informationen leichter zugänglich und sie können diese Informationen verglichen mit solchen, die ihre Schlussfolgerungen nicht unbedingt stützen, überbewerten. Die Überschätzung der Gefahr im Hier und Jetzt durch eine Patientin ist ein häufiges Beispiel für einen PTBS-bezogenen Gedanken, bei dem ein sokratischer Dialog eingesetzt werden kann, der sich auf die Bewertung objektiver Beweise für den Gedanken konzentriert. Die Überschätzung der Bedrohung in Situationen wie dem Aufenthalt in einer Menschenmenge, in offenen Räumen, in beengten Räumen, dem Führen von Kraftfahrzeugen, dem wiederholten Überprüfen von Schlössern und dem Aufenthalt in der Nähe von Personen, die Tätern ähneln, sind Beispiele, bei denen eine CPT-Therapeutin ihre Patientin wahrscheinlich dazu ermutigen wird, Daten objektiver zu bewerten. Das Gleiche gilt für die Überschätzung der Entscheidungsmöglichkeiten oder der Kontrolle der Patientin während des Indexereignisses oder des Grades ihrer Verantwortung und Schuld.

5.2.4 Fragen, die zugrunde liegende oder tiefere Überzeugungen prüfen

Patientinnen berichten manchmal, dass sie intellektuell, aber nicht gefühlsmäßig verstehen, dass ihr Denken keinen Sinn ergibt, oder sie sagen, dass mit ihren neuen Gedanken keine gefühlsmäßigen Veränderungen einhergehen. Typische Aussagen sind:

- »Ich höre, was Sie sagen, aber …«
- »Ich weiß, dass das, was ich sage, keinen Sinn ergibt, aber es fühlt sich so an.«
- »Ich bearbeite die Arbeitsblätter zu meinen Denkfallen, aber ich glaube nicht wirklich daran.«

In solchen Fällen loben wir die Patientin zunächst und erinnern sie daran, dass sie zu Beginn der Therapie vielleicht noch nicht einmal alternative Gedanken über die traumatischen Ereignisse in Betracht gezogen hat. Dann erklären wir ihr, dass ihre Gefühle möglicherweise noch nicht mit den neuen kognitiven Strukturen übereinstimmen, sodass die alte Denkweise noch »realer« erscheint. Manche Patientinnen müssen eine Denkfalle mehrmals auf Arbeitsblättern bearbeiten oder auf verschiedene Weise formulieren, bevor sie eine neue oder flexiblere Sichtweise auf die traumatischen Ereignisse entwickeln können.

Wir ermutigen Therapeutinnen auch, zu erwägen, dass ihre Patientin tiefer liegende Überzeugungen haben kann, die sie daran hindern, sich vollständig auf veränderte Denkweisen einzulassen. Tiefer liegende Überzeugungen können von Angst getrieben sein und schützen die Patientin oft vor den Folgen, die eine Veränderung ihrer Gedanken mit sich bringt. Wenn eine Traumaüberlebende etwa wirklich den Gedanken vertritt, dass sie nichts mehr hätte tun können, um das traumatische Ereignis zu verhindern, besteht die Gefahr, dass sie auch zukünftig in eine traumatische Situation gerät, deren Ausgang sie möglicherweise nicht ändern kann. Diese Mutmaßung kann dazu führen, dass sich die Patientin verängstigt oder verletzlich fühlt und daher weniger motiviert ist, ihre ursprünglichen Überzeugungen bezüglich der Verhinderung traumatischer Ereignisse zu überprüfen.

Eine der Autorinnen hat einmal eine Patientin behandelt, die sexuellen Missbrauch in ihrer Kindheit erlebt hatte und sich dagegen sträubte, ihre Überzeugung zu verändern, dass ihr Vater keine Schuld an dem Missbrauch hatte. Die tiefere Bedeutung einer Änderung dieser Überzeugung bestand darin, dass sie sich negativ auf die Beziehung auswirken würde, die sie im Laufe der Jahre zu ihrem Vater gehabt hatte. Änderungen in der Bewertung traumatischer Ereignisse haben kaskadenartige Auswirkungen sowohl auf das Hier und Jetzt als auch auf zukunftsorientierte Überzeugungen. In diesem Fall war die neue Bewertung unvereinbar mit dem Wunsch, die Überzeugung beizubehalten, dass die Zukunft vorhersehbar und kontrollierbar ist. Durch den Therapieprozess konnte die Patientin erkennen, dass sie dem Vater in angemessener Weise die Schuld für den Missbrauch geben konnte und eine Entscheidung über ihre Beziehung in der Gegenwart treffen konnte, die sich angesichts aller Informationen, die sie hatte, für sie akzeptabel anfühlte.

Eine tiefer gehende kognitive Intervention kann auch dann erforderlich sein, wenn Personen mit PTBS bereits vor dem Trauma negative Grundüberzeugungen oder Schemata hatten. Diese zuvor bestehenden Überzeugungen können Risikofaktoren für das Auftreten einer PTBS nach einem traumatischen Ereignis darstellen. In diesen Fällen muss die Therapeutin wahrscheinlich tiefer gehen, um herauszufinden, wie die Patientin *vor* dem Trauma zu diesen Überzeugungen gekommen ist (z. B. aversive Kindheitserfahrungen, entwertende Umgebungen), und gemeinsam mit ihr daran arbeiten, diese tieferen Grundüberzeugungen zu prüfen, um zu verhindern, dass sie Bewertungen des Traumas vornimmt, die diese negativen Überzeugungen zu bestätigen scheinen. Wenn Patientinnen etwa ein bestehendes Schema haben, dass sie ihrem Urteil nicht trauen können, werden sie das traumatische Ereignis (oder andere negative Lebensereignisse) wahrscheinlich als Bestätigung dieses Schemas ansehen und sich selbst beschuldigende Bewertungen vornehmen. Eine Änderung der Selbstvorwürfe hinsichtlich des Traumas steht im Widerspruch zu der tieferen negativen Überzeugung und erfordert oft eine stärkere kognitive Intervention hinsichtlich dieses zugrunde liegenden Schemas, um eine emotionale und verhaltensmäßige Veränderung zu bewirken. Eine Grundüberzeugung kann jedoch häufig erst dadurch geändert werden, dass die Patientin jedes Mal, wenn die Überzeugung auftaucht, Arbeitsblätter ausfüllt, da es schwierig ist, eine starke Grundüberzeugung abstrakt zu ändern. Wenn es viele Beispiele gibt, die die zugrunde liegende Überzeugung widerlegen (z. B. »Ich bin eine Versagerin«), dann verändert sich die Grundüberzeugung schließlich unter dem Gewicht der gegenteiligen Beweise an spezifischen konkreten Beispielen.

5.3 Bereitschaft der Therapeutin

Eine Therapeutin, die unsicher ist, ob sie eine manualisierte Behandlung, eine Kognitive Therapie oder strukturierte Sitzungen anwenden soll, kann der Patientin absichtlich oder unabsichtlich die Botschaft vermitteln, dass diese nicht bereit für eine CPT-Behandlung ist, selbst wenn die Fakten das Gegenteil nahelegen. Wir sind Therapeutinnen begegnet, die Patientinnen gesagt haben, sie sollten keine CPT machen oder seien nicht bereit für die CPT, selbst wenn die Patientinnen darum baten, die Therapie zu beginnen. Dies kann den Patientinnen die Botschaft vermitteln, dass ihre Therapeutinnen kein Vertrauen in sie haben und dem Urteilsvermögen der Patientinnen nicht trauen. Wenn die Betroffenen dann monatelang auf eine andere Form der Therapie warten müssen, können sie anfangen zu glauben, dass sie zu zerbrechlich sind, um auch nur über ihr

Trauma nachzudenken, und dass sie »zusammenbrechen« werden, wenn sie auch nur minimal über die mit ihren traumatischen Ereignissen verbundenen Gedanken sprechen. Wir bezeichnen dies als »Fragilisierung« von Patientinnen, was ebenso problematisch ist wie das Drängen von Patientinnen, die nicht bereit sind, eine traumafokussierte Therapie zu machen. In diesem Sinne kann ein Hinzufügen oder Vorschalten von Sitzungen einer anderen Therapieform den Patientinnen sogar mehr schaden als nützen und dazu führen, dass sie sich entmachtet fühlen.

Ein weiterer Grund, warum viele Therapeutinnen die CPT mit ihren Patientinnen nicht beginnen, kann ihre eigene Verwirrung über die Rolle von Gefühlen in der CPT sein. Einige Therapeuten haben gelernt und glauben, dass Patienten all ihre Gefühle in der Sitzung vollständig ausdrücken müssen, um das Trauma zu verarbeiten. Daher glauben sie, dass die Patientinnen, wenn sie nicht bereit sind, in den Sitzungen zu weinen oder zu trauern, die Behandlung nicht bewältigen können. Ein Problem dabei ist die Annahme, dass das Wiedererleben der mit einem Ereignis verbundenen Gefühle notwendig ist, um gesund zu werden. Wie bereits erörtert, wissen wir, dass der Ausdruck von Gefühlen in der CPT nicht notwendig ist, damit eine Patientin gesund wird, und dass die Fokussierung der Therapeutin auf Gefühle während der Sitzungen mit mehr Behandlungsabbrüchen verbunden war (Alpert et al., 2023). Wir wissen heute auch, dass bei vielen Menschen die mit dem Trauma verbundenen Gefühle mit ihrer unangemessenen Selbstbeschuldigung für das Ereignis zusammenhängen, was zu starken Schuld- und Schamgefühlen geführt hat. In diesen Fällen müssen die Patientinnen wahrscheinlich mehr Zeit damit verbringen, über die Botschaften nachzudenken, die sie sich selbst im Hinblick auf das Ereignis senden und die zu diesen schmerzhaften Gefühlen führen. Ein weiteres Problem bei dieser Annahme ist, dass sie davon ausgeht, dass Patientinnen ihre Gefühle vor der Therapeutin ausdrücken müssen und zu Hause nicht auf die gleiche Art und Weise verarbeiten können, und dass sie ihre Gefühle nach außen zeigen müssen, um das Trauma zu verarbeiten. Tatsächlich weinen viele Menschen nicht, wenn sie traurig sind, aber das bedeutet nicht, dass sie ihre Gefühle nicht spüren. Schließlich wenden viele Patientinnen umfangreiche, oft ungesunde Verhaltensweisen an, um ihre schmerzhaften Gefühle zu bewältigen. Indem wir uns zunächst auf die kognitive Arbeit konzentrieren, helfen wir der Patientin, viele dieser Gefühle (z. B. Scham, Schuld) zu neutralisieren und die primären, natürlichen Gefühle (z. B. Traurigkeit) zu empfinden, die die Patientin nach dem traumatischen Ereignis nicht erleben konnte.

Einige Therapeutinnen sind auch besorgt, dass Patientinnen, wenn sie starke Gefühle als Reaktion auf ihre Traumaerinnerungen erleben, »retraumatisiert« werden. Es ist wichtig zu unterscheiden,

- zwischen der gesunden Verarbeitung primärer, natürlicher Gefühle, die in der CPT stattfindet, und
- der Auslösung von PTBS-Symptomen, die im Leben der Patientinnen täglich auftreten können.

Wir helfen der Patientin zu verstehen, dass sie das Trauma durch das erneute Erleben der Symptome fast jeden Tag wieder durchlebt und dass in der CPT die Auseinandersetzung mit den traumatischen Erinnerungen zu ihren eigenen Bedingungen erfolgt (statt als Reaktion auf Auslösereize). So kann die Patientin ihre Gefühle auf eine sichere und gesunde Weise verarbeiten, die es ihr ermöglicht, Kontrolle über die Auslöser zu erlangen. Diese Unterscheidung ist eine Möglichkeit, wie eine Therapeutin eine Patientin zur Teilnahme an der CPT ermutigen kann, wenn diese vermeidend oder skeptisch ist.

Ein weiteres Problem für einige Therapeutinnen mag ihre eigene Abneigung sein, Traumaberichte zu hören. Wenn eine Patientin etwa Gefühle zeigt, unterbricht die Therapeutin möglicherweise die Erzählung. Dies kann der Patientin eine Vielzahl von Botschaften vermitteln:

(1) Die Patientin sollte nicht über das Trauma sprechen;
(2) Die Therapeutin kann nicht damit umgehen, von dem Trauma der Patientin zu hören;
(3) Die Therapeutin glaubt, dass die Patientin zu empfindlich ist, um über das traumatische Ereignis zu sprechen; und/oder
(4) Albträume und Flashbacks sollten gefürchtet und weggeschoben werden.

Auch wenn solche Botschaften vielleicht unbeabsichtigt sind, können sie die Genesung der Patientin erheblich verzögern. Wir empfehlen stattdessen, die Patientin entscheiden zu lassen, ob sie bereit ist, über ihr Trauma zu sprechen, und sie selbst entscheiden zu lassen, wann sie mit der CPT beginnt und für welche Version der CPT sie sich entscheidet (CPT oder CPT+A). Dies stärkt die Patientin und hilft ihr zu erkennen, dass sie sowohl über den Verlauf der Therapie als auch über die Traumaerinnerungen Kontrolle hat. Wenn die Patientin noch nicht bereit ist, an ihrem Trauma zu arbeiten, machen wir keine Behandlung zur Überbrückung, sondern bitten sie, wiederzukommen, wenn sie bereit ist, an ihrer PTBS zu arbeiten und sich ihren Erinnerungen zu stellen. Darüber hinaus ermutigen wir unsere Patientinnen, ihre Albträume, Flashbacks und sich aufdrängenden Erinnerungen vollständig zu erleben, da ein Aufschieben nur dafür sorgt, dass diese wiederkommen.

Wir haben mehrere »Therapeuten-Denkfallen« identifiziert (s. Abschn. 5.5) und empfehlen, diese vor Beginn der CPT zu überprüfen. Wenn Sie einen der aufgeführten Punkte befürworten, ermutigen wir Sie, das Arbeitsblatt »Alternative Gedanken« (**AB 21**) zu verwenden, um Ihre eigenen Denkfallen zu überprüfen. Dies wird Ihnen nicht nur helfen, diese Gedanken zu prüfen, sondern auch, die Verwendung dieses Arbeitsblatts zu üben, bevor Sie Ihre ersten CPT-Patientinnen behandeln.

5.4 Fehler und Denkfallen der Therapeutin

5.4.1 Häufige therapeutische Fehler

Einer der größten Therapeutenfehler ist es, schlecht auf die Durchführung von CPT vorbereitet zu sein. Neben der Lektüre dieses Manuals (in der aufeinander aufbauenden Kapitelreihenfolge) empfehlen wir Ihnen die Teilnahme an einer CPT-Fortbildung und die Inanspruchnahme von Supervision.

Für englischsprechende Therapeutinnen bietet die Website *www.cptforptsd.com* eine Reihe von Ressourcen. Darüber hinaus bietet CPTweb2.0, ein webbasierter Wiederholungskurs (verfügbar unter *http://cpt2.musc.edu*), nicht nur einen Überblick über das Protokoll, sondern auch Videobeispiele zu den einzelnen Abschnitten. Diese Website ist als Auffrischungsschulung gedacht, nicht als eigenständige Schulung.

Das CPT-Protokoll sollte in der im Manual beschriebenen Reihenfolge durchgeführt werden (Kap. 6-17 dieses Buches), ohne dass während der Behandlung weitere Komponenten hinzugefügt werden. Therapeutinnen begehen manchmal den Fehler,

- Komponenten der Therapie herausgreifen und nur diese anwenden;
- zu denken, dass es kreativ ist, das Manual zu ändern;
- anzunehmen, dass die CPT für eine bestimmte Patientengruppe geändert werden muss, ohne dass sie versucht haben, die CPT zuerst so anzuwenden, wie es im Manual beschrieben ist.

Die CPT wurde vor mehr als drei Jahrzehnten entwickelt und bei verschiedenen Arten der Traumatisierung und in verschiedenen Bevölkerungsgruppen getestet – von Nordamerika bis hin zu Entwicklungsländern. Wir und andere haben den Einsatz unter besonderen Umständen erforscht und das Vorgehen entsprechend modifiziert, z. B. bei geringer Lese- und Schreibfähigkeit, kulturübergreifenden Anwendungen und Sprachproblemen; s. Kap. 20). Die CPT verfügt bereits über ein hohes Maß an Flexibilität, sodass sie an bestimmte Situationen angepasst werden kann, und wir glauben, dass das Verfahren die nötige Flexibilität bietet, um die meisten klinischen Bedürfnisse unserer Patientinnen zu erfüllen. Wenn sie jedoch ohne Evaluation modifiziert wird, handelt es sich nicht um die CPT und nicht um eine evidenzbasierte Therapie.

Der wahrscheinlich häufigste Therapeutenfehler bei der Durchführung des CPT-Protokolls besteht darin, zu versuchen, Patientinnen davon zu überzeugen, ihre Meinung über ihre Denkfallen zu ändern – anstatt den sokratischen Dialog zu nutzen, um Informationen herauszuarbeiten und den Patientinnen zu ermöglichen, zu erkennen, dass sie immer wieder auf ihre Traumaerinnerungen zurückkommen, weil ihre Annahmen im Widerspruch zu anderen Informationen stehen, die sie in sich tragen. Wenn sie Monate oder Jahre nach einem Ereignis an Dinge denken, die sie hätten tun können (oder sollen), ändert das nichts an der Tatsache, dass sie damals nicht über das entsprechende Wissen oder vielleicht auch die notwendigen Fähigkeiten verfügten. Patientinnen berücksichtigen vielleicht Fakten, die ihren Annahmen widersprechen, nicht, aber sie kennen diese Fakten, und die Therapeutinnen müssen ihre Patientinnen dazu bringen diese zu benennen (z. B. »Wie groß waren Sie? Wie groß war Ihr Onkel? Hätten Sie ihn wirklich abwehren können? Er hat Ihre Familie bedroht, sollten Sie das jemandem erzählen – hatten Sie also eine andere Möglichkeit?«). Wenn eine Therapeutin eine Seite des Konflikts einnimmt und versucht, eine Patientin davon zu überzeugen, dass das traumatische Ereignis nicht ihre Schuld war, wird die Patientin wahrscheinlich noch starrer in ihrer Argumentation für die andere Seite werden und der Therapeutin sagen: »Sie verstehen das einfach nicht«, »Sie waren nicht dabei« o.Ä. Wenn die Patientin darauf beharrt: »Sie verstehen nicht«, ist es die Aufgabe der Therapeutin, zu sagen: »Sie haben recht. Ich verstehe es nicht. Bitte sagen Sie mir, was ich übersehe«. Das ist ein guter Hinweis, um dazu zurückzukehren, auf sanfte, klärende Weise Fragen zu stellen. Der Stil der Therapeutin sollte neugierig und sogar verwundert sein, aber nicht argumentativ oder befragend. (Eine Therapeutin ist keine Anwältin im Kreuzverhör!)

Ein weiterer häufiger Fehler ist, zur Prüfung von Annahmen überzugehen (d.h. die objektiven Beweise zu bewerten), bevor genügend klärende Fragen gestellt worden sind. Selbst wenn die Patientin Traumaberichte schreibt (Abschn. 18.1), kann es wichtige Informationen über den Kontext der Situation geben, die fehlen und die die Therapeutin kennen muss, um den sokratischen Dialog zu führen. Im Rahmen der CPT muss eine Therapeutin viele klärende Fragen stellen, um den Kontext und die tatsächlichen Optionen, die die Patientin hatte, zu verstehen. Wenn etwa jemand einen geliebten Menschen bei einem Brand nicht retten konnte, könnte die Therapeutin fragen, wo und wie weit die Betroffene entfernt war, als sie merkte, dass das Haus brannte. Wie viele Sekunden / Minuten hat es gedauert, bis sie erkannte, was los war und dass jemand eingeschlossen war? Was hat sie getan (hat sie z. B. die Feuerwehr gerufen oder versucht, nach oben zu gehen)? Und was konnte sie nicht tun (wurde sie z. B. von den Flammen und dem Rauch zurückgetrieben)? Die Therapeutin könnte fragen, welche Art von Feuerwehrausrüstung sie hatte (z. B. Maske, feuerfester Anzug), um ihr zu helfen, zu erkennen, dass sie im Moment der Bedrohung nicht mehr hätte tun können. Wie lange hat es gedauert, bis die Feuerwehrleute eintrafen? Wenn sie schnell kamen, kann die Therapeutin fragen, warum auch die Feuerwehrleute die Person nicht retten konnten. Wenn die Patientin den Begriff »Schuld« oder »Fehler« verwendet, kann die Therapeutin sie nach ihren Absichten in dieser Situation fragen. Die Patientin kann realistisch betrachtet sehr mutig gewesen sein bei ihren Versuchen, die andere Person zu retten, was das genaue Gegenteil der Absicht ist, dass die Person sterben soll.

Da der sokratische Dialog zu Beginn der Therapie innerhalb der Sitzungen stattfindet, sollte die Therapeutin mithilfe der ABC-Blätter die Fragen modellieren, die bald in **AB 14** »Erkundende Fragen« eingeführt werden. Im Verlauf der Traumabearbeitung wird die Therapeutin jedoch mehr klärende Fragen verwenden, um den Kontext des Traumas besser zu verstehen und der Patientin zu helfen, zu erkennen, wie wichtig der Kontext war (z. B. wie jung die Patientin war; wie schnell das Ereignis geschah; dass die Patientin zu überrascht war, um sich schnell auf die Situation einzustellen; welche Möglichkeiten die Patientin tatsächlich hatte und während des Ereignisses in Betracht ziehen konnte; wieso die Patientin das Unmögliche nicht tun konnte). Es ist zu erwarten, dass etwa 80–90 % der Fragen im sokratischen Gespräch klärende Fragen sind, zusammen mit einigen zusammenfassenden Aussagen, um sicherzustellen, dass Sie mit der Patientin auf dem richtigen Weg sind.

Ein weiterer häufiger Fehler ist, zu früh aufzuhören und die Argumentation der Patientin nicht weiter systematisch zu hinterfragen. CPT-Anfängerinnen stellen vielleicht eine Frage zu einer Denkfalle, erhalten eine Antwort und hören dann auf oder wechseln das Thema. Sie wissen nicht, wo sie weiter machen sollen. Therapeutinnen, denen beigebracht wurde, in der Therapie keine Fragen zu stellen, fühlen sich manchmal unwohl dabei, die Fakten und die Argumentation ihrer Patientinnen zu analysieren. Die Antwort auf eine Frage sollte ganz natürlich zur nächsten Frage führen, um im Kontext des Traumas zu ermitteln, welche Möglichkeiten die Patientin zu diesem Zeitpunkt tatsächlich hatte und (falls sie überhaupt Möglichkeiten hatte) warum sie sich für eine bestimmte entschied. Wir haben die Erfahrung gemacht, dass die meisten Patientinnen in der kurzen Zeit, in der sie eine Entscheidung treffen mussten, keine wirkliche Wahl hatten und die Möglichkeit wählten, die sie als die am wenigsten schädliche empfanden, oder dass sie Anordnungen oder Verfahrensregeln befolgen mussten. Wenn klärende Fragen im Sinne einer konstruktiven Neugier gestellt werden, d. h. wenn versucht wird, zu verstehen, was passiert ist und wie die Patientin zu den Annahmen gekommen ist, die zu einer anhaltenden PTBS geführt haben, gibt es keine Fragen, die unzulässig sind. Wenn etwa ein männliches Opfer sexuellen Missbrauchs in der Kindheit die Denkfalle hat, dass es etwas an ihm gegeben haben muss, das den Täter dazu brachte, ihn zu wählen, gibt es viele Fragen, die die Therapeutin stellen könnte. Das folgende Beispiel enthält klärende Fragen, Psychoedukation und zusammenfassende Erklärungen.

Th: Waren Sie mit dem Täter alleine und niemand anderes war in der Nähe?

P: Ja, aber warum hat er das mit mir gemacht? Hielt er mich für pervers?

Th: Hat er gesagt, Sie seien pervers?

P: Nein, er hat nicht viel gesagt.

Th: Wie kommen Sie auf die Idee, dass er Sie für pervers gehalten haben könnte?

P: Darf ich Ihnen etwas sagen?

Th: Ja, natürlich. Sie können mir alles sagen.

P: Ich war erregt, als er mich befummelte, also muss ich ein Perverser sein. Ich kann nicht glauben, dass ich erregt war.

Th: Sie hatten also den Gedanken, dass Sie pervers sind? Lassen Sie mich Ihnen etwas erklären, was vielleicht hilfreich ist. Wenn Ihre Genitalien stimuliert werden, reagieren darauf die Nervenendigungen, die dort sind, ob Sie es wollen oder nicht. Es ist, als ob man gekitzelt wird. Man reagiert automatisch, und wenn die Person nicht aufhört oder man nicht will, dass sie es tut, ist es nicht immer angenehm. Es gibt einen Unterschied zwischen Erregung und Genuss.
Haben Sie genossen, was er mit Ihnen gemacht hat?

P: Nein! Ich habe es gehasst. Ich fühlte mich schmutzig, aber ich war nur ein Kind. Manchmal fühlte es sich gut an, aber manchmal ließ er mich Dinge tun, bei denen ich das Gefühl hatte, die Kontrolle zu verlieren.

Th: Kennen Sie zufällig das Alter, ab dem sexuelle Handlungen als einvernehmlich betrachtet werden? Wie alt muss jemand sein, damit er sich für Sex mit einem Erwachsenen entscheiden kann und es keine Straftat des Erwachsenen ist?

P: Wenn man erwachsen ist?

Th: Richtig. Selbst wenn er Ihnen also ein gutes Gefühl verschafft hat, was manchmal der Fall gewesen sein mag, hat er ein Verbrechen an Ihnen begangen, weil Sie zu jung waren, um zuzustimmen. In Anbetracht dessen, wer ist Ihrer Meinung nach pervers?

P: Er war es. Ich nicht.

Th: Und ich glaube, Sie haben es deutlich gesagt: Er hat Sie gezwungen, Dinge zu tun.

P: Aber warum hat er mich ausgewählt? War da etwas an mir?

Th: Könnte Bequemlichkeit eine Rolle gespielt haben? Und wissen Sie, ob Sie der Einzige waren, den er missbraucht hat?

Ein Hinweis: Manche Denkfallen sind in der Denkweise mancher Patientinnen so fest verankert, dass sie Fragen nicht beantworten oder besonders hartnäckig darauf beharren, dass es ihre Schuld sein muss oder sie fälschlicherweise andere beschuldigen. Zunächst sollten sich Therapeutinnen daran erinnern, dass der sokratische Dialog schon früh in der Therapie beginnt und dass nicht alle Denkfallen beim ersten Mal, wenn sie angesprochen werden, gelöst werden müssen. Wenn eine Denkfalle besonders hartnäckig zu sein scheint, ist es möglich, dass eine Patientin nicht akzeptieren will, dass das Ereignis stattgefunden hat, und sich an die Denkfalle klammert, um das Geschehene im Nachhinein zu leugnen. Dies ist eine Form der Vermeidung. Es ist auch möglich, dass die Patientin eine stärkere Denkfalle oder eine Grundüberzeugung schützt, die, wie oben beschrieben, als Tatsache akzeptiert wird. Wenn die Patientin besonders resistent gegenüber einer bestimmten Denkfalle zu sein scheint, kann die Therapeutin so etwas sagen wie: »Dieser Gedanke scheint Ihnen sehr wichtig zu sein. Ich denke, wir sollten mehr Zeit damit verbringen, ihn in der Therapie zu besprechen.«

Ein weiterer Fehler der Therapeutin ist das Springen von einer Denkfalle zu einer anderen. Es ist üblich, dass Patientinnen andere Denkfallen als Beweis für die zu bearbeitende Denkfalle heranziehen, aber es ist ein Fehler, wenn die Therapeutin anfängt, verschiedenen Denkfallen nachzugehen, ohne die Bearbeitung der ersten beendet zu haben. Die richtige Reaktion wäre zu sagen: »Das klingt wie ein weiterer Gedanke, nicht wie eine Tatsache. Lassen Sie uns das in Ihr Denkfallen-Logbuch eintragen und später darauf zurückkommen.« Die konsequente Verwendung der Arbeitsblätter ist auch deshalb hilfreich, weil die Therapeutin die Patientin auf den Gedanken in Spalte B des ABC-Blatts zurückverweisen kann oder sie ein neues ABC-Blatt schreiben lassen kann, sodass die Denkfalle jeweils direkt vor ihnen liegt (s. Kap. 8 und 9).

Obwohl es sich hierbei um ein kognitives Modell handelt, sollten Therapeuten den Patientinnen dennoch Zeit geben, ihre natürlichen Gefühle zu spüren, sobald diese auftauchen. Wenn ein Patientin ein primäres, natürliches Gefühl wie Traurigkeit erlebt oder die echte Angst, die sie zum Zeitpunkt des traumatischen Ereignisses gehabt hat, wiedererlebt oder die Hilflosigkeit spürt, die auf der Erkenntnis beruht, dass sie nichts tun konnte, um das Ereignis zu verhindern, kann die Therapeutin zunächst ruhig dasitzen und der Patientin erlauben, diese neuen Gefühle zu erleben. Die Therapeutin kann die

Patientin auffordern, die Gefühle zu benennen, sie nach ihren körperlichen Empfindungen fragen oder die natürlichen Gefühle bestätigen (z. B. »Es ist verständlich, dass Sie über den Verlust Ihrer Freunde traurig sind«). Natürliche Gefühle können auf subtilere Weise erlebt werden als die sekundären, durch Kognitionen erzeugten Gefühle; Therapeutinnen vergessen bei ihrem Streben nach kognitiver Veränderung möglicherweise, den primären, natürlichen Gefühlen Raum zu geben.

Die meisten Gefühle können entweder primär, natürlich oder sekundär sein. Wut kann ein natürliches Gefühl sein, wenn eine Patientin auf jemanden wütend ist, der ihr Schaden zufügen wollte. Wenn die Patientin jedoch auf jemanden wütend ist, der keine Kontrolle über die Situation hatte oder nicht einmal wusste, dass sie eingetreten ist, dann basiert die Wut auf Gedanken und ist daher sekundär. Wut kann auch als Vermeidungsstrategie eingesetzt werden, um andere Menschen, auch die Therapeutin, zurückzustoßen. Wut kann außerdem das »naheliegendste« Gefühl sein, um schmerzhaftere und verletzendere Gefühle (z. B. Traurigkeit, Angst) zu vermeiden. Eine Patientin kann Ekel vor dem empfinden, wozu sie während eines sexuellen Übergriffs gezwungen wurde, und dieser Ekel wäre ein natürliches Gefühl. Wenn die Patientin jedoch hinterher sagt: »Ich bin ekelhaft wegen dem, was mir passiert ist«, ist dies eine nachgeordnete Selbsteinschätzung der Patientin als Person und beruht auf ihren Schlussfolgerungen, nicht auf dem Ereignis selbst.

Wenn die Therapeutin nicht weiß, ob ein Gefühl natürlich ist oder durch Gedanken erzeugt wird, ist es durchaus zulässig, danach zu fragen. Im Fall des oben genannten Patienten kann die Therapeutin etwa fragen: »Warum empfinden Sie Ekel?« Wenn der Patient sagt: »Weil das, was [der Täter] mir angetan hat, ekelhaft war«, sollte die Therapeutin dieser Aussage zustimmen. Wenn der Patient jedoch sagt: »Weil ich jetzt dauerhaft beschädigt und beschmutzt bin«, kann die Therapeutin eine Reihe von Fragen dazu stellen,

- wer die Tat begangen hat,
- wie dauerhaft die Auswirkungen sind (z. B. »Wissen Sie, wie oft Ihre Haut seit dem Vorfall vollständig ersetzt wurde? Wussten Sie, dass es zum jetzigen Zeitpunkt keine einzige Stelle an Ihrem Körper mehr gibt, weder innen noch außen, die [der Täter] berührt hat?«),
- oder ob das Gefühl, beschmutzt zu sein, eine Form von emotionalem Schlussfolgern ist (z. B. »Ich fühle mich schmutzig, also bin ich schmutzig«).

Es ist auch hilfreich, diese Aussage in dem Moment festzuhalten und sie für eine spätere Bearbeitung in das Denkfallen-Logbuch aufzunehmen.

5.4.2 Denkfallen der Therapeutin

Nicht nur Patientinnen haben Denkfallen – wir alle können in unserem Leben Denkfallen haben, und auch Therapeutinnen können bei der Behandlung von Menschen mit PTBS auf sie stoßen. Therapeutinnen können Denkfallen in Bezug auf sich selbst als Behandelnde haben, in Bezug auf die Verfahren und Methoden, die ihnen beigebracht wurden und an die sie sich gehalten haben, oder auch in Bezug auf ihre eigene Angst, einen neuen Ansatz auszuprobieren (z. B. »Heißt das, Sie sagen, dass ich die ganze Zeit das Falsche getan habe?«). Eigene Denkfallen können davon abhalten, die CPT überhaupt auszuprobieren, oder sie können den Verlauf einer Behandlung beeinflussen (LoSavio, Dillon et al., 2019).

Denkfallen der Therapeutin vor Behandlungsbeginn

Denkfallen der Therapeutin vor der Durchführung der CPT sind häufig und weisen wahrscheinlich darauf hin, dass ihr die Forschungsergebnisse zur CPT nicht bekannt sind. Insbesondere ist ihr möglicherweise nicht bewusst, dass die Probandinnen in den CPT-Studien den Patientinnen und Patienten, die in der allgemeinen klinischen Praxis behandelt werden, sehr ähnlich sind (in der Tat können viele Fälle sogar noch komplizierter sein). Hier werden Beispiele für diese Denkfallen und Hinweise zu ihrer Überprüfung vorgestellt.

- »*Meine Patientin ist nicht bereit für eine traumafokussierte Therapie*«. Tatsächlich gibt es eine wachsende Zahl von Forschungsergebnissen, die darauf hinweisen, dass Patientinnen nicht darauf vorbereitet werden müssen, eine traumafokussierte Behandlung zu bewältigen (z. B. Dedert et al. 2021; Resick et al., 2014). Die meisten Studien zur CPT zur Behandlung der PTBS haben direkt mit der traumafokussierten Behandlung begonnen und die Patientinnen nicht mit Bewältigungskompetenzen oder anderen Maßnahmen vorbereitet. Die Verzögerung der Behandlung zur »Stabilisierung« vermittelt die Botschaft, dass die Patientinnen die Arbeit nicht bewältigen können oder dass diese zu gefährlich ist (d. h. »Fragilisierung«, Abschn. 5.3). Es ist wichtig, sich daran zu erinnern, dass Patientinnen mit PTBS seit Jahren mit ihren Erinnerungen an traumatische Ereignisse leben, und eine traumafokussierte Therapie es ihnen ermöglicht, selbst zu bestimmen, wann und wie sie über das Trauma denken.
- »*Meine Fälle sind komplexer als die der Teilnehmerinnen an Forschungsprojekten*«. Wie in früheren Kapiteln beschrieben, haben CPT-Studien im Gegensatz zu einigen Studien zur PTBS-Behandlung potenzielle Teilnehmerinnen nicht ausgeschlossen, weil sie komorbide Depressionen, Angststörungen, Persönlichkeitsstörungen, komplexe PTBS oder sogar dissoziative Störungen hatten. Die Einbeziehung von Personen mit Substanzkonsumstörungen (SUDs) wurde im Laufe der Zeit modifiziert. In Studien zur CPT wurden Personen, die Substanzen missbrauchen, nie ausgeschlossen, aber in früheren Studien mussten sie möglicherweise warten, wenn sie physiologisch abhängig waren. In einigen neueren Studien wurden Patientinnen mit jeglicher Art von SUD nicht ausgeschlossen. CPT-Forschungsprojekte beziehen auch Menschen mit Suizidgedanken ein und schließen sie nur dann aus, wenn sie sich selbst oder anderen unmittelbar zu schaden drohen und stationär behandelt werden müssen.
- »*Meine Patientin ist zu instabil für eine traumafokussierte Behandlung*«. Ähnlich wie die obige Denkfalle über einen Patienten, der nicht bereit für eine CPT ist, zeigt diese Denkfalle, dass die Therapeutin besorgt darüber ist, dass es der Patientin schlechter

gehen könnte. Wie im Kapitel 2 erwähnt, beginnt die Verringerung der Suizidgedanken in Sitzung 1 der CPT.

- »*Wenn ich ein Manual verwende, erstickt es meine Kreativität und beeinträchtigt den Beziehungsaufbau*« oder »*Manuale sind zu restriktiv*«. Es ist unrealistisch, zu erwarten, dass für jede Patientin eine neue Therapie entwickelt wird. Natürlich sieht die CPT bei jeder Patientin anders aus, basierend auf individuellen Fallkonzepten und unterschiedlichen Beziehungen zwischen Patientin und Therapeutin. Wir haben jedoch die Erfahrung gemacht, dass die Beziehung sofort und auf natürliche Weise entsteht, wenn die Therapeutin aufmerksam ist und sich dafür interessiert, was die Patientin über das traumatische Ereignis denkt. Viele Patientinnen haben in früheren Therapien die Erfahrung gemacht, dass die Therapeutin es vermieden hat, über die PTBS oder die traumatischen Ereignisse zu sprechen, sodass die Tatsache, dass die Therapeutin sich dafür interessiert, wie die Patientin über das Trauma denkt und fühlt, eine unmittelbare Verbindung aufbaut.
- »*Die CPT funktioniert nicht bei Komorbiditäten [Depressionen, Drogenmissbrauch, Persönlichkeitsstörungen]*«. In Kapitel 2 finden Sie Belege, die dieser Denkfalle widersprechen.
- »*Patientinnen werden nicht so viele Hausaufgaben machen.*« Ob eine Patientin während der CPT Arbeitsblätter ausfüllt (und wenn ja, wie viele), hängt davon ab, wie gut die Therapeutin die Bühne für die Arbeit außerhalb der Sitzung bereitet. Dieses Thema wird in Kapitel 6 ausführlich behandelt. Manche Patientinnen üben nicht so viel wie andere, aber das sollte im Zusammenhang mit Vermeidung besprochen werden, ebenso wie die Bedeutung des Übens beim Erlernen einer neuen Fähigkeit – einer neuen Art zu denken. Es kann hilfreich sein, die Patientin daran zu erinnern, dass beim Erlernen eines neuen Hobbys, einer Sportart oder eines Musikinstruments im Allgemeinen empfohlen wird, jeden Tag ein wenig zu üben, um maximale Fortschritte zu erzielen.

Denkfallen der Therapeutin in Bezug auf die Diagnostik und die Behandlung im Allgemeinen

- »*Es dauert zu lange, regelmäßig diagnostische Untersuchungen durchzuführen.*« Die Durchführung der PCL-5 und des PHQ-9 dauert jeweils etwa 5 Minuten. Bitten Sie die Patientin nach Möglichkeit, 10 Minuten früher zur Therapiesitzung zu kommen, damit sie die Fragebögen vor Beginn der Sitzung ausfüllen kann. Wenn die Praxis über einen Empfang verfügt, können die Mitarbeiterinnen der Patientin die Fragebögen bereits auf einem Klemmbrett aushändigen, ähnlich wie bei den Formularen, die man in einer Arztpraxis ausfüllt. Wenn es keinen Empfang gibt, kann ein Umschlag mit den Skalen im Wartezimmer für die Patientin hinterlassen werden. Zu Beginn der Sitzung kann die Therapeutin die Fragebögen schnell auswerten und einschätzen, ob die Werte eine Stabilität, eine Verschlechterung oder eine Verbesserung der Symptome anzeigen. Wenn sich die Werte verschlechtern, sollte die Therapeutin erfragen, ob die Patientin ein anderes Ereignis bewertet hat, ob die Patientin die Skala als allgemeines Stressmaß für aktuelle Ereignisse verwendet hat, ob die Patientin den falschen Zeitrahmen verwendet (d. h. nicht nur die letzte Woche) oder ob sich die Werte wirklich verschlechtern. Es ist möglich, dass die Patientin in dem Moment, in dem sie aufhört, Gedanken an das traumatische Ereignis zu vermeiden, einen vorübergehenden Anstieg der Werte erlebt, weil die intrusiven Erinnerungen, Alpträume und negativen Gefühle sowie das Auftreten von Denkfallen zunehmen. Wenn dies der Fall ist, sollte sie beruhigt werden: »Das ist ein gutes Zeichen dafür, dass Sie nicht mehr vermeiden, an das Ereignis zu denken, wie Sie es seit dem Trauma getan haben, sondern dass Ihr Gehirn Sie dazu bringt, sich dem Ereignis zu stellen.«

- *»Wenn die PTBS-Werte der Patientin nicht abnehmen, bedeutet dies, dass ... [z. B. ich mache die CPT falsch, ich bin eine schlechte Therapeutin].«* Es ist wichtig, dass die Therapeutin es nicht persönlich nimmt, wenn die Werte der Patientin nicht abnehmen. Manche Therapeutinnen vermeiden es genau aus diesem Grund, während der Behandlung eine Evaluation vorzunehmen: Sie konzentrieren sich auf sich selbst und ihre eigenen Unsicherheiten und nicht auf die Fortschritte der Patientin. Wie das CPT-Manual (Kap. 6–17) zeigt, gibt es viele Gründe, warum sich – insbesondere zu Beginn der Therapie – die Werte einer Patientin nicht verringern. Es kann sein, dass sie die Übungsaufgaben nicht macht, dass sie häufig Sitzungen absagt oder dass sie zuerst an dem falschen traumatischen Ereignis arbeitet. Oder die Patientin erzählt der Therapeutin nicht, was das eigentliche Indexereignis ist, weil sie es vermeidet oder sich schämt. Eine fehlende Verringerung der Symptome sollte der Therapeutin signalisieren, dass es an der Zeit ist, innezuhalten und die Patientin zu fragen, was dahintersteckt, oder die innere Skala, die die Patientin bei der Bewertung der Items der Fragebögen verwendet, neu zu justieren.
- *»Wenn die Werte der Patientin nicht abnehmen, muss ich die Therapie ändern.«* Wie in Sitzung 11 besprochen, können Patientinnen, die ihre Genesung nicht in 12 Sitzungen abschließen, diese wahrscheinlich erreichen, indem sie die CPT mit dem Denkfallen-Logbuch und dem Arbeitsblatt »Alternative Gedanken« für einige zusätzliche Sitzungen weiter anwenden. Der Wechsel zu einer anderen Therapieform kann für eine Patientin ziemlich verwirrend sein, vor allem, wenn die Grundlagen der neuen Therapie ganz anders sind als die der CPT. Die Therapeutin möchte vielleicht Rücksprache halten, sollte aber wahrscheinlich den Kurs beibehalten und den Inhalt der Flashbacks, der aufdringlichen Erinnerungen und der Albträume der Patientin überprüfen und herausfinden, was die Patientin immer noch vermeidet. Die Gedanken an die vermiedenen Erinnerungen oder die Trigger können Denkfallen beinhalten, die noch nicht gründlich bearbeitet wurden.
- *»Wenn ich meine Patientin unterbreche, werde ich sie beleidigen«, »Wenn ich ihr nicht bis zum Ende zuhöre, ist das invalidierend« oder »Wenn ich auf Vermeidungen eingehe, werde ich unsere Beziehung beschädigen.«* Diese Denkfallen sind Variationen eines Themas: Eine Therapeutin macht sich Sorgen darüber, was eine Patientin von ihr denkt, und befürchtet, dass sie die Patientin irgendwie beleidigen könnte. Einigen Therapeutinnen wurde beigebracht, zu reflektieren oder Interpretationen zu liefern, und Patientinnen niemals zu unterbrechen oder ihnen zu erlauben, in der Therapie über alles zu sprechen, was sie wollen. In der CPT würde eine Therapeutin, die dies

zulässt, als Kollaborateurin der Vermeidung betrachtet, denn diese Überzeugungen laufen den Prinzipien der CPT zuwider. Es ist typisch für Patientinnen, dass sie zu Therapiesitzungen kommen und ankündigen, dass sie in dieser Sitzung über etwas anderes sprechen wollen, das Wort ergreifen und mit einer Erzählung beginnen, die einen Großteil der Sitzung in Anspruch nimmt. Sie versuchen vielleicht auch auf andere Weise, das Thema von den Aufgaben für diese Sitzung oder dem Indextrauma abzulenken. All dies ist Vermeidung, und es ist wichtig, dass die Therapeutin nicht zu einer solchen Vermeidung beiträgt.

Möglicherweise muss die Therapeutin zu Beginn der Behandlung einige Grundregeln für Abschweifungen und im Hinblick auf Vermeidungsverhalten aufstellen. Da es beispielsweise in jeder Sitzung viel zu besprechen gibt, könnte die Therapeutin entweder verbal unterbrechen oder ein nonverbales Zeichen geben (z. B. eine Hand wie ein Stoppschild hochhalten oder ein »T« für »Auszeit« anzeigen), um die Sitzung wieder auf den richtigen Weg zu bringen. Die Therapeutin kann diese Grundregeln sanft, aber bestimmt aufstellen, damit die Sitzungen nicht zu lang werden. Es ist durchaus möglich, alle Ziele für jede Sitzung innerhalb von 50-60 Minuten zu erreichen, aber nicht, wenn die Therapeutin eine der genannten Denkfallen hat. Eine Überprüfung der Behandlungsgrundlagen mit der Patientin wird zeigen, warum es weder unhöflich noch invalidierend ist, die Patientin auf den Inhalt der Sitzung zurückzubringen, sondern im besten Interesse ihrer Behandlung liegt.

CPT-spezifische Denkfallen der Therapeutin

- »*Ich schaffe es nicht, das Material für die Sitzung durchzuarbeiten.*« Erfahrene CPT-Therapeutinnen sind in der Lage, das in jeder Sitzung vorgeschriebene Material durchzugehen, sodass dies wahrscheinlich eine Denkfalle ist, die eine Therapeutin hat, die neu mit der CPT begonnen hat. Es ist nicht notwendig, jedes Arbeitsblatt, das die Patientin während der Sitzung ausgefüllt hat, im Detail durchzugehen. Die Therapeutin und die Patientin können sich die Arbeitsblätter grob ansehen, und die Therapeutin kann erkennen, ob die Patientin Probleme beim Ausfüllen hatte oder die Konzepte verstanden hat. Sie kann ein oder zwei wichtige Themen herausgreifen, auf die sie sich konzentriert, insbesondere die wichtigsten auf Assimilation beruhenden Denkfallen, Arbeitsblätter, mit denen die Patientin Schwierigkeiten hatte, oder solche zu einem der Themen, die in der zweiten Therapiehälfte behandelt werden. Außerdem neigen viele Therapeutinnen dazu, sich in der Geschichte zu verlieren, die dem Arbeitsblatt vorausgeht, anstatt sich auf die Denkfallen zu konzentrieren und der Patientin zu helfen, die Beweise im Kontext dieses Gedankengangs zu betrachten.
- »*Wir können nicht weitermachen, wenn die Patientin das Material nicht beherrscht*« oder »*Alles [Arbeitsblätter, Sitzungen usw.] muss perfekt sein.*« Wir haben uns manchmal mit Therapeutinnen beraten, die immer wieder ABC-Blätter als Aufgabe gegeben haben und nicht zum Arbeitsblatt »Erkundende Fragen« übergegangen sind, weil sie sich nicht sicher waren, ob ihre Patientinnen ihre Gefühle richtig benennen konnten, oder weil die Patientinnen Schwierigkeiten hatten, ihre Gedanken in eine gute Denkfallen-Form zu bringen. Der Zweck dieser aufeinander aufbauenden Aufgaben ist es

jedoch, so schnell wie möglich zum Arbeitsblatt »Alternative Gedanken« zu gelangen, da es alternative, ausgewogenere und auf Tatsachen basierende Aussagen enthält, die den Denkfallen widersprechen. Das Arbeitsblatt »Alternative Gedanken« enthält das ABC-Blatt, sodass die Patientin viele Gelegenheiten hat, zu lernen, wie man Tatsachen von Gedanken unterscheidet und wie Gedanken zu bestimmten Gefühlen führen. Perfektion ist für Therapeutinnen ebenso wenig ein Ziel wie für Patientinnen. Wie wir in diesem Kapitel betont haben, ermutigen wir Therapeutinnen, sich an das CPT-Manual zu halten.

- »*Wenn ich das Manual vor mir liegen habe, wirke ich inkompetent.*« Wir raten den Therapeutinnen, ihre Manuale auf dem Schoß oder auf dem Tisch vor sich liegen zu haben, so wie die Patientinnen ihre Ordner oder PDFs mit den Therapiematerialien vor sich liegen haben. Wir haben noch nie gehört, dass sich eine Patientin beschwert hat, wenn eine Therapeutin gesagt hat: »Ich werde das Manual offenlassen, um darin nachzuschlagen, damit ich nichts verpasse, was wir in dieser Sitzung behandeln sollten. Ich möchte Ihnen die bestmögliche Therapie bieten.«
- »*Ich kann die Patientin nicht zwingen, sich für ein Trauma zu entscheiden.*« Es ist wichtig, zu bestätigen, dass alle traumatischen Ereignisse einer Patientin wichtig sind, aber deutlich zu machen, dass es am besten ist, die Behandlung mit *dem* Trauma zu beginnen, das derzeit die meisten PTBS-Symptome verursacht. Nach den ersten Sitzungen kann die Patientin alle anderen Traumata mit zusätzlichen Arbeitsblättern in die Therapie einbeziehen. Der Versuch, alle traumatischen Ereignisse auf einmal zu bearbeiten, wird am Ende dazu führen, dass nur eine vage Überprüfung der Denkfallen stattfindet, und es ist wahrscheinlich, dass viele der traumatischen Ereignisse zu ähnlichen Denkfallen geführt haben.
- »*Ich werde nicht wissen, wie ich mit den Denkfallen der Patientin arbeiten soll.*« Dies ist eine häufige Sorge von Therapeutinnen, die neu mit der CPT begonnen haben und die sokratische Gesprächsführung noch nicht beherrschen. Statt sich Gedanken darüber zu machen, was sie als Nächstes fragen soll, sollte die Therapeutin zuhören, was die Patientin sagt, und bemerken, was keinen Sinn ergibt (z. B. »Wie konnte die Patientin an zwei Orten gleichzeitig sein?« oder »Wie konnte ein Sechsjähriger verstehen, was ein inakzeptables Verhalten eines Erwachsenen ist?«). Ein naheliegender Ansatzpunkt ist die Frage nach der Absicht der Patientin in dieser Situation und nach ihren Erwartungen aufgrund ihrer früheren Erfahrungen. Die Therapeutin kann sich dann darauf konzentrieren, mehr über den tatsächlichen Kontext der Situation herauszufinden und welche Möglichkeiten die Patientin unter diesen Umständen realistisch hatte. Die Lösung besteht darin, sich darauf zu konzentrieren, was die Patientin während des Indextraumas gedacht, gefühlt und getan hat.
- »*Wenn wir die schriftlichen Traumaberichte nicht machen, kann die Patientin nicht gesund werden.*« Dieser letzte Knackpunkt rührt von einer weit verbreiteten Überzeugung her, die der Expositionsforschung zugrunde liegt, mit der das Feld der PTBS-Behandlung begann, nämlich dass es ein notwendiger Bestandteil der Behandlung ist, die Patientinnen ihre traumatischen Ereignisse erneut durchleben zu lassen. Die in Kapitel 2 besprochene Dismantlingstudie von Resick et al. (2008) zur CPT hat ge-

zeigt, dass die CPT+A die Therapieergebnisse nicht verbessert, sondern sogar den Fortschritt beim Erreichen einer klinisch signifikanten Verbesserung verlangsamt. Schumm et al. (2015) haben auch gezeigt, dass Veränderungen von Kognitionen Veränderungen der PTBS-Symptome vorhersagen und, wie in Abschnitt 5.3 erwähnt, fanden Alpert et al. (2023) heraus, dass Patientinnen die Therapie eher abbrachen, wenn Therapeutinnen mehr emotionales Erleben während der Sitzung förderten.

II Manual

6 Sitzung 1: Überblick über PTBS und CPT

6.1 Ziele, Interventionen und Tagesordnung

Die übergeordneten Ziele der ersten CPT-Sitzung bestehen darin, den Patientinnen zu vermitteln, was eine Posttraumatische Belastungsstörung ist, wie sie in ihrer Genesung von dem Trauma »steckengeblieben« sind und auf welche Weise die CPT sie auf den Weg der Genesung bringen wird. Das wichtigste unmittelbare Ziel ist jedoch, die Patientinnen für die Behandlung zu gewinnen, damit sie nicht vermeiden und die Behandlung vor oder nach der ersten Sitzung abbrechen – wie es bei PTBS häufig der Fall ist.

Zunächst beschreibt die Therapeutin die Symptome der PTBS und bittet die Patientin, Beispiele für ihre eigenen Symptome zu schildern. Anschließend wird erläutert, was mit dem Körper und dem Denken während traumatischer Ereignisse geschieht. Dann erklärt die Therapeutin die kognitive Theorie der PTBS und, wie Menschen versuchen, ihre früheren Überzeugungen hinsichtlich Vorhersagbarkeit und Kontrolle sowie ihren Glauben an eine gerechte Welt aufrechtzuerhalten. Schließlich wird dargestellt, wie CPT der Patientin beibringt, ihre eigene Therapeutin zu werden: Die CPT gibt die Werkzeuge an die Hand, eigene Gedanken zu überprüfen und Gefühle auf eine vorher nicht gekannte Weise zu benennen. Dabei ist das Ziel, die primären, natürlichen Gefühle zu fühlen, die durch das Trauma entstanden sind, und die Gedanken zu verändern, die die Patientinnen in sekundären Gefühlen festhalten. Diese erste Sitzung setzt voraus, dass die Patientinnen bereits an einer oder mehreren diagnostischen Sitzung(en) teilgenommen und der Teilnahme an der CPT zugestimmt haben.

Festlegung der Tagesordnung
Es sollte erklärt werden, dass sich die erste Sitzung der CPT etwas von den übrigen Sitzungen unterscheidet, da die Therapeutin in dieser Sitzung mehr redet. Das wird sich jedoch im Laufe der Zeit ändern: Die Patientin redet dann mehr, während die Therapeutin bei Problemen mit den Aufgaben beratend fungiert. In dieser ersten Sitzung klärt die Therapeutin über die Symptome der PTBS auf, erläutert, warum die PTBS ein Problem der nicht erfolgten Genesung ist, beschreibt die Rolle von Vermeidung für die Aufrechterhaltung der Symptome, die Funktionsweise der PTBS im Gehirn, die kognitive Theorie der PTBS und wie die CPT funktioniert. Die Sitzung endet mit der Besprechung der ersten Aufgabe.

Ablauf Sitzung 1	**Dauer**	**Material**
(1) PCL-5 und PHQ-9 besprechen, Tagesordnung festlegen	5 Min.	▶ AB 1 ▶ AB 2
(2) Symptome der PTBS beschreiben und die Theorie erläutern, warum manche Menschen nicht vom traumatischen Ereignis genesen, sondern steckenbleiben	10 Min.	
(3) Den Zusammenhang der PTBS mit dem Gehirn beschreiben	10 Min.	
(4) Die kognitive Theorie der CPT beschreiben	10 Min.	
(5) Die Rolle von Gefühlen bei der Genesung von traumatischen Erlebnissen erläutern	5 Min.	
(6) Kurz das Indextrauma besprechen	5 Min.	
(7) Gesamtverlauf der Therapie beschreiben	5 Min.	
(8) Die erste Übungsaufgabe besprechen und vereinbaren	5 Min.	▶ AB 5
(9) Reaktionen auf die Sitzung und die Aufgabe erfragen	5 Min.	

6.2 PTBS-Symptome und Entstehungsmodell der PTBS erörtern

Anstatt nur die Symptome und Cluster einer PTBS-Diagnose aufzulisten, müssen wir unseren Patientinnen und Patienten helfen zu verstehen, *warum* sich bei manchen Menschen später eine PTBS entwickelt. Daher ist es wichtig, nicht nur die Liste der PTBS-Symptome zu kennen, sondern auch zu verstehen, wie sie zusammenwirken und manche Menschen an der Genesung hindern. Traumatische Erlebnisse sind dadurch definiert, dass die Patientin mit dem drohenden Tod, einer schweren Verletzung oder einem sexuellen Übergriff konfrontiert war oder solche Traumata einem nahen Angehörigen oder engen Freundinnen passiert sind (im DSM Trauma-Kriterium A).
Intrusive Symptome. In der PCL-5 (**AB 1**) beziehen sich die ersten fünf Items auf intrusive Symptome. Diese sollten *nicht* als wiederholtes Denken an das Ereignis beschrieben

werden, sondern als unerwünschte und belastende Erinnerungen an das traumatische Ereignis. Sie können tagsüber in Form von intrusiven Bildern oder Flashbacks oder nachts in Form von Albträumen auftreten. Manche Menschen erleben Belastung durch intrusive Symptome auch dann, wenn etwas sie an ein Ereignis »erinnert«, an das sie sich bewusst nicht oder nur teilweise erinnern können.

Vermeidungsverhalten. Die Items 6 und 7 der PCL-5 befassen sich mit dem Vermeidungsverhalten – Vermeidung von belastenden Erinnerungen an das Ereignis und Vermeidung von äußeren Hinweisreizen, die an das Ereignis erinnern. Diese beiden Arten der Vermeidung können sich sehr unterschiedlich manifestieren. Im Rahmen der Therapie bestehen die häufigsten Arten der Vermeidung beispielsweise darin, dass Patientinnen nicht oder zu spät zu den Sitzungen kommen oder ihre Übungsaufgaben zwischen den Sitzungen nicht durchführen. Möglicherweise versuchen sie auch, ein belastendes Thema in der Sitzung zu vermeiden und über etwas Alltäglicheres zu sprechen. Weitere Formen der Vermeidung sind Substanzgebrauch oder andere selbstschädigende Verhaltensweisen, um Erinnerungen und Gefühle zu betäuben oder um ohne Albträume schlafen zu können.

Alle diese Formen der Vermeidung sind kurzfristig wirksam, verhindern aber die Verarbeitung des traumatischen Ereignisses. Es gibt wahrscheinlich so viele Formen der Vermeidung, wie es Patientinnen gibt. Als Therapeutinnen müssen wir immer auf Vermeidung achten. Wir müssen Vermeidungsverhalten als Symptom benennen und betonen, dass es langfristig keine wirksame Bewältigungsform im Hinblick auf das Ziel der Patientin, die PTBS zu reduzieren, darstellt. Auf dem Infoblatt »Genesung oder Nicht-Genesung von PTBS-Symptomen nach traumatischen Ereignissen« (**INFO 1**) ist Vermeidung in der Abbildung im oberen Teil *nicht* enthalten, da diese Abbildung den Prozess der natürlichen Heilung veranschaulicht. Die Abbildung im unteren Teil des Informationsblatts enthält dagegen die Vermeidungssymptome der PTBS und diese Symptome sollten zuletzt besprochen werden (d. h. *nicht* in der Reihenfolge, in der sie in der PCL-5 abgefragt werden).

Kognitive und emotionale Symptome. Die nächste Gruppe von Symptomen in der PCL-5 umfasst eine Reihe von problematischen kognitiven und emotionalen Reaktionen auf traumatische Ereignisse. Obwohl die kognitiven Symptome später in der Sitzung im Rahmen der kognitiven Theorie der PTBS beschrieben werden, ist es gut, die Antworten der Patientin an dieser Stelle als Referenz zu erfragen.

Zu den kognitiven Symptomen gehören

- starke negative Überzeugungen über sich selbst (z. B. »Ich bin wertlos«), andere (z. B. »Niemand ist freundlich«) oder die Welt (z. B. »Die Welt ist schrecklich«),
- anhaltende verzerrte Schuldzuschreibungen gegenüber sich selbst (z. B. »Es ist meine Schuld, weil ich getrunken habe«) oder anderen, die die Folgen des traumatischen Ereignisses nicht beabsichtigt haben (z. B. »Er hätte uns nicht befehlen sollen, in das Gebäude zurückzugehen«)
- und sogar dissoziative Amnesie für Teile oder das gesamte Ereignis (nicht aufgrund von Kopfverletzungen, Rauschzuständen oder Bewusstlosigkeit).

Schuldzuweisungen. Obwohl es für Patientinnen in der Regel recht einfach ist, sich selbst die Schuld für die Verursachung oder das Versagen bei der Verhinderung traumatischer Ereignisse zu geben, fällt es ihnen möglicherweise schwer zu erkennen, dass die Beschuldigung anderer, die die Ereignisse nicht verursacht oder beabsichtigt haben, nicht zutreffend ist. So geben Patientinnen, die als Kinder missbraucht wurden, vielleicht ihren Müttern die Schuld, weil diese sie nicht vor den Tätern / Täterinnen geschützt haben, ohne zu bedenken, dass (1) ihre Mütter vielleicht nichts von dem Missbrauch wussten oder (2) die Mütter selbst missbraucht wurden und nicht in der Lage waren, sich und ihre Kinder aus der Situation zu befreien. Militärangehörigen wurde vielleicht implizit oder explizit beigebracht, dass alle unversehrt nach Hause kommen, wenn sie ihre Arbeit richtig machen. Wenn aktive oder ehemalige Militärangehörige bei ihrem eigenen Vorgehen keine Fehler finden können, z. B. wenn ihre Einheit in einen Hinterhalt geraten ist, suchen sie möglicherweise die Schuld bei anderen Militärangehörigen, Vorgesetzten oder dem Militär selbst, statt anzuerkennen, dass ein Hinterhalt unvorhersehbar ist und dass vielleicht niemand außer denjenigen, die den Angriff geplant haben, das Ereignis vorhersehen konnte.

Negative emotionale Veränderungen. Diese umfassen jede Art von anhaltenden negativen Gefühlen (z. B. Angst, Entsetzen, Wut, Schuldgefühle, Ekel, Scham), vermindertes Interesse oder geringere Teilnahme an wichtigen Aktivitäten oder das Gefühl, von anderen distanziert oder entfremdet zu sein. Trotz ihrer Versuche, ihre Gefühle zu unterdrücken, haben Menschen mit PTBS Durchbrüche negativer Gefühle, wenn sie an die traumatischen Ereignisse erinnert werden. Die einzigen Gefühle, die sie wirklich erfolgreich unterdrücken können, sind positive Gefühle wie Freude, Glück und Liebe. Das Fehlen positiver Gefühle und das Vorhandensein negativer Gefühle tragen auch dazu bei, dass das Interesse an früher geschätzten Aktivitäten nachlässt oder man sich von anderen Menschen distanziert oder abgeschnitten fühlt.

Erhöhte physiologische Erregung. Die letzte Gruppe von Items der PCL-5 umfasst Reaktionen, die auf erhöhte physiologische Erregung oder impulsives Handeln hindeuten. Zu diesen Symptomen zählen Wachsamkeit, ausgeprägte Schreckhaftigkeit, Konzentrationsprobleme und Schlafstörungen (Ein- oder Durchschlafprobleme). Dazu gehören auch Aggression als Ausdruck von Ärger sowie rücksichtsloses oder selbstschädigendes Verhalten, wie etwa wildes oder zu schnelles Autofahren, Motorradfahren ohne Helm, wahlloses Sexualverhalten oder andere riskante Verhaltensweisen, die darauf hindeuten, dass es den Patientinnen egal ist, ob sie leben oder sterben.

6.3 PCL-5 und PHQ-9 auswerten, Störungsmodell einführen

Nach der Eingangsdiagnostik, die auch schon die Erhebung der PCL-5 und des PHQ-9 umfasst, sollte die Patientin für Sitzung 1 die PCL-5 und den PHQ-9 (**AB 1** und **AB 2**, s. auch Kap. 3) bereits im Wartezimmer oder vor Beginn der Sitzung ausfüllen. Die Therapeutin wertet die PCL-5 aus und stellt die Ergebnisse grafisch dar. Ziel ist es, der Patientin zu zeigen, an welcher Stelle sie mit der Behandlung beginnt. Die Therapeutin fragt nach den besonders ausgeprägten PTBS-Symptomen und danach, wie die Patientin diese erlebt (z. B. welche Intrusionen oder Alpträume sie hat, welche Vermeidungssymptome sie am meisten erlebt). Anstatt die Symptome dann in Form einer Liste durchzugehen, stellt die Therapeutin diese im Rahmen des Störungsmodells der PTBS vor. Wenn Sie **INFO 1** »Genesung oder Nicht-Genesung von PTBS-Symptomen nach traumatischen Ereignissen« mit der Patientin durchgehen, beziehen Sie sich auf den oberen Teil des Informationsblatts, der die »normale« Genesung beschreibt. Weisen Sie darauf hin, dass die meisten Menschen, die ein hinreichend schweres Trauma erleben, zumindest für eine gewisse Zeit nach dem Ereignis unter einigen PTBS-Symptomen leiden. Sobald das Trauma vorbei ist, wird es zu einer Erinnerung, die die Betroffenen auf ausgewogene Art und Weise in ihr Verständnis von Erfahrungen und deren Ursachen sowie in ihre Sichtweise von sich selbst, anderen und der Welt integrieren müssen. Die Erläuterung der PTBS-Symptomcluster und ein Gespräch darüber, welche Symptome die jeweilige Patientin aufweist und wann sie auftreten, sind ein guter Ausgangspunkt für die Psychoedukation. Als Beispiel für eine solche Erläuterung könnte die Therapeutin etwa Folgendes sagen (in eigenen Worten, nicht wortwörtlich):

Psychoedukation

Eine Gruppe von PTBS-Symptomen sind aufdringliche Erinnerungen oder Erinnerungen, die Sie auf unerwünschte Weise »überfallen«. Die Symptome überfallen Sie, wenn Sie es nicht erwarten oder wollen – vielleicht, wenn Sie gerade einschlafen oder sich nicht wohlfühlen. Die Erinnerungen können in Form von Bildern oder Geräuschen, die mit dem Ereignis zusammenhängen, oder körperlichen oder emotionalen Reaktionen auftreten, wenn Sie auf etwas stoßen, das Sie an [*das Indexereignis*] erinnert. Können Sie mir Beispiele für diese Symptome des Wiederlebens nennen, die Sie haben? Wenn Sie diese Erfahrungen haben, ist es normal, dass Sie auch starke Gefühle empfinden, diese Gefühle gehören auf natürliche Art und Weise zu dem Erlebten dazu. Wenn Sie an das Trauma denken, welche Gefühle erleben Sie dann?

Sie haben auch Gedanken darüber, *warum* das Ereignis passiert ist, und in dem Versuch, zukünftige traumatische Ereignisse zu verhindern, geben Sie sich vielleicht selbst die Schuld oder suchen nach Fehlern, die Sie Ihrer Meinung nach gemacht haben. Diese Gedanken sind auch mit Gefühlen verbunden, aber mit anderen Gefühlen als denen, die auf natürliche Weise mit dem Ereignis verbunden sind. Ihre natürlichen Gefühle in Bezug auf das Ereignis könnten Angst, Wut oder Traurigkeit sein. Wenn Sie sich jedoch selbst die Schuld geben, fühlen Sie sich vielleicht schuldig oder schämen sich. Dies ist kein »natürliches« Gefühl (es sei denn, Sie haben den Schaden beabsichtigt), sondern ein Gefühl, das auf Ihren Gedanken beruht. Hatten Sie schon einmal solche Gedanken oder Gefühle?

Wenn sich diese Symptome des Wiedererlebens, Gefühle oder Gedanken für Sie unerträglich anfühlen, versuchen Sie vielleicht, ihnen zu entkommen oder sie zu vermeiden. Es gibt viele Möglichkeiten, wie Menschen vermeiden, über ein traumatisches Ereignis nachzudenken oder die Gefühle, die mit dem Ereignis zusammenhängen, zu empfinden. Hierzu gehört es, sich ständig zu beschäftigen, zu trinken oder Drogen zu nehmen, nicht zu den Therapiesitzungen zu kommen, zu spät zu kommen oder die Aufgaben nicht zu erledigen. Das sind alles Beispiele für Vermeidungsverhalten. Obwohl es verständlich ist, dass Sie vermeiden wollen, sich mit dem traumatischen Ereignis zu befassen, und Sie das vielleicht schon sehr lange tun, hindert die Vermeidung Sie daran, zu genesen.

Bei der Beschreibung der natürlichen Genesung von einem traumatischen Ereignis sollte auf Folgendes hingewiesen werden: Wenn aufdringliche Erinnerungen, starke Gefühle, Anspannung usw. ausgelöst werden, erhalten Menschen eher ein korrigierendes Feedback zu den tatsächlichen Ursachen der Ereignisse und erfahren eher Unterstützung für ihre natürlichen emotionalen Reaktionen, wenn sie sich selbst erlauben, ihre Gefühle zu spüren, über das Trauma nachzudenken und mit unterstützenden Menschen über ihre Gedanken zu sprechen. Es ist wahrscheinlich, dass natürliche Gefühle, die direkt aus der Flucht-, Kampf- und Erstarrungsreaktion entstehen (z. B. Angst, Wut), genau wie andere Gefühle, die nicht auf Gedanken basieren, relativ schnell abnehmen. (Ausgenommen davon ist Trauer, die ein andauernder Prozess ist.) In dem Maße, in dem die Gefühle abnehmen, werden die Betroffenen empfänglicher für andere Sichtweisen und für die Akzeptanz des traumatischen Ereignisses. Der obere Teil von **INFO 1** »Genesung oder Nicht-Genesung von PTBS-Symptomen nach traumatischen Ereignissen« zeigt, wie Gedanken, Gefühle und Anspannung bei der natürlichen Genesung zusammenwirken und wie sie im Laufe der Zeit abnehmen und sich voneinander abkoppeln. Nach einer Weile kann die Betroffene vielleicht sagen: »Ich erinnere mich daran, wie schrecklich das Ereignis war und wie schlecht ich mich damals gefühlt habe«, anstatt weiterhin starke Gefühle zu empfinden und die Erinnerungen wegschieben zu müssen. Das Ereignis wird zu einem Teil der Lebensgeschichte.

Der untere Teil von **INFO 1** zeigt, wie Menschen in ihrer Symptomatik stecken bleiben können und dann die Kriterien einer PTBS-Diagnose erfüllen. Anstatt natürliche Gefühle zuzulassen, mit anderen Menschen über ihre traumatischen Erlebnisse zu sprechen und deren Perspektive zu übernehmen und die Erinnerungen zuzulassen, statt diese zu vermeiden, um die Erlebnisse angemessen ins Gedächtnis zu integrieren (der Prozess der Akkommodation; s. Kap. 1), unterbrechen Menschen mit PTBS den natürlichen Genesungsprozess. Dies tun sie, indem sie einige oder alle Gefühle, Gedanken und andere Reaktionen auf das traumatische Ereignis um jeden Preis vermeiden. Unglücklicherweise verhindert die Vermeidung, die zwar keine anfängliche Reaktion auf ein traumatisches Ereignis ist, sobald sie als Bewältigungsstrategie eingesetzt wird, letztendlich die Genesung. Leider funktionieren die meisten Formen der Vermeidung (wie Aggression, Substanzmissbrauch und Rückzug von anderen) kurzfristig. Da sie jedoch langfristig nicht hilfreich sind, nehmen die Betroffenen sie immer mehr in Anspruch, oft in einem solchen Ausmaß, dass diese Verhaltensweisen zu eigenständigen komorbiden Störungen werden können. Wenn die Patientin bereits vor dem Trauma zu solchen dysfunktionalen Verhaltensweisen neigte, können diese sich nach dem Trauma verschlimmern. Wie im unteren Teil von **INFO 1** dargestellt, können die PTBS-Symptome von den Vermeidungssymptomen überschattet werden. Wenn eine Person mit PTBS jedoch aufhört, das Vermeidungsverhalten zu zeigen, treten die PTBS-Symptome zutage. Es ist beispielsweise bekannt, dass Menschen mit PTBS und Drogenmissbrauch eher einen Rückfall erleiden als Menschen mit Drogenmissbrauch allein. Sobald diese Patientinnen aufhören zu trinken oder Drogen zu nehmen, können sie mehr Flashbacks oder Alpträume erleben und die Wahrscheinlichkeit eines Rückfalls, um die PTBS-Symptome zu reduzieren, steigt.

Es ist wichtig, dass Patientinnen im Rahmen einer PTBS-Therapie die Rolle des Vermeidungsverhaltens bei der Aufrechterhaltung der Symptome verstehen und akzeptieren, dass sie ihre Formen des Vermeidungsverhaltens aufgeben müssen, um zu genesen. Darüber hinaus besteht eine der Hauptaufgaben der Therapeutin darin, der Patientin dabei zu helfen, Vermeidungsverhaltensweisen zu erkennen, wenn sie auftreten, damit sie sie abstellen kann. Daher betont die Therapeutin, wie wichtig es ist, pünktlich zu den Sitzungen zu kommen, die Aufgaben zu erledigen und auch keine anderen Formen von Vermeidungsverhalten zu zeigen. Dies wird in den Therapievertrag aufgenommen (**AB 4** in Abschn. 5.1).

Wir unterstützen die Patientinnen auch bei der Überprüfung ihrer Gedanken über die Ursachen und Auswirkungen ihres Traumas, helfen ihnen, Gedanken von Tatsachen zu unterscheiden, vermitteln, wie bestimmte Gedanken zu bestimmten Gefühlen führen und bringen ihnen bei, ihre Erfahrungen auf eine ausgewogene Art und Weise zu beurteilen. Nach der Besprechung der PTBS-Symptome werden die biologischen Hintergründe der PTBS sowie die kognitive Theorie erläutert. Dabei liegt der Fokus auf der Bedeutung der Gedanken für die PTBS und darauf, wie sich PTBS-Symptome durch die Veränderung der Gedanken reduzieren lassen.

6.4 PTBS und Gehirn

Es gibt eine Fülle von Forschungsergebnissen dazu, wie das Gehirn durch ein Trauma beeinträchtigt wird, und es kann hilfreich sein, die Symptome der Patientin zu normalisieren, indem man vermittelt, wie Teile des Gehirns während und nach einem Trauma zusammenwirken. Die einfachste Möglichkeit besteht darin, nur über ein paar Teile des Gehirns zu sprechen:

- den präfrontalen Kortex (PFC), der denkende, schlussfolgernde Teil des Gehirns,
- die Amygdala, der wichtigste Teil des Gehirns für emotionale Reaktionen,
- und die Kampf-Flucht-Erstarren-Reaktion.

Betrachten Sie mit der Patientin die Zeichnungen des Gehirns in den Abbildungen 1.1, 1.2 und 1.3 in Kapitel 1. Wenn jemand eine reale Bedrohung wahrnimmt, werden durch die Amygdala Gefühle aktiviert und Botschaften an den Hirnstamm gesendet sowie Neurotransmitter aktiviert, die den präfrontalen Kortex dämpfen. Während lebensbedrohlicher Ereignisse gibt es keinen Grund, über die eigene Lebensphilosophie nachzudenken, darüber, welchen Beruf man ergreifen oder wen man heiraten möchte. Die Aufmerksamkeit verengt sich auf die unmittelbare Bedrohung. Sobald die Bedrohung vorüber ist, sendet der präfrontale Kortex eine Botschaft an die Amygdala, ihre Aktivität zu reduzieren. Es gibt eine wechselseitige Rückkopplungsschleife. Wenn die Amygdala aktiviert ist, wird der präfrontale Kortex heruntergefahren und umgekehrt.

Bei PTBS-Betroffenen schaltet sich der präfrontale Kortex zu sehr ab, und gibt keine Botschaft an die Amygdala, die starke Aktivierung zu stoppen. Es dauert viel länger, sich zu beruhigen. Eine Patientin kann das sogar als »sprachloses Entsetzen« erleben, weil das Broca-Areal, das Sprachzentrum des Gehirns (das Teil des präfrontalen Kortex ist), ausgeschaltet ist. Durch Sprechen kann der präfrontale Kortex wieder aktiviert werden. Das Problem bei PTBS besteht darin, dass Trigger mit der Zeit auch immer mehr Reaktionen der Amygdala auslösen können, während der präfrontale Kortex zunehmend abgeschaltet wird. Dies führt zu Problemen bei der Emotionsregulation, da starke Gefühle leicht ausgelöst werden und zugleich schwierig zu regulieren sind.

Einer der Gründe, warum CPT funktioniert, ist, dass durch das Sprechen über das Trauma der präfrontale Kortex aktiviert wird, der starke Gefühle reduziert. Die CPT lehrt die Regulation von Gefühlen, indem die Patientin lernt, anders über ihre traumatischen Erlebnisse zu denken. Die eigenen Gefühle zu benennen und den präfrontalen Kortex aktiv zu halten, indem man über das Trauma spricht, anstatt es erneut zu durchleben, ist möglicherweise das effektivste Mittel, um den Patientinnen Emotionsregulation beizubringen.

Bei Menschen, die keine Angst vor dem Tod haben – etwa durch entsprechende Trainings im militärischen Bereich –, kommt es möglicherweise nicht zu einer Kampf-Flucht-Erstarren-Reaktion. Es gibt jedoch noch andere Teile des Gehirns (der linke Präkuneus), die wie der präfrontale Kortex das Denken und die Selbstreflexionsfähigkeit beeinflussen. Wenn Menschen Verrat, Scham oder andere Kognitionen erleben, die nicht mit einer erlebten Gefahr verbunden sind, grübeln sie möglicherweise mehr über die Ursachen und Folgen ihrer Traumata nach.

6.5 Die kognitive Theorie der CPT beschreiben

Ein Weg, Patientinnen für die CPT zu motivieren, ist es, ihnen das kognitive Modell der PTBS zu vermitteln. Es kann sein, dass sie zuvor noch nie etwas von der kognitiven Theorie oder dem kognitiven Modell gehört haben oder dass sie falsche Vorstellungen davon haben – z. B., dass es oberflächlich oder unemotional ist oder eine Form der Gedankenkontrolle beschreibt. Es ist daher ein guter Einstieg in die Behandlung, ein klares Arbeitsmodell der konzeptionellen Grundlagen der CPT und der Gründe für dieses Vorgehen zu vermitteln.

Im Folgenden finden Sie eine typische Psychoedukation zur kognitiven Theorie, wie Sie sie nutzen könnten. Auch dies ist – wie alle weiteren Dialog- und Textbeispiele – *nicht* als Skript gedacht, das Wort für Wort befolgt werden muss, sondern einfach als Beispiel dafür, wie diese Konzepte den Patientinnen erläutert werden können.

Psychoedukation

Vom Zeitpunkt unserer Geburt bis zu unserem Tod werden wir mit Informationen überflutet. Die Informationen erhalten wir durch alle unsere Sinne, durch unsere Erfahrungen und durch das, was andere Menschen uns beibringen. All diese Informationen würden uns völlig überwältigen, wenn wir nicht einen Weg fänden, sie zu ordnen und herauszufinden, worauf wir achten sollten und was wir ignorieren können. Wir haben ein starkes Bedürfnis, unser Leben zu bestimmen und zu kontrollieren, und wir glauben oft, dass wir mehr Kontrolle über andere Menschen und Ereignisse haben, als wir tatsächlich haben. Wenn wir all die eingehenden Informationen nicht sortieren würden, hätten wir Schwierigkeiten zu entscheiden, was gefährlich und was sicher ist, was wir mögen und was wir nicht mögen, oder wie wir unsere Zeit verbringen wollen und mit wem.

Als kleine Kinder lernen wir, Sprache als Mittel zur Organisation von Informationen zu nutzen. Am Anfang sind unsere Umgebung und unsere Erfahrungen noch sehr begrenzt, und wir haben nur wenige Worte, um sie zu beschreiben. Ein kleines Kind nennt ein Tier mit vier Beinen, einem Schwanz und einer Nase vielleicht »Hund«, weil das das einzige Wort ist, das es kennt – auch wenn das Tier eine Katze, ein Schwein, ein Pferd oder ein Löwe ist. Wenn wir älter werden, entwickeln wir mehr Kategorien, die feiner abgestimmt sind, sodass wir mit anderen kommunizieren können und ein stärkeres Gefühl der Kontrolle über unsere Welt haben.

Der »Mythos der gerechten Welt« wird Kindern von Eltern, Lehrerinnen, der Religion oder der Gesellschaft im Allgemeinen beigebracht, denn als kleine Kinder sind wir noch zu jung, um Wahrscheinlichkeiten oder subtilere Folgen von Verhalten oder Fehlverhalten zu verstehen. Der Mythos der gerechten Welt lautet in etwa so: Menschen bekommen, was sie verdienen. Wenn jemandem etwas Schlimmes zustößt, dann muss diese Person zuvor etwas Falsches getan haben und wird dafür bestraft. Wenn etwas Gutes passiert, dann muss die Person zuvor etwas Mutiges oder Kluges oder Freundliches getan oder sich an die Regeln gehalten haben. Mit anderen Worten: Gute Dinge passieren guten Menschen, schlechte Dinge passieren schlechten Menschen.

Eltern kündigen ihren Kindern normalerweise nicht an, dass sie belohnt werden *können oder nicht*, wenn sie sich gut benehmen. Sie sagen nicht: »Wenn du dich schlecht benimmst, kannst du bestraft werden oder auch nicht.« Erst im Laufe der Zeit und mit zunehmender Erfahrung wird uns klar, dass auch Kriminellen etwas Gutes passieren kann (sie können beispielsweise trotz des begangenen Verbrechens davonkommen) oder dass auch Menschen, die sich an die Regeln halten und freundlich zu anderen sind, etwas Schlechtes widerfahren kann. Unglücklicherweise werden die frühen Lernerfahrungen nicht überschrieben, und die Menschen kehren oft zu der Frage »Warum ich?« zurück, wenn sie ein negatives Ereignis erleben. Sie glauben, dass sie für etwas bestraft werden, das sie getan haben, und wenn sie herausfinden könnten, was sie falsch gemacht haben, könnten sie verhindern, dass in

Zukunft schlimme Dinge passieren. Dies ist wahrscheinlich einer der Gründe, warum wir nach traumatischen Ereignissen so viele Selbstvorwürfe hören.

Die Kehrseite der Frage »Warum ich?« ist die Frage »Warum nicht ich?«. Dies ist die Quelle der Schuldgefühle von Überlebenden. Wir haben von Militärangehörigen häufig solche oder ähnliche Aussagen gehört: »Es ist nicht fair, dass mein Kamerad getötet wurde. Er war ein toller Kerl, war verheiratet und hatte zwei kleine Kinder. Ich bin alleinstehend und habe keine Kinder. Warum wurde ich verschont?« Oder jemand fragt sich, warum der Tornado sein Haus verschont hat, aber alle anderen Häuser in der Straße zerstört hat. Diese Person fühlt sich vielleicht schuldig, weil sie verschont wurde, während so viele andere Menschen nicht verschont wurden. Beide Fragen (»Warum ich?«, »Warum nicht ich?«) gehen davon aus, dass alle Lebensereignisse erklärbar, gerecht und potenziell kontrollierbar sind.

6

Wenn ein traumatisches Ereignis auftritt, ist das ein großer Schock, und es gibt viele natürliche Gefühle wie Schrecken, Wut, Trauer und Entsetzen, die das Ereignis begleiten können. Ihr Verstand muss zudem einen Weg finden, das Geschehene mit Ihren früheren Überzeugungen und Erfahrungen in Einklang zu bringen. Wenn Sie noch nie ein traumatisches Ereignis erlebt haben, erwarten Sie vielleicht, dass Ihnen nur Gutes widerfahren sollte. Das traumatische Ereignis reißt Ihnen den Boden unter den Füßen weg, und Sie müssen einen Weg finden, diese neue Information, dass Ihnen auch Schlimmes widerfahren kann, zu verarbeiten. Etwas, das die Betroffenen dann oft versuchen, ist, ihre Sichtweise des Ereignisses zu ändern, um es mit ihren früheren positiven Vorstellungen von der Welt und dem Gefühl der Kontrolle über zukünftige Ereignisse in Übereinstimmung zu bringen. Sie verzerren vielleicht ihre Erinnerung an das Ereignis, indem sie sich sagen, dass sie einen Fehler gemacht haben, dass es ein Missverständnis war oder dass sie das Ereignis hätten verhindern müssen. Sie glauben, dass – wenn sie nur herausfinden könnten, was sie falsch gemacht haben – sie schlimme Dinge in der Zukunft verhindern können.

Wenn jemand in seinem Elternhaus Misshandlung oder Vernachlässigung erfahren hat, ist das Ereignis möglicherweise nicht so schwer zu akzeptieren. Diese Person hat bereits negative Überzeugungen über sich selbst – und das neue traumatische Ereignis wird als Beweis für die früheren Überzeugungen betrachtet. Die Person denkt vielleicht: »Ich bin ein Trauma-Magnet« oder »Mir passieren immer schlimme Dinge«. Wenn die Person bereits an einer PTBS leidet und negative Überzeugungen hat, die von früheren traumatischen Erlebnissen herrühren, können diese negativen Überzeugungen nach einem neuen traumatischen Ereignis aktiviert werden, auch wenn sie nicht ganz zu dem neuen Ereignis passen. Ein Beispiel wäre ein Vergewaltigungsopfer, das von einem Fremden angegriffen wird und danach sagt: »Ich vertraue niemandem in meinem Leben.« Warum sollten die Handlungen einer fremden Person unsere Überzeugungen über Vertrauen beeinflussen? Diese Überzeugung ist wahrscheinlich durch frühere Ereignisse entstanden und wird nun reaktiviert.

Menschen, die unter einer Posttraumatischen Belastungsstörung leiden, versuchen, sich abzulenken oder Erinnerungen an ein traumatisches Ereignis zu vermeiden, wie wir bereits besprochen haben. Aber es ist ziemlich schwierig, ein so erschütterndes Ereignis zu ignorieren, und Vermeidung ist auf Dauer nicht erfolgreich.

Das Genesen von traumatischen Ereignissen besteht darin, negative Überzeugungen über sich selbst und die Welt so weit zu verändern, dass die neuen Informationen integriert werden können. Es bedeutet, zu lernen und zu akzeptieren, dass traumatische Ereignisse passieren können. Ein neuer Gedanke könnte in etwa so lauten: »Ich habe nichts falsch gemacht. Vielleicht können auch guten Menschen schlimme Dinge passieren, und die Person, die mir etwas angetan hat, ist schuld«. Für manche Menschen ist dieser Gedanke beängstigend, denn wenn es nicht ihre Schuld ist, dann kann vielleicht nicht alles Schlimme verhindert werden. Wenn andere Menschen Ihnen die Schuld an dem erlebten Trauma geben würden, würde dies auch die Vorstellung verstärken, dass Ihnen das Ereignis wiederfahren ist, weil Sie etwas falsch gemacht haben müssen. Wenn Sie als Kind öfter missbraucht wurden, glauben Sie vielleicht sogar an eine extreme und wenig hilfreiche Version des Mythos von der gerechten Welt: Wenn schlimme Dinge passieren, hat das immer etwas mit Ihnen als Person zu tun. Anstelle von Selbstvorwürfen in Bezug auf einen einzelnen Vorfall erleben Sie vielleicht Scham und die tiefe Überzeugung, dass Sie ein schlechter Mensch sind oder es verdienen, misshandelt zu werden.

Wenn Sie während des Ereignisses nicht allein waren und es außer Ihnen noch jemanden gab, dem Sie neben dem Täter / der Täterin und sich selbst die Schuld geben konnten, kann es sein, dass Sie einer Person die Schuld geben, die das Ereignis nicht verursacht hat bzw. den Schaden nicht beabsichtigt hat. Dies ist eine weitere Denkweise, mit der manche Menschen versuchen, ein falsches Gefühl der Kontrolle zu erreichen, das sie nicht durch die Beschuldigung eines Täter oder einer Täterin erlangen. Im Militär wird oft gelehrt, dass alle unverletzt nach Hause kommen, wenn alle ihre Aufgaben korrekt erfüllen. Aber was ist, wenn es eine Explosion gibt und Menschen getötet werden, und Sie nicht erkennen können, dass Sie etwas falsch gemacht haben? Um die Vorstellung aufrechtzuerhalten, dass Ihre Seite die Kontrolle hat, geben Sie vielleicht jemand anderem in Ihrer Einheit oder jemandem weiter oben in der Befehlskette die Schuld. Ähnlich kann ein Kind, das von einem Elternteil missbraucht wird, dem anderen Elternteil die Hauptschuld geben, selbst wenn dieser nichts von dem Missbrauch wusste.

Eine weitere Möglichkeit, ein traumatisches Ereignis zu bewältigen, besteht darin, die eigenen Überzeugungen über sich selbst und die Welt bis zum Äußersten zu verändern. Hier sind einige Beispiele:

- »Früher habe ich meinem Urteilsvermögen und meiner Entscheidungsfähigkeit vertraut, aber jetzt kann ich keine Entscheidungen mehr treffen.«
- »Ich muss alle Menschen um mich herum kontrollieren.«
- »Die Welt ist immer gefährlich, und du musst immer auf der Hut sein.«
- »Autoritätspersonen werden dich verletzen.«

Solche extremen negativen Überzeugungen können dadurch entstehen, dass eine Überzeugung in das genaue Gegenteil umschlägt oder dass man sich nur mit negativen Ereignissen und Menschen beschäftigt und beschließt, dass es der beste Weg ist, diese zu vermeiden, um sich zu schützen und die eigene Zukunft zu kontrollieren. Anstatt zu sagen: »Dieser Mensch hat mich verletzt, also werde ich mich in Zukunft von dieser Person fernhalten«, kann es sein, dass ein Traumaopfer jeden beschuldigt, der mit dieser Person in eine gemeinsame Kategorie fällt (z. B. Männer, Frauen, das Militär oder Autoritätspersonen). So kann die Betroffene zu dem Schluss kommen, dass man Menschen in keiner Weise trauen kann, und sich von jedem zurückziehen, der sie an die angenommene Ursache des Ereignisses erinnert. *[Hinweis: Das ist Überakkommodation.]* Viele Arten von Überzeugungen können nach einem Trauma verworfen werden, aber häufig stehen sie im Zusammenhang mit den Themen Sicherheit, Vertrauen, Macht / Kontrolle, Wertschätzung oder Intimität. Diese Themen können sich jeweils auf die eigene Person oder auf andere Menschen beziehen. Je öfter Sie sich etwas sagen, desto mehr glauben Sie vielleicht, dass es eine Tatsache ist, und Sie hören auf, Beweise zu wahrzunehmen, die Ihrer Überzeugung widersprechen. Das Problem ist, dass diese Art von Überzeugungen schwerwiegende negative Auswirkungen auf Ihr Leben haben und dazu führen, dass Ihre PTBS-Symptome bestehen bleiben. Sie müssen viele Dinge und Menschen ignorieren oder auf verzerrte Art und Weise wahrnehmen, wenn sie nicht zu Ihren neuen Überzeugungen passen, und Sie isolieren sich schließlich von anderen. Wir nennen diese Gedanken, die eine Genesung verhindern, »Denkfallen«.

6.6 Die Bedeutung von Gefühlen erläutern

Nachdem die Bedeutung von verzerrten Gedanken als Faktor, der die Genesung von traumatischen Ereignissen behindert, erörtert worden ist, wenden wir uns der Rolle der Gefühle zu. Es ist normal, dass ein bedeutsames negatives Lebensereignis intensive Gefühle hervorruft. Diese können während des Ereignisses selbst als Teil der Kampf-Flucht-Erstarrung-Reaktion entstehen.

- **Kampf:** Wenn man zur Kampfreaktion ausgebildet wurde, wie beim Militär oder anderen professionellen Einsatzkräften (z. B. bei der Feuerwehr oder der Polizei), wird erwartet, dass man sich Gefahren zuwendet, und der Kampf kann dabei von Wut begleitet sein.
- **Flucht:** Die Fluchtreaktion besteht darin wegzulaufen und wird von Angst begleitet.
- **Erstarrung:** Die Reaktion des Erstarrens kann auf zwei Arten geschehen:
  - Bei der ersten Wahrnehmung einer Gefahr kann die Person kurz erstarren, um sich in der Situation zu orientieren, festzustellen, ob eine Bedrohung vorliegt, und zu entscheiden, was vor sich geht oder was zu tun ist. Manchmal geben sich die Betroffenen die Schuld daran, dass sie für ein paar Sekunden erstarrt sind, als ob dies den Ausgang des Ereignisses hätte ändern können.

- Die zweite Art des Erstarrens kann mit muskulärer Unbeweglichkeit und Dissoziation verbunden sein. Wenn die Bedrohung anhält und weder Kampf noch Flucht funktionieren, kann die Reaktion des Erstarrens eine Überlebensreaktion sein; dies kann mit Dissoziation, einer Verflachung des Affekts oder einem vollständigen Gefühl der Distanzierung gegenüber dem Ereignis einhergehen, als ob man es von außen betrachtet (d.h. Derealisierung, Depersonalisierung).

Die Gefühle, die mit automatischen Reaktionen einhergehen, sind alle ganz natürliche Gefühle, die direkt durch das Ereignis ausgelöst werden, ohne dass eine zeitaufwändige Bewertung erfolgt. Es gehört zum Menschsein, natürliche Gefühle als Reaktion auf Bedrohung, Verlust, etwas Abscheuliches oder auch etwas Angenehmes zu empfinden. Evolutionär gesehen liefern diese Gefühle wichtige Informationen darüber, wie man in einer bestimmten Situation reagieren sollte. Sobald die Gefahr vorüber ist, sollten wir jedoch zu einem stabilen Zustand zurückkehren. Im Falle einer PTBS unterdrücken Menschen ihre Gefühle und lassen sie *nicht* ihren natürlichen Lauf nehmen. In der Therapie wird oft das Beispiel einer Flasche mit kohlensäurehaltigen Getränken, die geschüttelt wurde, verwendet. Wenn man den Deckel abnimmt, kann es zu einem gewaltigen Ausbruch kommen, der als nicht enden wollend empfunden wird, sodass man den Deckel sofort wieder aufsetzt. Würde man jedoch den Deckel ablassen, würde die Energie nach dem anfänglichen Ausbruch nachlassen, und das Getränk würde schnell zu Ruhe kommen.

Gefühle einer anderen Art werden durch die Gedanken der Patientin nach dem Ereignis »hergestellt«. Diese durch Gedanken erzeugten Gefühle bezeichnen wir in der CPT als »hergestellte Gefühle« (häufig auch »sekundäre Gefühle« genannt). Anstatt z. B. wütend auf den Täter eines Übergriffs zu sein – was das Opfer mit der Frage zurücklässt, ob sich ein solches Ereignis wiederholen könnte –, beschäftigt sich das Opfer mit Selbstvorwürfen und empfindet entweder Schuld oder auf sich selbst gerichtete Wut. Mit neuen Informationen und indem das Ereignis auf eine andere Weise betrachtet wird, kann die Person lernen, ihre sekundären Gefühle schnell zu ändern. Die Analogie, die wir oft verwenden, um diese Unterscheidung zwischen den beiden Arten von Gefühlen zu erläutern, ist die eines Feuers. Wir können etwas in der Art sagen:

Psychoedukation

Ein Feuer in einem Kamin hat viel Wärme und Energie, wie starke Gefühle, und man möchte ihm vielleicht nicht zu nahekommen. Was passiert, wenn man nur dasitzt und dem Feuer zusieht, ohne etwas zu tun?

(Antwort meist: »Es brennt aus«.)

Ja, es kann nicht ewig brennen, es sei denn, man gibt ihm mehr Brennstoff. Dasselbe geschieht mit den natürlichen Gefühlen, die mit dem traumatischen Ereignis verbunden sind: Sie brennen aus, wenn es Ihnen gelingt, sie zuzulassen und zu fühlen, bis die Energie aus ihnen gewichen ist. Aber was ist, wenn Sie »Gedankenscheite« in dieses Gefühlsfeuer werfen, wie »Es ist alles meine Schuld«, »Ich bin so dumm« oder »Ich hätte wissen müssen, dass das passieren würde«? Sie können das Feuer weiter lodern lassen, solange Sie immer wieder Gedankenscheite hineinwerfen. Das Problem ist, dass dies nicht die natürlichen Gefühle sind, die mit dem Ereignis verbunden sind. Das Feuer brennt nicht aus, weil es angefacht wird durch unterschiedliche Gedanken wie solche, die mit Selbsthass verbunden sind, Schuldzuweisungen an Menschen, die für das Ereignis nicht verantwortlich waren, oder die Annahme, dass alle Menschen schlecht oder unzuverlässig sind usw.

In dieser Therapie wollen wir den natürlichen Gefühlen erlauben, auf natürliche Weise nachzulassen, was nicht sehr lange dauert, und den Treibstoff, der die sekundären Gefühle am Brennen gehalten hat, entfernen, indem wir alle extremen oder unzutreffenden Gedanken verändern. Ist das nachvollziehbar?

6.7 Das Indextrauma identifizieren

Nachdem alle Fragen der Patientin zur kognitiven Theorie der PTBS und zu den primären, natürlichen und zu den sekundären Gefühlen beantwortet wurden, verständigen Sie sich mit der Patientin auf das Indexereignis. Das Indexereignis ist dasjenige traumatische Ereignis, das den größten Stress und die meisten Beeinträchtigungen verursacht und das in der Therapie als Erstes behandelt werden soll.

In einigen Fällen hat eine Diagnostikerin oder die Therapeutin *vor* der ersten CPT-Sitzung die Patientin gesehen, ist die Traumaanamnese durchgegangen und hat das nach Ansicht der Patientin am stärksten belastende Trauma als Indexereignis für die Durchführung des klinischen Interviews (vorzugsweise die *Clinician-Administered PTBS Scale for DSM-5*; deutsche Version: Müller-Engelmann et al., 2023; Abschn. 3.3.2) ausgewählt, um festzustellen, ob die Person an einer PTBS leidet und, falls ja, wie schwer diese ist. Selbst wenn dies geschehen ist, sollten Sie dennoch die Traumaanamnese besprechen und der Patientin helfen, sich in der ersten Sitzung für ein Indexereignis zu entscheiden: Eine Patientin hat möglicherweise während der ersten Interaktion im Rahmen der Diagnostik Schwierigkeiten, das wirklich belastendste Trauma zu nennen, macht sich Sorgen, dafür verurteilt zu werden, oder verwechselt »Belastung« oder »schlimmstes Lebensereignis« mit »schlimmstes traumatisches Ereignis und PTBS-Symptome« (z. B. »Als mein Vater an Krebs starb, war das das schlimmste Ereignis in meinem Leben. Danach hat sich alles verändert«). Trauer und PTBS sind nicht dasselbe, und die Patientin kann von einem Ereignis berichten, das die PTBS-Symptome nicht wirklich hervorgerufen hat. Überprüfen Sie die als traumatisch bezeichneten Ereignisse und fragen Sie die Patientin nach allen Ereignissen, die sie seit der Diagnostik als Indextrauma in Betracht gezogen hat. Dazu kann es hilfreich sein, folgende Fragen zu stellen:

- »Gibt es ein anderes Ereignis, das Sie bei der Eingangsdiagnostik ausgelassen oder an das Sie seitdem gedacht haben?«

- »Gibt es ein Ereignis, von dem Sie hoffen, dass ich nicht danach frage oder dass es in der Therapie nicht zur Sprache kommt?«
- »Von welchem Ereignis haben Sie die meisten Albträume bzw. welches Ereignis kommt Ihnen am häufigsten in den Sinn, wenn Sie es am wenigsten erwarten?«

Der Grund dafür, die CPT mit dem am stärksten belastenden traumatischen Ereignis zu beginnen, liegt darin, dass andere Ereignisse wahrscheinlich mit denselben Denkfallen verbunden sind, und wenn die Behandlung mit einem weniger belastenden Ereignis beginnen würde, müsste die Patientin möglicherweise bei der Bearbeitung des schwierigsten Ereignis von vorne beginnen, wodurch sich die Therapie unnötig verlängern würde. Sobald die Patientin gelernt hat, dass sie ihre Gefühle zu den belastendsten Ereignissen aushalten kann, können die anderen Traumata im Laufe der Therapie behandelt werden, indem dazu Arbeitsblätter »Erkundende Fragen« (**AB 14**) ausgefüllt und alle zusätzlichen zu diesem Traum gehörigen Denkfallen in das »Denkfallen-Logbuch« (**AB 6**) eingetragen werden.

Sobald das Indextrauma bestimmt wurde, bittet die Therapeutin die Patientin um eine kurze Beschreibung des Traumas (nicht länger als 5 Minuten), falls dies nicht während der Voruntersuchung geschehen ist. Der Zweck dieser kurzen Beschreibung ist es, der Therapeutin einen ersten Überblick über das Geschehene zu geben, um einen Plan zu erstellen, wie die Therapie gestaltet werden kann. Es ist wichtig, dass diese Beschreibung nicht zu detailliert und emotional ausfällt. An diesem Punkt der Therapie haben Patientinnen gelegentlich das Bedürfnis, über das Trauma zu sprechen, aber wenn sie zu emotional werden, kann es gut sein, dass sie die Therapie abbrechen und annehmen, dass ihre Therapeutinnen sie so beurteilen, wie sie sich selbst beurteilt haben. In diesem frühen Stadium der Therapie gibt es noch keinen Grund, darauf zu vertrauen, dass ihre Therapeutin sie unterstützt, und noch kein Gespür dafür, dass es auch andere Sichtweisen auf das traumatische Ereignis geben könnte als die, die sie seit dem Ereignis eingenommen haben. Wenn eine Patientin anfängt, zu sehr ins Detail zu gehen, können Sie die Sitzung durch Fragen steuern, die die Patientin dazu bringen, den nächsten Teil des Ereignisses zu beschreiben, oder Sie können fragen, wie das Ereignis endete. Wir haben jedoch die Erfahrung gemacht, dass die meisten Patientinnen ihre Ereignisse ohnehin knapp wiedergeben, weil sie wahrscheinlich kurze, emotionslose Versionen für einen »öffentlichen« Bericht entwickelt haben.

6.8 Die Therapie beschreiben

Geben Sie nun einen kurzen Überblick über den Therapieverlauf. Wenn Sie sich mit der Patientin vor der ersten Sitzung noch nicht verständigt haben, ob sie CPT+A (CPT mit schriftlichem Traumabericht) oder CPT machen möchte, ist dies der Zeitpunkt, das zu entscheiden. Manche Menschen schreiben gerne ihre Traumaberichte, aber andere würden die Therapie abbrechen, wenn sie dies tun müssten (s. dazu Abschn. 18.1). Wenn Patientinnen die Möglichkeit haben, die Therapieform zu wählen, die sie machen wollen, werden sie sich eher mehr für die Behandlung engagieren und sich mehr zutrauen.

Die einzigen Fälle, in denen die Hinzunahme von schriftlichen Traumaberichten empfohlen werden könnte, sind Patientinnen,

- die stark dissoziativ sind und daher davon profitieren würden, schriftliche Berichte anzufertigen, um die Ereignisse mit einem Anfang, einer Mitte und einem Ende wieder in die richtige Reihenfolge zu bringen und um sich mehr mit ihren Traumaerinnerungen zu beschäftigen;
- die sich emotional betäubt fühlen, da die schriftlichen Traumaberichte manchmal natürliche Gefühle hervorrufen können, die beim bloßen Sprechen über die traumatischen Ereignisse nicht entstehen.

Wenn Patientinnen extrem emotional sind oder schwere komorbide psychische Erkrankungen haben und das Risiko einer Dekompensation besteht, wäre wahrscheinlich eine CPT besser, die durch die Aktivierung des präfrontalen Kortex (PFC) und der Sprachareale des Gehirns und die entsprechende Hemmung der Amygdala bei der Regulierung starker Gefühle hilft. Das Schreiben der Traumaberichte mit den damit verbundenen Bildern und Gefühlen kann für diese Patientinnen unnötig belastend sein und trägt, wie in Kapitel 2 beschrieben, nicht zur Verbesserung der Therapieergebnisse bei.

Der Überblick über die Therapie kann so einfach sein wie die folgende Aussage:

Psychoedukation

Wie bei jeder Fertigkeit, die wir erlernen, ist Übung notwendig. Und wie bei den meisten neuen Dingen, die man lernt, gilt: Je mehr man hineinsteckt, desto mehr hat man davon. Diese Tatsachen mögen in krassem Gegensatz zu Ihrem Wunsch stehen, nicht an Ihre Traumata zu denken oder darüber zu sprechen und den Gefühlen zu entgehen, die dabei aufkommen. Wir haben jedoch festgestellt, dass das, was Sie bisher getan haben – das Vermeiden –, für Sie nicht hilfreich war. Deshalb werden Sie in dieser Behandlung aufgefordert, die entgegengesetzte Haltung einzunehmen und sich mit dem Trauma / den Traumata auseinanderzusetzen. Die CPT wird Ihnen Schritt für Schritt neue Fertigkeiten beibringen, die Ihnen helfen, Ihre Gedanken zu betrachten, den Unterschied zwischen einer Tatsache und einem Gedanken zu erkennen, sich Fragen zu dem Gedanken zu stellen und wahrzunehmen, wie Sie sich in Abhängigkeit von Ihren Gedanken fühlen. Sie erhalten Arbeitsblätter, die Ihnen dabei helfen, Ihre Gedanken zu Papier zu bringen, und die Ihnen neue Fertigkeiten vermitteln, um die Fakten rund um Ihr Trauma zu hinterfragen und herauszufinden, wie Sie anders darüber denken könnten. Letztendlich werden Sie vielleicht andere, effektivere Wege finden, um über das Trauma und seine Auswirkungen nachzudenken, und Sie werden eine Veränderung Ihrer Gefühle feststellen.

Wir werden die erste Hälfte der Therapie damit verbringen, uns auf das Trauma oder die Traumata selbst zu konzentrieren und ermitteln, wie Sie darüber bisher gedacht haben. Gemeinsam werden wir Fragen stellen, die Ihnen dabei helfen, herauszufinden, was die Fakten in der jeweiligen Situation waren und ob Ihre Schlussfolgerungen daraus richtig sind. Wenn dies nicht der Fall ist, werden wir daran arbeiten, zutreffendere Aussagen zu finden, die Sie dann lernen können zu denken. Menschen können ihre Meinung ändern, und wenn Sie seit dem Trauma immer dieselben Dinge gedacht haben, ohne sie wirklich zu überdenken, könnten diese Gedanken zu Gewohnheiten geworden sein, die eine Überprüfung vertragen könnten. Wir werden eine Reihe von Informations- und Arbeitsblättern verwenden, die Ihnen dabei helfen, Fertigkeiten zur Überprüfung Ihrer Gedanken zu erlernen, die Ihnen in der Schule nicht beigebracht wurden. Wenn bestimmte Denkweisen zur Gewohnheit geworden sind, kann es einige Übung erfordern, Ihre Gedanken zu verändern und die neuen, zutrefferenden Denkweisen zu Ihren neuen Denkgewohnheiten zu machen. Die Arbeitsblätter werden Ihnen dabei helfen. Wir werden sogar eine Liste dieser Gedanken, die Ihre Genesung behindert haben, führen, die wir das »Denkfallen-Logbuch« nennen. Eine Denkfalle ist ein Gedanke, der wahrscheinlich während oder kurz nach dem Trauma entstanden ist, und der sich darauf bezieht, warum das Trauma passiert ist oder was es über Sie selbst, andere Menschen und die Welt aussagt. Er führt dazu, dass Sie auf der Stelle treten und verhindert Ihre Genesung und Ihr Wachstum. Diese Denkfallen werden im Laufe der Therapie überprüft, und Sie werden neue Wege kennen lernen, um mit ihnen umzugehen, in dem Sie das Denkfallen-Logbuch und andere Arbeitsblätter verwenden.

Da sich Ihre PTBS in Ihrem Leben abspielt und nicht nur in diesem Raum, ist es wichtig, dass Sie diese neuen Fertigkeiten mit den Arbeitsblättern jeden Tag dort üben, wo sie am besten wirken. Eine Woche hat 168 Stunden, und wenn Sie die neue Denkweise nur in 1 oder 2 Therapiestunden pro Woche üben und in den übrigen 166 oder 167 Stunden in der alten Denkweise verharren, werden Sie kaum Fortschritte machen.

Gegen Ende der Therapie werden wir uns mit fünf Themen befassen bezüglich derer unsere Überzeugungen häufig von traumatischen Ereignissen beeinflusst sind: Sicherheit, Vertrauen, Macht / Kontrolle, Selbstwertgefühl / Wertschätzung für andere und Nähe / Intimität. Ich habe diese Themen bereits erwähnt. Jedes dieser Themen kann sich auf Sie selbst oder auf andere beziehen. Sie erhalten Arbeitsblätter, die Ihnen dabei helfen sollen, darüber nachzudenken, ob sich Ihre Überzeugungen aufgrund des Traumas / der Traumata zu stark verändert haben und nicht alle Ausnahmen von diesen negativen Überzeugungen in Ihrem Leben berücksichtigen.«

6.9 Erste Aufgabe vereinbaren

Um zu verstehen, wie sich das Indextrauma auf das Denken der Patientin ausgewirkt hat, wird sie gebeten, als erste Aufgabe den sogenannten »Bericht über die Ursachen und Auswirkungen des Traumas« (»Impact Statement«, **AB 5**) zu schreiben. Dieser Bericht besteht aus einer kurzen (typischerweise einseitigen) Abhandlung, in der die *Gründe* *dafür* beschrieben werden, wie es aus der momentanen Sicht der Patientin zu dem traumatischen Ereignis gekommen ist. Darüber hinaus geht die Patientin auf die *Folgen* des Traumas in Bezug auf ihre Überzeugungen über sich selbst, andere und die Welt ein. Die Patientin wird dabei ermutigt, jedes der Themen in Bezug auf sich selbst und andere zu betrachten, um die Auswirkungen des Traumas auf ihr Denken so genau wie möglich zu bestimmen.

Sie sollten die Aufgabe nicht nur beschreiben und der Patientin schriftlich mitgeben, sondern sie auch ermutigen, so schnell wie möglich mit der Aufgabe anzufangen, den Text dann in den Tagen bis zur nächsten Sitzung zu ergänzen und die Aufgabe nicht zu vermeiden. Möglicherweise müssen Sie nach einer Lösung dafür suchen, wann und wo die Patientin ihre Aufgaben erledigen kann, wenn sie nicht viel Privatsphäre hat. Die Patientin sollte daran erinnert werden, dass sie nicht aufschreiben soll, *was* passiert ist, sondern was sie darüber denkt, *warum* es passiert ist und *wie* es ihr Denken und Verhalten beeinflusst hat. Dies kann die erste Gelegenheit sein, der Patientin einige klärende Fragen zu stellen. Wenn die Patientin Bedenken äußert, überhaupt etwas zu aufschreiben oder über die Bedeutung des Ereignisses zu schreiben (z. B. »Ich habe Angst, dass Sie mich verurteilen und mich aus der Therapie werfen« oder »Ich könnte zu viele Gefühle empfinden und davon überwältigt werden«), können Sie dies als »Denkfallen« bezeichnen und einige Fragen dazu stellen. Hier sind Beispiele für solche Fragen:

- »Sie fragen sich also, ob ich genauso denke wie Sie? ... In der CPT nennen wir das ›Gedankenlesen‹. Warum fragen Sie mich nicht, unter welchen Bedingungen ich die Therapie abbrechen würde?«
- »Was passiert, wenn man Gefühle hat? ... Und was passiert dann? ... Und was passiert dann?«
- »Was sind zu viele Gefühle? Haben Sie jemals jemanden gesehen, dessen starke Gefühle nie aufhörten?«
- »Welche Gefühle werden Sie wahrscheinlich haben, wenn Sie darüber nachdenken, was das Ereignis für Sie bedeutet?«
- »Was können Sie tun, damit Sie sich nicht überwältigt fühlen?«
- »Was könnten Sie tun, wenn Sie sich überwältigt fühlen?«

Als Therapeutin ist es wichtig, ruhig zu bleiben, auf die Patientin einzugehen und gleichzeitig festzustellen, dass sie die Aufgabe bewältigen kann. Beispielsweise durch die folgende Aussage:

Psychoedukation

Ich hätte diese Therapie nicht vorgeschlagen, wenn ich nicht glauben würde, dass Sie das bewältigen können. Durch die Diagnostik und im Gespräch mit Ihnen konnte ich feststellen, dass Sie die Fähigkeit haben, von der CPT zu profitieren. Wenn Sie erst einmal die ersten Sitzungen hinter sich gebracht haben, könnte es Ihnen sogar Freude machen.

Ein häufiger therapeutischer Fehler besteht darin, die Patientinnen zu verängstigen, indem man ihnen sagt, dass es ihnen schlechter gehen könnte, bevor es besser wird, oder indem man übermäßig betont, wie viel sie für die Therapie tun müssen. Viele Patientinnen, insbesondere in der CPT, erleben einen sofortigen Rückgang der Symptome. Diejenigen, die zu Beginn der Behandlung eine Zunahme von Albträumen oder Flashbacks haben, erleben dies möglicherweise so, weil sie ihre Erinnerungen zum ersten Mal *nicht* vermeiden. Wir können solchen Patientinnen helfen, dies als einen guten Anfang zu betrachten und darauf zu vertrauen, dass die Flashbacks und Alpträume mit der Zeit abnehmen werden. Ein Anstieg der PCL-5-Scores um einige Punkte ist klinisch nicht signifikant.

Die Therapeutin kann auch daran erinnern, dass die meisten Aufgaben außerhalb der Therapiesitzungen nicht viel Zeit in Anspruch nehmen und darauf ausgerichtet sind, der Patientin zu helfen, am Ende der Behandlung mit neuen Fertigkeiten zu ihrer eigenen Therapeutin zu werden. Darüber hinaus kann der Hinweis hilfreich sein, dass die Patientin seit Langem Erinnerungen an ihre traumatischen Ereignisse hat und dass das Ziel der CPT darin besteht, sie von der Belastung durch diese intrusiven Erinnerungen zu befreien und einen befriedigenden Weg zu finden, das Geschehene zu akzeptieren ohne weiter unter den Symptomen der PTBS zu leiden.

6.10 Reaktionen auf die Sitzung und die Aufgabe erfragen

Beenden Sie Sitzung 1, indem Sie sich nach den Reaktionen der Patientin auf die Stunde erkundigen und alle Fragen beantworten, die die Patientin zum Inhalt der Sitzung oder zur Aufgabe noch hat. Es ist wichtig, negative Gefühle zu normalisieren und die Patientin dafür zu loben, dass sie diesen wichtigen Schritt zur Genesung getan hat. Die Patientin sollte daran erinnert werden, dass sie vielleicht den Drang verspürt, sowohl die Aufgabe als auch die Teilnahme an der nächsten Sitzung zu vermeiden, dass aber beides für den Genesungsprozess wichtig ist.

7 Sitzung 2: Bericht über die Ursachen und Auswirkungen des Traumas

7.1 Ziele, Interventionen und Tagesordnung

Das übergeordnete Ziel der zweiten Sitzung des CPT-Manuals besteht darin, den »Bericht über die Ursachen und Auswirkungen des Traumas« (»Impact Statement«), den die Patientin als erste Aufgabe verfasst hat, zu besprechen. Hauptziel ist es dabei, Denkfallen zu finden, die der Genesung der Patientin nach der Traumatisierung im Weg stehen. Sitzung 2 ist grundlegend dafür, dass die Patientin ein Verständnis für den Zusammenhang von Gedanken und Gefühlen entwickelt – dieses Verständnis wird durch den Einsatz von psychoedukativem Material und Selbstbeobachtung gefördert. Die Therapeutin sollte dabei normalisieren, wenn die Patientin ihre natürlichen Gefühle, die aus diesem genaueren Verständnis entstehen, sowohl innerhalb als auch außerhalb der Sitzungen ausdrückt. Im Anschluss an die Sitzung führt die Patientin eine Selbstbeobachtungsaufgabe durch, bei der sie täglich Ereignissen, Gedanken und Gefühle protokolliert. Hierbei soll mindestens ein Ereignis im Zusammenhang mit dem Indextrauma stehen.

Ablauf Sitzung 2	Dauer	Materialien
(1) PCL-5 (und ggfs. PHQ-9) bearbeiten lassen (wenn möglich schon im Wartezimmer) und besprechen; Tagesordnung festlegen	5 Min.	
(2) Den »Bericht über die Ursachen und Auswirkungen des Traumas« laut vorlesen lassen	5 Min.	
(3) Die Bedeutung des Berichts besprechen und Denkfallen der Patientin identifizieren	20 Min.	▶ AB 6
(4) Mithilfe des Gefühlssterns Verbindungen zwischen Ereignissen, Gedanken und Gefühlen untersuchen und dabei das Spektrum der Gefühle berücksichtigen	10 Min.	▶ INFO 2
(5) ABC-Blätter einführen, gemeinsam ein Arbeitsblatt ausfüllen	10 Min.	▶ AB 7 ▶ AB 8, 9, 10
(6) Denkfallen ausführlicher beschreiben	5 Min.	▶ INFO 3
(7) Aufgabe besprechen und die Reaktion auf die Sitzung und die Aufgabe erfragen	5 Min.	▶ AB 11

7.2 Ergebnisse der Selbstberichtsmaße besprechen

Die Patientin sollte die PCL-5 (**AB 1**; und ggfs. den PHQ-9, **AB 2**) ausfüllen und auf den Zeitraum beziehen, seit dem sie die Fragebögen das letzte Mal beantwortet hat. Ein Mobiltelefon kann als Erinnerungshilfe genutzt werden, wenn der Fragebogen bereits vorab ausgefüllt werden soll. Die PCL-5-Summenscores sollten auf AB 1 dargestellt werden, um sie mit der Patientin zu besprechen. Protokollieren Sie die Ergebnisse und legen Sie sie der Patientenakte bei. Geben Sie der Patientin nach jedem Ausfüllen Feedback zu den Ergebnissen.

7.3 Bericht über die Ursachen und Auswirkungen des Traumas und Identifizierung von Denkfallen

Ziel des Berichts (den die Patientin als Aufgabe am Ende von Sitzung 1 schreiben sollte) ist es, ihre Ansichten über die Ursache des traumatischen Ereignisses zu ermitteln, und sie zu bitten zu reflektieren, welche Auswirkungen das Ereignis auf ihr Leben in verschiedenen Bereichen hatte: Sicherheit, Vertrauen, Macht / Kontrolle, Selbstwertgefühl / Wertschätzung für andere, Nähe / Intimität). Wenn die Patientin ihren Bericht vorliest, ist es wichtig, festzustellen, ob diese Ziele erreicht worden sind. Während Sie sich den Bericht anhören, ist es wichtig, dass Sie auf Denkfallen achten, die der Akzeptanz des Ereignisses im Weg stehen (d. h. Assimilation), sowie auf extreme, übergeneralisierte Überzeugungen (d. h. Überakkommodation).

Hier ein Beispiel, wie eine Patientin versucht, ein traumatisches Ereignis zu verarbeiten: Eine Patientin, die von ihrem Ehepartner körperlich angegriffen wurde, könnte schreiben: »Der Grund für den Übergriff war, dass ich das Abendessen anbrennen ließ.« Nachdem die Therapeutin das Ereignis mit der Patientin besprochen hat, könnte sie das Folgende in das Denkfallen-Logbuch (**AB 6**) eintragen: »Wenn ich nicht perfekt bin, veranlasse ich meinen Ehepartner, mich zu schlagen.« Damit verschiebt sich der Fokus der Aussage vom angebrannten Abendessen auf die Reaktion des Partners auf jegliche möglichen Fehler der Patientin. In den nächsten Sitzungen könnte dann die Aussage überprüft werden, ob es möglich ist, perfekt zu sein, und ob ein Angriff eine angemessene Reaktion auf Unvollkommenheit ist.

Ein Beispiel für Überakkommodation in diesem Kontext könnte sein: »Ich kann nichts richtig machen.« Die Patientin kann das zu diesem Zeitpunkt erstmal so aufschreiben, weil es später in der Therapie noch besprochen wird. Die Therapeutin kann auch die Gelegenheit nutzen, einen kurzen sokratischen Dialog zu führen, um die kognitive Flexibilität der Patientin zu prüfen. Sie könnte etwa sagen: »Sie können nichts richtig machen? Ich finde, Sie haben den Bericht über die Ursachen und Auswirkungen des Traumas richtig und gut gemacht. Was sind denn andere Dinge, die Sie richtig machen können?«

Ein weiteres Ziel des anfänglichen Berichts über die Ursachen und Auswirkungen des Traumas ist es, die Veränderungsmotivation der Patientin zu steigern. Im Laufe der Betrachtung der unzähligen Möglichkeiten, wie das traumatische Ereignis die Überzeugungen der Patientin über sich selbst und andere beeinflusst hat, können Sie der Patientin helfen, zu erkennen, dass die Kosten der Vermeidung sehr hoch sind und es sich lohnt, das Risiko einzugehen, die Erinnerungen an Traumata zuzulassen und die schmerzhaften natürlichen Gefühle zu spüren. Sie könnten feststellen, wie viele verschiedene Bereiche des Lebens der Patientin durch ihre Interpretation des traumatischen Ereignisses beeinträchtigt sind: ihre sozialen Beziehungen, ihre Arbeit, ihr Selbstwertgefühl und Selbstvertrauen, ihre Kontrollüberzeugungen sowie enge zwischenmenschliche Beziehungen. Der Bericht über die Ursachen und Auswirkungen des Traumas ist darüber hinaus wichtig, da er als Maßstab für die Veränderungen am Ende der Therapie verwendet wird, wenn er mit dem finalen Bericht der Patientin verglichen wird.

Aufgaben. Beginnen Sie diese Sitzung und auch alle folgenden Sitzungen damit, die Patientin nach der Bearbeitung der Aufgaben zu fragen. Aufgrund bestehender sozialer Konventionen oder vor dem Hintergrund anderer therapeutischer Konzepte kann die Therapeutin geneigt sein, die Sitzung mit offenen Fragen wie »Wie war Ihre Woche?« oder »Wie geht es Ihnen?« zu beginnen. Das Stellen solcher Fragen ermöglicht der Patientin jedoch, die Arbeit am Trauma zu vermeiden, und ein Großteil der Sitzung könnte dann durch irrelevante Erzählungen aus dem Alltag verloren gehen. Wenn Sie die Sitzungen konsequent mit einer Frage nach den Aufgaben beginnen, unterstreicht dies die Bedeutung der Aufgaben für die Genesung der Patientin und hilft ihr, sich auf den zielgerichteten und aktiven Charakter der Behandlung einzustellen. Die Patientin sollte für die Erledigung der Aufgaben gelobt werden, insbesondere für den ersten Bericht über die Ursachen und Auswirkungen des Traumas, der die Grundlage für die weitere Therapietreue bildet. (Der Umgang mit der Nicht-Erledigung von Aufgaben, insbesondere dieser, wird in Abschnitt 7.4 behandelt).

Bitten Sie die Patientin, ihren Bericht in dieser Sitzung laut vorzulesen. Dies geschieht, um das Annäherungsverhalten der Patientin gegenüber dem Erlebten zu stärken und das Vermeidungsverhalten zu reduzieren sowie um ihre aktive Rolle in der Therapie zu fördern. Nachdem Sie den Bericht angehört haben, sollten Sie die Auswirkungen des Ereignisses normalisieren, aber auch damit beginnen, die Idee zu vermitteln, dass es andere Wege geben kann, traumatische Ereignisse zu interpretieren – Wege, die es der Patientin ermöglichen, das Erlebte zu verarbeiten.

Als Nächstes wird der Bericht über die Ursachen und Auswirkungen des Traumas eingehend besprochen. Stellen Sie hierfür klärende Fragen und erfragen Sie, welche Gefühle bei der Patientin durch den Inhalt des Berichts ausgelöst werden. Helfen Sie der Patientin dabei, Denkfallen zu identifizieren, die ihrer Genesung im Weg stehen und die während der Behandlung fokussiert werden. Es ist möglich, die Denkfallen in das Logbuch einzutragen, ohne sie in einer optimalen Weise zu formulieren. Dies kann in der Sitzung Zeit sparen, und die Denkfallen werden sowieso im Laufe der Therapie der Reihe nach bearbeitet. Sie sollten jedoch einige Zeit auf die Formulierung der hervorstechendsten auf Assimilation beruhenden Denkfallen verwenden (wenn möglich, den Dreh- und Angelpunkt, der allen anderen zugrunde liegt). Diese Denkfallen sollten in ein gutes »Wenn-dann«-Format gebracht werden, d. h. anstatt »Ich hätte …« oder »Ich hätte nicht trinken sollen« könnte die Formulierung lauten: »Wenn ich nicht für ein paar Sekunden erstarrt wäre, hätte ich das Ereignis verhindern können«.

Alle Denkfallen sollten in das Denkfallen-Logbuch (**AB 6**) eingetragen werden. Wenn die Patientin versucht zu argumentieren, dass eine Aussage keine Denkfalle (d. h. ein Gedanke), sondern eine Tatsache ist, können Sie vorschlagen, sie trotzdem aufzuschreiben, damit Sie später gemeinsam darüber entscheiden können. Wenn die Patientin immer noch darauf besteht, dass dieser Gedanke eine Tatsache ist, sollten Sie ihn für sich selbst notieren, damit die Aussage später noch einmal überprüft werden kann. Sie könnten sogar sagen: »Da Sie das mit so viel Nachdruck sagen, denke ich, dass wir später mehr Zeit darauf verwenden sollten.«

Unserer Erfahrung nach sind Patientinnen besser in der Lage, auf Überakkommodation beruhende Gedanken zu erkennen, die sich durch das traumatische Ereignis entwickelt haben, als Gedanken, die auf Assimilation zurückzuführen sind. Dies liegt wahrscheinlich daran, dass sie die Erinnerung an das Trauma selbst vermeiden oder sich einfach mehr auf die Gedanken im Hier und Jetzt des täglichen Lebens fokussieren. Daher sollten Sie besonders darauf achten, auf Assimilation beruhende Gedanken oder spezifische Gedanken darüber, *warum* das traumatische Ereignis eingetreten ist, herauszuarbeiten, da sie für die Fallkonzeption von Bedeutung sind. Zur Erinnerung: Auf Überakkommodation beruhende Gedanken sind Folgen von auf Assimilation beruhenden Gedanken. Dementsprechend können Sie oft von auf Überakkommodation beruhenden Gedanken auf wahrscheinlichen auf Assimilation beruhenden Gedanken schließen, die die Patientin haben könnte. Manche Betroffene haben es so stark vermieden, über das Trauma nachzudenken, dass sie ihre Bemühungen, das Trauma zu assimilieren, gar nicht erkennen oder sich nicht die Zeit genommen haben, ein Traumanarrativ zu bilden. In diesen Fällen fragen Sie vorsichtig nach möglichen problematischen Interpretationen der traumatischen Ereignisse.

Beispielsweise könnten Sie auf die Aussage einer Patientin, dass sie eine traumatische Situation anders hätte bewältigen sollen, antworten: »Wie hätten Sie Ihrer Meinung nach damit umgehen sollen? Welche Möglichkeiten hatten Sie zu der Zeit?«. Rückschaufehler (»Ich hätte wissen müssen, dass es passiert«), Selbstbeschuldigung (»Es ist meine Schuld, dass es passiert ist«) und verschiedene Arten von Verleugnung (z. B. »Ich denke immer, wenn ich da gewesen wäre, wäre er nicht getötet worden« oder »Ich denke immer, dass es etwas geben muss, was ich hätte tun können, um es zu stoppen«) sind alles Beispiele für Assimilation oder den Versuch, die Wahrnehmung des Ereignisses so zu verändern, dass sie zu früheren Überzeugungen passt. Beachten Sie: Wenn die Patientin Selbstbeschuldigung, Gedanken, dass sie etwas nicht hätte tun sollen, und Gedanken, die sich aus dem Glauben an eine gerechte Welt ergeben, leugnet, kann die Assimilation des Ereignisses auch in der irrtümlichen Schuldzuweisung an jemandem bestehen, der das Trauma nicht begangen hat oder nicht beabsichtigt hat, dass es passiert.

Beispiele für eine Überakkommodation sind: »Wir sind ständig in großer Gefahr«, »Ich kann meinem eigenen Urteil nicht trauen« und »Ich kann mich nie wieder jemandem nahe fühlen«. In diesen Fällen kann sanft darauf hingewiesen werden, dass solche extremen Aussagen zwar dazu dienen, dass sich die Patientin sicherer fühlt und einen stärkeren Eindruck von Kontrolle hat, sie aber einen hohen Preis dafür zahlt und diese Strategie letztlich nicht funktioniert. Es kann etwa gefragt werden: »Wie hängen diese Gedanken mit dem zusammen, was Ihrer Meinung nach das Trauma verursacht hat?«

Wie in Kapitel 4 hinsichtlich der Fallkonzeption beschrieben, sollten Sie Denkfallen identifizieren, die den Versuch widerspiegeln, das Ereignis zu assimilieren, oder auf Überakkommodation beruhen – mit dem Ziel, die Denkfallen, die in der Behandlung behandelt werden sollen, zu priorisieren und zu ordnen.

Tipp

Es ist für die Therapeutin wichtig, auf Assimilation und Überakkommodation beruhende Überzeugungen erkennen und unterscheiden zu können, da die Therapie mit traumafokussierten, auf Assimilation beruhenden Überzeugungen beginnen sollte. Es ist jedoch nicht notwendig, die Begriffe »Assimilation« und »Überakkommodation« gegenüber den Patientinnen zu verwenden.

Im Folgenden finden Sie ein Beispiel für den Bericht über die Ursachen und Auswirkungen des Traumas eines Mannes, der als Kind sexuell missbraucht und als Erwachsener Opfer mehrerer Übergriffe wurde. Obwohl er sich eindeutig selbst die Schuld an den Ereignissen gibt (d. h. Assimilation), ist er von anderen Menschen eingeschüchtert und hat übertriebene Vorstellungen über die Gefährlichkeit der Welt. Probleme mit dem Selbstwertgefühl sind ebenfalls offensichtlich.

Beispiel

P: Nach dem Angriff bleibt bei mir das Gefühl, dass ich ein schlechter Mensch sein muss, wenn mir sowas passieren konnte. Ich muss etwas getan haben, damit sie denken, dass es in Ordnung ist, so etwas zu tun. Ich habe das Gefühl, dass es jederzeit wieder passieren könnte, zu jeder Zeit. Ich fühle mich nur zu Hause sicher. Die Welt macht mir Angst, und ich denke, dass sie unsicher ist. Ich habe das Gefühl, dass alle Menschen mächtiger sind als ich, und die meisten Menschen machen mir Angst. Ich halte mich für hässlich und dumm. Ich kann Menschen nicht wirklich an mich heranlassen. Es fällt mir schwer, mit Autoritätspersonen zu kommunizieren, sodass ich schlichtweg nicht in der Lage war, zu arbeiten. Meine Verlobte und ich haben selten Sex, und manchmal macht mir schon eine Umarmung Angst. Ich habe das Gefühl, dass, wenn ich zu viel Zeit draußen in der Welt verbringe, ein ähnliches Ereignis wieder eintreten wird. Ich empfinde Hass und Wut auf mich selbst, weil ich zugelassen habe, dass diese Dinge geschehen. Ich fühle mich schuldig, dass ich Probleme in meiner Familie verursacht habe. *(Die Eltern des Patienten waren geschieden.)* Ich fühle mich die meiste Zeit schmutzig und glaube, dass die anderen mich so sehen. Ich traue anderen nicht, wenn sie mir Dinge versprechen. Es fällt mir schwer, zu akzeptieren, dass mir diese Dinge passiert sind.

Nachdem Sie den Bericht gehört haben, fragen Sie die Patientin, wie sie sich fühlt, nachdem sie den Bericht geschrieben und ihn vorgelesen hat. Loben Sie ihre harte Arbeit und validieren Sie ihre Gefühle vor dem Hintergrund der Überzeugungen der Patientin. Fragen Sie dann nach allen Themen, die die Patientin vielleicht ausgelassen hat.

Als Nächstes wird das Denkfallen-Logbuch vorgestellt und der Patientin vorgeschlagen, das Logbuch entweder vorne in ihre Arbeitsmappe zu legen oder es auf andere Weise z. B. mit einem Lesezeichen kenntlich zu machen. Dem Logbuch werden basierend auf der Besprechung des Berichts Denkfallen hinzufügt. Arbeiten Sie dabei darauf hin, die Denkfallen so zu definieren, dass es sich um Gedanken und nicht um Gefühle handelt und dass sie bearbeitet werden können (ohne die gesamte Sitzungszeit in Anspruch zu nehmen). Im oben angeführten Beispiel für einen Bericht lassen sich folgende Beispiele für Denkfallen finden:

- »Ich muss schlecht sein, wenn mir so etwas passiert ist.«
- »Ich muss irgendetwas getan haben, dass dazu geführt hat, dass sie dachten, dass es in Ordnung war.«
- »Ich kann jederzeit wieder missbraucht werden.«
- »Alle Menschen sind mächtiger als ich.«
- »Ich bin hässlich und dumm.«
- »Die Welt ist unsicher.«
- »Zuhause ist der einzige sichere Ort.«
- »Ich kann nicht arbeiten.«
- »Wenn ich zu viel Zeit draußen in der Welt verbringe, wird so etwas wieder passieren.«

- »Ich bin schmutzig.«
- »Andere Menschen halten mich für schmutzig.«
- »Anderen kann man nicht trauen, wenn sie etwas versprechen.«

Bewahren Sie den ersten Bericht über die Ursachen und Auswirkungen des Traumas in der Patientenakte auf, damit die Patientin ihn *nicht* beim Schreiben ihres finalen Berichts über die Ursachen und Auswirkungen des Traumas verwendet. Fertigen Sie außerdem in regelmäßigen Abständen eine Kopie des Denkfallen-Logbuches der Patientin an oder führen Sie für jede Patientin während der Therapie selbst ein zusätzliches Denkfallen-Logbuch, damit die Therapie trotzdem fortgesetzt werden kann, wenn die Patientin das Logbuch vergisst oder ihre Therapiemappe oder ihr Arbeitsbuch verliert.

7.4 Fehlende Mitarbeit beim Schreiben des Berichts und anderen Aufgaben

Wie bei jeder Form der Kognitiven Verhaltenstherapie ist es unerlässlich, dass die Therapeutin die Nichtbearbeitung der gestellten Aufgaben schnell und effektiv anspricht, damit die Patientin die Zeit zwischen den Sitzungen angemessen nutzt. Bei der Behandlung der PTBS ist es besonders wichtig, fehlende Mitarbeit bei den Aufgaben anzusprechen, da Vermeidung ein wesentlicher Faktor für die Aufrechterhaltung dieser Störung ist. Darüber hinaus ist von allen möglichen Faktoren, deren Einfluss auf die Behandlungsergebnisse untersucht wurde (Art des Traumas, Dauer der Störung, Chronizität der Traumatisierung u. a.), die Anzahl der außerhalb der Sitzungen durchgeführten Übungen einer der zuverlässigsten Prädiktoren für den Behandlungserfolg. Es mag verlockend sein, der Patientin zu erlauben, keine oder nur minimale Energie in die Aufgaben zu stecken, aber dann kann es sein, dass sie die Behandlung ohne oder mit nur minimalen Verbesserungen abschließt und in dem Glauben gelassen wird, dass die Behandlung gescheitert ist. Es ist dann weniger wahrscheinlich, dass sie von künftigen Behandlungen profitiert, und eine künftige Behandlerin muss die Gewohnheit der Patientin überwinden, dass sie außerhalb der Sitzungen keine oder nur minimale Arbeit leisten muss. Aus diesen Gründen ist es außerordentlich wichtig, dass Sie die fehlende Bearbeitung der Aufgaben in der CPT schnell ansprechen.

Wenn eine Patientin den ihr am Ende von Sitzung 1 aufgegebenen Bericht über die Ursachen und Auswirkungen des Traumas nicht schreibt, sollten Sie im ersten Schritt hinterfragen, was die Patientin daran gehindert hat, die Aufgabe zu erfüllen. Wenden Sie dazu den sokratischen Dialog an und füllen Sie vielleicht sogar gemeinsam ein ABC-Blatt über das Nichtschreiben des Berichts aus. In manchen Fällen kann die Schwierigkeit ein Wissensdefizit sein: Die Patientin hat die Aufgabe vielleicht nicht verstanden. Wir haben jedoch die Erfahrung gemacht, dass die meisten Menschen mit einem echten Wissensdefizit zumindest versuchen, die Aufgabe zu machen. In den meisten Fällen liegt das Problem in der reinen Vermeidung oder es sind Motivationsprobleme, die der Aufgabe im Weg stehen. So kann es sein, dass die Patientin keine Hoffnung hat, dass die Behandlung wirkt, oder dass sie sich für ihre Lese- und Schreibfähigkeiten schämt. Identifizieren Sie solche Probleme und erklären Sie sie zu Themen für die vor der nächsten Sitzung ABC-Blätter ausgefüllt werden sollten (s. Erläuterung der ABC-Blätter in Abschn. 7.6). Das Ziel dabei ist es, die Patientin für ihre Denkweise und die Auswirkungen dieser Denkweise auf die Mitarbeit in der Therapie zu sensibilisieren.

Da in den meisten Fällen die Vermeidung des Denkens an das Trauma die Patientin daran hindert, die Aufgabe zu erfüllen, besteht ein wichtiger zweiter Schritt darin, erneut die Rolle der Vermeidung zu besprechen, die zur Folge hat, dass die Patientin in ihrem Genesungsprozess feststeckt. Wir empfehlen, die Patientin zu fragen, an was sie sich bezüglich der Rolle der Vermeidung aus der Psychoedukation in der ersten Sitzung erinnert. Das Ziel ist es dabei zu erfassen, wie gut die Patientin das Rational für die Auseinandersetzung mit traumabezogenen Gedanken bereits verstanden hat. Dadurch wird außerdem eine Situation geschaffen, in der die Patientin für die Auseinandersetzung mit dem Erlebten und gegen die Vermeidung argumentiert. Diese Methode vermindert, dass die Therapeutin so klingt, als würde sie die Patientin »belehren« oder dass sie die Scham verstärkt, die die Patientin wegen der Nicht-Bearbeitung der Aufgabe empfinden könnte.

Der dritte Schritt im Umgang mit dem Nichtschreiben des Berichts besteht darin, die Patientin in der Sitzung mündlich mitteilen zu lassen, was sie geschrieben hätte, wenn sie ihren Bericht geschrieben hätte (oder was sie geschrieben hat, wenn sie den Bericht vergessen hat mitzubringen). Sie sollten die Sitzung *nicht* unterbrechen, um die Patientin den Bericht schreiben zu lassen. Dies ist ein entscheidender Schritt, denn Sie sollten nicht mit der fehlenden Mitarbeit (d. h. der Vermeidung) mitgehen. Stattdessen wird die Therapie fortgesetzt. Es ist ratsam, die Patientin einige Notizen machen zu lassen oder das Denkfallen-Logbuch zu benutzen, um einige ihrer Gedanken dazu aufzuschreiben, was sie geschrieben hätte, um die Erledigung dieser Aufgabe nach der zweiten Sitzung zu erleichtern.

Der vierte Schritt im Umgang mit dem Nichtschreiben des Berichts besteht darin, jede betroffene Patientin *zusätzlich* zur nächsten Aufgabe (d. h. der Verwendung von ABC-Blättern zur Selbstbeobachtung) den Bericht zu Hause schreiben zu lassen. Diese Strategie, nicht abgeschlossene Aufgaben erneut aufzugeben, verhindert, dass Sie die Vermeidung der Bearbeitung von Denkfallen verstärken, die die PTBS und alle komorbiden Zustände aufrechterhalten. Wenn Sie nicht zur nächsten Aufgabe übergehen und die Patientin nicht bitten, die vorherige Aufgabe zusätzlich abzuschließen, wird die Patientin die Botschaft erhalten, dass es akzeptabel ist, die Aufgaben nur in jeder zweiten Sitzung oder nur gelegentlich zu erledigen. Sie erklären sich dann mit der Vermeidung einverstanden.

Schließlich empfehlen wir, die Patientin bei der Gabe der nächsten Aufgabe zu fragen, was sie konkret tun wird, um die Bearbeitung der Aufgabe sicherzustellen. Die Therapeutin kann dabei folgende Vorschläge machen, um Hindernisse zu reduzieren:

- jede Aufgabe an dem Tag, an dem sie gegeben wurde, beginnen,
- Zeit dafür einplanen und dies in den Kalender der Patientin eintragen,
- Erinnerungen in Kalender oder über das Mobiltelefon nutzen,
- Vertrauenspersonen einbeziehen, die sich über die Fortschritte bei jeder Aufgabe erkundigen.

7.5 Zusammenhänge zwischen Ereignissen, Gedanken und Gefühlen untersuchen

Nach der Besprechung des Berichts über die Ursachen und Auswirkungen des Traumas beginnen Sie damit, die Patientin beim Erkennen und Benennen von Gedanken und Gefühlen zu unterstützen. Beginnen Sie damit, ihr zu helfen, die Unterschiede und Verbindungen zwischen Ereignissen, Gedanken und Gefühlen zu erkennen und vermitteln Sie der Patientin die Idee, dass die Veränderung ihrer Gedanken die Stärke und die Art der Gefühle, die sie erlebt, verändern kann. Zunächst erhält die Patientin dazu das Informationsblatt zum Erkennen von Gefühlen (**INFO 2**), um sie über die verschiedenen Arten von Gefühlen, ihre Bandbreite und Intensität zu informieren. Es sollte mindestens ein Drittel der Sitzung für dieses neue Thema und das Material eingeplant werden. Eine Möglichkeit, dieses Thema zu beginnen, ist die folgende:

Psychoedukation

Heute werden wir uns damit beschäftigen, verschiedene Gefühle zu erkennen, und wir werden uns auch die Zusammenhänge zwischen unseren Gedanken und unseren Gefühlen ansehen. Beginnen wir mit einigen »primären« bzw. »natürlichen« Gefühlen: Wut, Ekel, Traurigkeit, Angst und Glück. Es gehört zur Natur des Menschen, solche grundlegenden Gefühle zu erleben, die automatisch auftreten und uns wichtige Informationen darüber geben, wie wir uns in aktuellen und zukünftigen ähnlichen Situationen verhalten sollen. Können Sie mir ein Beispiel für etwas nennen, das Sie wütend macht? Wann fühlen Sie sich traurig? Wie sieht es mit Freude aus? Was macht Ihnen Angst? Was passiert in Ihrem Köper, wenn Sie wütend sind? Was passiert in Ihrem Körper, wenn Sie verängstigt sind? Inwiefern sind Wut und Angst für Sie unterschiedlich?

Es gibt andere Arten von Gefühlen, die auf unseren Gedanken beruhen und nicht direkt auf ein Ereignis zurückzuführen sind. Wir nennen diese sekundären Gefühle »erzeugt oder gemacht«, weil es so ist, als hätten wir eine kleine Fabrik in unserem Kopf, die ständig negative Gedanken darüber produziert, warum das Ereignis passiert ist oder was es bedeutet, dass es passiert ist und am Ende empfinden wir verschiedene Gefühle wie Schuld oder Scham. Wir können sogar jemanden beschuldigen, der das Ergebnis oder den Schaden nicht beabsichtigt hat, weil es sich sicherer anfühlt, diese Person zu beschuldigen als die Person, die das Ereignis tatsächlich verursacht hat. Diese – natürlichen oder sekundären – Gefühle können kombiniert werden, und dann andere Gefühle erzeugen, wie z. B. Eifersucht (wütend + ängstlich), oder sie können in ihrer Intensität variieren (z. B. kann »wütend« von »gereizt« bis »zornig« beschrieben werden).

Bei primären, natürlichen Gefühlen möchte ich Sie ermutigen, sich zu erlauben, sie zu fühlen, und sie werden auf natürliche Weise und ziemlich schnell abklingen. Bei sekundären Gefühlen müssen Sie lernen, sich selbst etwas Zutreffenderes in Bezug auf das Erlebte zu sagen, und die Gefühle werden sich mit den Veränderungen der Gedanken verändern. Einige der Gedanken, die Sie darüber haben, wie es zu dem Trauma gekommen ist, sind Annahmen, die Sie nach dem Trauma gemacht haben, und Sie waren damals vielleicht noch jung oder kannten nicht alle Fakten. Da Sie es vermieden haben, an das Trauma zu denken, hatten Sie nicht die Gelegenheit, die Fakten hinter Ihren Gedanken zu untersuchen. Wir werden uns diese gemeinsam ansehen.

Als Beispiel kann ein Bekannter angeführt werden, der die Straße entlanggeht und die Patientin nicht grüßt, oder eine Freundin, die verspricht, anzurufen, sich aber nicht meldet. Die Patientin wird als Nächstes gefragt: »Wie würden Sie sich fühlen?« und dann »Was würden Sie zu sich selbst sagen?« (z. B. »Ich bin verletzt, er mag mich wohl nicht« oder »Ich bin wütend, sie ist unhöflich«). Wenn die Patientin selbst nicht in der Lage ist, alternative Aussagen zu generieren, sollte die Therapeutin mehrere andere mögliche Sichtweisen präsentieren (z. B. »Er hat wohl seine Brille nicht auf«, »Ich frage mich, ob sie krank ist« oder »Er hat mich nicht gesehen«, »Vielleicht ist ihr Handy kaputt gegangen«). Dann kann die Patientin gefragt werden, was sie fühlen würde, wenn sie von einer der anderen Annahmen ausgehen würde. Als Nächstes sollte darauf hingewiesen werden, dass verschiedene Annahmen unterschiedliche emotionale Reaktionen hervorrufen. Der Bericht der Patientin sollte als Material für die Verdeutlichung der Verbindung zwischen dem Ereignis, Gedanken und Gefühlen verwendet werden:

Psychoedukation

Lassen Sie uns nun zu dem von Ihnen verfassten Bericht über die Ursachen und Auswirkungen des Traumas zurückkehren. Was haben Sie geschrieben, als Sie darüber nachgedacht haben, was es für Sie bedeutet, dass [*das Indexereignis*] Ihnen passiert ist? Welche Gefühle hatten Sie beim Schreiben?

Wenn Patientinnen nicht in der Lage sind, ihre Gefühle richtig zu benennen, helfen Sie ihnen, verschiedene Gefühle zu unterscheiden, indem Sie vorschlagen, sich darauf zu konzentrieren, was sie bei den unterschiedlichen Gefühlen im Körper spüren. Einige Gefühle haben mehrere Funktionen, und es kann ein gewisses klinisches Urteilsvermögen sowie sokratisches Fragen erfordern, um die jeweilige Funktion in einer bestimmten Situation zu bestimmen. Wut kann zum Beispiel ein natürliches Gefühl sein, das eine Reaktion auf einen Angriff ist – eine Kampfreaktion oder angemessen starke Wut (kognitiv vermittelt, aber angemessen). Wut kann auch kognitiv vermittelt sein und fälschlicherweise selbst- oder fremdbezogen sein (»Es ist meine Schuld, dass das passiert ist«, »Meine Mutter hätte verhindern müssen, dass ihr Bruder mich missbraucht«). Schließlich verwenden manche Patientinnen Wut, um schmerzhaftere Gefühle wie Traurigkeit oder Trauer zu vermeiden oder um ihre Therapeutinnen und andere Menschen auf Abstand zu halten.

Wenn Patientinnen ihre Gefühle oder die Verbindungen zwischen ihren Gefühlen und ihren Überzeugungen nicht erkennen, können Sie ihnen helfen, ihre Gedanken mit ihren Gefühlen und Verhaltensweisen in Verbindung zu bringen, indem Sie Fragen stellen wie »Wie beeinflussen diese Gedanken Ihre Stimmung? Wie wirken sie sich auf Ihr Verhalten aus?« Die Therapeutin sollte dafür sorgen, dass die Patientin die Verbindungen zwischen Ereignissen, Gedanken und Gefühlen erkennt. Mancher Patientin fällt es schwer, zwischen Gedanken und Tatsachen zu unterscheiden. Manchmal kann eine einfache Frage nach dem »Warum« helfen, die Gedanken der Patientin zu ergründen.

T: Warum waren Sie wütend?

P: Weil ich es hätte besser wissen müssen.

T: Ihr Gedanke war also: »Ich hätte wissen müssen, dass das passieren wird«?

P: Ja.

T: Und Ihre Wut war gegen Sie selbst gerichtet? *(Hinweis: Es ist immer wichtig, nach der Richtung der Wut zu fragen.)*

7

Diese Art des Austauschs ermöglicht es auch, einen sanften sokratischen Dialog zu beginnen, um die Flexibilität des Denkens der Patientin weiter zu prüfen und festzustellen, ob die Patientin eine einfache »blinde« Annahme getroffen hat (z. B. »Ich hätte es einfach wissen müssen«) oder komplexe und verworrene Denkmuster entwickelt hat.

T: Das verstehe ich nicht. Wie konnten Sie wissen, dass das passieren würde?

P: Ich hatte an diesem Morgen ein seltsames Gefühl, als ob etwas passieren würde.

T: Hatten Sie jemals diese Art von Gefühl, als nichts passiert ist?

P: Ja, aber es war sehr stark. Ich hätte etwas tun sollen.

T: Hat Ihr Gefühl Ihnen gesagt, was passieren wird oder wann es passieren wird?

P: Nein.

T: Was hätten Sie dann tun können?

P: Ich weiß es nicht. Ich hätte einfach etwas tun sollen.

T: Waren Sie sich Ihres Gefühls sicher? Sie haben gesagt, dass Sie manchmal ein solches Gefühl hatten und dann nichts passiert ist.

P: Nein, ich war mir nicht sicher.

T: Sie haben diesem Gefühl also nicht ganz getraut und hätten nicht gewusst, was Sie tun sollen, selbst wenn Sie sich sicher gewesen wären?

P: Nein, aber ich fühle mich immer noch schuldig, weil ich etwas hätte tun müssen.

T: Nehmen wir einmal an, Sie hätten genau gewusst, was passieren wird und wann es passieren wird, und Sie hätten genau gewusst, wen Sie anrufen und warnen müssten. Was glauben Sie, wie diese Personen reagiert hätten?

P: Sie hätten mir nicht geglaubt. Sie hätten gedacht, ich sei verrückt.

T: Und wie würden Sie sich dann fühlen?

P: Nun, ich würde mich nicht schuldig fühlen oder wütend auf mich sein. Ich wäre wütend auf sie und frustriert darüber, dass ich nichts tun konnte.

T: Ja, es ist frustrierend, wenn man nichts tun kann, um ein Ereignis aufzuhalten, das außerhalb der eigenen Kontrolle liegt, nicht wahr?

P: Ja, ich hasse es.

T: Es ist sehr schwer zu akzeptieren, dass manche Ereignisse außerhalb unserer Kontrolle liegen. Aber ist es Ihre Schuld, dass es passiert ist?

P: Nein, ich denke nicht.

Wenn die Patientin anfängt, mit Ihnen zu diskutieren oder ihre Überzeugungen zu verteidigen, sollten Sie sofort einen Schritt zurückgehen und etwa Folgendes sagen: »Das scheint ein wichtiges Thema zu sein, auf das wir zurückkommen werden« oder »Ich höre, was Sie denken. Wären Sie bereit, das Thema später weiter zu besprechen?«

Auch wenn die Überzeugungen einiger Patientinnen zur Rechtfertigung ihrer Denkfallen sehr verworren sind, werden Sie oft kaum Antworten auf Ihre Fragen im sokratischen Dialog erhalten, besonders zu Beginn der Therapie. Betrachten Sie dieses Beispiel:

P: Ich habe es geschehen lassen.

T: Wie haben Sie es geschehen *lassen*?

P: Ich weiß es nicht. Ich habe es nicht verhindert.

T: Wie hätten Sie es verhindern können?

P: Ich weiß es nicht. Ich hätte es einfach verhindern sollen.

In Fällen wie diesem geht die Patientin von einer unreflektierten Annahme aus: Sie ist nach dem traumatischen Ereignis zu dem Schluss gekommen, dass sie es hätte verhindern können, hat dies ohne zu hinterfragen geglaubt und diese Überzeugung nie weiter überprüft. Dies ist besonders häufig der Fall, wenn das traumatische Ereignis in der Kindheit stattfand, da das Denkniveau der Patientinnen zu dieser Zeit noch eher einfach war. Wenn Sie auf eine ungeprüfte Überzeugung gestoßen, reagieren die Patientinnen so, als ob die Aussage wahr wäre, nur weil sie so schon immer gedacht haben. Wenn die Patientin sich unwohl fühlt, weil sie keine Antworten auf die Fragen hat, sollten Sie sich zurückhalten und ihr sanft versichern, dass sie genau daran in der Therapie arbeiten werden. Mit anderen Worten: Sie werden in der Therapie gemeinsam daran arbeiten, der Patientin zu helfen, die Situation der Realität entsprechend zu betrachten und die natürlichen Gefühle zu erleben, die damit verbunden sind.

7.6 Einführung des ABC-Blatts

Das ABC-Blatt (**AB 7**) ist das erste von mehreren Arbeitsblättern, die aufeinander aufbauen und in der gesamten CPT verwendet werden. Das letztliche Ziel dieser Arbeitsblätter ist, dass die Patientin zu ihrer eigenen kognitiven Therapeutin wird. Das ABC-Blatt soll das Bewusstsein der Patientin dafür schärfen, wie ihre Interpretationen von alltäglichen Ereignissen sowie ihre traumabezogenen Bewertungen ihre Gefühle beeinflussen. Ausgefüllte Beispiele dieses Arbeitsblatts finden Sie in den **ABs 8**, **9** und **10**.

Machen Sie die Patientin zunächst mit dem ABC-Blatt vertraut, indem Sie die verschiedenen Spalten erläutern und zeigen, wie diese ausgefüllt werden. Wir empfehlen zunächst, jeweils nur *ein* Ereignis auf ein Arbeitsblatt zu schreiben, um den Prozess der Rückmeldung durch die Therapeutin zu vereinfachen. Später, wenn die Patientin ein besseres Verständnis für die Aufgabe entwickelt hat, kann sie mehr als ein Ereignis auf jedes Arbeitsblatt schreiben und eine Linie als Abgrenzung zwischen einem Ereignis und dem nächsten ziehen. Darüber hinaus können durch ein Ereignis mehrere Gedanken aktiviert werden. Helfen Sie der Patientin, die Zusammenhänge zwischen verschiedenen Gedanken und verschiedenen Gefühlen zu erkennen.

Therapeutin und Patientin füllen während der Sitzung gemeinsam ein Arbeitsblatt aus. Dabei sollte ein Ereignis verwendet werden, das die Patientin bereits in die Therapie eingebracht hat, oder ein Ereignis, das sich in den letzten Tagen ereignet hat. Wir empfehlen, dass die Patientin auf dem Arbeitsblatt, das als Beispiel verwendet wird, selbst schreibt, um sicherzustellen, dass die Aufgabe verstanden wird. Ein oder mehrere der ausgefüllten Muster-ABC-Blätter (**AB 8, 9** und **10**), die für die Symptomatik der Patientin von Bedeutung sind, sollten ihr ebenfalls als Beispiel mitgegeben werden. Händigen Sie genügend Ausdrucke des ABC-Blattes für die tägliche Selbstbeobachtung bis zur nächsten Sitzung aus. Fordern Sie die Patientin außerdem auf, mindestens ein Arbeitsblatt auszufüllen, das sich auf das Indexereignis bezieht.

Psychoedukation

Diese Arbeitsblätter helfen Ihnen, die Zusammenhänge zwischen Ihren Gedanken und Gefühlen nach bestimmten Ereignissen zu erkennen. Alle, was Sie erleben, oder alles, woran Sie denken, kann das zu betrachtende Ereignis sein. Es kann sein, dass Sie sich anfangs Ihrer Gefühle stärker bewusst sind als Ihrer Gedanken. Wenn das der Fall ist, füllen Sie zuerst die Spalte C aus. Gehen Sie dann zurück und entscheiden Sie, was das auslösende Ereignis war (Spalte A). Versuchen Sie dann herauszufinden, was Sie zu sich selbst gesagt haben (Spalte B). Fragen Sie sich, warum Sie sich so fühlen, und die Ursache wird wahrscheinlich ein entsprechender Gedanke sein.

Versuchen Sie, diese Arbeitsblätter so bald wie möglich nach den Ereignissen auszufüllen. Wenn Sie bis zum Ende des Tages (oder der Woche) warten, ist die Wahrscheinlichkeit geringer, dass Sie sich daran erinnern, was Sie zu sich selbst gesagt haben. Die Ereignisse, die Sie aufschreiben, müssen nicht zwangsläufig negativ sein. Sie können auch Gedanken und Gefühle zu angenehmen und neutralen Ereignissen haben. Ich möchte jedoch, dass Sie mindestens ein ABC-Blatt über das traumatische Ereignis ausfüllen, mit dem wir entschieden haben zu beginnen.

Am Ende des ABC-Blatts befinden sich zwei Fragen, die das Konzept der alternativen Interpretationen von Ereignissen einführen. Zu diesem Zeitpunkt in der CPT sollte sich die Patientin beim Ausfüllen der ABC-Blätter in erster Linie darauf konzentrieren, die Verbindungen zwischen Ereignissen, Gedanken und Gefühlen zu erkennen, bevor sie dazu übergeht, ihre Gedanken zu überprüfen. Daher entscheiden Sie nach eigenem Ermessen, ob Sie diese Fragen bereits in dieser Sitzung einführen möchten, je nachdem, wie weit die Patientin den grundlegenden Prozess des Gedankenmonitorings verstanden hat. Wenn die Patientin während des sokratischen Dialogs über das ABC-Blatt darauf besteht, dass der extreme Gedanke realistisch ist, dann haben Sie wichtige Informationen über die kognitive Rigidität der Patientin erhalten und sollten sich im Rahmen des sokratischen Dialogs vielleicht mehr auf die Nützlichkeit des entsprechenden Gedankens konzentrieren.

Wenn die Patientin die Frage jedoch spontan mit der Einschätzung beantwortet, dass der Gedanke unrealistisch ist, kann dies ein Hinweis darauf sein, dass die Patientin bereits beginnt, ihre eigenen Gedanken zu überprüfen. Die beiden unteren Fragen auf dem ABC-Blatt können in diesem Fall besprochen werden, müssen es aber nicht.

Tipp

Die beiden Fragen am Ende des Arbeitsblattes können wie das gesamte Arbeitsblatt als Alternative zu den später eingeführten anspruchsvolleren Arbeitsblättern (d. h. **AB 14** »Erkundende Fragen«, **AB 18** »Denkmuster«, **AB 21** »Alternative Gedanken«) verwendet werden, wenn sich diese später verwendeten ABs für die Patientinnen aufgrund von geringer Intelligenz, Verständnisproblemen, Kopfverletzungen, Lese- und Schreibproblemen oder Ähnlichem als zu schwierig erweisen.

Weitere vereinfachte Arbeitsblätter werden später ebenfalls zur Verfügung gestellt.

7.7 Denkfallen ausführlicher beschreiben und besprechen

Das Konzept der Denkfallen wurde zwar bereits im Zusammenhang mit dem Lesen des Berichts über die Ursachen und Auswirkungen des Traumas durch die Patientin und der gemeinsamen Besprechung dieses Berichts in der Sitzung eingeführt, dennoch sind sich auch Therapeutinnen nicht immer im Klaren darüber, was eine Denkfalle ist und was nicht. Aus diesem Grund enthält dieses Manual mit **INFO 3** einen Leitfaden, der Patientinnen helfen soll, Denkfallen zu identifizieren. Therapeutinnen, die mit bestimmten Gruppen von Trauma-Überlebenden arbeiten (z. B. geflüchteten Menschen, Überlebenden von Autounfällen), möchten vielleicht ihre eigenen ausgefüllten Muster-ABC-Blätter für dieses Klientel erstellen. Im Folgenden finden Sie ein Beispiel dafür, wie Sie Denkfallen beschreiben könnten:

Psychoedukation

In dieser Therapie konzentrieren wir uns darauf, wie Ihre Gedanken Ihrer Genesung von Ihrem Trauma im Wege stehen können. Wir nennen diese Art von Gedanken »Denkfallen«, weil es Gedanken sind, die Sie in Ihren Symptomen »feststecken« lassen. Sie stellen Hindernisse für Ihre Genesung dar.

Beispiele für solche Denkfallen sind: »Es ist meine Schuld«, »Ich hätte etwas anders machen sollen« oder »Wir hätten nach links statt nach rechts gehen sollen«. Denken Sie daran, dass dies Gedanken sind, keine Gefühle.

Lassen Sie mich Ihnen ein Beispiel dafür geben, wie Gedanken uns lähmen können und entsprechend Hindernisse darstellen: Als Sie sich auf die heutige Sitzung vorbereiteten, haben Sie wahrscheinlich überlegt, ob Sie kommen sollen. Was waren Ihre Gedanken? *(Schreiben Sie diese Gedanken auf einem Flipchart oder Blatt Papier auf. Typische Gedanken sind: »Ich weiß nicht, ob ich das schaffe«, »Ich weiß nicht, ob das hilft«, »Das ist nichts für mich«, »Sie werden mich für dumm halten«.)*

Wenn Sie das gedacht haben, wie haben Sie sich dann gefühlt? *(Schreiben Sie die entsprechenden Gefühle auf.)* Wow, nun können Sie sehen, wie Sie sich bei diesen Gedanken gefühlt haben und wie diese Sie fast daran gehindert hätten, heute hierher zu kommen und an Ihrer Genesung zu arbeiten. Aber irgendwie haben Sie es geschafft, hierher zu kommen. Sie haben sich etwas gesagt, das Sie hierhergebracht hat. Was waren das für Gedanken? *(Es ist nicht nötig, diese Gedanken aufzuschreiben; lassen Sie die Patientin einfach antworten. Beispiele können sein: »Ich muss das tun«, »Ich bin es leid, so zu leben« oder »Ich will das für meine Familie und für mich tun«.)*

Sehen Sie, wie sich die Gedanken, die Sie hierhergebracht haben, von den ersten unterscheiden, die wir aufgeschrieben haben? Die Gedanken, die Sie hierhergebracht haben, haben Sie vorangebracht, während die anderen Gedanken Sie zurückhalten können, und deshalb nennen wir diese Arten von Gedanken Denkfallen. In dieser Therapie wollen wir uns Ihre Denkfallen ansehen und herausfinden, wie sie Sie von der Genesung von Ihrem Traumata abhalten.

7.8 Neue Aufgabe besprechen

Die Aufgabe nach Sitzung 2 (**AB 11**) besteht darin, dass die Patientin täglich die Beziehungen zwischen Ereignissen, Gedanken und Gefühlen mithilfe der ABC-Blätter selbst beobachtet. Auf mindestens einem der Arbeitsblätter sollte die Therapeutin das Indextrauma als Ereignis (Spalte A) eintragen.

Wenn die Patientin keinen Bericht über die Ursachen und Auswirkungen des Traumas geschrieben hat, wird ihr das Schreiben dieses Berichts zusätzlich zum täglichen Ausfüllen der ABC-Blätter (**AB 7**) aufgetragen. Sie soll auch **INFO 3**, den Leitfaden zu den »Denkfallen« lesen.

7.9 Reaktionen auf die Sitzung und die Aufgabe erfragen

Schließen Sie Sitzung 2 ab, indem Sie die Reaktionen der Patientin auf die Sitzung erfragen und klären, ob sie noch Fragen zum Inhalt der Sitzung oder zu der neuen Aufgabe hat. Alle wichtigen Ideen oder Entdeckungen, die in der Sitzung entstanden, sollten verstärkt und wichtige Botschaften, die die Patientin mitnimmt, notiert werden.

8 Sitzung 3: ABC-Blätter

8.1 Ziele, Interventionen und Tagesordnung

Das Hauptziel der dritten Sitzung besteht darin, dass die Patientin lernt, Ereignisse, Gedanken und Gefühle zu identifizieren und zu verstehen, wie diese miteinander zusammenhängen. Sie soll entdecken, wie sich Gefühle ändern können, wenn sich Gedanken ändern. Ein weiteres wichtiges Ziel dieser Sitzung ist es, der Patientin zu helfen, verschiedene Gefühle zu erkennen und diese richtig zu benennen. Darüber hinaus sollte sie beginnen zu verstehen, welche Gefühle direkt mit dem traumatischen Ereignis zusammenhängen (d.h. natürliche Gefühle wie Angst oder Traurigkeit) und welche auf ihren Einschätzungen oder Schlussfolgerungen über das Ereignis beruhen (z.B. Schuld, Scham, fälschliche Schuldzuweisungen). Obwohl es ideal ist, wenn Patientinnen beginnen, ihre Sichtweise zu ändern (z.B. »Wissen Sie, ich habe gedacht, dass ich etwas hätte anders machen sollen, aber alles, was mir einfällt, war zu dem Zeitpunkt nicht möglich«), ist dies in diesem Stadium nicht immer der Fall. Patientinnen, die eine bestimmte Sichtweise schon seit langem vertreten, glauben irgendwann, dass diese Sichtweise wahr ist, nur weil sie sich das schon so lange einreden. Aufgrund dieser Wiederholung gehen sie davon aus, dass ihre Gedanken Tatsachen sind. Für Therapeutinnen ist es wichtig, diesen Prozess geduldig zu begleiten und den Patientinnen zu erlauben, selbst zu neuen Erkenntnissen zu gelangen, anstatt zu versuchen, sie zu überzeugen. Wenn die Patientinnen am Ende dieser Sitzung ihre Gedanken und die dazugehörigen Gefühle erkennen und sie in die richtigen Spalten auf den ABC-Blättern eintragen können, war die Sitzung erfolgreich.

Ablauf Sitzung 3	Dauer	Materialien
(1) PCL-5 (und ggfs. PHQ-9) bearbeiten lassen (wenn möglich schon im Wartezimmer) und besprechen; Tagesordnung festlegen	5 Min.	▶ AB 1 ▶ AB 2
(2) Überprüfen, ob die Patientin die zu dieser Sitzung gestellten Aufgaben bearbeitet hat	5 Min.	
(3) Wenn die Patientin zu Sitzung 2 keinen ausgefüllten Bericht über die Ursachen und Auswirkungen des Traumas mitgebracht hat, diesen aber nun zu Sitzung 3 mitbringt, wird sie gebeten ihn zunächst vorzulesen und alle neuen Denkfallen in das Denkfallen-Logbuch einzutragen. Wenn die Patientin eine der Aufgaben nicht erfüllt hat, sollte dies adressiert werden, bevor etwas anderes getan wird.	10 Min.	
(4) Wenn die Patientin einige ABC-Blätter ausgefüllt hat, hilft die Therapeutin ihr bei der Benennung von Gedanken und Gefühlen als Reaktion auf Ereignisse und führt die Idee ein, dass eine Veränderung der Gedanken die Intensität oder Art der erlebten Gefühle verändern kann.	10-20 Min., je nachdem, ob der Bericht in dieser Sitzung noch besprochen werden muss	▶ AB 7
(5) Wenn die Patientin ein oder mehrere traumabezogene ABC-Blätter ausgefüllt hat, verwenden Sie diese, um mit der Überprüfung von auf Assimilation beruhenden Gedanken über das Indexereignis zu beginnen.	20 Min.	
(6) Neue Aufgabe besprechen	5 Min.	▶ AB 12
(7) Reaktion auf die Sitzung und die Aufgabe erfragen	5 Min.	

8.2 Ergebnisse der Selbstberichtsmaße besprechen

Wie in Sitzung 2 und in jeder folgenden Sitzung sollte die Patientin die wöchentliche Version der PCL-5 (**AB 1**) und eventuell den PHQ-9 (**AB 2**) ausfüllen (wenn zusätzlich zur PTBS eine Depression vorliegt), und zwar wöchentlich zu Beginn der Therapiesitzung oder vor der Sitzung im Warteraum.

Die Therapeutin sollte sich die Ergebnisse der Fragebögen ansehen und prüfen, ob die Gesamtwerte gesunken sind oder ob die Vermeidung abgenommen hat, was zu einer Zunahme von Intrusionen geführt haben kann. Wenn die Patientin sagt, dass sie sich schlechter fühlt, sollten Sie die PCL-5-Werte überprüfen, um zu sehen, ob diese Werte insgesamt gestiegen sind oder ob es nur eine Zunahme der intrusiven Symptome oder Symptome des Hyperarousals gibt. (Zur Einordnung könnte etwa gesagt werden: »Gut gemacht. Sie verschlechtern sich nicht. Sie vermeiden weniger und beginnen, das traumatische Ereignis zu verarbeiten. Worüber möchte Ihr Gehirn Sie zum Nachdenken bringen?«)

8.3 Bearbeitung der Aufgaben überprüfen

8.3.1 Anhaltende Nonadhärenz bezüglich der Aufgaben ansprechen

Wenn eine Patientin den anfänglichen »Bericht über die Ursachen und Auswirkungen des Traumas« für Sitzung 2 nicht geschrieben hat und den Bericht und die ausgefüllten ABC-Blätter auch nicht zu dieser Sitzung mitbringt, sollte zu diesem Zeitpunkt ein ernsthaftes Gespräch über die Motivation der Patientin geführt werden, die Behandlung fortzusetzen. Die Therapeutin sollte nicht mit einer evidenzbasierten Behandlung fortfahren, wenn die Patientin die Aufgaben schlecht oder gar nicht bearbeitet, da dies die Gefahr birgt, dass noch mehr Widerstand gegen die Behandlung entsteht. Eine Analogie, die helfen kann, der Patientin zu verdeutlichen, wie wichtig es ist, die Aufgaben wie besprochen zu bearbeiten, ist die einer Antibiotikabehandlung. Antibiotika sind bei vielen bakteriellen Infektionen wirksam, wenn sie wie vorgeschrieben eingenommen werden. Wenn diese Medikamente nicht in der empfohlenen Dosierung und über den vorgeschriebenen Zeitraum eingenommen werden, können die Bakterien resistent gegen die Behandlung werden. Solange eine Patientin sich nicht eindeutig zur CPT verpflichten kann und keinen Plan zur Änderung des unzuverlässigen Verhaltens hat, empfehlen wir, das Protokoll zu beenden, bis die Patientin sich vollständig darauf einlassen kann. Die Patientin kann entscheiden, dass eine andere Traumabehandlung besser für sie geeignet ist, oder sie kann es zu einem späteren Zeitpunkt erneut versuchen, wenn sie sich verpflichten kann, zwischen den Sitzungen Aufgaben zu erledigen. Wenn eine andere Therapie begonnen werden soll, empfehlen wir, die Patientin an eine Therapeutin zu vermitteln, die ein anderes Verfahren als die CPT anbietet, um die Vermeidung nicht zu verstärken.

8.3.2 Besprechen des Berichts und Umgang mit Nonadhärenz bei der Bearbeitung der ABC-Blätter

Wenn die Patientin keinen Bericht über die Ursachen und Auswirkungen des Traumas zu Sitzung 2 mitgebracht hat, aber zu dieser dritten Sitzung, sollte die Therapeutin die verbesserte Adhärenz der Patientin nachdrücklich verstärken. Anschließend liest die Patientin dann den Bericht laut vor, wobei die Therapeutin darauf achtet, die Denkfallen zu konkretisieren und neue Denkfallen in das Denkfallen-Logbuch einzutragen. Es ist wichtig zu beachten, dass diese Sitzung sorgfältiger geplant werden muss, da mehr Zeit benötigt wird, um den Bericht zu lesen und zu besprechen, während gleichzeitig die für diese Sitzung vorgesehenen Interventionen durchzuführen sind. Wenn der Bericht in Sitzung 2 gründlich besprochen wurde, kann die Therapeutin nach neuen Denkfallen fragen und diese protokollieren, ohne die Patientin den Bericht lesen zu lassen. Nehmen Sie den Bericht dann an sich und bewahren Sie ihn für die letzte Sitzung auf.

Wenn die Patientin den Bericht geschrieben und in Sitzung 2 vorgelesen hat, aber keine ausgefüllten ABC-Blätter zu dieser 3. Sitzung mitgebracht hat, sollte die Therapeutin den oben beschriebenen Schritten zur Behandlung der allgemeinen Nonadhärenz folgen. Da die Patientin sich nicht an die vereinbarten Aufgaben gehalten hat, kann es hilfreich sein, nach Denkfallen hinsichtlich der Erledigung von Aufgaben oder der Gesundung zu suchen und ABC-Blätter zu diesen Denkfallen auszufüllen. Unserer Erfahrung nach machen die Patientinnen im Allgemeinen ihre Aufgaben weiter, wenn sie die erste Aufgabe des Berichts über die Ursachen und Auswirkungen des Traumas erfolgreich abgeschlossen haben. Manchmal gibt es jedoch Wissensdefizite oder schwankende Motivationsprobleme, die im Verlauf der Behandlung angesprochen werden sollten. Die Patientinnen sollten immer wieder an das altbewährte Sprichwort – hier auf die Psychotherapie bezogen – erinnert werden, dass sie aus der Therapie das herausbekommen, was sie in sie hineinstecken. Jeder neuen Aufgabe sollte eine überzeugende Begründung vorangestellt werden.

Dies wirft die wichtige Frage auf: »Wie viel ist genug?«, wenn es um die Adhärenz im Hinblick auf die Therapie geht. Es birgt Risiken, das Behandlungsprotokoll fortzusetzen, wenn eine Patientin nur eine minimale Menge an Aufgaben durchführt. Wir raten dazu, eine solche Patientin immer wieder dazu anzuhalten und zu unterstützen, mehr zu üben, aber letztlich empfehlen wir, die objektiven Ergebnisse der kontinuierlichen Selbstauskünfte bezüglich der PTBS-Symptomatik und komorbiden Symptome als Hinweis dafür zu verwenden, ob die Patientin »eine ausreichende Dosis« der Therapie erhält. Genauer gesagt, wenn sich die Werte der Patientin über die Sitzungen hinweg nicht oder nur minimal verbessern und die Patientin nicht die empfohlene Menge an Aufgaben durchführt, sollten Sie dieses fehlende Bemühen direkter ansprechen, um die endgültigen Ergebnisse der Patientin zu verbessern.

8.4 Die ABC-Blätter besprechen und Ereignisse, Gedanke und Gefühle damit untersuchen

Wenn die Patientin den Bericht in Sitzung 2 geschrieben und vorgelesen und die ausgefüllten ABC-Blätter zu dieser Sitzung mitgebracht hat (d. h. die Patientin alle Aufgaben wie vorgesehen erledigt hat), beginnen Sie diese Sitzung mit der Durchsicht der ABC-Blätter. Bei der Durchsicht der ausgefüllten Arbeitsblätter sind mehrere Dinge zu beachten.

Es ist sehr üblich, dass Patientinnen Gedanken als Gefühle bezeichnen. Beispielsweise erstellte eine Patientin ein ABC-Blatt mit dem auslösenden Ereignis (in Spalte A): »Ich werde angeschrien, bevor ich meinen Kaffee getrunken habe«. Ihre Überzeugung (in Spalte B) lautete: »Ich bemühe mich so sehr, aber ich werde nie belohnt«, und ihr daraus resultierendes Gefühl (in Spalte C) lautete: »Ich habe das Gefühl, dass ich einen erfolglosen Kampf führe.« Die Therapeutin erinnerte die Patientin an die zu identifizierenden Gefühle in Spalte C des ABC-Blattes, indem sie sich auf das Informationsblatt

»Erkennen von Gefühlen« (**INFO 2**) bezog. Sie fragte dann, welche der Gefühle am besten zu der Aussage passten. Die Patientin antwortete: »Traurig und wütend«. Die Therapeutin wies darauf hin, dass das, was sie in Spalte C aufgelistet hatte, eigentlich ein anderer Gedanke war, der in Spalte B aufgelistet werden könnte, und zeichnete dann einen Pfeil von der Aussage hinüber zu Spalte B. Die Patientin war so besser in der Lage, den Unterschied zwischen Gedanken und Gefühlen zu verstehen. Die Therapeutin wies auch darauf hin, dass die Verwendung der Worte »Ich fühle …« vor einem Gedanken diesen Gedanken nicht zu einem Gefühl macht. Die Patientinnen werden ermutigt, die Worte »Ich denke …« oder »Ich glaube …« für Gedanken zu verwenden und »Ich fühle …« für Gefühlsbeschreibungen (in der Regel 1 Wort) zu reservieren. Dies ist auch eine wichtige Erinnerung für Therapeutinnen, denn der falsche Gebrauch des Wortes »fühlen« ist so weit verbreitet, dass sich auch Behandelnde selbst dabei ertappen können, den Begriff falsch zu verwenden. Es ist durchaus akzeptabel und sogar besser, wenn wir uns während der Sitzung korrigieren, wenn dies geschieht, weil dies den Patientinnen veranschaulicht, wie unsere gesprochene Sprache falsch angewandt werden kann.

Ein weiteres häufiges Problem beim Ausfüllen des ABC-Blatts ist, dass die Gedanken möglicherweise nicht logisch mit den berichteten Gefühlen zusammenhängen. Wenn keine logische Verbindung besteht, gibt es wahrscheinlich andere dazwischen liegende Gedanken, die zwar erlebt, aber nicht erkannt oder protokolliert werden. Ein berichteter Gedanke könnte etwa lauten: »Ich kann nichts richtig machen«, zusammen mit diesem Gedanken werden Schuldgefühle berichtet. Der dazwischen liegende Gedanke könnte in diesem Fall lauten: »Ich habe mein Team im Stich gelassen, als ich es nicht beschützt habe«. Achten Sie auch darauf, ob es eine Übereinstimmung zwischen den Gedanken und dem Ausmaß der Gefühle gibt. Eine Nicht-Übereinstimmung wäre z. B. ein unbedeutendes Ereignis, aber unverhältnismäßig starke Gefühle. In diesem Fall kann es sein, dass die Patientin ihre tatsächlichen Gedanken nicht aufgeschrieben hat, d. h. das Selbstgespräch der Patientin kann aufwühlender sein als das, was sie aufgeschrieben hat, um es der Therapeutin mitzuteilen, oder es kann eine Abfolge von Gedanken gewesen sein, die zu stärkeren Gefühlen führte. Die Therapeutin sollte die Patientin ermutigen, genau das aufzuschreiben, was sie denkt, und nicht nur eine sozial erwünschte Version.

Es ist außerdem wichtig darauf zu achten, ob eine bestimmte dominante Emotion wiederholt auftritt (z. B. Wut auf sich selbst, Schuldgefühle). Mit diesen wiederkehrenden Gefühlen können auch bestimmte Themen von Gedanken zusammenhängen, die in verschiedenen Situationen auftauchen und ein Hinweis auf eine größere gedankliche Verzerrung im Hinblick auf ein Schema oder eine Grundüberzeugung sein können (z. B. »Ich kann nichts richtig machen« – geringes Selbstwertgefühl).

Um einer Patientin zu helfen, die ABC-Blätter besser auszufüllen, ist es wichtig, ihre Bemühungen zu loben und niedrigschwellig zu korrigieren, vor allem, wenn die Patientin zu negativen Selbsteinschätzungen neigt (z. B. »Okay, verschieben wir diesen Gedanken nach Spalte B. Welches Gefühl gehört jetzt zu diesem Gedanken? Nur ein Wort«). Außerdem sollten alle neuen Denkfallen in das Denkfallen-Logbuch eingetragen werden. Wenn Patientinnen die Schwierigkeiten mit den Arbeitsblättern als Beweis dafür benutzen, dass sie dumm sind oder nichts richtig machen können, ist es hilfreich, zu fragen, ob sie in der Schule jemals über Gefühle und Gedanken unterrichtet wurden; falls nicht, können die Betroffenen daran erinnert werden, dass man von ihnen nicht erwarten kann, etwas zu wissen, was ihnen nie beigebracht wurde.

8.5 Traumabezogene ABC-Blätter als Einstieg in die Überprüfung von auf Assimilation beruhenden Kognitionen

Bei der Durchsicht des Arbeitsblattes oder der Arbeitsblätter über das Indextrauma besteht die Möglichkeit, den Inhalt zu nutzen, um im sokratischen Dialog mit der Überprüfung von auf Assimilation beruhenden Kognitionen zu beginnen. Wenn die Patientin keinen assimilationsbezogenen Gedanken über das Indextrauma aufführt, sei hier daran erinnert, dass man die zugrunde liegenden auf Assimilation beruhenden Gedanken oft aus den auf Überakkommodation beruhenden Gedanken der Patientin bestimmen kann. Wenn die Patientin z. B. den Gedanken »Parkplätze sind gefährlich« aufschreibt, kann die Therapeutin daraus schließen, dass es wahrscheinlich einen auf Assimilation beruhenden Gedanken über das Trauma selbst gibt, wie z. B. »Wenn ich den Parkplatz an diesem Tag gemieden hätte, wäre ich nicht überfallen worden.« Sie können dann etwa eine Frage wie diese stellen: »Wie sind Sie zu dem Schluss gekommen, dass Parkplätze gefährlich sind?«, um Assimilationsgedanken über das Indexereignis zu ermitteln. Wie bereits erwähnt, ist es wichtig, sich an diesem Punkt der Therapie auf die Assimilationsgedanken zu konzentrieren. Andererseits können Parkplätze Merkmale der Situation aufweisen, in der sich die Patientin zum Zeitpunkt des Traumas befand (allein sein, nur ein paar Fremde in der Nähe, Dunkelheit).

Nachfolgend finden Sie ein Beispiel für einen sokratischen Dialog, der sich an die Durchsicht des ABC-Blatts eines Patienten zum Thema traumatischer Verlust anschließt:

P: In Spalte A habe ich geschrieben: »Ich habe meine Soldaten in einen Hinterhalt geschickt, und die Hälfte von ihnen wurde getötet.« Meine Gedanken waren »Es ist meine Schuld« und »Ich bin wertlos«. In die Spalte C habe ich geschrieben: »Scham, Wut und ich habe meine Pläne für den Abend abgesagt«.

T: Beginnen wir mit den Gefühlen. Auf wen waren Sie wütend?

P: Auf mich selbst.

T: Okay. Können Sie mir erklären, warum es Ihre Schuld ist, dass Sie in einen Hinterhalt gelockt wurden?

P: Ich weiß es nicht – es ist einfach so.

T: (*Wartet schweigend.*)

P: Nun, ich bin für meine Einheit verantwortlich, und einige Kameraden wurden getötet, also ist es meine Schuld.

T: Kann man in einem Kriegsgebiet alles kontrollieren?

P: Nein, aber ich hätte mit dem Angriff auf dieser Straße rechnen müssen.

T: (*Pause*) Lassen Sie mich etwas verstehen. Was ist ein Hinterhalt?

P: Es ist ein Überraschungsangriff.

T: Wenn es also eine Überraschung war, wie hätten Sie sie vorhersehen können? Haben Sie Informationen darüber erhalten, dass der Feind auf Sie wartet?

P: Nun, nein, aber das bedeutet nur, dass die Informationen unserer Aufklärung nicht gut waren. Irgendjemand muss ja schuld sein.

T: Was ist mit den Menschen, die den Schaden beabsichtigt haben? Welchen Anteil an der Schuld geben Sie denen?

P: Sie bekommen eine Menge Schuld. Sie haben uns angegriffen.

T: Wenn Schuld und Verschulden mit Absicht zusammenhängen, wer hatte dann die Absicht, Ihre Soldaten zu töten?

P: Die Angreifer.

T: Wenn also die Informationen nicht vorlagen und Sie keine Möglichkeit hatten, zu wissen, dass dies passieren würde, wie viel Schuld trifft dann Sie und Ihr Kommando? Haben die dieses Ergebnis beabsichtigt?

P: Nein, natürlich nicht. Wenn der Geheimdienst das gewusst hätte, hätten sie uns nicht mit so wenig Personal dorthin geschickt. Und ich hätte meine Einheit sicher nicht dorthin geschickt.

T: Sie sagen jetzt, dass der Feind eine Menge der Schuld bekommt. Wer bekommt denn noch die Schuld? Wer hat den Schaden beabsichtigt und Ihre Soldaten in einen Hinterhalt gelockt?

P: Die Angreifer haben es getan. Ich denke, sie bekommen die ganze Schuld. Ich wünschte nur, ich hätte es gewusst.

T: Dem stimme ich zu. Ich wünschte auch, Sie hätten es gewusst und Ihre Kameraden wären nicht gestorben. Es ist schwer zu akzeptieren, dass Sie die Situation nicht vorhersehen konnten und dass Ihre Kameraden gestorben sind. Fühlt sich das anders an als die Schuld, die Sie sich bisher gegeben haben?

P: Ja, ich habe mir wirklich Vorwürfe gemacht, aber wenn ich zurückblicke … es war ein Hinterhalt, und wir konnten nicht wissen, dass wir an diesem Tag so massiv angegriffen werden würden.

T: Wie fühlen Sie sich jetzt, wenn Sie die Sache aus dieser Perspektive betrachten?

P: Immer noch traurig, sehr traurig.

T: Das ist nachvollziehbar, dass Sie um den Verlust der Kameraden trauern. Sie haben sich bisher auf Ihre Schuldgefühle und Ihre Wut auf sich selbst konzentriert, weil Sie das Unvorhersehbare nicht sehen konnten. Traurigkeit ist im Gegensatz dazu ein natürliches Gefühl, und es ist wichtig, dass Sie diese Trauer zulassen, damit Sie genesen können.

8.6 Neue Aufgabe besprechen

Die Aufgabe nach Sitzung 3 (**AB 12**) besteht darin, dass die Patientin weiterhin täglich die ABC-Blätter ausfüllt, aber dieses Mal sollte sie jeden Tag Arbeitsblätter zu auf Assimilation beruhenden Denkfallen im Hinblick auf das Indexereignis ausfüllen. Sie können einige davon im Denkfallen-Logbuch markieren. Die Patientin kann weitere ABC-Blätter zu anderen Traumata ausfüllen, insbesondere dann, wenn klar wird, dass ein anderes traumatisches Ereignis als Indexereignis hätte definiert werden sollen. Es ist jedoch nicht notwendig, einen weiteren Bericht über die Ursachen und Auswirkungen anderer traumatischer Ereignisse zu schreiben, die im Verlauf der Behandlung besprochen werden. Stattdessen sollten zusätzliche Denkfallen, die sich auf diese anderen Ereignisse beziehen, in das Denkfallen-Logbuch (**AB 6**) eingetragen und in den folgenden Sitzungen behandelt werden.

8.7 Reaktionen auf die Sitzung und die Aufgabe erfragen

Wie Sitzung 2 schließen Sie auch Sitzung 3 ab, indem Sie die Reaktionen der Patientin auf die Sitzung erfragen und klären, ob es Fragen zum Inhalt der Sitzung oder zu der neuen Aufgabe gibt. Alle wichtigen Ideen oder Entdeckungen, die in der Sitzung entstanden, sollten verstärkt und wichtige Botschaften, die die Patientin mitnimmt, notiert werden.

9 Sitzung 4: Das Indexereignis verarbeiten

9.1 Ziele, Interventionen und Tagesordnung

Ein Ziel der vierten Sitzung ist es, sicherzustellen, dass die Patientin Ereignisse, Gedanken und Gefühle benennen und die Verbindungen zwischen ihnen erkennen kann. Darüber hinaus wird das Arbeitsblatt »Erkundende Fragen« (**AB 14**) eingeführt und die ausgefüllten Beispiele **AB 15** und **AB 16** besprochen. Dieses Arbeitsblatt unterstützt die Patientin darin, zu ihrer eigenen kognitiven Therapeutin zu werden, indem sie ihre eigenen Gedanken prüft und ihre charakteristischen Denkweisen erkennt. Der sokratische Dialog wird in den Sitzungen eingesetzt, um der Patientin zu helfen, ihre Denkfallen zu überprüfen. Auf Assimilation beruhende Denkfallen, die sich auf das Indextrauma (und ggfs. andere Traumata) beziehen, sollten in diesen Sitzungen vorrangig behandelt werden. In Sitzung 4 werden wahrscheinlich mehr sokratischer Dialog und insbesondere klärende Fragen erforderlich sein als in jeder anderen Sitzung.

Ablauf Sitzung 4	Dauer	Material
(1) PCL-5 (und ggfs. PHQ-9) bearbeiten lassen (wenn möglich schon im Wartezimmer) und besprechen; Tagesordnung festlegen	5 Min.	▶ AB 1 ▶ AB 2
(2) ABC-Blätter besprechen und dort aufgeführte auf Assimilation beruhende Gedanken priorisieren	10 Min.	▶ AB 7
(3) Auf Assimilation beruhende Denkfallen im sokratischen Dialog klären und überprüfen	15 Min.	
(4) Die Unterschiede zwischen Unvorhersehbarkeit, Verantwortung und Schuld erklären	10 Min.	▶ AB 13

Ablauf Sitzung 4	Dauer	Material
(5) Das Arbeitsblatt »Erkundende Fragen« einführen, um den Patientinnen zu helfen, ihre Denkfallen zu überprüfen	10 Min.	▶ AB 14 ▶ AB 15 ▶ AB 16 ▶ INFO 4
(6) Neue Aufgabe besprechen	5 Min.	▶ AB 17
(7) Reaktionen auf die Sitzung und die Aufgabe erfragen	5 Min.	

9.2 Ausgefüllte ABC-Blätter überprüfen

Die Aufgabe nach Sitzung 3 bestand darin, jeden Tag mindestens ein ABC-Blatt zum Indextrauma auszufüllen und bei Bedarf zusätzliche Arbeitsblätter zu anderen traumatischen Ereignissen oder Lebensereignissen, die zwischen den Sitzungen aufgetreten sind. Dies ist besonders wichtig, wenn die Patientin das eigentliche Indexereignis in der ersten Sitzung nicht ausgewählt hat und dieses erst später bei der Besprechung der Symptome und Auswirkungen des Traumas erkannt wurde. Alle neuen Denkfallen, die in der letzten Sitzung aufgetaucht sind, sollten in das Denkfallen-Logbuch eingetragen und in ein »gutes Denkfallenformat« gebracht werden. Die Patientinnen werden in Spalte B wahrscheinlich sagen, dass das Ereignis ihre Schuld war oder dass sie etwas hätten anders machen sollen. Gelegentlich geben sie sich nicht selbst die Schuld (z. B. »Ich war ja nur ein Kind«), aber sie bezweifeln vielleicht, dass das Ereignis überhaupt stattgefunden hat, weil andere Personen (z. B. ihre Eltern) es leugnen. Dies ist auch eine fehlgeschlagene Akkommodation (z. B. »Es ist nicht passiert«), wenn sie Flashbacks und Erinnerungen haben, und es kann ein unterschwelliges Gefühl der Ungerechtigkeit in Bezug auf das Trauma vorhanden sein (d. h. Glauben an eine gerechte Welt). Wie bereits in früheren Kapiteln erwähnt, geben Betroffene manchmal auch fälschlicherweise anderen die Schuld; sie beschuldigen etwa Menschen in ihrer Umgebung, die den Schaden oder das Ergebnis nicht beabsichtigt haben, statt der Menschen, die dies getan haben.

Die Klärung der auf Assimilation beruhenden Gedanken sollte direkt in einen sokratischen Dialog münden. Patientinnen, die zum Internalisieren neigen, konzentrieren sich wahrscheinlich auf ihre Rolle während des Traumas, geben sich selbst die Schuld und haben eventuell eine komorbide Depression. Andere Patientinnen sind dagegen wütend und haben eher damit verbundene externalisierende Gedanken. Dies kann insbesondere dann der Fall sein, wenn andere Personen bei ihnen oder in ihrer Nähe waren, denen sie die Schuld geben können (nicht den Tätern), oder wenn sie glauben, dass sie keine Fehler gemacht haben. Die irrtümliche Beschuldigung anderer ist ebenfalls eine Form des Gerechte-Welt-Denkens, bei der man sich darauf konzentriert, wie das Ereignis durch jemand anderen hätte verhindert werden können. Beispiele hierfür sind Militärangehörige, die ihren Kommandierenden oder Einheitsführern die Schuld geben, während sie diejenigen, die einen Hinterhalt gelegt oder eine Landmine vergraben haben, nicht berücksichtigen; Patientinnen beschuldigen Eltern, denen man nichts vorwerfen kann, weil sie nicht wussten, dass ihre Kinder missbraucht wurden; oder sie geben Umstehenden die Schuld anstatt den Tätern. Sobald diese Gefühle benannt wurden, sollten Sie damit beginnen, Fragen zu stellen, die sich auf das verzerrte (d. h. auf Assimilation beruhende) Denken der Patientin in Bezug auf das Trauma konzentrieren.

9.3 Kognitive Verarbeitung: Auf Assimilation beruhende Denkfallen adressieren

Ein großer Teil von Sitzung 4 wird für den sokratischen Dialog verwendet, der sich auf das Indextrauma bezieht. Die Therapeutin beginnt, klärende Fragen zu stellen, um die Fakten zu verstehen – und damit feststellen zu können, ob eine Aussage sachlich richtig oder eine Denkfalle ist. Als Faustregel gilt, dass eine Aufteilung von 80:20 von klärenden Fragen zur Überprüfung der tatsächlichen Beweise bzw. der Erarbeitung alternativer Gedanken wünschenswert ist.

Nachfolgend findet sich ein Beispiel für den Dialog einer Therapeutin mit einer Patientin, die vergewaltigt wurde und glaubt, dass dies ihre Schuld war. Die Therapeutin stellt zunächst klärende Fragen und macht zusammenfassende Aussagen.

T: Okay, in Spalte B haben Sie geschrieben: »Es ist alles meine Schuld«. Können Sie mir sagen, welche Möglichkeiten Sie zum Zeitpunkt der Vergewaltigung hatten?

P: Ich hätte öfter »Nein« sagen sollen. Vielleicht haben sie mich nicht gehört oder missverstanden.

T: Wie oft haben Sie »Nein« gesagt?

P: Vier- oder fünfmal. Dann sagte einer von ihnen, ich solle den Mund halten.

T: Wenn sie Ihnen gesagt haben, dass Sie den Mund halten sollen, könnte das bedeuten, dass sie Sie gehört haben?

P: Ich denke schon, aber vielleicht haben sie mir nicht geglaubt. Einer von ihnen sagte: »Du weißt, dass du das willst.«

T: Und wollten Sie das?

P: Nein.

T: Und das haben Sie ihnen gesagt?

P: Ja, und ich habe versucht, sie von mir wegzuschieben, aber sie waren zu schwer.

T: Was meinen Sie, ab wann ist es nicht mehr Ihre Schuld, sondern die Schuld der anderen? Steht im Gesetz etwas darüber, wie oft man »Nein« sagen muss, bevor es zu einem Verbrechen wird?

P: Ich denke nur einmal.

T: Lassen Sie mich sicherstellen, dass ich Sie richtig verstanden habe. Sie sagten, dass Sie keinen Sex mit ihnen haben wollten und mehrmals »Nein« gesagt haben, und dass Sie versucht haben, sie wegzuschieben, aber es nicht geschafft haben. Ist das richtig?

P: Ja.

T: Und wie viele Angreifer waren es?

P: Zwei

T: Und ist das relevant für Ihre Möglichkeit, sich zu wehren? Könnte es sein, dass Sie diese Tatsache verharmlosen?

P: Das hatte ich gar nicht bedacht. Der eine hat mehr zugesehen, während der andere mich vergewaltigt hat.

T: Wenn Sie das berücksichtigen, welche anderen Möglichkeiten hatten Sie zu diesem Zeitpunkt?

P: Ich hätte härter kämpfen müssen.

T: (*Verwunderter Tonfall*) Können Sie erklären, wie Sie härter hätten kämpfen können? Sie sagten, Sie konnten sie nicht loswerden. Wurden Sie festgehalten?

P: Ja. Ich konnte meine Beine nicht bewegen, also konnte ich nicht treten, und einer meiner Arme war unter meinem Rücken eingeklemmt. Als einer von ihnen sagte, ich solle die Klappe halten, wurde ich ins Gesicht geschlagen.

T: Oh, diesen Teil habe ich noch gar nicht gehört. Das ist sehr wichtig. Sie sagten wiederholt »Nein« und übten mit einem Arm Druck aus, während der andere Arm unter Ihnen lag und Ihre Beine eingeklemmt waren. Dann wurden Sie geschlagen. Hört sich das für Sie wie ein Missverständnis an, wenn ich das so zusammenfasse?

P: (*Leise weinend*) Nein, sie haben mich vergewaltigt.

T: (*Nach einigen Augenblicken, wenn die Patientin aufschaut*) Was fühlen Sie?

P: Traurigkeit.

T: Das ist nachvollziehbar und ergibt Sinn. (*Macht eine Pause, bis die Patientin aufgehört hat zu weinen.*)
In der Spalte A haben Sie geschrieben: »Ich wurde vergewaltigt.« Was könnten Sie noch in Spalte B schreiben?

P: Es war nicht meine Schuld. Ich habe getan, was ich konnte.

T: Und wenn Sie das sagen, wie fühlen Sie sich dann?

P: Traurig und ein bisschen wütend auf sie. Nicht mehr so schuldbewusst und beschämt.

T: Können Sie diesen neuen Gedanken unten auf die Seite schreiben?

In einem solchen Fall sollte die Therapeutin, nachdem sie der Patientin ermöglicht hat, ihre natürliche Gefühle zu empfinden, und ihr geholfen hat, diese zu benennen, erfragen, was normalerweise bei einer einvernehmlichen sexuellen Interaktion oder an einem »normalen Tag« passieren würde. Ziel ist dabei, der Patientin zu helfen, weiter zu erkennen, dass sie die Vergewaltigung nicht gewollt hat und dass es nicht gerechtfertigt ist, sich selbst die Schuld dafür zu geben. Die Therapeutin kann auch erfragen, wie der typische Ablauf aussehen würde, wenn die Patientin eine gefährliche Situation wahrnimmt.

Nachfolgend findet sich ein Austausch zwischen einer Therapeutin und einem Patienten über eine Denkfalle im Zusammenhang mit einer militärischen Kampfsituation.

T: Der Gedanke, der Sie am meisten belastet, scheint zu sein: »Hätte ich meinen Kameraden decken können, wäre er nicht getötet worden«.

P: Das ist richtig. Er wäre heute noch am Leben, wenn ich da gewesen wäre, um ihn zu schützen.

T: Und das ist es, was Sie in Spalte B schreiben. Und wenn Sie das sagen, was fühlen Sie dann?

P: Ich bin wütend.

T: Auf wen sind Sie wütend?

P: Auf den Kommandanten der Einheit. Es ist seine Schuld. Aber ich bin auch wütend auf mich selbst, weil ich nicht einfach mit meinem Freund mitgegangen bin.

T: Was Sie selbst betrifft, gibt es noch andere Gefühle, die Sie empfinden, weil Sie glauben, dass Sie mit Ihrem Freund hätten gehen sollen?

P: Auch Schuldgefühle.

T: Okay, bringen wir diese in Spalte C unter. Es klingt, als gäbe es zwei Denkfallen, mit denen Sie zu kämpfen haben. Bei der einen geht es darum, dass Sie nicht in der Lage waren, Ihren Kameraden zu decken, und bei der anderen darum, dass er nicht getötet worden wäre, wenn Sie das hätten tun können. Schreiben Sie die beiden Punkte in Spalte B, dann sehen wir sie uns nacheinander an. Was hat Sie davon abgehalten, Ihrem Kameraden Feuerschutz zu geben?

P: Ich wurde von meinem Kommandeur an einen anderen Ort geschickt. Man teilte uns mit, dass sich in einem bestimmten Haus ein Aufständischer aufhielt, den wir festnehmen sollten, und mein Freund gehörte zu der Gruppe, die durch die Vordertür eindringen sollte. Ich wurde nach hinten geschickt, um mit ein paar anderen die Hintertür und die Fenster zu sichern.

T: Und war das die übliche Art und Weise, ein Haus wie dieses zu betreten?

P: Dass wir die Vorder- und Rückseite abdecken? Ja. Wir waren auf unseren üblichen Positionen, aber irgendetwas fühlte sich in dieser Nacht nicht richtig an.

T: Wie das?

P: Es waren weniger Menschen auf der Straße als sonst. Es war sehr ruhig. Ich hätte wissen müssen, was passieren wird.

T: Ich denke, dies ist eine weitere Denkfalle, die wir in Ihr Denkfallen-Logbuch eintragen sollten. Das hört sich so an, als würden Sie sagen, Sie hätten die Fähigkeit haben sollen, die Zukunft vorherzusagen. Ich frage mich, ob ein Teil der Schuldgefühle daher rührt. Aber kommen wir zurück zur ersten Denkfalle. Es war ruhiger als sonst. Hätte das nach dem üblichen Protokoll bedeutet, dass Sie Ihre Position hätten ändern und an die Vorderseite des Hauses gehen sollen?

P: Nein. Ich wurde immer nervöser, weil es eigentlich eine einfache Befreiung hätte sein sollen, aber es fühlte sich nicht so an. Aber ich wurde nicht an die Vorderseite des Hauses geschickt, also blieb ich auf meiner Position. Die Aufständischen hätten versuchen können, durch ein hinteres Fenster oder eine Tür zu entkommen.

T: Was geschah dann?

P: Es war die Hölle los. Es war ein abgekartetes Spiel. Aufständische kamen durch die Vordertür und töteten drei Männer aus meiner Einheit. Zwei weitere wurden verletzt. Wir kamen von hinten angerannt, und ich habe einen Mann erschossen; zwei andere wurden ebenfalls erschossen, und zwei konnten entkommen. Wir hatten keinen Sanitäter dabei, also taten wir, was wir konnten, bis Hilfe kam.

T: In Anbetracht Ihres Gedankens: »Wenn ich in der Lage gewesen wäre, meinen Kameraden zu schützen, wäre er nicht getötet worden«, welchen Beweis haben Sie dafür, dass Sie in der Lage gewesen wären, ihn zu schützen, wenn Sie an der Vorderseite des Hauses gestanden hätten und nicht jemand anderes? Wenn Sie die Tatsache berücksichtigen, dass alle vor dem Haus erschossen oder angeschossen wurden, warum glauben Sie dann, dass Sie nicht auch getroffen worden wären?

P: Ich weiß es nicht. Ich stelle mir nur vor, dass ich, wenn ich dort gewesen wäre, den Kerl, der Mark getötet hat, zuerst hätte erschießen können. Ich habe ihn zu spät erschossen.

T: (*Kurzes Schweigen*) Darf ich Ihnen eine Frage stellen?

P: Ja.

T: Haben Sie den Mann gesehen, der Mark erschossen hat? Ich frage das, weil ich dachte, Sie wären erst um das Haus herumgekommen, nachdem Sie die Schüsse gehört haben.

P: Hm. Lassen Sie mich kurz nachdenken. Ich weiß nicht, ob das der Typ war, der Mark erschossen hat. Als wir vor dem Haus ankamen und zu schießen begannen, waren unsere Leute schon tot. Der Typ, den ich verdächtige, stand Mark am nächsten, also nehme ich an, dass er es war.

T: Aber Sie sagten, Sie hätten ihn »zu spät« erschossen. Hatten Sie, bevor Sie die Schüsse hörten, einen Grund, Ihre Position zu verlassen?

P: Nein, eigentlich nicht. Ich wünschte nur, ich hätte Mark retten können.

T: Ich wünschte auch, dass Mark nicht getötet worden wäre. (*Pause*) Aber was Sie nun sagen, unterscheidet sich ein wenig von dem, was Sie vorher gesagt haben. Was fühlen Sie, wenn Sie sagen, Sie wünschten, er wäre nicht getötet worden?

P: Traurigkeit. Ich wünschte, ich könnte »alles zurückspulen« und anders ausgehen lassen.

T: Das ist eine menschliche Tendenz. Es ist traurig, wenn wir jemanden verlieren, der uns wichtig ist, und es ist manchmal schwer zu akzeptieren, dass man es nicht ändern kann, egal wie sehr man es sich wünscht. Traurigkeit ist ein primäres, natürliches Gefühl, das zu der Situation gehört. (*Pause*) Ich frage mich, ob das anders ist, als zu sagen, dass der Kommandant schuld war, oder auf sich selbst wütend zu sein?

P: Ja, es fühlt sich einfach besser an, zu denken, dass wir hätten wissen müssen, dass es ein Hinterhalt war. Ich weiß, dass er uns nicht in die üblichen Positionen geschickt hätte, wenn er gewusst hätte, dass es sich um einen Hinterhalt handelt. Ich möchte nur jemandem die Schuld geben.

T: Auch das ist menschlich. Ist es möglich, den Aufständischen, die den Schaden beabsichtigt und den Hinterhalt gelegt haben, die Schuld zu geben?

P: Ja, aber es ist schwer, den Gedanken loszulassen, dass wir etwas hätten tun können.

T: Daran werden wir weiter arbeiten. Während wir das tun, möchte ich, dass Sie sich erlauben, über den Verlust Ihres Freundes traurig zu sein. Das ist ein ganz natürliches Gefühl, wenn wir jemanden verlieren, der uns etwas bedeutet. Halten Sie es für möglich, dass Sie Wut auf sich selbst oder auf Ihren Kommandanten empfinden, um ein schwierigeres Gefühl zu vermeiden – die Traurigkeit? Sie haben mir gesagt, dass Sie Ihre Wut an Menschen auslassen, die nichts mit dem Tod Ihres Freundes zu tun hatten, wie Ihre Frau und Ihre Kinder.

P: Das mache ich. Es ist schwer für mich, einfach nur traurig zu sein.

T: Halten wir all dies auf den Arbeitsblättern fest und berücksichtigen wir dabei auch, welche Bedeutung Sie dem Gefühl der Traurigkeit beimessen.

Die obigen Beispiele veranschaulichen, wie eine Therapeutin mit Fragen über das Trauma, die mit den auf Assimilation beruhenden Überzeugungen der Patientin und den damit verbundenen Gefühlen zusammenhängen, neue Informationen hervorrufen kann. Die Fragen sollen sowohl der Therapeutin als auch der Patientin helfen, den Kontext der Situation nachzuvollziehen, festzustellen, ob es der Patientin tatsächlich möglich war, das Ergebnis zu verändern, und, falls ja, zu überlegen, ob das Ergebnis noch schlimmer hätte ausfallen können. Die Einordnung traumatischer Ereignisse in den richtigen Kontext ist ein wesentlicher Bestandteil der kognitiven Verarbeitung. Ziel ist es, zu erkennen, dass die Patientin möglicherweise kaum vor der drohenden Gefahr gewarnt wurde und nur sehr wenig Zeit hatte, Entscheidungen zu treffen oder zu handeln. Die Ereignisse können sogar völlig unvorhersehbar und unabwendbar gewesen sein.

Details des Traumas. Beachten Sie, dass die Therapeutinnen, in den genannten Beispielen, nicht nach den bildlichen Details der Vergewaltigung der Patientin oder des Hinterhalts, in den der Soldat verwickelt war, gefragt haben. Obwohl die Patientinnen möglicherweise Flashbacks oder Alpträume von diesen Ereignissen hatten, lassen sich solche Symptome mit kognitiven Interventionen nachweislich verringern, ohne dass man sich darauf konzentrieren muss, Details zu wiederholen oder starke Gefühle hervorzurufen. Das Gleiche gilt für jede Art von Trauma (Kindesmisshandlung, Autounfall, Amoklauf,

Brand usw.). Die blutigen oder schmerzhaften Bilder sind möglicherweise nicht der Grund für die PTBS, und Studien zeigen, dass sie nicht tiefergehend berichtet werden müssen. Beachten Sie auch, dass die Therapeutin, als der Soldat eine zweite Denkfalle zur Sprache brachte, dieser nicht nachging, sondern den Patienten zur Arbeit an der ersten Denkfalle zurückführte, um diese Denkfalle besser aufzulösen, bevor er zur nächsten überging.

Wenn in der Sitzung noch Zeit ist, kann sich die Therapeutin auf eine andere Denkfalle konzentrieren, die sich jedoch wiederum auf die Ursache des Traumas beziehen sollte. Im obigen Fallbeispiel der Kampfsituation könnte sich die Therapeutin auf die zweite Denkfalle konzentrieren: Wäre die Situation in diesem Beispiel anders ausgegangen, wenn der Soldat an der Vorderseite des Hauses gewesen wäre? Wäre das Ergebnis vielleicht noch schlimmer gewesen? Oder die Therapeutin könnte sich auf die Denkfalle konzentrieren, die zur Wut auf den Kommandanten geführt hat, obwohl der Patient bereits eine gewisse kognitive Flexibilität hinsichtlich dieser Fremdbeschuldigung gezeigt hat. Im ersten Fallbeispiel könnte die Therapeutin, da das Vergewaltigungsopfer bereits mehr kognitive Flexibilität zeigte, fragen: »Fühlt es sich anders an, wenn Sie das, was Ihnen passiert ist, als Vergewaltigung beschreiben, als wenn Sie davon ausgehen, dass es ein Missverständnis war?«

Typische auf Assimilation beruhende Denkfallen. Häufige Denkfallen, die der Assimilation zuzuordnen sind, sind der Rückschaufehler, am Ergebnis orientiertes Denken und eine fehlende Unterscheidung zwischen Absicht (Intentionalität in Bezug auf eine Handlung und ihr Ergebnis), Verantwortung (eine Rolle spielen) und dem Unvorhersehbaren.

- Der »Rückschaufehler« (Hindsight Bias) bedeutet, dass die Betroffenen nach dem Trauma an all die Dinge denken, die sie hätten tun können oder sollen, um das Ereignis zu verhindern oder zu beenden. Sie können sogar zu der Überzeugung gelangen, dass sie zum damaligen Zeitpunkt über das nötige Wissen verfügten und einen Fehler gemacht oder es versäumt haben, entsprechend ihrer Voraussicht zu handeln. Es ist nicht richtig anzunehmen, dass diese Argumentation korrekt ist, denn ihre Überzeugungen, was sie zu der Zeit hätten wissen oder tun können oder sollen, können tatsächlich ziemlich verzerrt sein. Manchmal haben Patientinnen sehr unrealistische Vorstellungen davon, was sie hätten tun sollen und in wie weit es funktioniert hätte (z. B. ein Fünfjähriger, der die elterliche Misshandlung stoppt; ein Autofahrer, der um eine uneinsichtige Ecke sehen kann, um einem betrunkenen Fahrer auszuweichen). Der Rückschaufehler bedeutet im Wesentlichen anzunehmen, dass es eine Möglichkeit gegeben hätte, das Ereignis zu verhindern – beispielweise, dass die Patientin schon vorher wusste, dass etwas passieren wird, und dass sie in irgendeiner Weise versagt hat, weil sie es nicht verhindert hat.
- Am Ergebnis orientiertes Denken ist eng mit dem Mythos der gerechten Welt und dem Wunsch nach Allwissenheit und Allmacht verbunden. Es entspringt der Überzeugung, dass eine Patientin etwas falsch gemacht haben muss, weil ein Ereignis ein schlechtes Ergebnis hatte – andernfalls wäre das Ergebnis besser gewesen. Häufig hören und denken Patientinnen, dass »alles aus einem bestimmten Grund geschieht« und dass sie, wenn sie nur den Grund wüssten, das Ergebnis hätten ändern oder zu-

künftige negative Ereignisse verhindern können. Die Therapeutin kann fragen: »Was ist, wenn Ihnen der Grund nicht gefällt? Was ist, wenn der Täter dachte, er käme damit durch, also hat er weitergemacht und Sie ausgeraubt?« Patientinnen verwenden unterschiedliche Versionen dieser Aussage: »Ich muss eine schlechte Entscheidung getroffen haben, denn sie hatte ein schlechtes Ergebnis.« Vor allem jüngere Menschen (oder solche, die in jungen Jahren traumatisiert wurden und sich nie mit ihren Gedanken über das Trauma auseinandergesetzt haben) neigen dazu, zu glauben, dass es nur richtige oder falsche Entscheidungen gibt, und dass sie, wenn es zu einem schlechten Ergebnis kam, die falsche Entscheidung getroffen haben müssen. Patientinnen, die dies glauben, hören oft auf, eigene Entscheidungen zu treffen, und lassen andere für sich entscheiden, oder sie erstarren, wenn sie selbst Entscheidungen treffen müssen. Sie erkennen nicht, dass keine Entscheidung zu treffen, in Wirklichkeit auch eine Entscheidung ist.

Da die Unterscheidung zwischen Absicht, Verantwortung und Unvorhersehbarem etwas komplexer ist, wird sie in Abschnitt 9.4 ausführlicher behandelt.

9.4 Absicht, Verantwortung und Unvorhersehbares unterscheiden

In den meisten Gesellschaften wird unterschieden zwischen der Intention für eine Handlung, der Verantwortung dafür, einem Unfall oder unvorhersehbaren Ereignissen. Rechtliche Konsequenzen, die auf diesen Unterscheidungen beruhen, können bei der Klärung dieser Konstrukte helfen.

Wenn beispielsweise jemand sehr langsam und vorsichtig durch eine Wohngegend fährt und plötzlich ein Kind zwischen geparkten Autos herausspringt, um einen Ball zu fangen, und von dem Auto erfasst wird, würde dies als Unfall gelten. Auch wenn der Fahrer durch diesen Vorfall ziemlich traumatisiert sein kann, würde er nicht strafrechtlich verfolgt und bestraft werden, wenn die Polizei feststellt, dass es sich um einen unvermeidbaren Unfall handelte. Wenn der Fahrer jedoch zu schnell gefahren ist, betrunken war oder eine SMS geschrieben hat und das Kind getötet hat, könnte er wegen fahrlässiger Tötung belangt werden. In diesem Fall würde die Strafe dadurch etwas gemildert, dass der Fahrer nicht die Absicht hatte, das Kind zu töten; er ist zwar für den Unfall verantwortlich, hatte aber nicht die Absicht zu töten. Wenn jemand in einem Wutanfall Schlangenlinien fährt und jemanden anfährt, könnte dieser Fahrer wegen Totschlags im Affekt angeklagt werden. Und schließlich, wenn jemand abwartet, um eine Person vorsätzlich zu überfahren und zu töten, könnte dieser Fahrer wegen Mordes angeklagt werden. In den beiden letztgenannten Fällen wurde das Verhalten entweder im Affekt oder vorsätzlich intentional herbeigeführt, und es würde eine Schuldzuweisung erfolgen. Die meisten Strafrechtssysteme treffen diese Unterscheidungen, und die Strafen erhöhen sich jeweils entsprechend. Wenn das Opfer einer Straftat sagt: »Es ist meine Schuld, dass ich die Straftat nicht verhindert habe«, ist dies eine unangemessene Verwendung des Begriffs »Schuld«. Das Opfer hat das Ergebnis nicht beabsichtigt und konnte es wahrscheinlich auch nicht vorhergesehen. Das Arbeitsblatt **AB 13** »Verantwortungsebenen« sollte verwendet werden, um diese Konzepte zu erklären.

Für Therapeutinnen ist es wichtig, den Patientinnen dabei zu helfen, ihre Sprache anzupassen und Aussagen wie »Es ist meine Schuld« oder »Ich gebe mir die Schuld«, als ob sie für etwas bestraft würden, was sie absichtlich getan oder unterlassen haben, nicht mehr zu verwenden. Wenn eine Patientin beispielsweise sagt: »Es ist meine Schuld, dass ich vergewaltigt wurde, weil ich mit Freundinnen in einer Bar war, getrunken hatte und aufreizend gekleidet war«, könnte die Therapeutin darauf reagieren, indem sie verwirrt schaut und fragt: »Sie hatten also die Absicht, jemanden dazu zu bringen, dass er ein Verbrechen an Ihnen begeht?« Wenn die Patientin dies verneint, könnte die Therapeutin fragen: »Welche Absichten hatten Sie an diesem Abend?« (vermutlich, sich mit Freundinnen zu amüsieren) oder »Wie waren all die anderen Leute in der Bar gekleidet?« Es gibt noch viele andere Fragen, die man stellen könnte, z. B. »Waren Sie jemals in dieser oder einer anderen Bar, um sich zu amüsieren, ohne vergewaltigt worden zu sein?«, »Haben Sie jemals von jemandem gehört, der nüchtern war oder keine aufreizende Kleidung trug und vergewaltigt wurde?«, »Sind alle Vergewaltigungsopfer selbst schuld an dem, was ihnen widerfahren ist?«. Oder: »Was ist mit dem Vergewaltiger? Welchen Grad an Absicht und Schuld hat er?«.

Letztlich sollten die Patientinnen erkennen, dass sie zwar irgendwie eine Gelegenheit für das erlebte Trauma geboten haben, dass sie aber nicht die Ursache für diese Ereignisse waren. Mit anderen Worten, sie müssen verstehen, dass sie zur falschen Zeit am falschen Ort waren und dass dies zwar erhebliche Auswirkungen auf sie hatte, die Ereignisse aber nichts über sie als Menschen oder ihren Charakter aussagen. Wenn Patientinnen als Opfer einer Straftat ausgewählt wurden, kann dies für sie eine schwer zu begreifende Vorstellung sein.

Es gibt einige Fälle, in denen die Patientinnen die Situation schlecht eingeschätzt haben, ein gewisses Maß an Verantwortung trugen, eine vorsätzliche Handlung begingen oder nicht handelten, obwohl sie es hätten tun können. Eine PTBS kann auch die Folge sein, wenn jemand zum Zeitpunkt des traumatischen Ereignisses tatsächlich eine Schädigung beabsichtigte. Die Gefängnisse sind voll von Menschen, die aufgrund lebenslanger Viktimisierung an einer PTBS leiden und dann kriminelle Handlungen begehen. Manchmal gilt in Gebieten, die von Terroristen kontrolliert werden die Regel: »Tritt der Terrororganisation bei und begehe Verbrechen und töte oder werde getötet«. Oder Militärangehörige begehen Handlungen oder verhindern etwas nicht, was sie später bereuen, wenn sie nach Hause kommen und Zeit haben, über ihre Handlungen oder Nicht-Handlungen nachzudenken. Dieses Konzept wird manchmal als »moralische Verletzung« bezeichnet. Es ist wichtig, sich daran zu erinnern und diesen Betroffenen zu vermitteln, dass sie, wenn sie kein Gewissen hätten, keine Schuld oder Scham über diese Taten empfinden würden und daher nicht von ihren traumatischen Erlebnissen verfolgt würden. Die Tatsache, dass jemand zur Behandlung einer PTBS kommt und eine Tat gegen eine andere Person begangen hat (oder nicht gehandelt hat, obwohl er / sie es hätte tun können), ist ein gutes Zeichen dafür, dass die Person ein Gewissen hat.

Wir werden oft gefragt, was zu tun ist, wenn jemand in die Therapie kommt, der darauf besteht, dass er eine Rolle bei dem traumatischen Ereignis gespielt hat oder tatsächlich die Absicht hatte, ein Verbrechen zu begehen. Zunächst ist es wichtig, mithilfe des sokratischen Dialogs herauszufinden, ob die Wahrnehmung der Person eine falsche Schuldzuweisung, eine Denkfalle oder eine sachlich richtige Überzeugung darstellt. Die Therapeutin muss auch berücksichtigen, ob die Patientin wirklich Reue empfindet und derzeit nicht mehr dieselben oder ähnliche Handlungen begeht. Wenn jemand tatsächlich eine gewisse Verantwortung trug oder jemandem Schaden zufügen wollte, dann ist Reue oder Schuld die angemessene Reaktion, und die Therapeutin sollte nicht versuchen, ihr das zu nehmen. Die Patientin muss lernen zu akzeptieren, was sie getan hat, und überlegen, ob irgendeine Art der Wiedergutmachung möglich ist, für das / die Opfer oder für die Gesellschaft im Allgemeinen. Könnte die Person freiwillig in einem Obdachlosenheim oder bei einer Tafel arbeiten oder auf eine andere Weise der Gemeinschaft etwas zurückgeben?

In der Regel handelt es sich bei diesen Fällen von PTBS um Ereignisse aus der Vergangenheit, für die die Betroffenen Schuldgefühle und Reue empfinden. Sie verurteilen sich selbst härter als ein Gericht oder die Gesellschaft es tun würden. Wenn dies der Fall ist, besteht die Aufgabe darin, die Denkfallen (z. B. »Ich bin nichts weiter als ein böses Monster«) zurechtzurücken, das Ereignis in den Kontext zu stellen, in dem es sich ereignet hat, und dann in den größeren Kontext des Lebens der Patientin. Therapeutinnen können klärende Fragen stellen, um den Kontext zu ermitteln, in dem das Verhalten der Patientinnen auftrat. Sie können auch Fragen dazu stellen, ob die Patientinnen immer noch ähnliche Handlungen begehen oder ob sie ihr Leben geändert haben. Wir haben noch keine Patientin erlebt, die eine PTBS-Behandlung in Anspruch genommen hat, obwohl sie immer noch dieselbe Straftat begeht, wegen der sie sich schuldig fühlt. In der Regel kann eine Therapeutin einen Kreis zeichnen, um ein Tortendiagramm zu erstellen, und die Patientin dann fragen: »Welchen Teil Ihres Lebens haben Sie damit verbracht, Verbrechen zu begehen, und welchen Teil haben Sie in anderen Rollen verbracht?« (s. u.). Als Nächstes kann die Patientin gefragt werden, wer sie gegenwärtig ist und gebeten werden, sich vorzustellen, wie es sich anfühlen würde, wenn sie sagen würde: »Auch gute Menschen können unter bestimmten Umständen schlechte Dinge tun« anstatt: »Ich muss böse sein.« Die Therapeutin sollte der Patientin auch dabei helfen, das Umfeld zu bedenken, in dem sie aufgewachsen ist, und inwiefern dies eine Rolle für ihre damalige Einschätzung ihres Verhaltens gespielt hat.

Wenn jemand im Krieg eine andere Person oder mehrere Personen tötet, wird dies in der Regel nicht als Mord betrachtet und nicht als Verbrechen verfolgt, vor allem, wenn diese Person, die zu diesem Zeitpunkt geltenden Regeln des militärischen Einsatzes befolgt hat. Wenn die Patientin jedoch sagt: »Menschen sollten nicht töten; ich habe getötet; deshalb bin ich ein Monster«, passt der Gedanke nicht zum Ereignis. Die Therapeutin kann fragen: »Welche Gefühle empfinden Sie, wenn Sie sagen: ›Ich bin ein Monster‹?« Dann kann die Therapeutin eine Reihe von Fragen zum Kontext stellen, z. B. ob die Patientin vor dem Krieg bereits Menschen getötet hat, ob sie dies seit Ende des Kriegs weiterhin getan hat oder ob sie jetzt den Drang hat, Menschen zu töten. Die Ant-

9

worten auf diese Fragen helfen zu verstehen, ob es sich um ein Verhaltensmuster handelt oder ob es nur im Zusammenhang mit dem Krieg aufgetreten ist. Im Folgenden finden Sie ein Beispiel für einen sokratischen Dialog zu diesem Thema.

T: Was meinen Sie mit »Monster«?

P: Nicht menschlich, nicht geeignet für die Gesellschaft von anderen.

T: Ist das der Grund, warum Sie sich isoliert haben, teilweise sogar von Ihrer Familie?

P: Ja, ich denke schon. Wer würde in meiner Nähe sein wollen, wenn ich so gefährlich bin?

T: Gefährlich? Warum denken Sie, dass Sie gefährlich sind?

P: Ich habe schon einmal getötet. Ich könnte es wieder tun.

T: Könnten die meisten Menschen unter bestimmten Umständen nicht töten? Was wäre, wenn jemand ein Kind angreifen würde? Könnte die Mutter nicht zur Verteidigung ihres Kindes töten?

P: Nun, ja, aber das ist etwas anderes. Sie würde es tun, um jemand anderen zu retten.

T: Und was war Ihr Auftrag, als Sie getötet haben? Wie war die Situation?

P: Nun, wir waren auf Patrouille im Dschungel, und der Vietcong griff unseren Trupp an.

T: Und haben Sie einfach nur jemanden umgebracht oder haben Sie versucht, sich selbst und andere zu retten?

P: Wir hatten keine andere Wahl.

T: Wie unterscheidet sich das von der Mutter, die ihr Kind beschützt? Sind Sie beide Monster?

P: So hatte ich noch nie darüber nachgedacht. Nein, sie würde kein Monster sein. Und ich habe geschossen, um mich und meine Männer zu schützen. Es gibt jedoch etwas, das ich Ihnen nicht erzählt habe. Als ich den Kerl getötet habe, fühlte ich einen körperlichen Rausch und war glücklich. Das kann nicht richtig sein.

T: Wenn Ihr Leben in Gefahr ist, produziert Ihr Körper alle möglichen chemischen Reaktionen, um Ihnen zu helfen, zu kämpfen oder zu fliehen. Als der Adrenalinstoß kam, waren Sie wahrscheinlich auch erleichtert, dass Sie überlebt haben, und glücklich, dass Sie andere gerettet haben. Manchmal kommt es zu Dissoziationen und sogar zu einer Überflutung des Körpers mit Endorphinen, die den Schmerz ausschalten, ähnlich wie das Hochgefühl beim Laufen. Was ist daran falsch?

P: Ich weiß es nicht, aber ich habe gesehen, wie es auch anderen passiert ist, und einige von ihnen hörten nicht mehr auf zu töten. Sie haben einfach jeden erschossen, den sie gesehen haben.

T: Erinnern Sie sich, als ich Ihnen von den verschiedenen Teilen des Gehirns erzählt habe, die bei Gefahr ein- oder ausgeschaltet werden? Der Überlebensteil Ihres Gehirns ist eingeschaltet. Das geht einher mit der Kampf-, Flucht- und Erstarrungs-Reaktion. Zu diesem Überlebensteil gehören auch Gefühle wie Wut und Angst. Gleichzeitig schaltet sich der vordere Teil Ihres Gehirns – der denkende Teil – zumindest vorübergehend ab. Nun zurück zu Ihrer Situation, nachdem die Gefahr und der Gefühlsrausch vorüber waren, meldeten sich Ihre Frontallappen – der denkende Teil – zurück, und Sie beruhigten sich und töteten nicht weiter. Einige der anderen Personen, mit denen Sie zusammen waren, hatten sich vielleicht nicht so gut unter Kontrolle wie Sie. Sie waren jung, 19 oder 20, und ihre Gehirne waren noch nicht einmal fertig entwickelt. Es klingt so, als hätten die denkenden Teile ihres Gehirns sie nicht gebremst, und ihre emotionalen Teile hielten sie im Kampfmodus. Ich gehe jedoch davon aus, dass sie wahrscheinlich auch nicht mehr töten, und es ist möglich, dass sie die Dinge, die sie in der Hitze des Gefechts getan haben, sehr bereuen. (*Pause*) Aber lassen Sie uns noch einmal auf das Wort »Monster« zurückkommen. Worte sind mächtig, wenn es darum geht, wie wir uns selbst sehen. Ist das Wort richtig?

P: Nein, ich denke nicht. Aber ich bin ein »Killer«.

T: Ja, Sie haben getötet. Ist das etwas anderes als ein »Killer« zu sein?

P: Ich schätze, ein Killer zu sein, bedeutet, dass man es die ganze Zeit tut.

T: Sind Sie also ein Killer oder jemand, der getötet hat?

P: Hmmm … Ich schätze, jemand, der getötet hat.

T: Und wenn Sie das so sagen, wie fühlen Sie sich dann?

P: Weniger verachtenswert.

T: Okay. So langsam kommen wir voran. Ich bin auch neugierig: Was sind Sie noch, außer jemand, der getötet hat?

P: Wie meinen Sie das?

T: Sind Sie ein Sohn?

P: Ja.

T: Sind Sie als Sohn ein Monster oder ein Killer?

P: (*Lacht.*) Nun, als Kind war ich vielleicht ab und zu ein kleines Monster. Aber, nein, ich bin ein guter Sohn und kümmere mich um meine Mutter.

T: Sind Sie ein Ehemann und Vater?

P: Ja, ich verstehe, was Sie meinen. Ich bin mehr als nur ein Killer.

T: Das stimmt. Wenn wir einen Kuchen nehmen und ihn in all die Dinge aufteilen würden, die Sie sind – ein Sohn, ein Vater, ein Onkel, ein Arbeiter, ein Chef, ein Hausmeister, ein Gärtner, ein Türknauf-Reparateur, ein Tellerwäscher, ein Freund, ein Diakon in Ihrer Kirche – wie groß wäre dann realistischerweise das Stück des Kuchens, das »Killer« einnimmt?

P: Ein kleines Stück, aber ein wichtiges.

T: Ich stimme zu, dass einige Teile wichtiger sind als andere, aber es scheint wichtig zu sein, all die anderen Teile, die Sie ausmachen, nicht zu ignorieren. Machen sie nicht auch einen Teil dessen aus, wer Sie sind und was Ihr ganzes Leben ausmacht?

P: Ja, Sie haben schon einmal davon gesprochen, alles zu berücksichtigen und nicht nur einige Teile. Ich glaube, das habe ich durch diese Denkfalle aus den Augen verloren.

T: Wenn Sie sagen: »Ich habe im Krieg getötet, um mich und meine Männer zu schützen«, wie fühlen Sie sich dann?

P: Hm, nicht so schlimm. Besser.

T: Inwiefern ist es gefühlsmäßig besser?

P: Ich schäme mich nicht so sehr. So weit bin ich noch nicht, aber ich denke, ich könnte stolz sein, wenn ich daran denke, dass ich meine Männer beschützt habe.

T: Es ist gut, dass Sie sich vorstellen, wie Sie sich fühlen könnten, wenn Sie an einem neuen Gedanken festhalten. Jetzt kommt die Übung, sich diesen Gedanken zu eigen zu machen. Nehmen wir dies als Beispiel für das nächste Arbeitsblatt, das wir uns nun anschauen wollen.

An diesem Punkt stellt die Therapeutin das Arbeitsblatt »Erkundende Fragen« (**AB 14**) vor.

9.5 Das Arbeitsblatt »Erkundende Fragen« einführen

Es ist wichtig, dass in den Sitzungen genügend Zeit bleibt, um neue Arbeitsblätter einzuführen und der Patientin zu helfen, deren Bearbeitung vor dem Ende der Sitzung zu üben. Je nach Komplexität der einzelnen Arbeitsblätter kann bis zu einem Drittel der Sitzung für diesen Zweck benötigt werden. Jedes Mal, wenn ein neues Arbeitsblatt eingeführt wird, muss der Grund für seine Verwendung erklärt werden, und die Therapeutin sollte die Patientin mit einer der Denkfallen, an der während dieser Sitzung gerade gearbeitet wurde, oder mit einer Denkfalle aus dem Logbuch durch das Arbeitsblatt führen. Der Zweck des Arbeitsblatts »Erkundende Fragen« ist es, dass die Patientinnen beginnen, ihre Gedanken über ihr Trauma und später ihre fortbestehenden Überzeugungen über sich selbst, andere und die Welt mit einer Reihe von Fragen zu überprüfen. Die Therapeutin sollte dabei helfen, mit auf Assimilation beruhenden Denkfallen zu beginnen, indem sie in dem Denkfallen-Logbuch die zu bearbeitenden Denkfallen markiert oder sie oben auf die zu bearbeitenden Arbeitsblätter schreibt. Auch für das Arbeitsblatt »Erkundende Fragen« (**AB 14**) gibt es einen Leitfaden und zwar **INFO 4**. Therapeutin und Patientin sollten jede Frage in Bezug auf eine einzelne Denkfalle zusammen und unter zur Hilfenahme des Leitfadens während der Sitzung durchgehen, um sicherzustellen, dass die Patientin versteht, wie die Fragen zu beantworten sind.

9.6 Neue Aufgabe besprechen

Die Aufgabe nach Sitzung 4 (**AB 17**) besteht darin, jeden Tag ein Arbeitsblatt »Erkundende Fragen« (**AB 14**) zu einer Denkfalle aus dem Logbuch (**AB 6**) auszufüllen. Zusätzlich zu den Kopien dieses leeren Arbeitsblattes kann die Therapeutin die ausgefüllten Beispiele des Arbeitsblatts **AB 15** und **AB 16** verwenden, um zu zeigen, wie einige Denkfallen überprüft werden können, sowie den Leitfaden für das Arbeitsblatt **INFO 4**, um zu erklären, worauf genau die einzelnen Fragen abzielen. Es ist wichtig, diesen Austausch zu nutzen, um sicherzustellen, dass die Patientin eine klare Vorstellung davon hat, wie sie vorgehen soll, bevor sie versucht, jeden Tag vor der nächsten Sitzung ein Arbeitsblatt »Erkundende Fragen« auszufüllen. Es sollte auch darauf hingewiesen werden, dass dieses Arbeitsblatt eine Vielzahl von Fragen enthält und dass nicht jede Frage auf jede Denkfalle zutrifft.

9.7 Reaktionen auf die Sitzung und die Aufgabe erfragen

Schließen Sie Sitzung 4 ab, indem Sie die Reaktionen der Patientin auf die Sitzung erfragen und prüfen, ob sie Fragen zum Inhalt der Sitzung oder zur neuen Aufgabe hat (**AB 17**). Sie können auch im Denkfallen-Logbuch markieren oder oben auf den leeren Arbeitsblättern »Erkundende Fragen« eintragen, auf welche auf Assimilation beruhenden Denkfallen sich die Patientin konzentrieren sollte. Alle wichtigen Ideen oder Entdeckungen, die in der Sitzung entstanden, sollten verstärkt und wichtige Botschaften, die die Patientin mitnimmt, notiert werden.

10 Sitzung 5: Erkundende Fragen

10.1 Ziele, Interventionen und Tagesordnung

Das Ziel von Sitzung 5 ist es, die Patientin bei der Anwendung des Arbeitsblatts »Erkundende Fragen« (**AB 14**) zu unterstützen und das nächste Arbeitsblatt »Denkmuster« (**AB 18**) einzuführen. Dieses Arbeitsblatt hilft Patientinnen, in zunehmendem Maße zu ihrer eigenen kognitiven Therapeutin zu werden, indem sie ihre individuellen Gedanken überprüfen und ihre charakteristischen Denkweisen berücksichtigen. Der sokratische Dialog wird während der gesamten Sitzung eingesetzt, um der Patientin zu helfen, ihre Denkfallen zu überprüfen. Auf Assimilation beruhende Denkfallen über das Indextrauma (und möglicherweise andere Traumata) sollten in dieser Sitzung vorrangig behandelt werden.

Ablauf Sitzung 5	Dauer	Material
(1) PCL-5 (und ggfs. PHQ-9) bearbeiten lassen (wenn möglich schon im Wartezimmer) und besprechen; Tagesordnung festlegen	5 Min.	▶ AB 1 ▶ AB 2
(2) Arbeitsblätter »Erkundende Fragen« besprechen	30 Min.	
(3) Arbeitsblatt »Denkmuster« und das zugehörige Beispiel vorstellen	15 Min.	▶ AB 18 ▶ AB 19
(4) Neue Aufgabe besprechen	5 Min.	▶ AB 20
(5) Reaktion auf die Sitzung und die Aufgabe erfragen	5 Min.	

10.2 Arbeitsblätter »Erkundende Fragen« überprüfen

Am Ende von Sitzung 4 wurde die Patientin gebeten, jeden Tag bis zu Sitzung 5 die Arbeitsblätter »Erkundende Fragen« (**AB 14**) auszufüllen. Wenn Sie die Patientin häufiger als wöchentlich sehen, sollten Sie sie bitten, vor der nächsten Sitzung trotzdem die gleiche Anzahl von Arbeitsblättern auszufüllen. Prüfen Sie zunächst, wie viele Arbeitsblätter die Patientin ausgefüllt hat. Wenn keine oder nur sehr wenige Arbeitsblätter bearbeitet wurden, ist die Rolle der Vermeidung zu besprechen. Die Patientin sollte sich laut Aufgabe zuerst auf die traumabezogenen Denkfallen, die auf Assimilation beruhen, konzentrieren. In dieser Sitzung sollte überprüft werden, ob die Patientin diese Denkfallen alle bearbeitet hat oder welche vermieden wurden. Dies kann ein Anhaltspunkt dafür sein, welche Denkfallen besonders tief verankert oder bedrohlich sind. Obwohl der größte Teil der Therapiesitzung auf die Überprüfung der auf Assimilation beruhenden Denkfallen in Bezug auf das Indextrauma verwendet wird, sollte genügend Zeit für spezifische Fragen der Patientin zu einem der Arbeitsblätter eingesetzt werden, die sie nicht versteht.

Wenn die Patientin alle auf Assimilation beruhenden Denkfallen in Bezug auf das Indextrauma aufgelöst hat (oder zu anderen traumatischen Ereignissen übergegangen ist), sollte diese Auflösung immer noch der Schwerpunkt der Therapiesitzung sein. Selbst wenn eine Patientin sagt, dass sie eine bestimmte Denkfalle nicht mehr glaubt (z. B. »Ich denke jetzt nicht mehr, dass es meine Schuld ist«), ist es dennoch ein gutes Vorgehen, sie ein Arbeitsblatt zu dieser Denkfalle ausfüllen zu lassen. So kann die Patientin es in ihrer Therapiemappe oder ihrem Notizbuch nachschlagen, um das Gelernte außerhalb der Sitzung zu festigen. Wenn die Patientin lernt, das Arbeitsblatt »Erkundende Fragen« zu verwenden, sollte sie versuchen, *jede* Frage zu beantworten, und zwar nicht nur mit einem »Ja« oder »Nein«, sondern mit einer Begründung der Antwort(en). Wenn die Patientin nur einige wenige auf Assimilation beruhende Denkfallen hat, kann sie die restlichen Arbeitsblätter für auf Überakkommodation beruhende Denkfallen oder Denkfallen, die mit aktuellen Krisen in ihrem Leben zusammenhängen, nutzen.

Welche Beweise sprechen *gegen* Ihre Denkfalle? Dies ist die erste Frage auf **AB 14** »Erkundende Fragen«. Der häufigste Fehler, den Patientinnen beim Ausfüllen des Arbeitsblatts machen, besteht darin, dass sie versuchen, eine andere Denkfalle als Beweis für die Denkfalle zu verwenden, an der sie gerade arbeiten – anstatt diese zu widerlegen. Wenn die Denkfalle einer Patientin z. B. lautet: »Die Vergewaltigung war meine Schuld«, und sie Schwierigkeiten hat, Beweise gegen diese Denkfalle zu finden und stattdessen sagt: »Ich muss etwas getan haben, das ihn glauben ließ, ich wolle Sex«, sollten Sie einige Zeit darauf verwenden, den Unterschied zwischen einem Gedanken und einer Tatsache zu erklären. Die Patientin wird oft versuchen, ihre Denkfallen mit Meinungen zu untermauern, was es schwierig macht, Beweise gegen die Denkfalle zu identifizieren. Hier ist ein Beispiel für einen Therapiedialog zu diesem Thema:

T: Wenn wir in der CPT von »Beweisen« sprechen, meinen wir Beweise, die vor Gericht Bestand hätten oder von einer seriösen Zeitung oder Nachrichten-Website veröffentlicht würden. Glauben Sie zum Beispiel, dass ein Gericht sagen würde: »Sie müssen etwas getan haben, damit er denkt, Sie wollten Sex«? Können Sie sich daran erinnern, was Sie an diesem Abend zu ihm gesagt haben, als Sie sich trafen?

P: Ich sagte, dass mir sein Hemd gefällt, und fragte ihn, wo er es gekauft hat.

T: Sie nehmen also an, dass die Aussage, dass Ihnen sein Hemd gefällt, eine Botschaft an ihn war, dass Sie vergewaltigt werden wollen?

P: Ich habe nur gefragt, weil ich eines für meinen Freund besorgen wollte, aber vielleicht dachte er, ich flirte?

T: Vielleicht. Aber selbst wenn Sie damals flirten wollten, heißt das, dass jede Person, die flirtet, damit sagen möchte, dass sie angegriffen werden möchte?

P: Nein.

T: Und selbst wenn Sie Sex mit ihm haben wollten, gibt ihm das das Recht, Sie zu vergewaltigen?

P: Nein. Außerdem wollte ich keinen Sex mit ihm haben. Ich wollte nur wissen, woher er sein Hemd hat!

T: Um auf das Arbeitsblatt zurückzukommen: Was ist der Beweis gegen die Denkfalle, dass die Vergewaltigung Ihre Schuld war? Hatten Sie die Absicht, vergewaltigt zu werden? Wer hatte die Absicht zu vergewaltigen?

P: Er. Ich schätze, es gibt keinen Beweis dafür, dass die Vergewaltigung meine Schuld ist.

T: Okay, notieren wir das auf dem Arbeitsblatt: Was spricht gegen die Annahme, dass es Ihre Schuld war?

P: Er sagte mir, dass er einige meiner Freunde kennt und dass sie auf der Party, aber hinter dem Haus seien. Als ich ihm nach draußen folgte, griff er mich bei den Büschen an.

T: Okay, er hat Sie mit dem falschen Versprechen, Ihre Freunde dort zu treffen, nach draußen gelockt und dann überfallen?

P: Ja, und ich habe mich gewehrt, so gut ich konnte, und versucht wegzulaufen, aber er hat mich eingeholt und niedergeschlagen.

T: Für mich hört es sich so an, als gäbe es viele Beweise, die dagegensprechen, dass die Vergewaltigung Ihre Schuld war. Schreiben wir diese in das Feld für die Frage »Beweise gegen die Denkfalle«.

Welche Informationen berücksichtigt Ihre Denkfalle nicht? Manche Patientinnen haben Schwierigkeiten mit Frage 2 auf **AB 14** »Erkundende Fragen«. Sie zielt darauf ab, den Kontext der Situation einzubeziehen und Elemente zu berücksichtigen, die die Patientin ignoriert hat. Im obigen Beispiel hat die Patientin ihre Beweggründe für den Kommentar zu dem Hemd, ihre Gegenwehr und die Aussage des Täters, er würde sie zu ihren Freunden auf der Party begleiten, nicht in den Kontext der Vergewaltigung einbezogen. Ein weiteres Beispiel ist, dass Militärangehörige sich selbst oder anderen in ihrer Einheit die Schuld geben, aber ignorieren, was es bedeutet, vom Feind in einen Hinterhalt gelockt zu werden. Per Definition ist ein Hinterhalt ein unvorhergesehener Überraschungsangriff. Dies ist Teil des Kontextes, in dem sich das Trauma ereignet hat. Hätte ein Kind, das 25 Kilo wiegt, einen 100 Kilo schweren Erwachsenen abwehren können? Hätte eine Patientin im Voraus wissen können, dass jemand, den sie kannte und bei dem sie keinen Grund hatte, ihm zu misstrauen, plötzlich einen Angriff verüben würde? Kann ein Familienmitglied in ein Haus gehen, das in Flammen steht, und unter allen Umständen jemanden erfolgreich aus dem oberen Stockwerk retten? Wenn die Patientin sagt: »Ich hätte es wissen müssen« oder »Ich hätte verhindern müssen, dass [*das traumatische Ereignis*] eintritt«, ist es wichtig zu fragen, was sie zum Zeitpunkt des Ereignisses wusste und was sie realistischerweise hätte tun können, wenn man bedenkt, wer sie damals war, wie der Kontext aussah und welche Wahlmöglichkeiten sie wirklich hatte. Dies kann der Zeitpunkt für weitere erkundende Fragen seitens der Therapeutin sein oder eine Erinnerung an diese, wenn diese schon in Sitzung 4 behandelt wurden.

Beinhaltet Ihre Denkfalle Alles-oder-Nichts-Aussagen bzw. Schwarz-Weiß-Denken? Frage 3 auf **AB 14** »Erkundende Fragen« besteht aus zwei Teilen. Im ersten Teil wird gefragt, ob die Person Alles-oder-Nichts-Aussagen verwendet, und im zweiten Teil wird gefragt, ob sie Wörter oder Ausdrücke verwendet, die extrem oder übertrieben sind. Im letzteren Fall kann »sollte« ein extremes Wort sein (z. B. »Ich hätte die Schießerei verhindern sollen«). Diese Aussage ist aber nicht vollständig schwarz-weiß, ebenso wie die Aussage »Ich hätte das Ereignis verhindert, wenn ich in der Lage gewesen wäre, die Position zu wechseln«. Sie können die Fragen in beide Richtungen stellen, um die verschiedenen Gedanken der Patientin bezüglich ihrer Denkfallen zu erfassen.

Achten Sie auch auf versteckte Worte in den Aussagen. Wenn eine Mutter sagt: »Es ist meine Schuld, dass meine Tochter missbraucht wurde«, meint sie dann wirklich, dass sie an allem schuld ist? Was ist mit dem Täter? Wusste die Mutter überhaupt, dass dies geschah, oder trug sie eine gewisse Verantwortung, als sie ihre Tochter einem Kita-Mitarbeiter anvertraute? Selbst im letzteren Fall hätte die Mutter eine gewisse Verantwortung, aber sie wollte ihrer Tochter keinen Schaden zufügen und hat die Tat(en) nicht begangen. Der Täter hatte dagegen eine Intention und war daher schuldig. Die Mutter könnte eine Mitschuld tragen, da sie dem Täter ihre Tochter anvertraut hat, aber sie hat ihn nicht gezwungen, ihre Tochter zu vergewaltigen. Der Täter wäre weiterhin zu beschuldigen.

10

Ist Ihre Denkfalle zu sehr auf einen Teil des Ereignisses bezogen? Bei Frage 4 auf **AB 14** »Erkundende Fragen« geht es darum, sich zu sehr auf einen Aspekt der Situation zu konzentrieren und andere Aspekte zu vernachlässigen. Beispielsweise könnte eine Person, die vor einem Überfall getrunken hat, annehmen, dass der Alkohol die Ursache für den Vorfall war: »Wenn ich nicht getrunken hätte, wäre ich auf dem Heimweg nicht überfallen worden.« Die Betroffene ignoriert möglicherweise die Tatsache, dass alle anderen in der Umgebung an diesem Abend getrunken hatten, oder die Möglichkeit, dass sie auch ohne den Alkoholkonsum überfallen worden wäre. Obwohl Alkohol ein Risikofaktor für eine Viktimisierung sein kann, kann er für den Ausgang eines Ereignisses eine Rolle spielen oder auch nicht. Alkohol kann beispielsweise nicht dazu führen, dass jemand anderes ein Verbrechen begeht. Es ist wichtig, in solchen Situationen zu vermeiden, die Schuld beim Opfer zu suchen.

Ist die Informationsquelle für diese Denkfalle unglaubwürdig? In Frage 5 auf **AB 14** »Erkundende Fragen« wird gefragt, woher die Denkfalle stammt. Manchmal ist die Quelle der Information die Patientin selbst (z. B. »Ich muss die Situation falsch eingeschätzt haben«). Wenn die Patientin jedoch als Kind entschieden hat, dass das traumatische Ereignis ihre Schuld war, ist die Quelle möglicherweise keine zuverlässige, reife Person. Die Denkfalle kann sogar magisches Denken beinhalten, das im Nachhinein versucht, Kontrolle über eine unkontrollierbare Situation auszuüben (z. B. »Ich hätte ihn verprügeln sollen«). Oder die Denkfalle könnte von jemand anderem stammen. Wenn ein Vergewaltiger sagt: »Du weißt, dass du das willst«, ist der Vergewaltiger dann eine genaue oder zuverlässige Informationsquelle? Wenn ein misshandelnder Elternteil sagt: »Du hast mich dazu gebracht, dich zu schlagen«, ist das möglich? Für die Patientin ist es wichtig, die Quelle der Information zu identifizieren, die zu der Denkfalle geführt hat, und zu erkennen, dass diese Quelle möglicherweise nicht zuverlässig war. Eine Frage, die Therapeutinnen manchmal stellen, lautet: »Was sagen die Menschen, die Sie am meisten respektieren?« oder »Wie würden Sie wollen, dass Ihr eigenes Kind in dieser Situation behandelt wird?«

Verwechselt Ihre Denkfalle etwas, das möglich ist, mit etwas, das sehr wahrscheinlich ist? Frage 6 auf **AB 14** »Erkundende Fragen« lautet mit anderen Worten: Verwechselt die Patientin ein seltenes oder unwahrscheinliches Ereignis (z. B. einen ausländischen Terroranschlag in Nordamerika) mit einem sehr wahrscheinlichen Ereignis (z. B. den Sonnenaufgang am Morgen)? Menschen mit Posttraumatischer Belastungsstörung gehen oft davon aus, dass etwas, das schon einmal oder zweimal passiert ist, wieder passieren wird, wenn sie nicht übervorsichtig sind. Ein Großteil des Vermeidungsverhaltens, das bei PTBS zu beobachten ist, ist ein Versuch, schlimme Ereignisse zu verhindern. Militärangehörige oder Veteraninnen mit PTBS gehen nicht in große Geschäfte oder Restaurants, weil sie davon ausgehen, dass Menschenmengen gefährlich sind und etwas Schlimmes passieren wird. Ein Vergewaltigungsopfer lässt vielleicht nachts alle Lichter an, weil die Vergewaltigung in der Dunkelheit stattfand. Nach einem Autounfall weigern sich manche Patientinnen, auf stark befahrenen Autobahnen oder anderen Straßen, die an den Unfall erinnern, zu fahren. Frage 6 bezieht sich also oft auf sicherheits- oder kontrollbezogene Denkfallen.

Beruht Ihre Denkfalle eher auf Gefühlen als auf Tatsachen? Frage 7 auf **AB 14** »Erkundende Fragen« bezieht sich auf die emotionale Beweisführung. Diese tritt auf, wenn Patientinnen ihre Gefühle als »Beweis« für ihre Denkfallen verwenden. Mit anderen Worten: Anstatt die Fakten zu betrachten und dann zu beobachten, wie sie sich fühlt, nimmt die Patientin ihre Gefühle wahr und nimmt an, dass diese legitime Ursachen haben oder dass sie die Richtigkeit ihrer Denkfallen bestätigen. Patientinnen können Angst empfinden und vermuten, dass eine Gefahr besteht, oder Wut und vermuten, dass ihnen jemand Unrecht getan hat, oder Schuldgefühle und annehmen, dass sie etwas falsch gemacht haben. Um das obige Beispiel aufzugreifen: Ein traumatisierter Soldat oder Veteran geht vielleicht in ein großes, überfülltes Geschäft und fühlt sich ängstlich. Er geht dann davon aus, dass er in Gefahr ist, und verlässt das Geschäft. Er bleibt nicht lange genug, um herauszufinden, dass nichts Schlimmes passiert, und der schnelle Aufbruch bestätigt lediglich die Annahme, dass Geschäfte gefährlich sind und er gerade einer Gewalterfahrung entkommen ist. Viele Auslöser werden zum Zeitpunkt der Traumatisierung konditioniert und verallgemeinern sich dann. Patientinnen mit PTBS betrachten diese konditionierten emotionalen Reaktionen als Beweis für ihre Gedanken in einer Form von rückwärts gerichteter Argumentation.

10.3 Das Arbeitsblatt »Denkmuster« einführen

Nachdem etwa zwei Drittel der Sitzung damit verbracht wurden, die Arbeitsblätter »Erkundende Fragen« der Patientin durchzugehen, stellen Sie das nächste Arbeitsblatt vor: **AB 18** »Denkmuster«. Anstatt sich nur auf eine einzige Denkfalle zu konzentrieren, hilft dieses Arbeitsblatt der Patientin, nach Tendenzen in ihren Denkmustern zu suchen, die problematisch sein können.

Gehen Sie das Arbeitsblatt mit der Patientin durch und bitten Sie sie, über ihre Denkfallen oder auch Reaktionen auf alltägliche Ereignisse nachzudenken, die in eines der Muster passen. Diese Muster können schon vor dem traumatischen Ereignis bestanden haben und sogar Grundüberzeugungen sein. Einige Patientinnen werden in jeder der Kategorien Beispiele finden, andere werden »Spezialistinnen« sein (z. B. neigen sie dazu, voreilige Schlüsse zu ziehen, aber sie zeigen keine emotionale Beweisführung). Die Therapeutin sollte beschreiben, dass diese Muster automatisch ablaufen, negative Gefühle hervorrufen und die Patientin zu nicht-hilfreichen Verhaltensweisen veranlassen (z. B. Beziehungen vermeiden aufgrund der Schlussfolgerung, dass man niemandem vertrauen kann).

Ein Punkt, mit dem viele Betroffene etwas anfangen können, ist das Muster »Gedankenlesen« (insbesondere die Tendenz, anzunehmen, dass andere Menschen schlecht über einen denken, obwohl es dafür keine tatsächlichen Beweise gibt). Die Therapeutin kann die Möglichkeit nutzen, diesen Punkt im Rahmen der Therapie zu besprechen, wenn die Patientin zu Beginn der Behandlung annimmt, dass die Therapeutin sich auf eine bestimmte Art und Weise verhalten wird oder auf bestimmte Details des Traumas mit Abscheu oder Ablehnung reagieren wird. Im sokratischen Dialog können Sie der Patientin helfen zu erkennen, dass diese Art von Annahme ein besserer Indikator für das ist, was sie selbst denkt, als für das, was eine andere Person (in diesem Fall die Therapeutin) denkt. Geben Sie der Patientin mehrere Kopien des leeren Arbeitsblatts »Denkmuster« mit, damit sie jeden Tag zwischen den Sitzungen daran arbeiten kann. Wenn Sie die Patientin mehrmals pro Woche oder sogar täglich sehen, sollten Sie die Patientin anweisen, jeden Tag mehrere Arbeitsblätter auszufüllen. Das Beispiel für ein ausgefülltes Arbeitsblatt (**AB 19**) sollte ebenfalls zur Verfügung gestellt werden, um der Patientin zu helfen, die Aufgabe zu verstehen und zu bearbeiten.

10.4 Neue Aufgabe besprechen

Erklären Sie der Patientin wie in den vorherigen Sitzungen die Aufgabe (**AB 20**) und bitten Sie sie, jeden Tag ein Exemplar von **AB 18** »Denkmuster« auszufüllen. Ein Beispiel für ein ausgefülltes Arbeitsblatt ist **AB 19**. Die Denkmuster können sowohl aus alltäglichen Ereignissen abgeleitet als auch Einträgen im Denkfallen-Logbuch entnommen werden. Ziel ist es, herauszufinden, ob die Patientin Tendenzen in einem bestimmten Bereich hat (z. B. Gedankenlesen) oder ob sie eher eine »Generalistin« ist und die meisten oder alle diese Denkmuster verwendet. Das Wahrnehmen alltäglicher Gedanken sowie auf das Indextrauma bezogener Denkfallen ermöglicht es der Patientin, ihre Denkgewohnheiten zu überprüfen.

10.5 Reaktionen auf die Sitzung und die Aufgabe erfragen

Sitzung 5 sollte abgeschlossen werden, indem die Reaktionen der Patientin auf die Sitzung ermittelt werden und gefragt wird, ob sie Fragen zum Inhalt der Sitzung oder zur neuen Aufgabe hat. Ermutigen Sie die Patientin, die Arbeitsblätter als Aufgabe zu benutzen, um alltägliche Denkmuster sowie Gedanken aus dem Denkfallen-Logbuch zu überprüfen, um besonders starke Tendenzen zu identifizieren, auf die sie achten muss. Alle wichtigen Ideen oder Entdeckungen, die in der Sitzung entstanden, sollten verstärkt und wichtige Botschaften, die die Patientin mitnimmt, notiert werden.

11 Sitzung 6: Denkmuster

11.1 Ziele, Interventionen und Tagesordnung

Ein Ziel von Sitzung 6 besteht darin, damit fortzufahren, der Patientin beizubringen, zu ihrer eigenen kognitiven Therapeutin zu werden. Hierzu soll sie das Arbeitsblatt »Denkmuster« (**AB 18**) benutzen, um ihre charakteristischen und gewohnheitsmäßigen Muster der Interpretation von Ereignissen zu erkennen. Anschließend wird sie mit dem letzten kognitiven Arbeitsblatt vertraut gemacht: »Alternative Gedanken« (**AB 21**), zu dem fünf ausgefüllte Beispiele vorliegen (**AB 22-26**). Dieses AB fasst alle Arbeitsblätter, mit denen die Patientin bislang gearbeitet hat, zusammen und beinhaltet die Entwicklung alternativer Gedanken und damit verbundener Gefühle. Das Arbeitsblatt »Alternative Gedanken« wird während des gesamten CPT-Manuals weiterverwendet.

Ablauf Sitzung 6	Dauer	Material
(1) PCL-5 (und ggfs. PHQ-9) bearbeiten lassen (wenn möglich schon im Wartezimmer) und besprechen; Tagesordnung festlegen	5 Min.	▶ AB 1 ▶ AB 2
(2) Evaluation des Behandlungserfolgs nach der Hälfte der Sitzungen	5–10 Min.	
(3) Arbeitsblätter »Denkmuster« besprechen	10 Min.	
(4) Arbeitsblatt »Alternative Gedanken« einführen	15 Min.	▶ AB 21
(5) Ausfüllen des Arbeitsblatts »Alternative Gedanken« mit einer Denkfalle aus dem Denkfallen-Logbuch üben	10 Min.	▶ AB 6

Ablauf Sitzung 6	Dauer	Material
(6) Neue Aufgabe besprechen (hierfür vorab geeignete Beispiel-Arbeitsblätter auswählen)	5 Min.	▶ AB 27 ▶ AB 22 ▶ AB 23 ▶ AB 24 ▶ AB 25 ▶ AB 26
(7) Reaktionen auf die Sitzung und die Aufgabe erfragen	5 Min.	

11.2 Den Behandlungserfolg nach der Hälfte der Sitzungen evaluieren

Da Sitzung 6 die Halbzeit des typischen CPT-Manuals markiert, sollten die Werte der Patientin auf der PCL-5 deutlich gesunken sein (vielleicht um 10 Punkte).

Wenn die Patientin die meisten oder alle Denkfallen aufgelöst hat und einen PCL-5-Wert von unter 19 hat, kann sie in Erwägung ziehen, die Therapie nach ein oder zwei weiteren Sitzungen zu beenden. Wenn dies der Fall ist, lesen Sie bitte Abschnitt 18.2 über CPT-Variationen für eine CPT mit individueller Länge.

Wenn sich die Werte der Patientin nicht verbessert haben, deutet dies wahrscheinlich darauf hin, dass ihre auf Assimilation beruhenden Denkfallen nicht erfolgreich bearbeitet wurden. Wie in Kapitel 4 beschrieben, sollte sich die Therapeutin in diesen Sitzungen weiterhin auf das Indexereignis und die auf Assimilation beruhenden Denkfallen konzentrieren. Es ist auch möglich, dass die Patientin andere traumatische Ereignisse erlebt hat und damit verbundene Denkfallen bearbeitet werden müssen. Wir haben jedoch die Erfahrung gemacht, dass auf Assimilation beruhende Denkfallen, die sich auf thematisch ähnliche traumatische Ereignisse (z. B. zwischenmenschliche Gewalt, militärische Erfahrungen) beziehen, eher durch eine Fokussierung auf das Indextrauma adressiert werden können. Wenn eine Patientin beispielsweise eine Vergewaltigung im Erwachsenenalter als Indextrauma identifiziert hat, aber auch eine Vorgeschichte von sexuellem Missbrauch in der Kindheit hat, werden ihre neuen ausgeglichenen Überzeugungen, die sie über ihre Rolle und die des Täters bei der Vergewaltigung entwickelt hat, sich wahrscheinlich auch auf ihre Überzeugungen bezüglich des sexuellen Missbrauchs in der Kindheit übertragen (z. B. »Ich bin nicht schuld daran, dass der Täter mich sexuell missbraucht hat«). Umgekehrt kann eine Grundüberzeugung (»Menschen werden mich immer betrügen«) ihren Ursprung im Missbrauch in der Kindheit haben und dann durch das Trauma im Erwachsenenalter aktiviert worden sein.

Andere traumatische Erlebnisse, die dem Indexereignis nicht so ähnlich sind, müssen möglicherweise speziell behandelt werden. Beispielsweise behandelte eine von uns eine Patientin, die als Indexereignis das Ertrinken ihres Kindes identifizierte, aber auch einen traumatischen Raubüberfall erlebt hatte. Da die Überzeugungen über den Tod des Kindes besser akkommodiert waren, konnte sich die Therapeutin auf die mit dem Raub verbundenen, auf Assimilation beruhenden Gedanken konzentrieren und so eine noch stärkere Verbesserung der PTBS-Symptome erreichen. Es ist auch möglich, dass eine Patientin einen wichtigen Teil des Indextraumas aus Scham ausblendet oder wichtigere Denkfallen schützt (z. B. »Wenn es nicht meine Schuld ist, dass der Missbrauch passiert ist, dann bedeutet das, dass mein Vater mich nicht geliebt hat. Wenn mein eigener Vater mich nicht genug geliebt hat, um mich zu beschützen, dann wird es niemand tun«).

Betrachten Sie auch die Antworten auf Item-Ebene in der PCL-5 genau, um festzustellen, welche Symptome noch problematisch sind. Vermeidet die Patientin es weiterhin, an das Ereignis zu denken oder natürliche Gefühle dabei zu empfinden, sollten Sie ihr helfen, dieses Vermeidungsverhalten zu reflektieren. Ein solcher Prozess kann die Identifizierung von Denkfallen beinhalten, die die Patientin hat, wenn es darum geht, sich dem Ereignis zu stellen oder die damit verbundenen Gefühle zu erleben. Zur Überprüfung dieser Denkfallen kann das neue Arbeitsblatt »Alternative Gedanken« (**AB 21**) verwendet werden.

Wenn die Patientin von anhaltenden Albträumen oder Flashbacks berichtet, fragen Sie nach deren Inhalt. Der Inhalt gibt wahrscheinlich Hinweise auf den Teil des Ereignisses, den die Patientin noch nicht verarbeitet hat. Es ist auch wichtig, zu überprüfen, dass die Patientin ihre Symptome im Fragebogen auf das Indexereignis bezieht und hier keine Angaben zu Symptomen bei allgemeinem Stress oder einem anderen traumatischen Ereignis macht.

Therapeutin und Patientin sollten auch die Ergebnisse der Selbstauskünfte zu relevanten Begleiterkrankungen (z. B. PHQ-9) überprüfen, um festzustellen, wie diese Störungsbilder auf die Behandlung ansprechen. Wenn beispielsweise die Menge oder die Häufigkeit des Substanzkonsums nicht abnimmt, muss dieses Problem angegangen werden, damit der Substanzmissbrauch die Behandlung nicht beeinträchtigt. Ebenso sollte ein Fortbestehen der Dissoziation angegangen werden, um die Wahrscheinlichkeit zu verringern, dass diese den Behandlungsfortschritt behindert.

11.3 Arbeitsblätter »Denkmuster« besprechen

Diese Sitzung sollte sich auf die Besprechung der Arbeitsblätter zu den Denkmustern der Patientin konzentrieren. Dabei sollte nicht nur überprüft werden, wo die Denkfallen in Bezug auf die Denkgewohnheiten einzuordnen sind, sondern auch, wie letztere sich im täglichen Leben auswirken. Erfragen Sie, ob die Patientin Schwierigkeiten hatte, diese Muster zu erkennen und die damit verbundenen Probleme zu verstehen. Anschließend besprechen Sie mit der Patientin, wie diese Denkmuster ihre Reaktionen auf das traumatische Ereignis bzw. die traumatischen Ereignisse beeinflusst haben oder sich als Reaktion auf das Ereignis bzw. die Ereignisse entwickelt haben könnten. Einige Patientinnen, die Generalistinnen, werden Beispiele finden, die zu jeder Art von Muster passen, während andere sich auf bestimmte Arten von Mustern spezialisiert haben.

Problematische Denkmuster sind bei dieser Gruppe von Patientinnen häufig anzutreffen. Die Wahrscheinlichkeit der Selbstbeschuldigung kann etwa bei einer Patientin, die gewohnheitsmäßig zu dem Schluss kommt, dass negative Ergebnisse ihre Schuld sind, nach dem Ereignis zunehmen. Auch Gedankenlesen ist sehr häufig: Die Patientin geht davon aus, dass andere Menschen genauso denken und fühlen wie sie selbst, und reagiert so, als ob dies der Fall wäre, was zu einer Entfremdung von anderen führt. Emotionales Denken in Bezug auf Angst, Scham und Schuld wird ebenfalls häufig beobachtet: Eine Patientin, bei der in einer bestimmten Situation ein Gefühl ausgelöst wird, kann dies als Beweis für ihre Denkfalle ansehen. Übertriebene Verallgemeinerungen aufgrund eines einzelnen Vorfalls und extremes Schwarz-Weiß-Denken sind ebenfalls sehr häufig.

Selbst wenn eine Patientin anfangs nicht an einen ausgewogeneren Gedanken glaubt, kann die Arbeit an der Änderung ihrer Sprache eine unmittelbare Auswirkung auf das Ausmaß der sekundären Gefühle haben. Sobald Sie etwa darauf hinweisen können, dass vielleicht bestimmten Personen (oder sogar nur einer Person) in gewisser Weise vertraut werden kann, können Sie die Patientin im weiteren Verlauf daran erinnern, dass die Überzeugung »Niemandem kann vertraut werden« unzutreffend ist. Wenn die Patientin stattdessen zu sagen beginnt: »Manchen Menschen kann man nicht trauen«, sind die begleitenden Gefühle weniger intensiv, als zuvor, solange sie auf »niemandem« bestand. Da einige der Denkmuster einer Patientin automatische Grundannahmen darstellen können, könnten Sie mit ihr erkunden, woher die Gedanken stammen. Einige Gedanken können ihren Ursprung in frühkindlichen Misshandlungen haben und zu Grundannahmen oder Schemata werden, also zu Gedanken, die automatisch und tief verankert sind.

11.4 Das Arbeitsblatt »Alternative Gedanken« an einem Trauma-Beispiel einführen

Nach der Besprechung des Arbeitsblatts »Denkmuster« stellen Sie das Arbeitsblatt »Alternative Gedanken« vor (**AB 21**). Achten Sie bei der Einführung dieses Arbeitsblattes darauf, die Patientin nicht zu überfordern, da das Formular auf den ersten Blick als zu komplex empfunden werden könnte. Ein guter Anfang ist, zu erklären, dass das Arbeitsblatt alle Fertigkeiten zusammenfasst, die die Patientin bereits durch die Verwendung früherer Arbeitsblätter gelernt hat. Die einzigen neuen Elemente des Arbeitsblatts »Alternative Gedanken« sind die Einführung von alternativen Gedanken und Gefühlen sowie die Bewertung der Glaubwürdigkeit von Gedanken und der Intensität von Gefühlen. Das Arbeitsblatt »Alternative Gedanken« wird während der restlichen CPT-Sitzungen verwendet.

Sie können alle Spalten des Arbeitsblattes bis auf die beiden linken mit einem leeren Blatt Papier abdecken und die Patientin fragen, ob sie das ABC-Blatt (**AB 7**) wiedererkennt. Zeigen Sie auf, dass das ABC-Blatt in den beiden Abschnitten auf der linken Seite zu finden ist (A und B sowie C unter B).

In Abschnitt B des Arbeitsblatts »Alternative Gedanken« wird die Patientin nun jedoch gebeten, eine Bewertung des Ausmaßes hinzuzufügen, in dem sie derzeit an die Denkfalle glaubt (0–100 %, wobei 0 für überhaupt nicht und 100 % für vollständig steht).

In Abschnitt C wird die Patientin gebeten, zu bewerten, wie stark die daraus resultierenden Gefühle sind (0–100 %). Der Grund für die Einführung dieser Bewertungen zu diesem Zeitpunkt der Therapie liegt darin, dass die Patientin zu Beginn der CPT diese Gedanken wahrscheinlich als Tatsachen wahrnimmt, die sie zu 100 % glaubt, und die damit verbundenen Gefühle entweder als »da« oder »nicht da«. Mit zunehmender Übung wird die Patientin wahrscheinlich eine größere Variation in der Stärke der Gedanken und Gefühle wahrnehmen.

Die nächsten beiden Abschnitte (D und E) enthalten Stichpunkte aus den Arbeitsblättern »Erkundende Fragen« und »Denkmuster«, die der Patientin helfen sollen, den identifizierten Gedanken zu überprüfen. Zur Erinnerung: Nicht jede Frage oder jedes Muster ist für eine bestimmte Denkfalle relevant. Zu Beginn muss die Patientin möglicherweise eines oder beide der früheren Arbeitsblätter hervorholen, um zu sehen, worauf sich die Stichpunkte in den Spalten beziehen. Anschließend wird die Patientin zum ersten Mal gebeten,

- einen alternativen Gedanken zu entwickeln, der ausgewogener ist und auf Tatsachen basiert (Abschnitt F),
- den Grad ihrer Überzeugtheit von der ursprünglichen Denkfalle nach der Entwicklung des neuen Gedankens neu zu bewerten (Abschnitt G) und
- die Veränderungen der damit verbundenen Gefühle zu beobachten (Abschnitt H).

Es ist wichtig, dass Sie betonen, dass das Ziel des Arbeitsblatts »Alternative Gedanken« nicht unbedingt darin besteht, dass die Patientin zu ihren früheren Überzeugungen zurückkehrt, da sie auch vor dem Trauma vielleicht unrealistische Überzeugungen hatte (z. B. »Ich kann schlimme Dinge, die mir passieren könnten, vorhersagen und kontrollieren« oder »Man kann niemandem vertrauen«). Ziel ist es, dass die Patientin ausgewogene, adaptive und realistische Überzeugungen entwickelt. Im Beispiel »Man kann niemandem vertrauen« wird die Patientin wahrscheinlich das Indexereignis als Beweis für diese Überzeugung verwenden. Ziel ist es, dass die Patientin zu einer balancierten, angepassten und realistischen Überzeugung gelangt, wie z. B. »Man kann unterschiedlichen Personen im Hinblick auf verschiedene Dinge unterschiedlich stark trauen.« Oder eine Patientin hatte vor dem Trauma vielleicht die Überzeugung »Es ist immer sinnvoll, meine Gefühle zu unterdrücken«. Die Therapeutin wird ihr nicht helfen wollen, zu dieser früheren Überzeugung zurückzukehren. Patientinnen mit einer langen Traumageschichte, insbesondere solche, deren Trauma in der frühen Kindheit begann, neigen zu extremen Überzeugungen, die sich stark verfestigen können. Wenn die Patientin Schwierigkeiten hat, einen ausgewogeneren Gedanken zu entwickeln, können die »Beweise gegen die Denkfalle« in Abschnitt D einige Ideen liefern.

Während dieser Sitzung sollte mindestens ein Arbeitsblatt »Alternative Gedanken« gemeinsam vollständig ausgefüllt werden, um sicherzustellen, dass die Patientin das Arbeitsblatt versteht und um die Wahrscheinlichkeit zu erhöhen, dass sie es nach dieser Sitzung täglich ausfüllt. Zur Erinnerung: Im Vordergrund sollten weiterhin auf Assimilation beruhende Gedanken über das traumatische Ereignis stehen, um möglichst schnell die Symptome zu reduzieren. Gehen Sie gemeinsam mit der Patientin das Denkfallen-Logbuch (**AB 6**) durch, um alle Denkfallen zu streichen, an die die Patientin nicht mehr glaubt, und diejenigen herauszusuchen, an denen sie weiterarbeiten muss. Denkfallen, die sich auf eine Grundannahme beziehen (z. B. »Wenn etwas Schlimmes passiert, ist es meine Schuld«), können viele Arbeitsblätter erfordern, um sie aufzulösen. Bei den Grundannahmen kann es sich um generalisierte Annahmen (Überakkommodation) handeln, aber sie können auch daher rühren, dass Patientinnen häufig von misshandelnden Eltern für den Missbrauch verantwortlich gemacht wurden oder dass ihnen gesagt wurde, dass ihnen traumatische Erlebnisse widerfahren sind, weil sie wertlos oder dumm sind. Diese Grundannahmen können eine Reihe von Arbeitsblättern zu verschiedenen Traumata oder alltäglichen Ereignissen erfordern, um durch die häufigen Überprüfungen und ausgewogeneren alternativen Gedanken fallen gelassen zu werden.

11.5 Neue Aufgabe besprechen

Die Aufgabe (**AB 27**) im Anschluss an diese Sitzung besteht darin, dass die Patientin ihre Denkfallen mit den Arbeitsblättern »Alternative Gedanken« (**AB 21**) überprüft. Helfen Sie der Patientin dabei, aus dem Denkfallen-Logbuch diejenigen Denkfallen auszuwählen, die weiterer Aufmerksamkeit bedürfen, und notieren sie diese auf Kopien des Arbeitsblattes »Alternative Gedanken«. Dadurch wird die Wahrscheinlichkeit erhöht, dass die Patientin diese Arbeitsblätter außerhalb der Sitzung ausfüllt. Um das Verständnis für das Arbeitsblatt zu erleichtern, sollten Beispielarbeitsblätter zur Verfügung gestellt werden, insbesondere solche, die für die Situation der Patientin am relevantesten sind (**AB 22-26**). Pro Tag sollte ein Arbeitsblatt »Alternative Gedanken« ausgefüllt werden (AB 21).

11.6 Reaktionen auf die Sitzung und die Aufgabe erfragen

Sitzung 6 wird wie üblich beendet, indem die Reaktionen der Patientin auf die Sitzung erfragt werden und geklärt wird, ob sie Fragen zum Inhalt der Sitzung oder zur neuen Aufgabe hat. Alle wichtigen Ideen oder Entdeckungen, die in der Sitzung entstanden, sollten verstärkt und wichtige Botschaften, die die Patientin mitnimmt, notiert werden.

12 Sitzung 7: Arbeitsblätter »Alternative Gedanken«

12.1 Ziele, Interventionen und Tagesordnung

Das Hauptziel von Sitzung 7 ist es, die Patientin weiter dabei zu unterstützen, zu ihrer eigenen kognitiven Therapeutin zu werden. Dies erfolgt, indem das letzte kognitive Arbeitsblatt, »Alternative Gedanken« (**AB 21**), wiederholt und in seiner Anwendung verfeinert wird. Das Arbeitsblatt fasst alle bisher in der Therapie eingeführten Arbeitsblätter zusammen und fügt die Entwicklung von alternativen Gedanken und damit verbundenen Gefühlen hinzu. Es wird während des gesamten CPT-Manuals verwendet, um der Patientin die Entwicklung neuer alternativer Gedanken und damit verbundener Gefühle in Bezug auf ihre spezifischen Denkfallen zu erleichtern. Im letzten Teil der Sitzung wird das Thema Sicherheit in Bezug auf sich selbst und auf andere eingeführt.

Ablauf Sitzung 7	Dauer	Material
(1) PCL-5 (und ggfs. PHQ-9) bearbeiten lassen (wenn möglich schon im Wartezimmer) und besprechen; Tagesordnung festlegen	5 Min.	▶ AB 1 ▶ AB 2
(2) Arbeitsblätter »Alternative Gedanken« durchgehen, um festzustellen, ob das Arbeitsblatt verstanden wurde und einige traumabedingte Denkfallen erfolgreich überwunden wurden	30 Min.	▶ AB 21
(3) Überblick über die fünf Themenbereiche geben, die in den verbleibenden fünf Sitzungen besprochen werden	5 Min.	
(4) Als erstes Thema das Thema Sicherheit einführen	10 Min.	▶ INFO 5
(5) Neue Aufgabe besprechen	5 Min.	▶ INFO 6 ▶ AB 28
(6) Reaktionen auf die Sitzung und die Aufgabe erfragen	5 Min.	

12.2 Arbeitsblätter »Alternative Gedanken« überprüfen

Nachdem Sie wie üblich die Ergebnisse der Patientin in den Selbstauskünften (Fragebögen) besprochen haben, gehen Sie gemeinsam mit der Patientin die Arbeitsblätter »Alternative Gedanken« durch, die diese seit Sitzung 6 ausgefüllt hat. Besonderes Augenmerk sollte daraufgelegt werden, die Erfolge oder Probleme der Patientin bei der Veränderung der Gedanken (und der daraus folgenden Gefühle) mithilfe dieses Arbeitsblattes zu besprechen. Abschnitt D in **AB 14** »Erkundende Fragen« kann verwendet werden, um der Patientin zu helfen, über Denkfallen nachzudenken, die immer noch problematisch sind. Eine Patientin war etwa in einem Aufzug, der 20 Stockwerke abstürzte und dann gerade noch stehen blieb, als er die unterste Etage erreichte. Sie hatte nicht nur Albträume und aufdringliche Gedanken, sondern konnte auch nicht mehr in einen Aufzug steigen. Ihre Gedanken waren: »Fahrstühle sind unsicher« und »Beim nächsten Mal werde ich sterben«. Auf dem Arbeitsblatt gab die Patientin an, dass die Aussage richtig sei, dass Aufzüge unsicher seien, und dass sie wisse, dass sie beim nächsten Mal sterben werde, weil sie diesen Vorfall überlebt habe. Sie erkannte nicht, dass sie übertrieb oder Schlussfolgerungen zog, obwohl es keine Beweise gab, und sie gab auch nicht an, das Gefühl als Beweis zu verwenden. Nach der Bearbeitung des Arbeitsblatts änderten sich ihre Einschätzungen der Gefühle nicht. Dies war eine Gelegenheit für die Therapeutin, 10 bis 15 Minuten lang einen sokratischen Dialog zu führen und erneut mit dem Arbeitsblatt zu beginnen. Die Therapeutin erinnerte die Patientin an die Feststellungen, die sie in den vorangegangenen Sitzungen über die Wahrscheinlichkeit getroffen hatten, dass sie beim nächsten Mal sterben werde, dass irgendwelche Aufzüge plötzlich 20 Stockwerke abstürzen werden und an die Sicherheitsvorkehrungen, die den Aufzug gestoppt hatten, bevor er ganz abstürzte.

Es ist wichtig anzumerken, dass einige Patientinnen anfangs Schwierigkeiten mit diesem Arbeitsblatt haben, dass aber die meisten in der Lage sind, Alternativen zu entwickeln und ihre Gefühle zu verändern, und zwar mithilfe der Grundlagen, die in **AB 14** »Erkundende Fragen« und **AB 18** »Denkmuster« gelegt wurden. Die Therapeutin sollte als Coach fungieren und die Bearbeitung der Arbeitsblätter sanft korrigieren, damit die Patientin sie optimal nutzen kann. In Übereinstimmung mit der Theorie, die der CPT zugrunde liegt, priorisieren Sie bei der Besprechung der Arbeitsblätter alle auf Assimilation basierenden Denkfallen, die die Patientin bearbeitet hat. Es kann sein, dass eine Reihe ähnlich formulierter Denkfallen bearbeitet werden müssen, damit die Patientin genügend Übung in alternativen Denkweisen erhält. Beispielsweise hatte ein Opfer eines sexuellen Übergriffs die folgenden Denkfallen in ihrem Denkfallen-Logbuch: »Ich hätte mich stärker wehren sollen«, »Ich wusste, dass ich ihm nicht hätte vertrauen sollen«, »Ich hätte nicht mit ihm flirten sollen« und »Wenn ich nicht erstarrt wäre, wäre ich nicht vergewaltigt worden«. Bei all diesen Aussagen handelt es sich um auf Assimilation beruhende Gedanken, mit denen versucht wird, das Ergebnis des damaligen Geschehens zu ändern, wobei der Kontext des Ereignisses übersehen wird. Fortschritte, die bei ähnlichen auf Assimilation beruhenden Denkfallen gemacht werden, sollten sich auf andere Denkfallen übertragen lassen und dazu beitragen, dass neue, gesündere Denkweisen zur Routine werden. Manchmal ist der alternative Gedanke, den die Patientin entwickelt, nicht optimal (z. B. »Wenn ich nicht trinke, werde ich nicht angegriffen«). Fragen Sie dann nach anderen alternativen Gedanken, bis die Patientin zu einem Gedanken kommt, der sowohl auf Fakten basiert als auch beruhigend ist (z. B. »Der Alkohol hat den Angriff nicht verursacht. Eine bestimmte Person hat sich entschieden, mich anzugreifen«).

Vereinfachte Versionen des ABC-Blatts und des Arbeitsblatts »Alternative Gedanken«

Zum ABC-Blatt und zum Arbeitsblatt »Alternative Gedanken« liegen drei vereinfachte Versionen vor, die verwendet werden können, wenn die Patientin ein normales Arbeitsblatt definitiv nicht verstehen oder ausfüllen kann. Die regulären Arbeitsblätter konnten jedoch von jugendlichen Patientinnen und Patienten, selbst wenn sie andere Sprachen sprachen, ausgefüllt werden. Daher ist es wichtig, nicht von vornherein davon auszugehen, dass jemand die regulären Arbeitsblätter nicht ausfüllen kann.

- **AB 37:** Für Personen mit sehr geringen Lese- und Schreibkenntnissen bieten wir ein ABC-Blatt mit Emojis an.
- **AB 38:** Für Menschen, die Schwierigkeiten mit Spalten haben, was bei Menschen mit Lernschwierigkeiten gelegentlich vorkommt, gibt es das vollständige Arbeitsblatt »Alternative Gedanken« auch in Form einer Liste.
- **AB 39:** Schließlich gibt es für Personen mit geringerem Leseniveau auch ein vereinfachtes Arbeitsblatt »Alternative Gedanken«, das keine Bewertungen von Gedanken und Gefühlen verlangt, nur wenige Fragen enthält und keine Denkmuster einbezieht.

Keines dieser vereinfachten Arbeitsblätter ist zu bevorzugen und sie sollten nur verwendet werden, wenn die Patientin mit dem ABC-Blatt **AB 7** oder **AB 21** »Alternative Gedanken« wirklich nicht weiterkommt.

Es ist nicht ungewöhnlich, dass die Patientin an diesem Punkt der Therapie etwas sagt wie: »Ich höre, was Sie sagen, und es ergibt Sinn, aber ich fühle nicht so«. In diesem Fall kann die Therapeutin der Patientin zu den Fortschritten gratulieren, die sie gemacht hat: »Am Anfang waren Sie davon überzeugt, dass Ihr Gedanke wahr ist. Manchmal brauchen unsere Gefühle ein bisschen länger, um unsere Gedanken einzuholen«. Oder Sie können etwas in dieser Art sagen: »Sie haben lange Zeit anders gedacht, und das ist eine Gewohnheit. Die neue Art zu denken ist nicht so bequem und fühlt sich noch nicht richtig an. Mit mehr Übung wird diese neue, ausgewogenere Art, über das Ereignis zu denken, zur neuen Gewohnheit werden, und sich besser zu fühlen, wird Ihnen nicht mehr so seltsam vorkommen.«

12.3 Überblick über die fünf Themenbereiche geben

Nach der Besprechung der Arbeitsblätter »Alternative Gedanken« führen Sie die Patientin zu den fünf Themen hin, die in den letzten fünf Sitzungen der Therapie nacheinander besprochen werden. Wie in Kapitel 4 zur Fallkonzeption besprochen, stellen diese Themen wichtige negative Grundannahmen oder Schemata dar, die durch ein traumatisches Ereignis scheinbar bestätigt werden oder sich als Folge eines traumatischen Ereignisses verändern können. Die Themen sind

- Sicherheit,
- Vertrauen,
- Macht / Kontrolle,
- Selbstwertgefühl / Wertschätzung für andere und
- Nähe / Intimität.

Sie werden in dieser Reihenfolge vorgestellt, weil sie eine Hierarchie von eher grundlegenden bis hin zu komplexen menschlichen Bedürfnissen darstellen. Darüber hinaus wird jedes Thema auf die eigene Person und auf andere bezogen dargestellt (z. B. Überzeugungen über die Fähigkeit, sich selbst zu schützen, und die wahrgenommene Gefahr durch andere). Hier ein Beispiel dafür, wie die fünf Themen eingeführt werden können:

Psychoedukation

In den nächsten fünf Sitzungen werden wir damit beginnen, spezifische Themen zu betrachten, in denen Ihre Überzeugungen durch Ihr Trauma beeinflusst worden sein könnten. In jeder Sitzung werde ich Sie bitten, darüber nachzudenken, welche Überzeugungen Sie vor dem Ereignis hatten und wie Ihr Trauma diese beeinflusst hat und von diesen früheren Überzeugungen beeinflusst wurde. Wenn wir gemeinsam beschließen, dass diese Themen für Sie eine Denkfalle beinhalten, werde ich Sie bitten, Arbeitsblätter zu diesen Themen auszufüllen, damit Sie beginnen können, das zu ändern, was Sie sich selbst sagen. Die fünf übergeordneten Themen sind Sicherheit, Vertrauen, Macht / Kontrolle, Selbstwertgefühl / Wertschätzung für andere und Nähe / Intimität. Jedes dieser Themen kann aus zwei Perspektiven betrachtet werden: wie Sie sich selbst sehen und wie Sie andere sehen.

Es ist wichtig, dass die Therapeutin jedes der Themen in den folgenden Sitzungen vorstellt, um zu gewährleisten, dass alle Denkfallen in den verschiedenen Bereichen identifiziert werden können. Im Einklang mit dem individuellen Ansatz der kognitiven Fallkonzeption, der in diesem Buch betont wird, sollten jedoch die für den Genesungsprozess einer bestimmten Patientin entscheidenden Denkfallen in den Vordergrund gestellt werden. Insbesondere sollten alle verbleibenden auf Assimilation beruhenden Denkfallen hervorgehoben werden, da die Auflösung dieser Denkfallen Auswirkungen auf die auf Überakkommodation basierenden Überzeugungen hat, die in diesen fünf

Themenbereichen adressiert werden. Ein Beispiel: Einer unserer Patienten befasste sich mit seiner Denkfalle, dass er einen Banküberfall hätte verhindern können und kam zu folgender Überzeugung: »Ich hätte die Räuber, so wie sie sich verhielten, nicht kontrollieren können.« Daraufhin begannen Therapeutin und Patient, übergeneralisierte Überzeugungen über die Fähigkeit, sich selbst zu schützen und Macht/Kontrolle im Arbeitsumfeld auszuüben, zu überprüfen. Wie dieses Beispiel zeigt, kann die Veränderung spezifischer Traumaeinschätzungen in der Folge Auswirkungen auf Überzeugungen haben, die auf Überakkommodation beruhen. Das übergeordnete Ziel dieser späteren Sitzungen besteht also darin, der Patientin zu helfen, ausgewogene und vieldimensionale Überzeugungen in jedem dieser fünf Bereiche zu entwickeln.

12.4 Das Thema Sicherheit einführen

Wie oben erwähnt, ist das erste Thema, das Sie vorstellen, Sicherheit (in Bezug auf sich selbst und andere). Im Folgenden finden Sie ein Beispiel, wie dieses Thema der Patientin vorgestellt werden könnte:

Psychoedukation

Das erste Thema, das wir besprechen werden, ist Sicherheit. Wenn Sie vor *(traumatisches Ereignis der Patientin)* dachten, dass Sie ziemlich sicher sind, dass andere nicht gefährlich sind und dass Sie *sich selbst* schützen können, wurden diese Überzeugungen durch das *Ereignis* wahrscheinlich erschüttert.

Wenn Sie hingegen vorher Erfahrungen gemacht haben, die Sie glauben ließen, dass andere gefährlich sind oder Ihnen Schaden zufügen könnten, oder wenn Sie geglaubt haben, dass Sie sich nicht selbst schützen können, dann hat das Ereignis dazu beigetragen, diese Überzeugungen zu bestätigen oder zu stärken.

Haben Sie in Ihrer Kindheit Erfahrungen gemacht, die Sie glauben ließen, Sie seien unsicher oder gefährdet? Wurden Sie beschützt? Haben Sie geglaubt, Sie seien unverwundbar gegenüber traumatischen Ereignissen?

Nachdem die Patientin ihre früheren Überzeugungen beschrieben hat, helfen Sie ihr dabei, herauszufinden, ob die früheren Überzeugungen durch das traumatische Ereignis erschüttert oder scheinbar verstärkt wurden. Therapeutin und Patientin sollten feststellen, ob die Patientin weiterhin negative Überzeugungen über die relative Gefährlichkeit anderer oder ihre eigene Fähigkeit, sich selbst vor Schaden zu schützen, hat. Wenn ja, sollten sie besprechen, wie diese negativen Überzeugungen Angstreaktionen auslösen (z. B. »Mir wird etwas Schlimmes zustoßen, wenn ich allein mit meinem Auto unterwegs bin«). Die Patientin muss auch erkennen, wie sich diese Art von Überzeugungen und Gefühlen auf ihr Verhalten auswirken (z. B. Vermeiden, sozialer Rückzug).

Übergeneralisierte Ängste können dazu führen, dass manche Patientinnen ganze Gruppen von Menschen meiden. So berichten beispielsweise Veteraninnen, dass sie sich in der Nähe von Personen oder Gruppen bestimmter Ethnien immer unwohl fühlen. Vergewaltigungsopfer wollen oft Männer meiden. In all diesen Fällen haben die Patientinnen gelernt, den meisten Menschen, denen sie begegnen und die sie in irgendeiner Weise an ihre Erfahrungen erinnern, mit Vorsicht zu begegnen. Zu Beginn der Therapie sehen sie vielleicht keinen Unterschied zwischen Ereignissen mit geringer Wahrscheinlichkeit und solchen mit hoher Wahrscheinlichkeit und glauben, dass sie in verschiedenen Situationen dem gleichen Risiko ausgesetzt sind. Jede Möglichkeit eines Schadens kann zu viel sein, um sie zu tolerieren.

Helfen Sie daher solchen Patientinnen, umsichtige Sicherheitspraktiken von angstbasiertem Vermeidungsverhalten zu unterscheiden, entweder am Ende dieser Sitzung oder während der nächsten Sitzung. Patientinnen können die Wahrscheinlichkeit, Opfer zu werden, durch verstärkte, aber routinemäßige Sicherheitspraktiken verringern (z. B. Türen abschließen, aber nicht wiederholt überprüfen), ohne sich ängstlich und panisch zu fühlen oder ein übermäßiges Vermeidungsverhalten an den Tag zu legen. Es ist wichtig, darauf hinzuweisen, dass das Ziel darin besteht, die Hypervigilanz zu überwinden, nicht darin, jegliche Wachsamkeit oder Vorsicht aufzugeben. Wenn eine Therapeutin feststellt, dass eine Patientin ein risikoreiches Verhalten an den Tag gelegt hat, sollte dies nicht gleich zu Beginn der Behandlung angesprochen werden, da die Patientin dann wahrscheinlich davon ausgeht, dass die Therapeutin ihr die Schuld an dem Ereignis gibt. Warten Sie bis zum Thema Sicherheit, um Sicherheitsstrategien zur Risikominderung zu besprechen.

Manche Ereignisse sind jedoch so unvorhersehbar und unvermeidbar (z. B. ein Amoklauf mit vielen Opfern, ein Erdbeben), dass es keine Möglichkeit gibt, das persönliche Risiko zu verringern. Verallgemeinerte Ängste und damit zusammenhängende exzessive Sicherheitsmaßnahmen werden traumatische Ereignisse nicht verhindern; sie werden nur dazu beitragen, die Genesung zu verhindern. In diesem Zusammenhang haben sich einige Patientinnen so sehr auf einen oder mehrere Faktoren konzentriert, die mit dem Trauma zusammenhängen, dass sie ihre Sicherheitsplanung darauf ausrichten und andere, risikoreichere Gefahrenquellen nicht berücksichtigen. Eine Patientin, die in ihrem Haus angegriffen worden war, gab einerseits jahrelang viel Geld für Alarmanlagen, neue Fenster und ständige Änderungen der Türschlösser aus – andererseits ging sie regelmäßig in Bars und betrank sich mit Freundinnen. Ihr wurde sogar eine Droge in eines ihrer Getränke gemischt. Dennoch konzentrierte sie sich nur auf die Wahrscheinlichkeit, in ihrer Wohnung angegriffen zu werden, während sie die höheren Risiken an anderen Orten ignorierte. Eine andere Patientin hingegen weigerte sich, zu gesellschaftlichen Veranstaltungen zu gehen, und mied Menschenansammlungen, ließ aber das Fenster ihres Schlafzimmers in einer unsicheren Gegend offen.

Helfen Sie der Patientin dabei, ihre problematischen Aussagen über Sicherheit zu erkennen und beginnen Sie damit, alternative, ausgewogenere, weniger Angst erzeugende Aussagen in Bezug auf sich selbst einzuführen – z. B. »Ich bin sicher, dass es wieder passieren wird« durch »Es ist unwahrscheinlich, dass es wieder passiert« zu ersetzen.

Manche Patientinnen glauben, dass ein Ereignis, das einmal eingetreten ist, wieder eintreten *wird*. Sie müssen solche Patientinnen möglicherweise ermutigen, nach Wahrscheinlichkeitsstatistiken zu suchen, und möglicherweise den sokratischen Dialog nutzen, um die Häufigkeit dieser Ereignisse »richtig einzuschätzen«, auch in Hochrisikosituationen (z. B. sind einige Orte in der Ukraine gefährlicher als andere). Obwohl wir nicht versprechen können, dass sich traumatische Ereignisse nicht wiederholen werden, können wir den Patientinnen insbesondere in bestimmten Kontexten helfen, sich nicht mehr so zu verhalten, als würde es sich um häufige Ereignisse handeln. Darüber hinaus sollten wir gesunde Selbsteinschätzungen über die Fähigkeiten der Patientinnen fördern, ein weiteres traumatisches Ereignis basierend auf ihren Genesungsbemühungen und den durch CPT erlernten Fertigkeiten bewältigen zu können (und vielleicht widerstandsfähiger zu sein).

12.5 Neue Aufgabe besprechen

Bei der Besprechung der neuen Aufgabe im Anschluss an diese Sitzung (**AB 28**) geben Sie der Patientin **INFO 5** »Sicherheit«, um die in dieser Sitzung vermittelte Psychoedukation über das Thema Sicherheit zu vertiefen. Wenn Sicherheitsprobleme in Bezug auf sich selbst oder andere in den Aussagen, dem Verhalten oder dem Denkfallen-Logbuch der Patientin offensichtlich sind, sollte sie vor der nächsten Sitzung mindestens ein Arbeitsblatt »Alternative Gedanken« zum Thema Sicherheit ausfüllen. Andernfalls ermutigen Sie die Patientin, Kopien dieses Arbeitsblatts zu anderen bereits identifizierten Denkfallen und aktuellen belastenden traumabezogenen Ereignissen auszufüllen. Pro Tag sollte ein Arbeitsblatt »Alternative Gedanken« ausgefüllt werden (**AB 21**).

12.6 Reaktionen auf die Sitzung und die Aufgabe erfragen

Wie üblich wird Sitzung 7 abgeschlossen, indem Sie die Reaktionen der Patientin auf die Sitzung erfragen sowie, ob es Fragen zum Inhalt oder zur neuen Aufgabe gibt. Alle wichtigen Ideen oder Entdeckungen, die in der Sitzung entstanden, sollten verstärkt und wichtige Botschaften, die die Patientin mitnimmt, notiert werden.

13 Sitzung 8: Sicherheit

13.1 Ziele, Interventionen und Agenda

Die Hauptziele für den Rest der CPT-Behandlung sind sehr ähnlich, wobei Therapeutin und Patientin die Arbeitsblätter »Alternative Gedanken« (**AB 21**) hinsichtlich der jeweiligen traumaspezifischen Themenbereiche durchgehen. Wenn die Patientin ungelöste auf Assimilation beruhende Denkfallen oder Denkfallen in Bezug auf ein anderes Trauma hat, sollten auch diese entsprechend bearbeitet werden.

Ablauf Sitzung 8	Dauer	Material
(1) PCL-5 (und ggfs. PHQ-9) bearbeiten lassen (wenn möglich schon im Wartezimmer) und besprechen; Tagesordnung festlegen	5 Min.	▶ AB 1 ▶ AB 2
(2) Arbeitsblätter mit alternativen Gedanken zum Thema Sicherheit und zu anderen Denkfallen besprechen	30 Min.	
(3) Das Thema Vertrauen einführen	15 Min.	▶ INFO 6
(4) Neue Aufgabe besprechen	5 Min.	▶ AB 29
(5) Reaktionen auf die Sitzung und die Aufgabe überprüfen	5 Min.	

13.2 Arbeitsblätter »Alternative Gedanken« besprechen

Sitzung 8 sollte damit beginnen, dass Sie gemeinsam mit der Patientin deren ausgefüllte Arbeitsblätter zu alternativen Gedanken durchgehen und den Erfolg oder die Probleme der Patientin bei der Veränderung der Denkfallen (und der nachfolgenden Gefühle) besprechen. Idealerweise hat die Patientin mindestens ein Arbeitsblatt zum Thema Sicherheit in Bezug auf sich selbst oder andere ausgefüllt. Sie sollten sich darauf konzentrieren, die Arbeitsblätter zur Sicherheit und alle Arbeitsblätter, die sich mit ungelösten auf Assimilation beruhenden Denkfallen befassen, durchzugehen, bevor Sie mit der

Durchsicht weiterer Blätter fortfahren. Alles, was in der Sitzung nicht behandelt wurde, muss vor der nächsten Sitzung nachgearbeitet werden, daher ist es wichtig, sich nicht zu sehr auf ein Blatt zu konzentrieren, es sei denn, die Patientin kämpft wirklich mit dieser Denkfalle.

Bei Denkfallen zum Thema Sicherheit geht es meist um Wahrscheinlichkeiten. Ein häufiges Problem für Patientinnen ist die Befürchtung, dass sich ein traumatisches Ereignis wiederholen *wird*. Überlebende von Vergewaltigungen sagen vielleicht: »Alle Männer sind Vergewaltiger«, Militärangehörige sagen vielleicht: »Wenn ich erneut eingesetzt werde, werde ich sterben« oder Überlebende von Autounfällen sagen: »Es ist nicht sicher für mich, Auto zu fahren.« Diese Arten von Denkfallen schränken die Betroffenen erheblich darin ein, ein erfülltes Leben zu führen. Menschen, die vergewaltigt wurden, fürchten sich vielleicht davor, sich zu verabreden, auf Partys zu gehen oder gar in der Öffentlichkeit zu sein. Überlebende von Amokläufen in Schulen haben möglicherweise Angst, wieder zur Schule zu gehen. Eine Lkw-Fahrerin ist vielleicht nicht mehr in der Lage, ihren Beruf auszuüben.

Wenn Sie Patientinnen bei den Arbeitsblättern für alternative Gedanken unterstützen, ist es wichtig, ihnen zu helfen, die Blätter während der Sitzung zu bearbeiten, damit die Patientinnen neue und verbesserte Arbeitsblätter haben, die sie außerhalb der Sitzung weiter durchgehen können. Wir stellen auch fest, dass Überzeugungen so hartnäckig sein können, dass Patientinnen große Schwierigkeiten haben, die Dinge anders zu sehen, selbst an diesem fortgeschrittenen Punkt der CPT. Für Patientinnen, die Schwierigkeiten haben, ihre sicherheitsrelevanten, auf Überakkommodation beruhenden Denkfallen anzusprechen, gibt es eine Reihe von Möglichkeiten, um ihnen zu helfen. Beispielsweise können Sie einer Patientin helfen, sich auf die Wahrscheinlichkeit zu konzentrieren, dass sich ein traumatisches Ereignis wiederholt. Wenn die Denkfalle der Patientin lautet: »Es *wird* wieder passieren«, prägt diese Überzeugung das Verhalten der Patientin im täglichen Leben und veranlasst sie, Situationen zu vermeiden, die sie in der Vergangenheit vielleicht gut ausgehalten hätte. Sie können die Patientin bitten, die tatsächlichen Wahrscheinlichkeiten verschiedener Ereignisse zu eruieren, um ihr zu zeigen, dass die Wahrscheinlichkeit, ein bedeutendes traumatisches Ereignis zu erleben, im täglichen Leben eigentlich recht gering ist. Hier sind einige konkrete Beispiele für diesen Ansatz. Wenn jemand sagt, dass es zu gefährlich ist, in ein großes Geschäft zu gehen, könnte es eine gute Idee sein, herauszufinden, wie oft in solchen Geschäften schwere Straftaten geschehen. Einer Überlebenden einer Vergewaltigung könnte eine Therapeutin die folgenden Fragen stellen:

T: Wie viele Männer gibt es auf der Welt? Was glauben Sie, wie vielen von diesen 3,6 Milliarden Männern sind Sie schon begegnet? Wie viele von ihnen haben versucht, Sie zu vergewaltigen? Kennen Sie einen Mann, der versucht hat, Ihnen zu helfen oder nett zu Ihnen zu sein? Ist es wahrscheinlicher, dass Sie jemanden treffen, der nett ist, oder dass Sie jemanden treffen, der versucht, Sie zu vergewaltigen?

Die Therapeutin könnte eine Patientin, die Opfer eines Autounfalls wurde und Angst hat, wieder Auto zu fahren, fragen, wie oft sie in der Vergangenheit Auto gefahren ist, ohne etwas Schlimmes zu erleben – wie im folgenden Beispiel:

T Wie oft wurden Sie schon bei einem Autounfall verletzt, bevor Sie diesen Unfall hatten?

P: Kein Mal. Aber ich sehe immer wieder Unfälle in den Nachrichten.

T: Ganz genau. So etwas kommt vor, das ist wahr. Ich frage mich, wie oft Sie schon gefahren sind, ohne dass etwas Schlimmes passiert ist?

P: Das kann ich unmöglich zählen. Tausende? Hunderttausende Mal vielleicht.

T: Okay. Und jetzt, wo Sie einen Unfall hatten, sehen Sie in den Nachrichten jede Menge Beweise dafür, dass andere Menschen einen Unfall hatten. Aber glauben Sie, dass diese Leute auch schon tausende Male gefahren sind, ohne einen Unfall zu haben?

P: Wahrscheinlich.

T: Ist die Wahrscheinlichkeit, dass Sie oder jemand anderes in einen Unfall verwickelt wird, nach Ihrem Unfall größer, oder achten Sie nur wegen Ihres Unfalls mehr auf die Nachrichten?

P: Ich glaube, ich konzentriere mich nur auf die Nachrichten, weil ich Angst vor einem Unfall habe, aber ich denke, es ist nicht wahrscheinlicher als vorher, dass er passiert.

T: Ausgezeichnet. Lassen Sie uns nun mithilfe des Arbeitsblatts »Alternative Gedanken« weiter untersuchen, was Sie sich selbst sagen können.

Die Therapeutin stellte fest, dass die Angst der Patientin möglicherweise durch die Denkfalle »Es wird ein weiterer Unfall geschehen« angefacht wird und fragte sie, ob es eine andere Möglichkeit gäbe, diesen Gedanken auf der Grundlage der Diskussion zu betrachten. Die Patientin gab an, dass sie nicht wusste, dass sie einen Unfall haben »würde« und nun eher dachte, dass sie einen Unfall haben »könne«. Die Therapeutin fragte die Patientin, ob sie sich mit dieser Formulierung besser fühle. Die Patientin berichtete, dass sie sich mit der Formulierung »könne« erleichterter und hoffnungsvoller fühle. Anstatt die Patientin in der Sitzung weiter zur Veränderung des Gedankens zu drängen, wies die Therapeutin sie an, durch die Bearbeitung weiterer Arbeitsblätter mit alternativen Gedanken weiter daran zu arbeiten. Die Denkfalle, die die Patientin als Teil ihrer Aufgabe weiter bearbeiten sollte, war »Wenn ich Auto fahre, werde ich einen Unfall haben.«

Sobald eine Patientin ein Arbeitsblatt mit alternativen Gedanken ausgefüllt hat und so eine Denkfalle erfolgreich auflöst, ermutigen Sie sie dazu, dieses Arbeitsblatt regelmäßig zu lesen, um ihre Gedanken zu festigen. Deshalb ist es wichtig, dass Sie und die Patientin sich ständig darauf konzentrieren, *auf den Arbeitsblättern* zu schreiben und die Dinge nicht nur durchzusprechen, damit die Patientin zwischen den Sitzungen etwas Hilfreiches und Bestärkendes zu lesen hat.

13.3 Das Thema Vertrauen einführen

In den letzten 10 Minuten der Sitzung führen Sie das Thema Vertrauen ein. Gemeinsam gehen Sie kurz das Informationsblatt »Vertrauen« (**INFO 6**) durch. Hier ist ein Beispiel dafür, wie es vorgestellt werden kann:

Psychoedukation

Die Idee des Vertrauens zu sich selbst beinhaltet die Überzeugung, dass Menschen ihren eigenen Gedanken, Wahrnehmungen oder Urteilen vertrauen. Nach einem traumatischen Ereignis beginnen viele Menschen, an sich selbst zu zweifeln und viele Aspekte des traumatischen Ereignisses zu hinterfragen. Sie stellen möglicherweise ihr eigenes Urteil darüber in Frage, warum sie sich in der Situation befunden haben, die zu dem Ereignis geführt hat, wie auch ihr Verhalten während des Ereignisses oder ihre Fähigkeit, den Charakter anderer Menschen zu beurteilen – insbesondere, wenn es sich bei dem Täter um einen Bekannten handelt.

Umgekehrt beinhaltet das Thema bezogen auf andere Menschen die Fähigkeit einer Person, ein ausgewogenes Gefühl des Vertrauens in andere Menschen zu haben. Auch das Vertrauen in andere ist nach traumatischen Ereignissen häufig gestört. Zusätzlich zu dem Gefühl des Verrats, das auftritt, wenn traumatische Ereignisse absichtlich von Menschen verursacht werden, denen die Patientinnen glaubten, vertrauen zu können, fühlen sie sich manchmal auch von den Menschen verraten, an die sie sich während oder nach dem Ereignis um Hilfe oder Unterstützung gewandt haben. Wenn z. B. ein Kind, das ein Trauma überlebt hat, einem seiner Eltern oder Erziehungsberechtigten von dem Ereignis berichtet und ihm gesagt wird, dass es sich alles nur ausgedacht hat, könnte es zu dem Schluss kommen: »Ich kann nicht darauf vertrauen, dass mir jemand glaubt oder mir hilft, unter keinen Umständen.« Oder wenn ein Kind von einem Elternteil angegriffen wurde, kann es als Erwachsener zu der Überzeugung kommen: »Man kann niemandem trauen.« Manchmal tragen Patientinnen und Patienten diese Überzeugung jahrzehntelang mit sich herum, ohne zu wissen, ob die andere Person oder die Gruppe sie tatsächlich verraten hat oder ob es eine alternative Erklärung für ihr Verhalten gibt – beispielsweise, dass der Elternteil, der den Übergriff nicht begangen hat, nichts von der Misshandlung durch den anderen Elternteil wusste.

13.4 Neue Aufgabe besprechen

Bei der Zuweisung der neuen Aufgabe im Anschluss an diese Sitzung (**AB 29**) sollte der Patientin das Informationsblatt »Vertrauen« (**INFO 6**) gegeben werden, um die in dieser Sitzung vermittelte Psychoedukation zu vertiefen. Wenn in den Aussagen und Verhaltensweisen der Patientin und im Denkfallen-Logbuch Probleme in Bezug auf das Vertrauen in sich selbst oder andere erkennbar sind, sollte sie vor der nächsten Sitzung mindestens ein Arbeitsblatt zum Thema Vertrauen ausfüllen. Andernfalls ermutigen Sie die Patientin, Arbeitsblätter zu anderen identifizierten Denkfallen und / oder anderen Ereignissen, die in letzter Zeit belastend waren, zu bearbeiten. Pro Tag sollte ein Arbeitsblatt zu alternativen Gedanken ausgefüllt werden, oder mehr, wenn die Sitzungen mehrmals pro Woche stattfinden (**AB 21**), damit Sie immer genügend Arbeitsblätter in der Sitzung gemeinsam durchgehen können.

13.5 Reaktionen auf die Sitzung und die Aufgabe erfragen

Schließen Sie Sitzung 8 wie üblich ab, indem Sie die Reaktionen der Patientin auf die Sitzung erfragen sowie, ob sie Fragen zum Inhalt oder zur neuen Aufgabe hat. Alle wichtigen Ideen oder Entdeckungen, die in der Sitzung entstanden, sollten verstärkt und wichtige Botschaften, die die Patientin mitnimmt, notiert werden.

14 Sitzung 9: Vertrauen

14.1 Ziele, Interventionen und Tagesordnung

Die Hauptziele dieser Sitzung bestehen darin, gemeinsam die Arbeitsblätter für alternative Gedanken (**AB 21**) zum Thema Vertrauen durchzugehen und das Arbeitsblatt »Vertrauensstern« (**AB 30**) vorzustellen. Darüber hinaus sollten, wenn die Patientin ungelöste auf Assimilation beruhende Denkfallen oder Denkfallen in Bezug auf ein anderes Trauma hat, diese in die Sitzung integriert und bearbeitet werden. Gegen Ende der Sitzung wird das Thema Macht / Kontrolle eingeführt und eine neue Aufgabe gegeben.

Ablauf Sitzung 9	Dauer	Material
(1) PCL-5 (und ggfs. PHQ-9) bearbeiten lassen (wenn möglich schon im Wartezimmer) und besprechen; Tagesordnung festlegen	5 Min.	▶ AB 1 ▶ AB 2
(2) Die Arbeitsblätter mit alternativen Gedanken zum Thema Vertrauen und anderen Denkfallen besprechen	20 Min.	
(3) Gemeinsam das Arbeitsblatt »Vertrauensstern« ausfüllen	15 Min.	▶ AB 30 ▶ AB 31
(4) Das Thema Macht / Kontrolle einführen	10 Min.	▶ INFO 7
(5) Neue Aufgabe besprechen	5 Min.	▶ AB 32
(6) Reaktionen auf die Sitzung und die Aufgabe erfragen	5 Min.	

14.2 Arbeitsblätter »Alternative Gedanken« überprüfen

Nach der Auswertung der Selbstberichtsmaße sollte Sitzung 9 damit beginnen, dass Therapeutin und Patientin die Arbeitsblätter mit den alternativen Gedanken (**AB 21**) durchgehen und die Denkfallen in Bezug auf das Thema Vertrauen zu sich selbst und anderen besprechen. Nutzen Sie weiterhin den sokratischen Dialog, um alternative Denkweisen zu entwickeln, die wiederum während der Sitzung auf den Arbeitsblättern festgehalten werden. Manchmal werden Patientinnen neue auf Assimilation beruhende Denkfallen identifizieren oder Denkfallen, die sich auf andere Themen beziehen. Aus diesem Grund sollte Sie so viele Arbeitsblätter wie möglich in der Sitzung gemeinsam durchgehen, um sicherzustellen, dass die Patientin hilfreiche Alternativen zu den Denkfallen formuliert hat. Die Durchsicht der Arbeitsblätter bedeutet jedoch nicht, dass jedes einzelne Arbeitsblatt ausführlich besprochen werden muss.

Für viele Trauma-Überlebende wird Vertrauen zu einem Entweder-Oder-Konzept, anstatt auf einem Kontinuum einschätzbar zu sein. Daher wird anderen Menschen entweder von vornherein zu viel Vertrauen entgegengebracht (z. B. »Allen Menschen in meinem Alter kann man vertrauen«) oder man vertraut ihnen überhaupt nicht, es sei denn, es gibt überwältigende Beweise für das Gegenteil. Infolgedessen neigen Trauma-Überlebende dazu, sich entweder aus Beziehungen zurückzuziehen oder sich auf ungesunde, unausgewogene Beziehungen einzulassen. Es kann hilfreich sein, gemeinsam verschiedene Arten von Vertrauen zu beschreiben, damit die Patientin erkennt, dass es viele Arten von Vertrauen gibt und einige wichtiger sind als andere (z. B. Vertrauen in Geheimnisse; Vertrauen in die Kompetenz einer Ärztin oder eines Piloten; Treue; Zuverlässigkeit; Vertrauen, dass Informationen nicht gegen die Patientin verwendet werden).

Helfen Sie der Patientin durch sokratischen Dialog und mithilfe des Arbeitsblatts »Alternative Gedanken« (**AB 21**), die Idee zu erforschen, dass Vertrauen auf einem Kontinuum liegt und mehrere Dimensionen hat, mit verschiedenen Arten und Stärken von Vertrauen für verschiedene Menschen. Es folgt ein Beispiel für einen solchen Dialog:

P: Meine Denkfalle ist, dass ich niemandem trauen kann.

T: Gut. Haben Sie ein Arbeitsblatt mit alternativen Gedanken zu diesem Thema erstellt?

P: Ja, aber ich bin nicht sehr weit gekommen.

T: Okay, lassen Sie uns schauen, ob wir es gemeinsam vervollständigen können. Wie ich sehe, haben Sie die Denkfalle und Ihre Gefühle aufgelistet, aber bei den erkundenden Fragen aufgehört, also lassen Sie uns dort weitermachen. Was ist der Beweis gegen die Denkfalle »Ich kann niemandem vertrauen«?

P: Wie meinen Sie das? Jeder, dem ich jemals vertraut habe, hat mir wehgetan, und mir wurde klar, dass man niemandem trauen kann.

T: Es könnte hilfreich sein, sich vorzustellen, dass es verschiedene Arten von Vertrauen und verschiedene Ebenen gibt. Kennen Sie zum Beispiel Menschen, denen Sie Ihren Hund, Ihre Katze oder Ihr Kind anvertrauen könnten, aber Sie würden ihnen nicht zutrauen, Ihr Auto zu fahren?

P: Ja.

T: Wie wäre es, wenn Sie jemandem vertrauen, dass er Ihr Leben rettet, aber nicht darauf vertrauen können, dass er pünktlich zu einem Kinobesuch erscheint?

P: Ich kenne auch jemanden, der so ist.

T: Okay, dann lassen Sie uns auf diese Frage zurückkommen. Was ist der Beweis gegen die Überzeugung, dass man niemandem trauen kann?

P: Nun, ich denke, es gibt Menschen in meinem Leben, denen ich einige Dinge anvertraue, aber ich kann niemandem vertrauen, wenn es um ernstere Dinge geht, wie zum Beispiel eine Beziehung einzugehen.

T: Das klingt nach einer weiteren Denkfalle. Wenn Sie jemandem in einer Beziehung vertrauen, was passiert dann?

P: Wenn ich jemandem in einer Beziehung vertraue, wird er mich verlassen. Oder mir wehtun. Ich schätze, Sie wollen auch, dass ich das in mein Denkfallen-Logbuch eintrage?

T: (*Schmunzelt*) Ja, ich möchte, dass Sie das hinzufügen. Gut gemacht. Schauen Sie sich jetzt die nächste erkundende Frage an. Welche Informationen beziehen Sie nicht ein, wenn Sie sagen: »Ich kann niemandem vertrauen«?

P: Naja, wie Sie gesagt haben, habe ich einen Freund, dem ich vertraue und mit dem ich ins Kino gehe, und einen anderen Freund, mit dem ich manchmal zu Sportveranstaltungen gehe.

T: Sehr gut. Es klingt also so, als hätten Sie einige Freunde, denen Sie in einigen Punkten vertrauen?

P: Ja, ich weiß. Ich schätze, ich schließe sie nicht ein.

T: Es ist ganz normal, nur nach Beweisen zu suchen, die unsere Gedanken bestätigen, anstatt nach Details zu suchen, die unsere Gedanken verändern würden. Deshalb können diese Arbeitsblätter so hilfreich sein. Sie helfen Ihnen dabei, alle verfügbaren Informationen zu betrachten und nicht nur die, die unsere Überzeugungen oder Denkfallen bestätigen.

Es ist wichtig, sicherzustellen, dass die Patientinnen nach Denkfallen in Bezug auf das Vertrauen in sich selbst *und* andere gesucht haben, da auf Assimilation beruhende Denkfallen zur Selbstbeschuldigung die Überzeugung, sich selbst vertrauen zu können, in Frage stellen. Häufig drehen sich die Denkfallen in Bezug auf das Vertrauen in sich selbst um den Zweifel der Patientinnen an ihrer Fähigkeit, gute Entscheidungen zu treffen, weil sie glauben, dass das Trauma aufgrund von etwas passiert ist, was sie getan oder nicht getan haben, oder dass sie »hätten wissen müssen«, dass das traumatische Ereignis eintreten würde. Dieser Rückschaufehler und die ergebnisorientierte Argumentation (s. Abschn. 9.3) erlauben es den Patientinnen, sich selbst für das Geschehene zu verurteilen, und zwar auf der Grundlage der Informationen, die sie *jetzt* haben, anstatt nur die Fakten zu betrachten, wie sie zum Zeitpunkt des Ereignisses vorlagen. Das Arbeitsblatt »Alternative Gedanken« ermöglicht es diesen Patientinnen, die Fakten zum Zeitpunkt des Ereignisses objektiv zu betrachten und einige der ungünstigen Schlussfolgerungen aufzulösen.

Schließlich kann es notwendig sein, manchen Patientinnen dabei zu helfen, darüber nachzudenken, warum sich einige ihrer Freundinnen oder Familienmitglieder zunächst von ihnen zurückgezogen haben, nachdem sie von dem traumatischen Ereignis erfuhren. Es kann für manche Patientinnen schwierig sein, dies als etwas anderes als Schuld oder Verrat an sich selbst zu sehen. Die Arbeitsblätter zu alternativen Gedanken ermöglichen zu bedenken, dass das Verhalten ihrer Angehörigen stattdessen deren eigene Reaktionen der Hilflosigkeit und Verletzlichkeit widerspiegeln könnte. Oder die Angehörigen waren vielleicht einfach nicht in der Lage, eine angemessene Reaktion auf das Trauma der Patientinnen zu finden. Vielleicht hilft es ihnen zu verstehen, dass auch andere Menschen unter dem traumatischen Ereignis leiden und dass die Reaktionen der anderen Menschen deren Wege sind, mit ihren Gefühlen umzugehen. Die Untersuchung der Reaktionen anderer Menschen könnte aber auch zeigen, dass ein Freund oder ein Familienmitglied zumindest in diesem Bereich keine vertrauenswürdige Person ist, der die Patientin sensible Informationen anvertrauen sollte.

T: Zusätzlich zum Arbeitsblatt »Alternative Gedanken« werden wir auch das Arbeitsblatt »Vertrauensstern« verwenden. *(Zeigt der Patientin die Arbeitsblätter 30 und 31.)*
Hier ist Vertrauen als ein Stern mit vielen Linien dargestellt, die in verschiedene Richtungen verlaufen, um die verschiedenen Arten und Ebenen des Vertrauens zu zeigen, die man mit verschiedenen Menschen haben kann. Bei diesem Diagramm bedeutet der Mittelpunkt zwischen totalem Vertrauen und totalem Misstrauen »Ich habe keine Informationen« und ist mit 0 gekennzeichnet.
Beginnen wir damit, das Arbeitsblatt »Vertrauensstern« auszufüllen, indem wir verschiedene Arten von Vertrauen auflisten. Dann suchen wir uns eine Person in Ihrem Leben aus und überlegen uns, wie sehr Sie dieser Person auf diesen verschiedenen Ebenen vertrauen. Mit anderen Worten: Sie können [*Name des Freundes/ Verwandten*] vertrauen, wenn Sie ihm Geld leihen, aber Sie würden vielleicht anderen Freunden vertrauen, wenn diese auf Ihre Kinder aufpassen sollen. Noch anderen Personen würden Sie vielleicht ein Geheimnis anvertrauen. Wenn Sie mehr über eine Person erfahren, stellen Sie vielleicht fest, dass Sie dieser Person in mehr Dingen vertrauen können. Es ist in Ordnung, wenn Sie nicht allen Menschen in allen Bereichen gleich viel Vertrauen entgegenbringen. Beispielsweise vertrauen Sie Ihrem Mechaniker vielleicht, dass er Ihr Auto repariert, aber nicht, dass er Ihren Hund ausführt. Wenn Sie die Grenzen einer Person kennen, können Sie entscheiden, welche Art von Beziehung Sie eingehen wollen, und haben keine unrealistischen Erwartungen, die dazu führen können, dass Sie sich verletzt fühlen, wenn die Person Sie enttäuscht.«

P: Das verstehe ich, aber ich denke, ich muss mehr darüber nachdenken, welche Art von Vertrauen ich Freunden gegenüber haben will oder muss.

T: Ja, und dieses Arbeitsblatt kann Ihnen helfen, über alle Möglichkeiten des Vertrauens zu den Menschen in Ihrem Leben nachzudenken. Markieren Sie auf der Liste mit einem Stern oder einem Häkchen, welche Arten von Vertrauen am wichtigsten sind. Je mehr Sie der Person in einem bestimmten Bereich vertrauen, desto weiter außen auf der Plus-Linie können Sie Ihr Kreuz setzen. Je weniger Sie jemandem in einer Sache vertrauen (z. B., weil er Klatsch und Tratsch verbreitet oder sich über Sie lustig macht), desto weiter außen auf der Minus-Linie setzen Sie Ihr Kreuz.

Vermutlich gibt es niemanden, dem wir in jeder Hinsicht vertrauen können. Könnte die Person ein Flugzeug fliegen oder eine Augenoperation an Ihnen durchführen? Muss die Mitspielerin in Ihrem Volleyballteam in der Lage sein, ein Geheimnis zu bewahren? Vielleicht können Sie darauf vertrauen, dass jemand Ihnen einen Kuchen für ein Fest backt, aber nicht, dass er geliehenes Geld zurückgibt. Wir müssen für jede Person herausfinden, was wir tatsächlich über sie wissen und was nicht, und was für diese Person in der Beziehung zu Ihnen am wichtigsten ist.

Wenn eine Patientin vertrauensbezogene Denkfallen durcharbeitet, kann es hilfreich sein, nach den Kosten und Vorteilen des Festhaltens an auf Überakkommodation beruhenden Denkfallen zu fragen, die wahrscheinlich aus Selbstbeschuldigungs-Denkfallen entstanden sind. Die Patientin wird oft antworten, dass Selbstbeschuldigung und künftige Selbstzweifel sie vor anderen traumatischen Ereignissen schützen und ihr Kontrolle über die Zukunft geben. Dies kann eine gute Überleitung zum nächsten Thema sein, dem Thema Macht / Kontrolle.

14.3 Das Thema Macht / Kontrolle einführen

Stellen Sie das Thema für die nächste Aufgabe vor. Die Patientin erhält das Informationsblatt »Macht / Kontrolle« (**INFO 7**). Sie kann es nach der Sitzung lesen, um zusätzliche Denkfallen zu identifizieren, die sie vor der nächsten Sitzung untersuchen sollte. Das Konzept von Macht oder Kontrolle in Bezug auf das Selbst bezieht sich auf den Glauben einer Person an ihre Fähigkeit, Probleme zu bewältigen und neue Herausforderungen anzunehmen. Traumatische Ereignisse entziehen sich oft weitgehend der Kontrolle der Überlebenden, sodass sie versuchen, alle Aspekte ihres Lebens vollständig unter Kontrolle zu bringen, um die Möglichkeit auszuschließen, dass weitere traumatische Ereignisse eintreten. Wenn dies geschieht, können sie auch gegenüber den Fehlern anderer Menschen sehr intolerant werden. Umgekehrt verallgemeinern manche Menschen das traumatische Ereignis und glauben, dass sie nun vollständig machtlos sind und keine Kontrolle über irgendetwas haben. Dies kann dazu führen, dass sie an sich selbst zweifeln und die Entscheidungsfindung an andere abtreten.

Wie die anderen Themen befindet sich auch Macht / Kontrolle auf einem Kontinuum und ist multidimensional (z. B. Selbstkontrolle über Gefühle, Verhaltensweisen, Triebe). Ein sokratischer Dialog kann helfen, zu erkennen, dass die Dinge nicht Alles oder Nichts, schwarz oder weiß sein müssen. So wäre es für eine Therapeutin angemessen, eine der folgenden Arten von Fragen zu stellen: »Kontrolle in Bezug auf was? Ihre Gefühle? Wie Sie sich jeden Tag anziehen? Ihre Kinder?« Menschen mit PTBS glauben häufig, dass sie auch ihre Gefühle kontrollieren müssen, weil sie sonst »nicht damit umgehen können« oder »völlig die Kontrolle verlieren«. Menschen, die von ihren Partnern nicht nur körperlich, sondern auch emotional geschädigt wurden – etwa durch Demütigung –, können zu der Überzeugung gelangen, dass sie hilflos sind, dass sie nicht in der Lage sind, für sich selbst zu sorgen oder die missbräuchliche Beziehung zu verlassen. Möglicherweise wurden sie von ihren Partnern stark manipuliert und glauben an ihre eigene Unfähigkeit und Ohnmacht.

Macht in Bezug auf andere bezieht sich auf die Überzeugungen der Patientinnen über die Macht anderer Menschen und über ihre eigene Fähigkeit, zwischenmenschliche Beziehungen zu kontrollieren. Viele Trauma-Überlebende versuchen, alle Aspekte ihrer Beziehungen zu kontrollieren, um sich sicher und geborgen zu fühlen, und es fällt ihnen schwer, anderen Menschen die Kontrolle zu überlassen. Dies kann sehr störend für bereits bestehende Beziehungen sein und macht es sehr schwierig, neue, gesunde Beziehungen aufzubauen. Es ist wichtig, dass Sie auf Veränderungen in den Beziehungen einer Patientin achten, wenn das traumatische Ereignis im Erwachsenenalter stattgefunden hat. Wenn das Indexereignis in der Kindheit stattfand, kann es hilfreich sein, allgemein nach länger bestehenden Beziehungsmustern zu fragen, um zu versuchen, Macht-/Kontroll-Denkfallen zu finden. Bei manchen Menschen gibt es Denkfallen in Bezug auf das Ausmaß der Kontrolle, die andere über sie ausüben, und sie können es nicht ertragen, wenn andere ihnen sagen, was sie zu tun haben (d. h. es bestehen Autoritätsprobleme). Es kann sein, dass sie zu sehr damit beschäftigt sind, dass sie hilflos sind oder dass andere immer versuchen, sie zu kontrollieren oder Macht über ihr Leben zu haben. Bei schwerer PTBS können sich die Probleme mit der Fremdbestimmung als fast paranoide Ängste äußern, dass andere Menschen versuchen, sie zu kontrollieren oder Macht über sie auszuüben.

14.4 Neue Aufgabe besprechen

Für die neue Aufgabe (**AB 32**) bitten Sie die Patientin, ein weiteres Arbeitsblatt »Vertrauensstern« (**AB 30**) auszufüllen. Dies hilft, herauszufinden, auf welche Weise sie einer anderen Person in ihrem Leben vertrauen könnte und wo ihr zu einer Aussage darüber Informationen fehlen. Die Patientin soll das Informationsblatt Macht/Kontrolle (**INFO 7**) durchlesen, um die in der Sitzung vermittelte Psychoedukation zu diesem Thema zu vertiefen. Wenn Probleme mit Macht/Kontrolle in Bezug auf sich selbst oder andere in den Aussagen oder im Verhalten der Patientin deutlich werden, sollte sie vor der nächsten Sitzung mindestens ein Arbeitsblatt zu diesem Thema ausfüllen. Andernfalls ermutigen Sie sie, Arbeitsblätter zu anderen identifizierten Denkfallen und traumabezogenen Ereignissen, die belastend waren, zu bearbeiten. Pro Tag sollte ein Arbeitsblatt zu alternativen Gedanken ausgefüllt werden, oder mehr, wenn Sie die Patientin häufiger als einmal pro Woche sehen (**AB 21**), damit Sie immer genügend Material für die nächste Sitzung haben.

14.5 Reaktionen auf die Sitzung und die Aufgabe erfragen

Schließen Sie Sitzung 9 ab, indem sie die Reaktionen der Patientin auf die Sitzung erfragen und, ob es Fragen zum Inhalt der Sitzung oder zu neuen Aufgaben gibt. Alle wichtigen Ideen oder Entdeckungen, die in der Sitzung entstanden, sollten verstärkt und wichtige Botschaften, die die Patientin mitnimmt, notiert werden.

15 Sitzung 10: Macht / Kontrolle

15.1 Ziele, Interventionen und Tagesordnung

Das primäre Ziel für die Sitzung zum Thema Macht / Kontrolle (Sitzung 10) ist sehr ähnlich wie bei den beiden vorangegangenen Sitzungen: Therapeutin und Patientin gehen die Arbeitsblätter für alternative Gedanken (**AB 21**) im Zusammenhang mit den Themen Macht / Kontrolle und anderen individuellen Denkfallen durch. Wenn die Patientin ungelöste auf Assimilation beruhende Denkfallen oder Denkfallen in Bezug auf ein anderes Trauma hat, sollten diese in die Sitzung integriert und bearbeitet werden. Der letzte Teil der Sitzung beinhaltet die Einführung des Themas Selbstwertgefühl / Wertschätzung für andere. Dieses umfasst zwei zusätzliche Verhaltensaufgaben zur Stärkung des Selbstwertgefühls und der Wertschätzung für andere.

Ablauf Sitzung 10	Dauer	Material
(1) PCL-5 (und ggfs. PHQ-9) bearbeiten lassen (wenn möglich schon im Wartezimmer) und besprechen; Tagesordnung festlegen	5 Min.	▶ AB 1 ▶ AB 2
(2) Die Arbeitsblätter mit den alternativen Gedanken des Patienten zum Thema Macht / Kontrolle und anderen Denkfallen besprechen	30 Min.	
(3) Das Thema Selbstwertgefühl / Wertschätzung für andere einführen	15 Min.	▶ INFO 8
(4) Neue Aufgaben besprechen	5 Min.	▶ AB 33 ▶ AB 34
(5) Reaktionen auf die Sitzung und die Aufgaben erfragen	5 Min.	

15

15.2 Arbeitsblätter Macht/Kontrolle besprechen

Nach der Prüfung der PTBS- und Depressionswerte der Patientin beginnen Sie Sitzung 10 mit einer Überprüfung des abgeschlossenen Themenbereichs »Macht/Kontrolle« und etwaiger Arbeitsblätter »Alternative Gedanken« zu diesem Thema. Es ist sehr wichtig, dass die Patientin eine ausgewogene Sichtweise von Macht/Kontrolle erlangt, da viele Trauma-Überlebende glauben, dass sie keine Macht haben oder dass sie immer die Kontrolle haben müssen. Für viele Menschen ist diese Dialektik, sich machtlos zu fühlen, aber gleichzeitig die Kontrolle haben zu müssen, die Quelle großer Verwirrung oder Angst. Die daraus resultierenden Verhaltensweisen können oft sehr destruktiv für berufliche und soziale Beziehungen sein. Realistisch betrachtet hat niemand die vollständige Kontrolle über alle Ereignisse, die um ihn herum geschehen, oder über das Verhalten anderer Menschen. Andererseits sind wir Menschen der Welt aber auch nicht völlig hilflos ausgeliefert. Wir haben die Möglichkeit, den Verlauf von Ereignissen zu beeinflussen, und können in der Regel unsere eigenen Reaktionen auf Ereignisse kontrollieren. Mit anderen Worten: Wir können nicht alle Ergebnisse kontrollieren, aber wir können sie beeinflussen.

Wahrgenommene Kontrollierbarkeit von Ereignissen. Wenn Patientinnen angeben, dass sie *keine* Kontrolle über ihr Leben haben, können wir mit ihnen einen typischen Tag durchgehen und uns dabei auf alle Entscheidungen konzentrieren, die die Patientinnen getroffen haben. Durch diesen Rückblick wird den Patientinnen in der Regel klar, wie viele Hunderte von Entscheidungen sie an einem Tag treffen (beginnend mit der Frage, wann sie aufstehen, was sie anziehen und essen, ob sie sich an die Verkehrsregeln halten oder nicht usw.). Auch wenn manche Betroffene versuchen, diese Entscheidungen als irrelevant abzutun, ist es wichtig, ihnen dabei zu helfen, sich selbst Anerkennung für diese täglichen Entscheidungen zu zollen. Trauma-Überlebende machen oft irgendeine kleine alltägliche Entscheidung dafür verantwortlich, dass sie das Trauma erlebt haben. Sie sagen dann: »Wenn ich dieses Kleid nicht getragen hätte, wäre ich nicht vergewaltigt worden« oder »Ich hätte früher gehen sollen, um den Autounfall zu vermeiden«. In diesen Fällen sollte gefragt werden, ob die Patientinnen sich auf die Entscheidungen, die sie an diesem Tag getroffen haben, konzentriert hätten, wenn das traumatische Ereignis nicht passiert wäre, oder ob die diskutierte Entscheidung vielen ähnlich war, die sie an früheren Tagen getroffen haben. Nur weil das Trauma passiert ist, gehen die Menschen zurück und versuchen, alle Entscheidungen, die sie an diesem Tag getroffen haben, in Frage zu stellen und gedanklich einen Grund dafür zu finden, dass das traumatische Ereignis aufgrund einer ihrer Entscheidungen eingetreten ist (z. B. ergebnisorientierte Argumentation). Das ist völlig normal, denn Menschen wollen glauben, dass sie die vollständige Kontrolle über ihre Sicherheit und die Sicherheit der ihnen nahestehenden Personen haben. Daher suchen die Betroffenen nach Variablen, die sie kontrollieren können, um zu glauben, dass sowohl das traumatische Ereignis als auch alle zukünftigen gefährlichen Situationen kontrolliert oder verhindert werden können. Nur weil eine Wahl oder Entscheidung *vor* dem traumatischen Ereignis getroffen wurde, bedeutet dies nicht, dass diese Wahl das Ereignis verursacht hat.

Eine Patientin, mit der wir arbeiteten, glaubte zum Beispiel, dass sie in den meisten Lebensbereichen hilflos und inkompetent sei, weil sie sich während des in der Kindheit erlebten traumatischen Missbrauchs hilflos fühlte. Weil sie sich hilflos fühlte, setzte sie sich bei der Arbeit oder im Freundeskreis nicht durch, und gab oft dem Druck anderer nach, Dinge zu tun, die sie nicht tun wollte (z. B. Freunde zu bestimmten Orten zu fahren oder jemandem Geld zu leihen). Sie hatte die Überzeugung: »Wenn ich für mich selbst eintrete, wird man mich ablehnen«. Dies führte nicht nur dazu, dass sie glaubte, auf einer unbefriedigenden Stelle verharren zu müssen, sondern auch dazu, dass sie sich hilflos fühlte, wenn es darum ging, sich gegen die unangemessenen Forderungen ihres Arbeitgebers in Bezug auf Projektfristen und Überstunden durchzusetzen.

Als die Therapeutin ihr half, das Arbeitsblatt »Alternative Gedanken« zu verwenden, um ihre Optionen zu betrachten, begann sie zu erkennen, dass sie nicht völlig hilflos war und einige Optionen hatte. Die Patientin realisierte, dass mehrere Leute sie gebeten hatten, sich bei ihren Agenturen zu bewerben, und sie erkannte auch, dass sich mehrere neue Freundschaften bildeten, die nicht zu viel von ihrer Zeit beanspruchten. Schließlich wurde sie ihrer Chefin gegenüber selbstbewusster, und schließlich befördert, weil sie in der Lage war, Grenzen zu setzen und schwierige Entscheidungen zu treffen. Durch diese Interaktionen konnte die Patientin erkennen, dass sie bei anderen Menschen Veränderungen bewirken kann und dass Menschen, die sie nicht respektvoll behandeln, vielleicht nicht die richtigen Menschen für ihr Leben sind.

Manche Menschen gehen ins andere Extrem und zeigen übermäßig kontrollierende Verhaltensweisen, um sicherzustellen, dass ihnen nie mehr etwas Schlimmes zustoßen wird. Diese Reaktion ist oft darauf zurückzuführen, dass die Patientinnen die auf Assimilation beruhende Überzeugung »Ich hätte das traumatische Ereignis verhindern können« annehmen und sie zu der auf Überakkommodation beruhenden Überzeugung »Wenn etwas Schlimmes passiert, ist es meine Schuld« verallgemeinern. Auch dies ist einer der wichtigen Gründe, warum auf Assimilation beruhende Denkfallen zuerst angegangen werden: Wenn die auf Assimilation beruhende Denkfalle nicht zuerst aufgelöst wird, wird sie als Beweis für auf Überakkommodation beruhende Überzeugungen herangezogen. Eine Patientin könnte etwa sagen: »Es ist meine Schuld, dass mein Freund gestorben ist«, was es schwieriger macht, die auf Überakkommodation beruhende Überzeugung »Ich kann keine richtigen Entscheidungen treffen« zu überprüfen, weil sie die auf Assimilation beruhende Denkfalle als Beweis für die auf Überakkommodation beruhende Überzeugung verwenden wird.

Weitere Macht- / Kontrollprobleme lassen sich erkennen, indem man die Patientinnen nach zwanghaften Verhaltensweisen fragt (z. B. Schlösser immer wieder überprüfen, Ordnungszwang, übermäßiges Training, Essattacken, Trinken). Obwohl diese Verhaltensweisen den Patientinnen das Gefühl geben, die Welt um sie herum unter Kontrolle zu haben, können sie auch dazu dienen, ihren Gefühlen zu entkommen oder sie zu vermeiden. Mit der Zeit fühlen sich manche Betroffene von ihren zwanghaften Verhaltensweisen kontrolliert und nicht mehr umgekehrt. Die Überprüfung der den zwanghaften Verhaltensweisen zugrunde liegenden Denkfallen kann in diesen Fällen helfen, die Wirksamkeit dieser Verhaltensweisen neu zu überdenken. In diesem Sinne kann der Perfektionismus bereits beim Themenbereich Macht / Kontrolle behandelt werden (s. Abschn. 16.2).

Wut. Bei einigen Patientinnen führt das Thema Macht / Kontrolle zu einer Diskussion über Wut und ihre Sorge, dass sie ihre Wutreaktionen nicht kontrollieren können. Es kann hilfreich sein, an die grundlegenden biologischen Informationen zu erinnern, die in Sitzung 1 eingeführt wurden (Abschn. 6.4). Sie können darauf hinweisen, dass ein Teil der Wut mit den Hyperarousal-Symptomen der PTBS zusammenhängen kann, wie z. B. Reizbarkeit aufgrund physiologischer Erregung, Schlafmangel und häufigen Schreckreaktionen. Für viele Betroffene ist es hilfreich, daran erinnert zu werden, dass nicht nur Angst, sondern auch Wut mit der Kampf-Flucht-Erstarren-Reaktion verbunden ist. Daher können traumatische Ereignisse dazu führen, dass die mit der Kampfreaktion verbundene Wut, die die Patientinnen nie vollständig verarbeitet haben, wieder auftaucht. Im Laufe der Zeit haben sie vielleicht Angst davor, diese Wut zu empfinden, nicht nur, weil sie sie an das Trauma erinnert, sondern auch, weil sie glauben, dass Wut zu einer unkontrollierten Reaktion führen würde.

Andere Trauma-Überlebende geben an, dass sie *während* des Ereignisses keine Wut empfunden haben, die Wut aber im Nachhinein aufkam. Da die Person oder die Personen, die ihnen Schaden zugefügt haben, jedoch möglicherweise nicht zur Verfügung stehen (oder zu gefährlich sind), um ihnen gegenüber Wut auszudrücken, bleibt die Wut manchmal ohne Ziel und wird als hilflose Wut erlebt. Dies veranlasst einige Überlebende, ihre Wut gegen Familienmitglieder und Freundeskreis zu richten. Da vielen Menschen nie beigebracht wurde, zwischen Wut und Aggression zu unterscheiden oder angemessen mit ihren Wutgefühlen umzugehen, glauben sie, dass Wut gleich Aggression ist. Sie können den Patientinnen helfen, die Denkfallen rund um ihre Wutgefühle zu identifizieren und alternative Gedanken sowie angemessene Ausdrucksformen für ihre Gefühle zu finden.

Manche Patientinnen gehen in ihrer Wut noch einen Schritt weiter und geben an, dass sie das Gefühl haben, keine andere Wahl zu haben, als wütend zu werden, selbst über kleine Dinge, die im Nachhinein nicht viel bedeuten. In manchen Fällen richten sie ihre Wut nach außen gegen jeden, der ihnen ihrer Meinung nach die Kontrolle entzogen und Gefühle der Hilflosigkeit ausgelöst hat. Die Wut kann sich auch gegen die Gesellschaft im Allgemeinen, »die Regierung« oder Behörden auf verschiedenen Ebenen oder andere Gruppen oder Einzelpersonen richten, die die Patientin dafür verantwortlich macht, dass das zugrunde liegende traumatische Ereignis nicht verhindert wurde (z. B. dass die Mutter den sexuellen Missbrauch durch den Stiefvater nicht verhindert hat). Wie im Fall von Schuld kann es notwendig sein, einer solchen Patientin zu helfen, zwischen Unvorhersehbarkeit, Verantwortung und Absicht zu unterscheiden (Abschn. 9.4). Nur derjenige, der ein Ereignis absichtlich herbeigeführt hat, sollte beschuldigt werden. Andere Personen können dafür verantwortlich sein, dass sie die Voraussetzungen geschaffen oder das Risiko für die Patientin unbeabsichtigt erhöht haben, aber sie sollten nicht den gleichen Anteil an der Schuld und dem Ärger tragen.

Im Gegensatz dazu ist die Wut mancher Patientinnen nach innen gerichtet: Sie konzentrieren sich nicht nur auf all die Dinge, die sie hätten tun »sollen«, um ein traumatisches Ereignis zu verhindern oder sich zu schützen, sondern auch auf all die Dinge, die sie in ihrem jetzigen Leben weiterhin falsch machen. Sobald diese Patientinnen in der Lage sind, zu erkennen, dass eine Änderung ihres Verhaltens das Ereignis möglicherweise nicht verhindert oder es sogar verschlimmert hätte, geht es ihnen oft besser.

Macht abgeben und ausüben. Manche Patientinnen finden es hilfreich, zu erkennen, auf welche unterschiedlichen Weisen sie Macht abgeben und ausüben, und diese Informationen zu nutzen, um zusätzliche Macht- / Kontroll-Denkfallen zu identifizieren. Menschen gehen oft davon aus, dass das Abgeben oder Ausüben von Macht oder Kontrolle immer negativ ist. Es ist jedoch auch möglich, Macht und Kontrolle auf positive Art und Weise abzugeben oder auszuüben.

Psychoedukation

Es gibt viele Möglichkeiten, wie Menschen Macht ausüben und abgeben. Man kann dies auf angemessene oder unangemessene Weise tun. Wenn Sie etwa Ihrer Partnerin sagen, dass Sie keinen Sex haben werden, wenn sie nicht XYZ tut, üben Sie auf negative Weise Macht aus. Wenn Sie Ihre Handlungen oder Ihr Verhalten ausschließlich von den Reaktionen abhängig machen, die Sie von anderen erwarten, geben Sie Ihre Macht ab. Wenn Sie dagegen etwas tun (oder nicht tun), weil Sie selbst es wollen und es Ihnen ein gutes Gefühl gibt, üben Sie Ihre Macht auf angemessene Weise aus. Wenn Sie sagen: »Warum suchst du nicht das Restaurant aus, in das wir gehen?«, dann geben Sie auf positive Weise die Kontrolle ab, und »Du siehst müde aus. Warum ruhst du dich nicht aus, und ich mache den Abwasch?« ist eine positive Übernahme der Kontrolle. Durchsetzungsfähig statt aggressiv zu sein, ist ein positiver Weg, um Grenzen aufrechtzuerhalten (z. B. »Wenn du deine Stimme erhebst, mag ich das nicht. Bitte tu das nicht«).

Können Sie mir ein Beispiel dafür geben, wie Sie in einer Ihrer Beziehungen Macht / Kontrolle ausüben oder abgeben und ob dies positive oder negative Verhaltensweisen sind? Denken Sie daran, dass wir manchmal nicht wissen, ob ein Verhalten gut oder schlecht ist, bis wir mehr Informationen gesammelt haben. Sie können über Ihr eigenes Verhalten nachdenken oder darüber, wie Sie von anderen Menschen behandelt werden. Sie könnten sich fragen, ob es Verhaltensweisen sind, die Sie gerne ändern würden. Welche Denkfallen halten Sie davon ab, Ihr Verhalten nach Ihren Wünschen zu ändern? Wenn Sie das Verhalten eines anderen beurteilen, können Sie überlegen, ob er Dinge tut, um Sie absichtlich zu verletzen oder Ihnen die Macht zu nehmen, oder ob er einfach nur nicht das tut, was Sie sich in der Beziehung wünschen.

15.3 Das Thema Selbstwertgefühl / Wertschätzung für andere einführen

Der Rest von Sitzung 10 sollte sich auf die Einführung des nächsten Themas, Selbstwertgefühl / Wertschätzung für andere, konzentrieren. Führen Sie kurz in dieses Thema ein und beschreiben Sie, wie Selbstwertgefühl und Wertschätzung für andere durch traumatische Ereignisse gestört werden können. Wenn das Trauma im Erwachsenenalter stattgefunden hat, erforschen Sie das Selbstwertgefühl der Patientin *vor* dem Ereignis. Wenn sich das Trauma in der Kindheit ereignet hat, kann es hilfreich ihr, der Patientin zu zeigen, wie ihr Selbstwertgefühl durch das Ereignis bzw. die Ereignisse geformt wurde, ohne dass sie die Chance hatte, sich in einer sicheren und gesunden Umgebung zu entwickeln. Die Adoleszenz ist oft eine Zeit, in der das Selbstwertgefühl ins Wanken gerät und das Bedürfnis nach Anerkennung durch andere besteht.

An diesem Punkt der Therapie stellen Sie der Patientin zwei Verhaltensaufgaben:

- Sie soll üben, Komplimente zu geben und anzunehmen, und
- jeden Tag mindestens eine nette Sache für sich selbst tun, ohne dass daran Bedingungen oder Auflagen geknüpft sind (z. B. Sport treiben, eine Zeitschrift lesen, eine Freundin anrufen und sich unterhalten). Alternativ kann die Patientin auch etwas Sinnvolles für die Gemeinschaft tun (z. B. ehrenamtliche Arbeit), was ihr Selbstwertgefühl steigern kann.

Diese Aufgaben sollen die Patientin beim Aufbau ihres Selbstwertgefühls unterstützen, indem sie ihr helfen, sich mit dem Gedanken anzufreunden, »Ich bin Komplimente und angenehme Ereignisse wert, ohne sie mir verdienen oder verleugnen zu müssen«. Die Aufgaben helfen der Patientin auch, soziale Kontakte zu knüpfen, da Menschen mit PTBS dazu neigen, sich zu isolieren. Bei der Vergabe von Komplimenten sollte die Patientin ermutigt werden, etwas zu bemerken, das eine andere Person getan hat und das ein Kompliment wert ist (z. B. »Ich schätze Ihre Hilfe bei dem Projekt«), und nicht nur etwas Äußerliches wie ein Kleidungsstück. Da Komplimente in der Vergangenheit möglicherweise an der Patientin abgeprallt sind oder durch Denkfallen verzerrt wahrgenommen wurden, müssen Sie der Patientin vielleicht beibringen, wie sie auf Komplimente ihr gegenüber reagieren kann (z. B. »Danke« sagen), anstatt ablenkende Aussagen zu machen oder zu widersprechen. Die Wiederaufnahme von angenehmen oder lohnenswerten Aktivitäten hilft der Patientin, aus der Isolation auszubrechen und (im Idealfall) mit anderen Menschen in Kontakt zu treten sowie frühere Aktivitäten wieder aufzunehmen oder neue auszuprobieren. Patientinnen mit PTBS, die sich vermeidend und isoliert verhalten, haben möglicherweise mit Aktivitäten aufgehört, die ihnen vor dem traumatischen Ereignis Spaß gemacht haben, und müssen sich überlegen, wie sie sich wieder in eine Gemeinschaft einfügen können. Auf **AB 33** können diese Verhaltensaufgaben nachverfolgt werden.

15.4 Beendigung der Therapie besprechen

Wenn dies nicht bereits in einer früheren Sitzung getan wurde, kann es hilfreich sein, die Patientinnen an dieser Stelle der Therapie zu fragen, ob sie irgendwelche Bedenken oder starken Gefühle im Zusammenhang mit ihrem bevorstehenden Ausstieg aus der CPT haben. Wir haben festgestellt, dass viele Patientinnen, auch solche mit niedrigen Werten in den Symptomfragebögen, Gefühle im Hinblick auf die Beendigung der Therapie haben. Daher ist es wichtig, die Denkfallen zu identifizieren, die hinter diesen Gefühlen stehen, wie z. B. »Ich kann mein Leben nicht ohne eine Therapeutin bewältigen« oder »Wenn ich keine Therapeutin habe, wird alles wieder so sein wie vorher«. Das Ansprechen dieser Denkfallen kann eine sehr hilfreiche Methode sein, die Arbeit, die die Patientin bis zu diesem Zeitpunkt geleistet hat, zu verstärken und ihre weitere Genesung nach der CPT zu festigen.

15.5 Neue Aufgabe besprechen

Die Patientin erhält **INFO 8** »Selbstwertgefühl / Wertschätzung für andere«, **AB 33** »Beobachtungsbogen: Komplimente geben / empfangen und etwas Gutes für sich selbst tun« und die Übersicht über die Aufgaben (**AB 34**). Wenn Probleme zu den Themen Selbstwert oder Wertschätzung für andere im Denkfallen-Logbuch oder in den Äußerungen oder im Verhalten der Patientin deutlich werden, sollte sie vor der nächsten Sitzung mindestens ein Arbeitsblatt zu diesem Thema ausfüllen. Andernfalls ermutigen Sie die Patientin, Arbeitsblätter zu anderen identifizierten Denkfallen und zu anderen traumabezogenen Ereignissen, die sie belastet haben, auszufüllen. Ein Arbeitsblatt »Alternative Gedanken« (**AB 21**) pro Tag sollte ausgefüllt werden, bzw. entsprechend mehr bei häufigen Sitzungen.

15.6 Reaktionen auf die Sitzung und die Aufgabe erfragen

Wie üblich schließen Sie Sitzung 10 ab, indem Sie die Reaktionen der Patientin auf die Sitzung erfragen und, ob die Patientin irgendwelche Fragen zum Inhalt der Sitzung oder zur neuen Aufgabe hat. Alle wichtigen Ideen oder Entdeckungen, die in der Sitzung entstanden, sollten verstärkt und wichtige Botschaften, die die Patientin mitnimmt, notiert werden.

16 Sitzung 11: Selbstwertgefühl / Wertschätzung für andere

16.1 Ziele, Interventionen und Tagesordnung

Die Ziele für Sitzung 11 zum Thema Selbstwertgefühl / Wertschätzung für andere sind den Zielen für die vorangegangenen drei Sitzungen sehr ähnlich: Therapeutin und Patientin gehen gemeinsam die Arbeitsblätter »Alternative Gedanken« (**AB 21**) zu diesem Thema durch und das nächste Thema, Nähe / Intimität, wird eingeführt. Die beiden Verhaltensaufgaben aus Sitzung 10 werden besprochen.

Ablauf Sitzung 11	Dauer	Material
(1) PCL-5 (und ggfs. PHQ-9) bearbeiten lassen (wenn möglich schon im Wartezimmer) und besprechen; Tagesordnung festlegen	5 Min.	▶ AB 1 ▶ AB 2
(2) Arbeitsblätter »Alternative Gedanken« zum Thema Selbstwertgefühl / Wertschätzung für andere und zu anderen Denkfallen besprechen	15 Min.	
(3) Aufgaben in Bezug auf Komplimente und schöne / erfüllende Dinge, die die Patientin erledigt hat, besprechen	15 Min.	
(4) Über das Ende der Therapie sprechen und Arbeitsblätter »Alternative Gedanken« verwenden, um damit zusammenhängende Denkfallen zu überprüfen	5 Min.	▶ AB 21

Ablauf Sitzung 11	**Dauer**	**Material**
(5) Das Thema Nähe / Intimität einführen	10 Min.	▶ INFO 9
(6) Neue Aufgabe besprechen	5 Min.	▶ AB 35
(7) Reaktionen auf die Sitzung und die Aufgabe erfragen	5 Min.	

16.2 Arbeitsblätter »Alternative Gedanken« besprechen

Nach der üblichen Überprüfung der Ergebnisse der Patientin in den Fragebögen (**AB 1**, **AB 2**) sollte Sitzung 11 damit beginnen, dass gemeinsam die Arbeitsblätter für alternative Gedanken zum Thema Selbstwertgefühl / Wertschätzung für andere durchgegangen werden.

Selbstwertgefühl. Betrachtet man das Selbstwertgefühl, haben Patientinnen häufig sehr starke Überzeugungen hinsichtlich ihres eigenen Werts und ihrer Fähigkeiten. Sie mögen behaupten, dass sie aufgrund ihrer traumatischen Erlebnisse beschädigt sind; sie können ihre PTBS-Symptome als Beweis dafür ansehen, dass sie schwach, verrückt oder irgendwie dauerhaft negativ verändert sind. Sie leiten aus dem Trauma ab, dass ihr Urteilsvermögen beeinträchtigt ist, oder sie glauben, dass andere ihnen die Schuld für Dinge geben, die sie während der traumatischen Ereignisse getan oder nicht getan haben. Diese Denkfallen können die Überzeugungen der Patientinnen über sich selbst in Bezug auf die Ereignisse stark negativ beeinflussen, und Selbstachtung und Selbstwert beeinträchtigen. Wenn ein Trauma zwischenmenschlicher Natur ist (z. B. Vergewaltigung, Kindesmissbrauch, sexuelles Trauma), kann eine Patientin auch annehmen: »Irgendetwas stimmt nicht mit mir, sonst wäre ich nicht das Ziel dieser Art von Gewalt gewesen.« Wenn die Patientin globale negative Kommentare über sich selbst macht, können Sie ihr helfen, indem Sie neue Denkfallen identifizieren und die spezifische Selbstkritik der Patientin im sokratischen Dialog untersuchen. Wie die anderen Themen ist auch das Thema Selbstwertgefühl ein globales, multidimensionales Konzept, das Flexibilität in der Art und Weise, wie die Patientin sich selbst und andere sieht, zulassen sollte.

Perfektionismus. Das Thema Perfektionismus mag vielleicht schon früher im Verlauf der Therapie als Versuch, Ergebnisse zu kontrollieren, aufgetaucht sein. Oft ist aber an dieser Stelle der Therapie der Zeitpunkt, an dem es am hilfreichsten ist, die Überzeugungen der Patientin zu Perfektionismus anzusprechen und ihre Befürchtung, dass alle Fehler zu schrecklichen Ergebnissen oder harschen Urteilen durch andere führen werden. Dies kann zu einem lähmenden Kreislauf werden, in dem sich die Patientin unangemessene Selbstvorwürfe für ihre Fehler macht, was die Überzeugung verstärkt, dass alle Fehler inakzeptabel sind. Die Patientin kann diese Denkweise noch verstärken, indem sie glaubt, vor oder während des traumatischen Ereignisses Fehler gemacht zu haben, die das Ereignis ausgelöst haben. Manchmal kann es helfen, die Patientin zu fragen:

»Würden Sie einer Person die Schuld geben, deren Kleidung ruiniert ist, wenn jemand anderes versehentlich etwas darauf verschüttet?« Wenn die Patientin sagt, dass dies unfair wäre, können Sie nachfragen: »Wie fair ist Ihre Beurteilung Ihrer selbst hier?« Es ist auch hilfreich, die Patientin zu fragen: »Kennen Sie perfekte Menschen? Oder machen wir alle Fehler oder tun wir unser Bestes mit den Informationen, die wir zu einem gegebenen Zeitpunkt haben? Was würden Sie von einer Lehrerin halten, die sagt, dass 100 % eine 1+ und die anderen 99 % ein Misserfolg sind?«

Es kann hilfreich sein, Arbeitsblätter mit alternativen Gedanken zu verwenden, um die grundlegende Ungerechtigkeit zu überprüfen, die eine Patientin sich selbst gegenüber zeigt. Die Patientin im folgenden Beispiel hatte einen Fehler bei der Arbeit gemacht, der dazu führte, dass sie Überstunden machen musste, um das Problem zu beheben.

T: Bei der Denkfalle »Wenn ich einen Fehler mache, bin ich ein Versager« müssen wir uns also die Beweise ansehen, die gegen diese Denkfalle sprechen. Haben Sie an diesem Tag bei der Arbeit etwas anderes getan?

P: Sicher, viele Dinge.

T: Und sind diese gut ausgefallen?

P: Ich denke schon, aber vielleicht finde ich später etwas anderes heraus.

T: Okay, wie viele Dinge haben Sie gestern neben der Arbeit getan? Wie viele Entscheidungen haben Sie getroffen? Wie viel Prozent davon waren richtig?

P: Nun, wenn Sie es so ausdrücken … ich denke, ich war ganz gut drauf. Aber viele der Dinge, die ich gestern getan habe, sind nicht so wichtig wie der Fehler, den ich bei der Arbeit gemacht habe.

T: Das ist nachvollziehbar. Nicht alles hat die gleiche Bedeutung. Aber ein Teil dessen, was Sie gestern getan haben, bestand darin, sich um Ihre Kinder zu kümmern, richtig? Was war also das Wichtigste, was Sie den ganzen Tag getan haben?

P: Nun, ich habe dafür gesorgt, dass meine Kinder in Sicherheit sind und zu essen haben.

T: Okay, haben Sie also gestern neben dem Fehler bei der Arbeit noch andere wichtige Dinge getan?

P: Ich denke schon.

T: Gab es in der vergangenen Woche wichtige Ereignisse bei der Arbeit?

P: Sicher. Ich habe das große Projekt, an dem ich gearbeitet habe, am Montag abgeschlossen.

T: Und ist das gut gelaufen?

P: Mein Chef sagte, ich hätte gute Arbeit geleistet.

T: Was könnten wir also auf dieses Blatt schreiben als Beweis gegen Ihre Denkfalle »Wenn ich einen Fehler mache, bin ich ein Versager«?

P: Hm, ich denke, ich könnte sagen, dass ich mein Projekt gut gemacht habe, und ich versuche, mich um meine Kinder zu kümmern.

T: Sehr gut. Nutzen wir nun diese Informationen, um den Rest von Abschnitt D auf dem Arbeitsblatt auszufüllen.

Wertschätzung für andere. Bei der Betrachtung der Wertschätzung in Bezug auf andere ist es wichtig zu erkennen, wie die Patientin möglicherweise Eigenschaften, die mit dem Täter oder Angreifer in Verbindung gebracht werden, auf eine ganze Gruppe von Menschen (z. B. alle Männer, alle Arbeitgeber, alle Erwachsenen, Menschen einer bestimmten ethnischen Gruppe oder einer bestimmen Herkunft) verallgemeinert. In diesem Fall ist es wichtig, der Patientin zu helfen, die Menschen als Individuen zu sehen und nicht alle stereotyp zu beurteilen. Eine Möglichkeit dazu besteht darin, die Arbeitsblätter »Alternative Gedanken« zu verwenden, um der Patientin zu helfen, zu erkennen, dass diese Stereotype nicht nur unfair gegenüber den Mitgliedern der stigmatisierten Gruppe(n) sind, sondern auch einen starken negativen Einfluss auf ihr eigenes tägliches Leben haben können (z. B. Geschäfte meiden, die Mitgliedern bestimmter Gruppen gehören; sich nicht mit Mitgliedern dieser Gruppen verabreden). Die Patientin braucht möglicherweise Hilfe, um herauszufinden, wie und warum diese übergeneralisierten Gedanken aufrechterhalten werden. Wenn sie eine Ausnahme in der Gruppe findet, kann sie nicht »alle« sagen. Fragen Sie die Patientin, wie es sich anfühlt, »einige« zu sagen statt »alle«.

Ein weiterer Bereich, in dem z. B. Betroffene, die beim Militär oder in ähnlichen Berufen gedient haben, überangepasste Denkfallen entwickeln können, ist ihre Sicht auf die »Regierung«. Wie bei anderen Konzepten, die in diesem Buch besprochen werden, ist »Regierung« ein zu allgemeiner Begriff, der eine Vielzahl von Dingen bedeuten kann. Viele dieser Patientinnen verwenden ihre Gedanken über die Regierung, um ihre Wut zu schüren und so zu vermeiden, dass sie ihre anderen Gefühle, wie Traurigkeit oder Trauer im Zusammenhang mit ihren traumatischen Ereignissen, empfinden. Obwohl es für Patientinnen wichtig ist, sich von ihren Therapeutinnen gehört zu fühlen, wird es ihnen nicht helfen, wenn sie über die Regierung schimpfen. Stattdessen kann es einer solchen Patientin helfen, sie zu ermutigen, sich auf das traumatische Ereignis zu konzentrieren, das hinter den Schuldzuweisungen an die Regierung steht, oder Fragen zu stellen wie »Was meinen Sie mit ›Regierung‹? Ein bestimmtes Regierungsmitglied? Das Militär? Den Bürgermeister? Wir, das Volk?« Wenn sich die Patientin darauf konzentriert, dass die Regierung nicht vertrauenswürdig ist, können außerdem Fragen gestellt werden wie: »Sie meinen also, dass niemand antwortet, wenn Sie den Notruf wählen? Sie erhalten nie Ihre Post?« oder andere Beispiele anführen, bei denen die Regierung oder staatliche Stellen im Allgemeinen ihre Arbeit tun. Durch sokratischen Dialog können Sie der Patientin helfen, zu erkennen, dass es verschiedene Institutionen in einer »Regierung« gibt und dass man diesen in unterschiedlichem Maße vertrauen kann. Auch wenn dies der Therapeutin, der Patientin oder beiden zunächst wie eine semantische Übung erscheinen mag, erlaubt die Fähigkeit, die Dinge in Grautönen zu sehen, der Patientin, sich selbstbewusster zu fühlen und damit zu beginnen, übergeneralisierte Reaktionen auf zweideutige Situationen zu verringern, insbesondere solche, die die Regierung betreffen.

16.3 Aufgaben zum Erteilen und Annehmen von Komplimenten und zur Teilnahme an angenehmen Aktivitäten wiederholen

Nehmen Sie sich auch die Zeit, mit der Patientin zu besprechen, wie die Aufgaben, Komplimente zu geben und anzunehmen und nette Dinge für sich selbst zu tun, gelaufen sind. Es kann hilfreich sein, sie zu fragen, ob sie in der Lage war, ein Kompliment entgegenzunehmen, ohne es sofort abzulehnen, und sie zu ermutigen, einfach »Danke« zu sagen, auch wenn sich dies aufgrund der negativen Wertvorstellungen der Patientin zunächst unangenehm anfühlen mag. Wenn bei der Entgegennahme von Komplimenten Denkfallen auftauchen, sollte die Patientin sie in das Denkfallen-Logbuch eintragen und ein Arbeitsblatt »Alternative Gedanken« zu jeder dieser Denkfallen ausfüllen. Darüber hinaus ist es hilfreich, die Patientin zu fragen, was passiert ist, als sie Komplimente gemacht hat, einschließlich der Reaktion der Empfängerin, und ob sich diese von früheren Interaktionen mit ähnlichen Personen unterschied.

Als Nächstes fragen Sie, wie sich die Patientin gefühlt hat, als sie sich etwas Schönes gegönnt hat, und ob dies neue Denkfallen ausgelöst hat (z. B. »Ich verdiene keine schönen Dinge« oder »Ich ehre meinen Freund nicht, der in der Schule gestorben ist, wenn ich mich glücklich fühle«). Es ist wichtig, dass Sie darauf achten, dass die Patientin sich die schönen Dinge nicht »verdienen« muss, da dies den Zweck der schönen Dinge, die keinen Preis haben, zunichtemacht. Um bis zur nächsten Sitzung zu üben, sollte die Patientin ermutigt werden, weiterhin nette oder lohnenswerte Dinge für sich selbst zu tun, sich täglich darin zu üben, Komplimente zu geben und zu erhalten und sich an all diesen Dingen zu erfreuen. Helfen Sie der Patientin weiterhin, wertschätzungsbezogene Denkfallen zu identifizieren und einige positive, selbstwertsteigernde Alternativen zu entwickeln, wenn die Patientin dazu neigt, abschätzige Kommentare über sich selbst zu machen. Sie können auch sagen, dass dies »Aufgaben für das Leben« sind.

16.4 Ende der Therapie besprechen

Wie in der vorangegangenen Sitzung erwähnt, haben viele Patientinnen, vor allem diejenigen, die vor der CPT in Langzeittherapie waren, Denkfallen, wenn es darum geht, die Therapie zu beenden (z. B. »Ich kann mein Leben nicht allein bewältigen«). Die Therapeutin sollte sich vergewissern, ob die Patientin solche Denkfallen identifiziert hat und Arbeitsblätter zu den Denkfallen, die in der Sitzung behandelt werden müssen, durchsehen oder gemeinsam ausfüllen. Diese Arbeitsblätter helfen der Patientin oft dabei, zu erkennen, welche Fortschritte sie in der Behandlung gemacht hat und dass sie über das nötige Rüstzeug verfügt, um eine ausgewogenere und gesündere Sichtweise von sich selbst und anderen aufrechtzuerhalten. Darüber hinaus kann es von Vorteil sein, diese Patientinnen daran zu erinnern, dass Auffrischungssitzungen vereinbart werden können, falls es in Zukunft erforderlich sind.

16.5 Das Thema Nähe / Intimität einführen

Wie in den vorangegangenen Sitzungen wird das neue Thema (diesmal das Thema Nähe bzw. Intimität) gegen Ende der Sitzung eingeführt, und Therapeutin und Patientin besprechen kurz, wie die Beziehungen der Patientin durch das Trauma oder die Traumata beeinträchtigt worden sein könnten. Intimität bzw. Nähe zu sich selbst ist eine natürliche Weiterentwicklung des Selbstwertgefühls, da sie ein starkes Gefühl der Selbstwirksamkeit und des Wohlbefindens in der »eigenen Gesellschaft« beinhalten. Die Denkfallen im Zusammenhang mit Intimität können emotionaler, körperlicher oder sexueller Natur sein und umfassen das gesamte Spektrum möglicher Beziehungen. Anfänglich können Sie feststellen, dass Probleme mit Nähe und Intimität in Bezug auf andere leichter zu erkennen sind als Schwierigkeiten mit Nähe und Intimität in Bezug auf das eigene Ich.

- Bei Nähe / Intimität mit anderen gibt es oft Denkfallen wie »Wenn ich jemandem nahekomme, wird er sterben«; »Männer wollen mich nur für Sex.« Oder: »Wenn ich jemandem erlaube, alles von mir kennenzulernen, wird er mich verlassen.«
- Die Nähe / Intimität mit sich selbst beinhaltet dagegen oft Denkfallen wie »Ich komme nicht damit klar, allein zu sein«; »Ich kann meine eigenen Bedürfnisse nicht befriedigen.« Oder: »Ohne meine PTBS weiß ich nicht, wer ich bin.«

Nähe zu sich selbst zu empfinden – das geht über das Selbstwertgefühl hinaus und umfasst auch Selbsterkenntnis, Wissen über die eigenen Werte / Geschmäcker und Präferenzen hinsichtlich zukünftiger Interessen / Aktivitäten. Mit anderen Worten: Das Ziel in Bezug auf die Nähe zu sich selbst am Ende der Therapie besteht darin, dass die Patientin beginnt, ähnliche Dinge anzustreben wie ihre Alterskohorte, sei es, dass sie im frühen Erwachsenenalter Karriere- und Beziehungsentscheidungen trifft, über mögliche berufliche Veränderungen nachdenkt oder sich im höheren Alter für eine Identität im Ruhestand und entsprechende Aktivitäten entscheidet.

Für eine im Erwachsenenalter traumatisierte Patientin kann die Ermutigung hilfreich sein, sich daran zu erinnern, wie die Nähe zu sich selbst und anderen vor dem Ereignis war und wie sie durch das Ereignis beeinträchtigt wurde. Denken Sie daran, die Patientin auf anhaltende Probleme mit schädlichen Versuchen der Selbstberuhigung anzusprechen (z. B. Alkohol- oder sonstiger Substanzkonsum, übermäßiges Essen, übermäßige Ausgaben). Solche Versuche wurden höchstwahrscheinlich schon früher in der Therapie angesprochen, müssen aber möglicherweise noch einmal besprochen werden, um verbleibende Denkfallen der Selbstfürsorge zu identifizieren. Als Aufgabe bitten Sie die Patientin, die Arbeitsblätter »Alternative Gedanken« zu verwenden, um maladaptive Aussagen in Bezug auf Nähe / Intimität, andere ungelöste oder fortbestehende Denkfallen und Denkfallen in Bezug auf die Beendigung der Behandlung zu konfrontieren und adaptivere Aussagen zu entwickeln.

16.6 Neue Aufgabe besprechen

Zusätzlich zur Lektüre von **INFO 9** »Nähe / Intimität« und dem Ausfüllen der Arbeitsblätter »Alternative Gedanken« (**AB 21**), die mindestens eine Denkfalle zu Problemen mit Nähe / Intimität enthalten sollten, bitten Sie die Patientin, einen neuen »Bericht über die Ursachen und Auswirkungen des Traumas« zu verfassen. Der Bericht befasst sich damit, was es für die Patientin bedeutet, dass das traumatische Ereignis bzw. die traumatischen Ereignisse eingetreten ist bzw. sind, und welche Überzeugungen die Patientin derzeit in Bezug auf die fünf Themen Sicherheit, Vertrauen, Macht / Kontrolle, Selbstwertgefühl / Wertschätzung für andere und Intimität / Nähe hat (**AB 35**). Dieser neue Bericht wird es der Patientin ermöglichen, klar zu erkennen, wie sich ihre Überzeugungen seit Beginn der Therapie verändert haben. Es ist daher wichtig, dass Sie betonen, dass die Patientin sich darauf konzentrieren muss, wie sie *jetzt* denkt und fühlt – und nicht zu Behandlungsbeginn.

Tipp

CPT mit individueller Länge. Wenn Sie Sitzungen zur CPT hinzufügen, wie in Abschnitt 18.2 über CPT mit individueller Länge beschrieben, erteilen Sie an dieser Stelle *nicht* die Aufgabe, den letzten »Bericht über die Ursachen und Auswirkungen des Traumas« zu vervollständigen. Der zweite Bericht wird bis zur vorletzten Sitzung aufgeschoben.

Schließlich bitten Sie die Patientin, weiterhin nette / wertvolle Dinge für sich selbst zu tun und sich darin zu üben, Komplimente zu geben und anzunehmen, zusätzlich zum Ausfüllen der täglichen Arbeitsblätter »Alternative Gedanken«.

16.7 Reaktionen auf die Sitzung und die Aufgabe überprüfen

Schließen Sie Sitzung 11 ab, indem Sie die Reaktionen der Patientin auf die Sitzung erfragen und, ob es irgendwelche Fragen zum Inhalt der Sitzung oder zur nächsten Aufgabe gibt. Alle wichtigen Ideen oder Entdeckungen, die in der Sitzung erarbeitet wurden, sollten verstärkt und die wichtigen Botschaften, die die Patientin mitnimmt, notiert werden.

17 Sitzung 12: Nähe / Intimität und Blick in die Zukunft

17.1 Ziele, Interventionen und Tagesordnung

Die Ziele für die Sitzung zum Thema Nähe / Intimität (Sitzung 12) ähneln den Zielen für die vorangegangenen vier Sitzungen sehr, auch hier werden die Arbeitsblätter »Alternative Gedanken« (**AB 21**) – diesmal in Bezug auf Intimität und Nähe – gemeinsam durchgegangen. In Sitzung 12 geht es aber auch darum, die Wahrnehmung der Patientin hinsichtlich der Auswirkungen des traumatischen Ereignisses bzw. der traumatischen Ereignisse mit der Aufgabe eines weiteren »Berichts über die Ursachen und Auswirkungen des Traumas« zu überprüfen, den Verlauf der Behandlung zu besprechen und sich mit verbleibenden Fragen zum Therapieende zu befassen.

Ablauf Sitzung 12	Dauer	Material
(1) PCL-5 (und ggfs. PHQ-9) bearbeiten lassen (wenn möglich schon im Wartezimmer) und besprechen; Tagesordnung festlegen	5 Min.	▶ AB 1 ▶ AB 2
(2) Arbeitsblätter »Alternative Gedanken« durchgehen, die sich auf das Thema Nähe / Intimität und auf andere Denkfallen beziehen	15 Min.	▶ AB 21
(3) Ursprünglichen und neuen Bericht über die Ursachen und Auswirkungen des Traumas besprechen und vergleichen	15 Min.	
(4) Behandlungsverlauf und -fortschritte besprechen	10 Min.	
(5) Ziele der Patientin für die Zukunft ermitteln	5 Min.	

17.2 Arbeitsblätter »Alternative Gedanken« besprechen

Sitzung 12 ist die letzte Sitzung der Standard-CPT. Die Arbeitsblätter zu alternativen Gedanken der Patientin zum Thema Nähe/Intimität und alle zusätzlichen Arbeitsblätter, die sie seit der letzten Sitzung ausgefüllt hat, werden gemeinsam besprochen. Bei vielen unserer Patientinnen mit PTBS haben Probleme mit Nähe und Intimität dazu geführt, dass sie so abhängig von anderen geworden sind, dass sie glauben, nicht in der Lage zu sein, für sich selbst zu sorgen. Patientinnen könnten darauf bestehen, dass ihre Partner sie zu jedem Arzttermin fahren, weil sie Angst haben, dass sie zusammenbrechen, wenn der Partner nicht da ist, um sie während der Wartezeit zu beruhigen.

Nähe zu sich selbst. Viele Patientinnen konzentrieren sich bei ihren Aufgaben nur auf die körperliche Intimität oder die Intimität mit anderen und nicht auf die Nähe zu sich selbst. Es kann dann hilfreich sein, daran zu erinnern, dass zur Nähe zu sich selbst die Fähigkeit gehört, mit sich selbst gut umzugehen, die Selbstkontrolle aufrechtzuerhalten und sich selbst angemessen zu trösten, ohne sich auf andere Menschen oder ungesunde Verhaltensweisen einlassen zu müssen, um das eigene Verhalten und die eigenen Gefühle zu steuern. Zur Nähe zu sich selbst gehört auch das Verstehen der eigenen Vorlieben und der eigenen Werte im Prozess der Genesung von der PTBS. Nähe zu sich selbst geht also über das Selbstwertgefühl hinaus und umfasst auch die Entwicklung von Zielen und Plänen für die Zukunft. Tragen Sie Denkfallen, die die Rückkehr der Patientin zu ihrer angemessenen Entwicklungsstufe behindern, in das fortlaufende Denkfallen-Logbuch ein.

Wie in der Diskussion in Sitzung 11 angedeutet (Abschn. 16.5), ist ein häufiges Anzeichen für die Schwierigkeiten einer Patientin mit der Nähe zu sich selbst, dass sie exzessive Verhaltensweisen an den Tag legt, z. B. Drogenmissbrauch, übermäßiges Essen, zwanghaftes Geldausgeben/Glücksspiel oder auch Verhaltensweisen, die zwar gesund erscheinen, es aber nicht sind, wenn sie exzessiv ausgeübt werden (z. B. Sport). Eine Patientin, die die CPT vollständig absolvierte, erklärte in Sitzung 1, dass sie sich »betrinken« müsse, um ihren ersten »Bericht über die Ursachen und Auswirkungen des Traumas« zu verfassen. Die Therapeutin erkannte schnell, dass die Patientin wahrscheinlich Schwierigkeiten hatte, sich selbst zu beruhigen. Gemeinsam identifizierten die beiden die Denkfallen, die sich auf die Selbstfürsorge und die Fähigkeit der Patientin bezogen, über ihre Reaktionen auf das Trauma zu sprechen (z. B. »Der einzige Weg, meine traumatischen Erinnerungen zu verarbeiten, ist, wenn ich betrunken bin«). Die Therapeutin überprüfte dieses Thema während der gesamten Therapie, um sicherzustellen, dass die Patientin nicht vor, während oder nach den Sitzungen oder Aufgaben trank oder andere Substanzen zu sich nahm.

In den letzten beiden Sitzungen der CPT liegt jedoch ein größerer Schwerpunkt auf der Entwicklung zusätzlicher, gesünderer Mittel zur Selbstberuhigung. Ermutigen Sie zu diesem Zweck die Patientin, wenn sie aufgebracht ist, Arbeitsblätter mit alternativen Gedanken auszufüllen, anstatt sofort zu essen, zu rauchen, zu trinken oder einzukaufen – damit sie erkennen kann, welche Gedanken die emotionale Notlage verursachen, die sie zu vermeiden oder beenden versucht. Im Idealfall hat sie dann Zeit, die störenden

Kognitionen aufzulösen und die belastenden Gefühle abzubauen, die sie zu potenziell schädlichen Verhaltensweisen veranlassen. Bei der Nähe zu sich selbst geht es darum, zu der Person heranzuwachsen, die man sein möchte, und dabei wichtige Werte und Ziele zu erreichen.

Zu diesem Zeitpunkt ist es auch wichtig zu überprüfen, wie es der Patientin damit geht, weiterhin Komplimente zu machen und anzunehmen und etwas Gutes oder Erfüllendes für sich selbst zu tun. Viele Patientinnen sind überrascht, wie viel Freude sie selbst dann empfinden, wenn sie kleine Dinge für sich selbst tun, ohne dass sie sich diese erst verdienen, es anderen recht machen oder jemanden um Erlaubnis bitten müssen. Es kann wichtig sein, der Patientin dabei zu helfen, verschiedene Möglichkeiten zu erkunden, aber einige der häufigsten Ideen, die wir vorschlagen, sind spazieren gehen, eine Tasse Tee trinken, mit einer Freundin telefonieren, Sport treiben, Gartenarbeit oder einem Hobby nachgehen. Die Patientinnen erkennen oft, dass sie den alten Kreislauf aus negativem Denken, schmerzhaften Gefühlen und destruktivem Verhalten unterbrechen können, wenn sie sich auf eine dieser Aktivitäten einlassen, sobald sie sich von starken Gefühlen überwältigt fühlen.

Nähe zu anderen Menschen. Trauma-Überlebende berichten häufig über Schwierigkeiten mit der Intimität zu anderen Menschen und zwar sowohl in Hinblick auf emotionale oder körperliche Nähe zu Freunden / Familie als auch auf sexuelle Intimität. Patientinnen, die zum ersten Mal im Erwachsenenalter ein Trauma erleben, ziehen sich möglicherweise aus dem engen Freundeskreis und der Familie zurück. Zudem vermeiden sie neue Freundschaften, um sich vor möglicher Ablehnung, Schuldzuweisungen oder weiterem Schaden zu schützen, von dem sie (oft fälschlicherweise) glauben, dass andere ihn ihnen zufügen könnten. So interpretieren viele Trauma-Überlebende die gut gemeinten, aber unbeholfenen Unterstützungsversuche von Familienmitgliedern und Freundeskreis fälschlicherweise so, dass diese sie verurteilen, ihnen die Schuld geben oder vorschlagen, dass sie »einfach darüber hinwegkommen« sollten. Die Überlebenden gehen auch oft davon aus, dass andere ihnen die Schuld geben werden, wenn sie die »ganze Geschichte« der traumatischen Ereignisse herausfinden. Daher distanzieren sich die Betroffenen oft von anderen Menschen, die sie hätten unterstützen können – und ihre Beziehungen und Freundschaften gehen infolgedessen häufig in die Brüche. Darüber hinaus vermeiden es die Betroffenen in der Regel, neue Beziehungen einzugehen, aus Angst, verletzt oder verlassen zu werden. Letztendlich fühlen sich viele dieser Patientinnen isoliert und allein und haben wenig Vertrauen, dass sie in Zukunft gesunde Beziehungen aufrechterhalten können. Häufige Denkfallen sind:

- »Niemand wird mich jemals lieben«,
- »Wenn die Leute wissen, was in meiner Vergangenheit passiert ist, werden sie wissen, was für ein schrecklicher Mensch ich bin« und
- »Jeder wird mich verlassen«.

Umgekehrt bleiben Patientinnen, deren traumatische Erlebnisse in der Kindheit begannen, oft in ungesunden Beziehungen, weil sie aufgrund ihrer früheren Erfahrungen zu der Überzeugung gelangt sind, dass sie nicht in der Lage sind, irgendeine andere Art von

Beziehung zu führen oder zu verdienen. Diese Patientinnen akzeptieren möglicherweise routinemäßig eine schlechte Behandlung durch Freundeskreis, Familienmitglieder oder Partner:innen und geben sich oft selbst die Schuld dafür, dass andere sie missbrauchen. Es ist sehr wichtig, diese zugrunde liegenden Denkfallen (die Grundannahmen sein können) in Bezug auf die Intimität mit anderen zu finden, wenn diese nicht bereits in früheren Sitzungen der CPT identifiziert wurden. Beispiele hierfür sind:

- »Ich verdiene es nicht, geliebt zu werden«,
- »Eine schlechte Beziehung ist das Beste, was ich mir je erhoffen kann« und
- »Ich bin selber schuld, dass andere Menschen mich schlecht behandeln«.

Die Patientinnen benötigen möglicherweise Unterstützung, um zu erkennen, dass die PTBS sie wahrscheinlich davon abgehalten hat, neue, unterstützende Freunde bzw. Partner zu finden, und dazu geführt hat, Gesten von anderen Menschen zu ignorieren, die in der Vergangenheit versucht haben, auf sie zuzugehen. Dies macht es der Patientin häufig schwer, Beweise zu finden, die sie bei der Überprüfung ihrer destruktiven Gedanken über andere verwenden können, und es werden zusätzliche sokratische Dialoge benötigt, um wichtige »Beweise« gegen solche Überzeugungen zu finden, da die Patientinnen anfangs große Schwierigkeiten haben können, diese zu erkennen.

Obwohl sexuelle Intimität ein besonderes Problem für Überlebende sexueller Übergriffe sein kann, kann das sexuelle Funktionieren auch durch andere Arten von Traumata beeinträchtigt werden. Oft können die Symptome von PTBS und Depressionen das sexuelle Verlangen und die sexuelle Leistungsfähigkeit beeinträchtigen. Dann kann es wichtig sein, diese Reaktionen für Patientinnen zu normalisieren, die annehmen, dass diese nur ein weiteres Beispiel dafür sind, wie »kaputt« sie sind. Wenn Patientinnen mit PTBS Schuldgefühle haben oder um verstorbene Freunde trauern, glauben sie manchmal, dass sie es nicht verdienen, in irgendeiner Weise glücklich zu sein, auch nicht in sexueller Hinsicht.

Für Überlebende sexueller Übergriffe kann es eine besondere Herausforderung sein, mit anderen intim zu werden, nicht nur, weil sie Schwierigkeiten haben, das Vertrauen und die Offenheit zu empfinden, die typischerweise für sexuelle Intimität notwendig sind, sondern auch, weil Sexualität oft ein auslösender Faktor bei dem Übergriff war. Diese Intimitätsprobleme wurden häufig schon früher in der Therapie bei der Überprüfung der Vertrauensprobleme der Patientin angesprochen, aber Sie sollten nach ungelösten Denkfallen in diesem Bereich suchen und sie in dieser letzten Sitzung bearbeiten.

Es mag nützlich sein, Ihre Patientinnen daran zu erinnern, dass viele Menschen während der Flucht-, Kampf- und Erstarrungsphase erhöhte Erregungssymptome aufweisen, einschließlich der Aktivierung von Körpermechanismen, die üblicherweise mit sexueller Erregung in Verbindung gebracht werden. So können Betroffene beispielsweise berichten, dass ihre Brustwarzen erigiert waren oder ihr Genitalbereich geschwollen war. In manchen Fällen versucht der Täter absichtlich, einen Orgasmus hervorzurufen, um dann dem Opfer mit Aussagen wie »Ich wusste, dass du es wolltest« oder »Siehst du, es hat dir gefallen« die Schuld zu geben. Diese Erregungsreaktion kann für

Patientinnen sehr verwirrend sein, von denen viele mit Denkfallen kämpfen wie »Weil ich einen Orgasmus hatte, muss ich den Übergriff gewollt haben« oder »Ich muss krank sein, weil ich erregt war, als ich das brennende Gebäude betrat«. Als eine von uns mit einer sich als lesbisch identifizierenden Patientin arbeitete, wurde dieses Thema zu einem wichtigen Teil der Therapie, denn sie berichtete, dass sie während einer heterosexuellen Vergewaltigung einen Orgasmus hatte (sie war mit einem männlichen Freund etwas trinken gegangen). Sie berichtete von mehreren Denkfallen hinsichtlich ihrer Verwirrung über ihre Identität und ihrem Glauben daran, zu wissen, wer sie war. Anhand der Arbeitsblätter konnte sie erkennen, dass der Mann die natürliche biologische Funktionsweise ihres Körpers ausnutzte, was aber nicht bedeutete, dass sie den Übergriff wollte oder genoss.

Obwohl die CPT keine Sexualtherapie ist, kann sie als kognitive Therapie nützlich sein, um problematische Überzeugungen über natürliche Angst- und Erregungsreaktionen, die das sexuelle Funktionieren beeinträchtigen können, zu erkennen und zu korrigieren. Schwerwiegendere oder dauerhafte Formen sexueller Dysfunktion sollten jedoch mit anderen evidenzbasierten Therapieprotokollen behandelt werden, die speziell für diesen Zweck entwickelt wurden.

17.3 Ursprünglichen und neuen Bericht über die Ursachen und Auswirkungen des Traumas vergleichen

Patientin und Therapeutin stellen oft fest, dass das Vorlesen und Besprechen des neuen »Berichts über die Ursachen und Auswirkungen des Traumas« über die Bedeutung des Ereignisses eine wunderbare Möglichkeit ist, den gesamten Therapieverlauf zu betrachten. Die Patientin sollte zunächst den neuen Bericht vorlesen, und anschließend sollte die Therapeutin den ursprünglichen Bericht aus Sitzung 2 (oder einer späteren Sitzung, wenn dieser Bericht nicht zur zweiten Sitzung mitgebracht wurde) vorlesen. Dieses Verfahren ermöglicht es der Patientin zu hören, wie viel Veränderung in einem relativ kurzen Zeitraum stattgefunden hat. Normalerweise gibt es signifikante Veränderungen zwischen dem ersten und dem zweiten Bericht, wobei die Patientin typischerweise bemerkt: »Habe ich das wirklich gedacht?« oder »Ich kann nicht glauben, dass ich so mit mir selbst gesprochen habe.« Patientin und Therapeutin sollten dann die wichtigsten Veränderungen der Patientin hervorheben und alle verbleibenden problematischen Überzeugungen notieren, an denen sie nach Abschluss der Therapie weiterarbeiten sollte.

Bei Patientinnen, die vom ersten bis zum zweiten Bericht keine wesentliche Veränderung gezeigt haben, kann es hilfreich sein, sie zu bitten, kognitive und verhaltensbezogene Veränderungen zu benennen, die sie in Bezug auf jedes der fünf in diesem Manual genannten Themen (Sicherheit, Vertrauen, Macht / Kontrolle, Selbstwertgefühl / Wertschätzung für andere und Nähe / Intimität) erlebt haben. Es kann auch hilfreich sein, alle extremen Denkweisen zu notieren, die die Patientinnen immer noch an den Tag legen, und alle relevanten Denkfallen zu erfassen, an denen sie nach Abschluss der Therapie arbeiten können. Wenn eine personalisierte Behandlung möglich ist, können Therapeutin und Patientin weitere Sitzungen vereinbaren, um an den verbleibenden Denkfallen oder Grundannahmen zu arbeiten, vorausgesetzt, die Patientin hat sich bemüht, am Therapieprozess zu arbeiten (s. Abschn. 18.2 für weitere Informationen zur CPT mit individueller Länge).

17.4 Behandlungsverlauf und Fortschritte der Patientin besprechen

Der Rest dieser letzten Sitzung sollte sich auf eine kurze Wiederholung der Konzepte und Fähigkeiten konzentrieren, die während der CPT eingeführt wurden. Erinnern Sie die Patientin daran, dass ihr weiterer Erfolg weitgehend davon abhängt, inwieweit sie die neuen Fertigkeiten zukünftig anwendet und sich nicht wieder den alten Vermeidungsverhaltensweisen hingibt. Ermutigen Sie sie auch dazu, sich selbst dafür zu belohnen, dass sie sich dem traumatischen Ereignis bzw. den traumatischen Ereignissen gestellt und sich damit auseinandergesetzt hat, und dass sie die erforderliche Arbeit geleistet hat, um sich besser zu fühlen. Wenn die Patientin zu diesem Zeitpunkt der Therapie weitere Denkfallen anspricht, sollten diese in das Denkfallen-Logbuch eingetragen werden, und die Patientin sollte zusätzliche Arbeitsblätter »Alternative Gedanken« erhalten, um diese Denkfallen und andere problematische Überzeugungen, die im weiteren Verlauf des Lebens auftauchen könnten, zu bearbeiten.

17.5 Ziele für die Zukunft identifizieren

Achten Sie darauf, dass auch Ziele für die Zukunft besprochen werden. Bei einigen Patientinnen kann nicht erwartet werden, dass die Probleme der Trauer oder des traumatischen Verlusts in 12 Sitzungen gelöst werden, und diese Patientinnen sollten ermutigt werden, den Prozess des Wiederaufbaus ihres Lebens fortzusetzen und sich gleichzeitig Zeit zu geben, um über ihre Verluste zu trauern. Wenn Patientinnen auf etwas stoßen, das einen Flashback, einen Albtraum oder eine plötzliche Erinnerung auslöst, an die sie sich vorher nicht erinnern konnten, bedeutet dies nicht, dass ihre PTBS zurückkommt. Die meisten Menschen reagieren auf einen ausreichend starken Auslöser mit einer Reaktion auf ein traumatisches Ereignis, das ihnen in der Vergangenheit widerfahren ist. Wenn Patientinnen feststellen, dass sie nicht in der Lage sind, relativ schnell zu ihrem früheren Funktionsniveau zurückzukehren, sollten sie ermutigt werden, ihre natürlichen Gefühle zu fühlen und nicht zu vermeiden, und ihre Gedanken zu bewerten, um sicherzustellen, dass diese nicht extrem sind. Sie sollten dann Arbeitsblätter ausfüllen, um alle störenden Gedanken, die unangenehme Gefühle auslösen, zu bearbeiten.

Für viele Patientinnen, die jahrzehntelang unter einer PTBS gelitten haben, stellt sich oft im Laufe der Behandlung die Frage: »Wer werde ich sein, wenn ich keine PTBS mehr habe?« Eine PTBS kann das Leben einer Person so stark beeinflussen, dass es schwierig sein kann, sich vorzustellen, eine Entscheidung zu treffen oder eine Handlung vorzunehmen, ohne sich Gedanken über den Umgang mit Flashbacks oder anderen Symptomen zu machen. Bei einigen älteren Patientinnen haben wir die Idee des »Ausscheidens aus der PTBS« erörtert; bei einigen jüngeren Patientinnen haben wir über den »Abschluss der PTBS« gesprochen. Wir erinnern unsere Patientinnen daran, dass alle Menschen im Laufe der Zeit ihre Rollen und Identitäten ändern, sei es durch Heirat, Kinder, den Abschluss des Studiums, den Umzug an einen neuen Ort oder das Beenden einer langen Karriere. Jede dieser Veränderungen führt zu Fragen und Unsicherheiten hinsichtlich der persönlichen Rollen, Verpflichtungen, Beziehungen zu anderen Menschen und der Art und Weise, wie man seine Zeit verbringt. Wir sollten dazu beitragen, diesen Prozess für unsere Patientinnen zu normalisieren, und sie ermutigen, für jede ihrer Fragen durchdachte Antworten zu finden, anstatt alle Veränderungen mit Schrecken zu betrachten. Insbesondere haben die Patientinnen jetzt die Wahl, wie sie ihre Zeit verbringen wollen, statt weitgehend von der PTBS kontrolliert zu werden, wie es in der Vergangenheit der Fall war. Die Patientinnen sollten angeleitet werden, diese neuen Veränderungen in einem positiven Licht zu sehen, und ermutigt, alle ihre Optionen zu erkunden.

17.6 Nachsorge

Wir empfehlen, nach Abschluss des CPT-Manuals, unabhängig davon, ob es ein- oder zweimal wöchentlich durchgeführt wurde, einen Folgetermin für ein oder zwei Monate in der Zukunft zu vereinbaren. Ermutigen Sie die Patientin, die Arbeitsblätter »Alternative Gedanken« für alle verbleibenden Denkfallen weiter auszufüllen und die Arbeitsblätter, die sie als sehr hilfreich empfunden hat, erneut zu lesen. Die Auffrischungssitzung sollte dieselben diagnostischen Maße erheben, die auch während der Behandlung verwendet wurden, und die Zeit kann entweder dazu genutzt werden, die Patientin wieder auf den richtigen Weg zu bringen oder die erzielten Fortschritte zu festigen. Eine solche Sitzung ist auch hilfreich, um die Patientin das Konzept der Boostersitzungen zu vermitteln: Sie werden ermutigt, als ihre eigenen kognitiven Therapeutinnen an ihren Denkfallen und täglich auftretenden Ereignissen zu arbeiten und sich dann zu einer Auffrischungssitzung anzumelden, wenn sie Schwierigkeiten haben, eine Denkfalle oder ein aktuelles Ereignis zu lösen. Es kann eine spezifische, zielgerichtete Intervention vorgenommen werden und anschließend werden die Patientinnen ermutigt, die Fertigkeiten, die sie im Laufe der Therapie entwickelt haben, weiter zu nutzen.

In den USA haben mehrere uns bekannte ambulante Angebote Nachsorgeprogramme für Patientinnen eingerichtet, die die CPT abgeschlossen haben. Dieses Programm kann in Form einer monatlichen Gruppe durchgeführt werden und ist in der Regel für Patientinnen gedacht, die in ihrem Leben noch viele Umwälzungen zu bewältigen haben, oder für Patientinnen, deren Symptome sich nicht in dem gewünschten Maße verringert haben. Eine solche Gruppe gilt als zeitlich begrenzt, und die Patientinnen müssen bereit sein, in jeder Sitzung die Arbeitsblätter zu besprechen, die sie zum Üben ausgefüllt haben. In der Regel werden diese Gruppen als »Drop-in«-Gruppen eingerichtet, und die Patientinnen können je nach dem, woran sie arbeiten, für eine oder mehrere Sitzungen teilnehmen. Die Leitenden dieser Gruppen haben uns berichtet, dass diese sehr hilfreich sind, um Fortschritte zu erhalten und den Patientinnen einen Ort zu bieten, an dem sie ihre Arbeit an den Denkfallen fortsetzen können, ohne zu einer formelleren Therapie zurückkehren zu müssen.

III Spezifische CPT-Protokolle, Settings und Gruppen von Patientinnen

18 Varianten der CPT

18.1 CPT mit schriftlichen Traumaberichten (CPT+A)

Die ursprüngliche Version der CPT+A (Resick & Schnicke, 1992, 1993; Resick et al., 2002) umfasste zwei *schriftliche* Schilderungen des traumatischen Indexereignisses im Rahmen des 12-Sitzungsprotokolls. Ein Großteil der frühen Forschungsarbeiten wurde mit dieser Version der Therapie durchgeführt, bis die Dismantlingstudie von Resick et al. (2008) ergab, dass die rein kognitive CPT-Version genauso gut funktionierte – ohne dass die Patientinnen und Patienten den potenziellen Stress der Schilderungen des traumatischen Ereignisses ertragen mussten.

Die heute durchgeführten Forschungsarbeiten werden überwiegend mit der CPT (ohne schriftliche Traumaberichte) durchgeführt. In einigen Fällen kann es sich jedoch als vorteilhaft erweisen, die schriftlichen Berichte mit einzubeziehen. Eine Studie von Resick, Suvak et al. (2012) konnte zeigen, dass

- Personen mit einem hohen Grad an Dissoziation mit CPT+A besser abschnitten als mit CPT, während
- Personen mit mittlerem und niedrigem Grad an Dissoziation besser mit CPT abschnitten.

Möglicherweise machte nicht allein der Akt des Aufschreibens der Berichte, sondern die Kombination aus dem Aufschreiben der Berichte und der kognitiven Verarbeitung den Unterschied aus. Die Gruppe, die nur schriftliche Berichte verfasste, schnitt *nicht* besser ab, sodass es nicht nur auf die Wiederholung der Schilderung des traumatischen Ereignisses ankommt. Es ist möglich, dass diese Patientinnen eine fragmentierte Sammlung von Erinnerungen zu einer kohärenten Erzählung rekonstruieren mussten, um von den kognitiven Interventionen zu profitieren. Raines et al. (2023) führten eine Metaanalyse von neun kontrollierten Studien mit aktiven und ehemaligen Militärangehörigen durch, die sich entweder CPT oder CPT+A unterzogen. Raines et al. stellten fest, dass CPT+A in diesen überwiegend männlichen Stichproben effektiver war, und spekulierten, dass Frauen mit rein kognitiver CPT vielleicht besser abschnitten als Männer, sie wiesen aber darauf hin, dass die geringe Anzahl von Studien eine Einschränkung darstelle.

Trotz der Tatsache, dass CPT und CPT+A im Allgemeinen zu ähnlichen Ergebnissen nach der Behandlung führen und dass es keinen statistischen Unterschied bei den Abbrecherquoten zwischen CPT (22%) und CPT+A (34%) gibt (obwohl der Unterschied wahrscheinlich klinisch bedeutsam ist; Resick et al., 2008), entscheiden sich manche Menschen vielleicht für CPT+A, weil sie Berichte schreiben *wollen*. Wir empfehlen, den Betroffenen die Wahl zu lassen, welche Therapie sie durchführen möchten (s. Abschn. 5.1).

Ablauf der CPT+A

Die CPT+A wird wie CPT (s. Kap. 6–17) traditionell in 12 Sitzungen durchgeführt, aber der Aufbau unterscheidet sich etwas. Die Themen der CPT+A-Sitzungen lauten wie folgt:

(1) Einführung und Psychoedukation
(2) Bedeutung des Ereignisses (Bericht über die Ursachen und Auswirkungen des Traumas)
(3) Gedanken und Gefühlen identifizieren (ABC-Blatt, **AB 7**)
(4) Traumatische Ereignisse erinnern (1. schriftlicher Bericht)
(5) Traumatische Ereignisse erinnern (2. schriftlicher Bericht)
(6) Arbeitsblatt »Erkundende Fragen« (**AB 14**)
(7) Arbeitsblatt »Denkmuster« (**AB 18**)
(8) Arbeitsblatt »Alternative Gedanken« (**AB 21**) und **INFO 5** »Sicherheit«
(9) **INFO 6** »Vertrauen«
(10) **INFO 7** »Macht / Kontrolle«
(11) **INFO 8** »Selbstwert / Wertschätzung für andere«
(12) **INFO 9** »Nähe / Intimität« und Bedeutung des Traumas

Sitzung 1–3. Die ersten drei Sitzungen der Protokolle von CPT und CPT+A sind identisch. Erst am Ende von Sitzung 3 weichen sie voneinander ab. Die CPT-Patientinnen sollen bis zu Sitzung 4 alle ihre ABC-Blätter über das traumatische Ereignis ausfüllen, die CPT+A-Patientinnen füllen ebenfalls weiterhin ABC-Blätter aus, verfassen aber zusätzlich einen ersten schriftlichen Bericht über das Indextrauma. Für diesen Bericht sollen die Betroffenen handschriftlich niederschreiben, was während des Indextraumas geschah, und zwar von dem Zeitpunkt an, als sie merkten, dass sie in Gefahr waren, bis zum Ende des traumatischen Ereignisses. Ein solcher handschriftlicher Bericht ist im Durchschnitt etwa acht Seiten lang, kann aber auch länger oder kürzer sein, abhängig davon, wie lange das Ereignis gedauert hat, ob sich die Patientin vollständig an das Ereignis erinnern kann und ob mehr als ein Ereignis einbezogen wurde. Ein einzelner Absatz ist kein Traumabericht. Wir schreiben nicht vor, dass der Bericht in der Gegenwartsform geschrieben wird (wie in der Expositionstherapie üblich), sondern empfehlen vielmehr die Verwendung der Vergangenheitsform. Wir möchten, dass die Patientinnen erkennen, dass das Ereignis vorbei ist und nur noch eine Erinnerung darstellt.

Wenn eine Patientin den Bericht *nicht* aufschreibt, ist es wichtig, zu fragen, ob sie versucht hat, ihn aufzuschreiben, was die Patientin gefühlt hat, welche Denkfallen sie haben könnte und so weiter. Therapeutin und Patientin können ein ABC-Blatt zu den Gedanken der Patientin ausfüllen (z. B. »Wenn ich es aufschreibe, wird es real«, »Ich hatte Angst, dass meine Gefühle mich überwältigen oder dass ich einen Flashback erlebe«, »Ich will nicht daran denken«). Wenn die Patientin eine Denkfalle hat, dass die Gefühle nie enden, oder sie Angst hat, verrückt zu werden, führen Sie einen sokratischen Dialog über die längste Zeit, in der die Patientin geweint hat (und was dann passiert ist etc.), oder über die Unterschiede zwischen der Zeit, in der das Trauma geschah, und der Gegenwart. Bitten Sie die Patientin dann, den Bericht in der Sitzung mündlich vorzutragen und beauftragen Sie sie, ihn nach der Sitzung zu Hause aufzuschreiben. Sie sollten *nicht* zu CPT übergehen, wenn die Patientin den Bericht nicht geschrieben hat und sich für CPT+A entschieden hatte – ein solcher Wechsel würde die Vermeidung verstärken.

Sitzung 4. In beiden Traumaverarbeitungssitzungen der CPT+A (Sitzung 4 und 5) werden Patientinnen, die ihre Schilderungen aufgeschrieben haben, zunächst gebeten, diese ihren Therapeutinnen vorzulesen. Es kann sein, dass eine Patientin sich zunächst sträubt, den Bericht vorzulesen, oder dass sie versucht, ihn der Therapeutin zum Lesen zu überlassen. Die Therapeutin muss erklären, dass es sich um den Traumabericht der Patientin handelt und dass die Therapeutin ihn zuerst anhören möchte. Wenn die Behandlerin ihn laut vorlesen würde, könnte die Patientin vermeiden, indem sie an andere Dinge denkt oder dissoziiert. Sie können die Patientin daran erinnern:

T: Sie haben lange Zeit mit der Traumaerinnerung gelebt, aber sich nicht erlaubt, Ihre natürlichen Gefühle zu fühlen. Obwohl Sie vielleicht eine Weile oder sogar Tage gebraucht haben, um Ihren Bericht zu schreiben, wird es nur ein paar Minuten dauern, ihn zu lesen.

Nachdem Sie noch einmal erklärt haben, wie wichtig es ist, die Erinnerung nicht zu vermeiden, setzen Sie sich ruhig hin und warten, dass die Patientin beginnt.

Es ist die Aufgabe der Therapeutin, das Lesen (oder Erzählen) nicht mit Fragen oder tröstenden Aussagen zu unterbrechen. Eine Unterbrechung des Vorlesens des Berichts beruht in der Regel auf dem eigenen Unbehagen der Therapeutin und nützt der Patientin nicht. Es ist wichtig, dass die Patientin die natürlichen Gefühle, die aus dem Trauma resultieren, erlebt – jede Art von Unterbrechung stört das Potenzial dafür und lenkt den Fokus auf die Therapeutin und zurück ins Hier und Jetzt. Die einzige Ausnahme könnte ganz am Anfang der Erzählung sein, wenn die Patientin sehr schnell liest und offensichtlich versucht, Gefühle zu vermeiden. Dann kann die Therapeutin eingreifen und sagen: »Ich möchte, dass Sie die Möglichkeit haben, Ihre natürlichen Gefühle zu erleben, die Sie zu dem Zeitpunkt, als das Trauma geschah, nicht haben konnten. Fangen Sie doch noch einmal an und lesen Sie langsamer, und erlauben Sie sich, sich daran zu erinnern, was tatsächlich passiert ist und wie Sie sich gefühlt haben.« Wenn die Patientin ein zweites Mal durch den Bericht rast, unterbrechen Sie die Schilderung nicht, sondern heben Sie das Thematisieren des Vermeidens für ein späteres Gespräch auf.

Manchmal unterbricht die Patientin das Lesen (d. h. sie vermeidet), schaut auf und beginnt mit der Therapeutin zu sprechen. Anstatt etwas zu sagen, schauen Sie auf den schriftlichen Bericht und nicht auf die Patientin oder verweisen Sie durch eine Geste auf den schriftlichen Bericht. Wenn die Patientin weiterhin im Gesprächsmodus bleibt oder das Geschriebene weiter ausführt, sagen Sie etwas Einfaches wie »Wir können nachher reden. Bitte lesen Sie Ihren Bericht weiter«, und schauen Sie dann wieder nach unten.

Therapeutinnen fragen CPT+A-Trainerinnen manchmal, was sie tun sollen, wenn sie ihre Patientinnen nicht trösten oder Empathie zeigen. Zwei Aspekte sind dabei wichtig:

- Therapeutinnen dürfen sich *nicht* in die Lage ihrer Patientinnen versetzen oder versuchen, sich vorzustellen, was diese erlebt haben. Die traumatische Erfahrung und die daraus resultierenden Gefühle sind die der Patientinnen, nicht die der Therapeutinnen. Behandelnde können die Gefühle der Patientinnen nicht für sie empfinden.
- Dennoch können Therapeutinnen Gefühle in Bezug auf das Ereignis empfinden und dies auch nach außen hin zum Ausdruck bringen (z. B. durch Tränen in den Augen). Aber es ist für Patientinnen wichtig zu wissen, dass ihre Therapeutinnen damit umgehen können, ihre Schilderungen zu hören. Wenn eine Therapeutin zu sehr reagiert, könnte die Patientin versuchen, sie zu schützen; oder schlimmer noch, sie könnte zu dem Schluss kommen, dass das Trauma sogar für eine Therapeutin zu schlimm war, um davon zu erfahren. Stattdessen sollte die Therapeutin über die Denkfallen nachdenken, die im Bericht über die Ursachen und Auswirkungen des Traumas und den ABC-Blättern aufgetaucht sind.

Dementsprechend hören Sie dem Traumabericht zu, um den Kontext zu verstehen, die Annahmen der Patientin über das, was damals geschah, und die Handlungsoptionen, die der Patientin zum Zeitpunkt des Traumas tatsächlich zur Verfügung standen. Ziel ist es, anschließend mit Fragen wie den folgenden ansetzen zu können: Wann hat die Patientin entschieden, dass das Ereignis ihre Schuld war oder dass sie etwas hätte anders machen sollen? Wenn ja, was wäre dieses »etwas« gewesen? Mit anderen Worten, die Therapeutin sollte eine Vorstellung davon haben, wo sie den sokratischen Dialog über die Bemühungen um Assimilation beginnen kann, wenn die Zeit gekommen ist.

Nachdem die Patientin aufgehört hat, ihren Traumabericht zu lesen, sollte die Therapeutin nichts mehr sagen. Wenn die Patientin primäre, natürliche Gefühle empfindet, sollte dies seinen Gang nehmen dürfen. Es kann das erste Mal sein, dass die Patientin sich detailliert an das Ereignis erinnert, seit es passiert ist, sodass dies der erste Ausdruck eines natürlichen Affekts ist. Normalerweise ist das Gefühl nur von kurzer Dauer; die Patientin wird bald zur Therapeutin aufschauen, vielleicht ein Taschentuch nehmen (eine Schachtel mit Taschentüchern sollte immer in Reichweite der Patientin stehen) und vielleicht etwas sagen. An diesem Punkt ist es die Aufgabe der Therapeutin, alle natürlichen Gefühle, die die Patientin empfindet, zu verstärken. Wenn keine Gefühle erkennbar sind und die Patientin sagt, sie fühle »nichts«, können Sie fragen, ob die Patientin sich während des Ereignisses so gefühlt hat. Manchmal schalten Betroffene während eines traumatischen Ereignisses aufgrund ihrer Ausbildung (z. B. beim Militär oder als professionelle Einsatzkräfte) auf »Autopilot«, oder sie waren während des Ereignisses dissoziiert und erleben diese Taubheit oder den dissoziativen Zustand, wenn sie den Bericht zum ersten Mal lesen. Die Therapeutin sollte dann fragen: »Haben Sie Gefühle empfunden, während Sie den Bericht zu Hause aufgeschrieben haben oder als Sie ihn sich selbst vorgelesen haben?«

Es ist nicht erforderlich, dass die Patientinnen in der Sitzung ihre Gefühle ausdrücken. Es reicht aus, wenn sie ihre Gefühle beim Schreiben oder Vorlesen spüren. Wenn Patientinnen sagen, dass sie unter diesen Umständen keine Gefühle empfunden haben und nur gefühllos oder emotional unbeteiligt waren, können Sie fragen, was die Patientinnen fühlen würden, wenn sie sich erlauben würden, Gefühle zu empfinden. Manchmal empfinden Patientinnen unterschiedliche Gefühle, wenn sie jemanden haben, der ihre traumatischen Erfahrungen bezeugt. Es ist typisch, dass Menschen mit auf sich selbst bezogenen Gefühlen wie Scham oder Schuldgefühlen mehr Gefühle empfinden, wenn sie ihren Therapeutinnen ihre Schilderungen laut vorlesen, auch wenn dies nach außen hin nicht sichtbar ist. Wenn dies der Fall ist, sollte es näher erforscht werden. Sie können auch ein oder mehrere ABC-Blätter zu etwaigen Denkfallen in Bezug auf das Fühlen von Emotionen (z. B. »Gefühle machen mich schwach«, »Ich werde verletzlich sein und mich nicht schützen können«) bearbeiten. Diese Patientinnen sollten ermutigt werden, sich selbst zu erlauben, einige Emotionen zu fühlen, wenn sie den Bericht während der Woche schreiben oder lesen.

Bevor Sie zum sokratischen Dialog übergehen, fragen Sie sich, ob die Patientin wichtige Details ausgelassen hat. Manche Schilderungen klingen wie sachliche Polizeiprotokolle und enthalten keine sensorischen Details, Gedanken oder Gefühle. Andere Berichte beschreiben sehr detailliert, was vor und nach dem traumatischen Ereignis geschah, aber über das Ereignis selbst wird hinübergehuscht. Wenn die Patientin nicht wirklich detailliert über das Geschehen geschrieben hat, oder wenn es klar ist, dass sie die traumatischsten Teile des schlimmsten Ereignisses vermeidet, sollte die Therapeutin die Patientin bitten, einige weitere Details auszuführen und ihr die Möglichkeit geben, darüber zu sprechen, was sie vermieden hat zu schreiben. Die Patientin sollte dann gebeten werden, in einer zweiten Schilderung weitere Details zu nennen. Richten Sie Ihre Aufmerksamkeit auf die Teile des Ereignisses, die für die Denkfallen der Patientin relevant sind, aber stellen Sie keine Vermutungen darüber an, welche Teile des Ereignisses mit den PTBS-Symptomen und Denkfallen zusammenhängen. Ein häufiger Fehler von Behandelnden ist es, die Aufmerksamkeit auf die Teile des Ereignisses zu richten, die sie selbst besonders schrecklich finden. Dies sind jedoch möglicherweise nicht die Teile, die die tatsächlichen Denkfallen der Patientin verursachen – stattdessen können die Denkfallen lauten: »Ich hätte es verhindern können«, »Wäre ich nur dort gewesen, wäre mein Freund nicht gestorben« o.Ä. Die Gewalt und die Bilder können für die Patientin erschütternd sein, sind aber möglicherweise nicht der Grund für ihre PTBS. Die Verletzung des Gerechtigkeitsmythos, irrtümliche Selbst- oder Fremdbeschuldigungen, Versuche, das Ereignis ungeschehen zu machen, oder ein allgemeiner Mangel an Akzeptanz, dass das traumatische Ereignis tatsächlich stattgefunden hat, sind wahrscheinlich eher die Faktoren, die die Patientin belasten.

Therapeutinnen, die neu in der CPT+A sind, fragen sich oft, was sie tun sollen, wenn Patientinnen von ihren Gefühlen überwältigt werden. Zunächst einmal ist dies sehr selten. Normalerweise sind Trauma-Überlebende sehr gut darin, ihre wahren Gefühle zu verbergen. Wenn ein sehr starker Affekt auftritt, basiert er höchstwahrscheinlich auf etwas, das die Patientin denkt. In einem solchen Fall kann die Therapeutin fragen, was die Patientin denkt, das mit solch starken Gefühlen einhergeht. Auch hier wird die Patientin wahrscheinlich sagen, dass das Ereignis ihre Schuld war oder dass sie etwas hätte anders machen sollen. Diese Art von Aussagen kann direkt in den sokratischen Dialog führen. Es ist jedoch möglich, dass starke natürliche Gefühle vorhanden sind, wenn die Patientin zum ersten Mal von dem Ereignis erzählt. In diesem Fall sollten Sie einfach nur dasitzen und nichts sagen oder tun, um die Aufmerksamkeit der Patientin auf sich zu lenken (reichen Sie ihr kein Taschentuch, denn die Botschaft ist, dass sie aufhören soll zu weinen). Normalerweise wird der Ausdruck der Gefühle der Patientin innerhalb von etwa fünf Minuten enden, und die Patientin wird dann zur Therapeutin aufschauen, etwas sagen oder ein Taschentuch nehmen und ihre Gefühle beherrschen. Sie können fragen, was die Patientin gefühlt hat und ob sie sich erlaubt hat, diese Emotion zu fühlen. Wenn es sich um eine Patientin handelt, die Angst vor Gefühlen hat, können Sie noch einmal darauf hinweisen, dass das Gefühl mit einer Erinnerung zu tun hat, und fragen, ob die Gefühle nicht so stark sind wie zu der Zeit, als das Trauma tatsächlich auftrat, oder Sie können feststellen, dass der Patientin durch das Erleben dieser Gefühle nichts Schlimmes passiert ist.

Einige Patientinnen zeigen möglicherweise mehr Wut. Dies kann insbesondere dann der Fall sein, wenn andere Personen bei ihnen oder in ihrer Nähe waren, denen sie die Schuld geben können (in der Regel nicht den Täterinnen), oder wenn sie nicht erkennen können, dass sie irgendwelche Fehler gemacht haben. Wie bereits in früheren Kapiteln erörtert, ist die irrtümliche Schuldzuweisung an andere eine weitere Form des Gerechte-Welt-Denkens, bei der es darum geht, wie ein traumatisches Ereignis durch jemanden in der Nähe hätte verhindert werden können. Zu den bereits beschriebenen Beispielen gehören Militärangehörige, die ihren Befehlshabenden die Schuld geben, während sie die Leute, die einen Hinterhalt gelegt oder eine Mine vergraben haben, ignorieren; eine Überlebende sexuellen Kindesmissbrauchs, die einen Elternteil beschuldigt, der das Kind nicht missbraucht hat und nicht wusste, dass es missbraucht wurde; oder ein Patient, der Umstehende beschuldigt anstatt den Täter selbst.

Sobald die Gefühle benannt und alle fehlenden Teile ergänzt wurden, ist es an der Zeit, Fragen zu stellen, die sich auf das verzerrte (assimilationsbezogene) Denken der Patientin über das Trauma konzentrieren. Da es nicht viel Zeit in Anspruch nimmt, zu Beginn der Sitzung den Traumabericht zu lesen, wird ein großer Teil von Sitzung 4 im sokratischen Dialog verbracht, der sich auf Einschätzungen und Überzeugungen hinsichtlich des Traumas konzentriert. Da in der CPT+A kein neues Arbeitsblatt für Sitzung 5 eingeführt werden muss, haben Sie in Sitzung 4 mehr Zeit, um auf Assimilation beruhende Denkfallen eingehend zu überprüfen. Während die Patientin den Traumabericht liest, können Sie beginnen, alle Widersprüche zwischen diesem Bericht und den Denkfallen der Patientin aus dem Bericht über die Ursachen und Auswirkungen des Traumas, dem Denkfallen-Logbuch und den ABC-Blättern zu benennen. Hier ist ein Beispiel für einen Therapiedialog in einer solchen Situation:

T: In Ihrem Bericht über die Ursachen und Auswirkungen des Traumas haben wir bemerkt und in das Denkfallen-Logbuch eingetragen, dass Sie aufgrund dessen, was passiert ist, niemandem mehr vertrauen können. Da es ein Fremder war, der Sie angegriffen hat, frage ich mich, was das mit Vertrauen zu tun hat. Ich habe mir Ihre Schilderung des traumatischen Ereignisses angehört und bin ein wenig verwirrt, weil Sie nicht sagen, dass Sie dem Täter vertraut haben. Sie sagen aber auch, dass Sie hätten wissen müssen, was er Ihnen antun würde. Wenn er ein Fremder war, wie hätten Sie dann wissen können, was er tun würde, und was hat das mit Vertrauen zu tun?

P: Ich hätte früher auf der Hut sein müssen. Ich hätte früher um Hilfe rufen oder erkennen müssen, dass ich mich in einer gefährlichen Situation befand.

T: Welche Anhaltspunkte hatten Sie, dass er gefährlich ist, die Sie früher übersehen haben?

P: Sobald ich ihn sah, hätte ich die Straße überqueren müssen.

T: Aber Sie sind schon an Leuten auf dem Bürgersteig vorbeigegangen, ohne dass sie sich umgedreht und eine Waffe auf Sie gerichtet haben.

P: Sicher, aber ich hatte so ein Gefühl.

T: Und wann hatten Sie dieses Gefühl? Wie weit war er entfernt?

P: Ein paar Meter. Wenn ich darüber nachdenke, glaube ich nicht, dass ich dieses Gefühl der Gefahr hatte, bis er sich mir auf dem Bürgersteig näherte.

T: Und welche Möglichkeiten hatten Sie zu diesem Zeitpunkt?

P: Ich hätte weglaufen können.

T: Ich dachte, Sie sagten, er hätte eine Waffe gezogen.

P: Ja, sobald er in der Nähe war, hielt er die Waffe hoch und sagte, wenn ich täte, was er wollte, würde mir nichts passieren.

T: Ihre Möglichkeiten waren also begrenzt, als Sie dieses Gefühl hatten.

P: Ja. Als ich die Waffe sah, war ich wie erstarrt.

T: Das stimmt. Er hat Sie geschockt und Sie haben erst dann erkannt, in welcher Gefahr Sie schwebten.

P: Ja.

T: Warum hätten Sie Ihrer Meinung nach die Straße früher überqueren oder schreien oder weglaufen sollen, bevor Sie die Waffe gesehen haben?

P: Ich weiß es nicht. Ich wünschte nur, ich hätte etwas tun können, um es zu verhindern.

T: Das ist keine Denkfalle. Ich wünschte auch, es wäre Ihnen nicht passiert. (*Pause*) Aber fühlt es sich anders an, zu sagen: »Ich wünschte, es wäre nicht passiert« als »Ich hätte früher etwas tun sollen«?

P: Ja, das tut es.

T: Wie viel Zeit hatten Sie wirklich, um eine Entscheidung zu treffen und zu reagieren?

P: Sekunden? Wenn überhaupt.

T: Das stimmt. Sie sind sehr hart zu sich selbst, weil Sie nicht in der Lage sind, Ereignisse vorherzusagen, bevor sie geschehen. Lassen Sie uns das jetzt in Ihr Denkfallen-Logbuch eintragen, und ich möchte, dass Sie die Überzeugung »Ich hätte es früher wissen und den Überfall verhindern müssen« überprüfen. In der nächsten Sitzung werde ich Ihnen ein neues Arbeitsblatt zeigen – ein Arbeitsblatt, das Ihnen hilft, sich selbst solche Fragen zu stellen, wie ich sie Ihnen gestellt habe. Aber bevor wir das tun, sollten wir eine Denkfalle zum Thema Vertrauen in das Denkfallen-Logbuch schreiben. Was hat dieser Fremde mit dem Vertrauen in andere Menschen oder sogar in sich selbst zu tun?

Wenn in der Sitzung noch Zeit ist, können Sie sich auf eine andere Denkfalle konzentrieren, aber es sollte wieder eine über die Ursachen des Traumas oder eine auf Assimilation beruhende Denkfalle über irrtümliche Selbst- oder Fremdbeschuldigung sein.

Bitten Sie die Patientin, bis zur nächsten Sitzung den Bericht noch einmal zu schreiben und dabei alle Details zu ergänzen, die beim letzten Mal ausgelassen wurden, und an den Stellen, an denen sie andere Gefühle empfindet als beim ersten Bericht, Klammerzusätze hinzuzufügen. Beispielsweise könnte die Patientin beim ersten Mal geschrieben haben: »Er sagte, ich sei eine Schlampe, und ich habe das geglaubt. Ich habe mich so geschämt. (Jetzt bin ich wütend. Er hat das nur gesagt, um zu rechtfertigen, was er getan hat.)« Ein anderes Beispiel könnte sein: »Damals war ich überzeugt, dass es meine Schuld war, dass mein Freund erschossen wurde, und ich würde nie aufhören, mich schuldig zu fühlen. (Jetzt fühle ich mich nicht mehr so schuldig, aber ich bin so traurig).« Die Patientin kann auch neue Gedanken oder Gefühle an den Rand des ersten Berichts schreiben. Veränderungen in ihren Gefühlen können auf Fortschritte bei den Gedanken und Gefühlen hinweisen. Diese Veränderungen können aber auch andere Denkfallen aufzeigen, wie z. B. »Ich wusste, als es passierte, dass ich nie wieder einer Autoritätsperson vertrauen würde. (Ich fühle mich immer noch von meiner Mutter verraten, weil sie hätte wissen müssen, was er getan hat).«

Die Patientin sollte erneut ermutigt werden, den zweiten Bericht über das Indexereignis so bald wie möglich aufzuschreiben und ihn täglich zu lesen. Die Patientin sollte auch alle neuen Denkfallen in das Denkfallen-Logbuch eintragen und weiterhin jeden Tag ABC-Blätter ausfüllen, insbesondere über das Trauma oder den Prozess des Schreibens des Berichts. Die Aufgaben für die Sitzungen 4 und 5 finden Sie in **AB 36** »Aufgaben für CPT+A«.

Sitzung 5. Die Sitzung 5 von CPT+A ist der Sitzung 4 von CPT sehr ähnlich: Die Patientin liest den neuen Bericht, und gemeinsam fahren Sie fort, alle auf Assimilation beruhenden Denkfallen zu bearbeiten. Fahren Sie auch fort, natürliche Gefühle zu fördern. Die Patientin kann sich an Teile des Ereignisses erinnern, die im ersten Bericht nicht aufgedeckt wurden, und / oder der zweite Bericht kann andere Teile des Ereignisses betonen. Nachdem die Patientin Ihnen den Traumabericht vorgelesen hat, sollten Sie wieder ruhig bleiben, wenn die Patientin primäre, natürliche Gefühle erlebt, und nach deren Abwesenheit fragen, wenn nicht. Wenn die Patientin sich dagegen sträubt, Gefühle zu empfinden, arbeiten Sie erneut mit sokratischem Dialog und ABC-Blättern über die möglichen Folgen des Erlebens von Gefühlen, und ermutigen Sie die Patientin, diese zuzulassen. Darüber hinaus sollte die Patientin aufgefordert werden, die Traumaerzählung zu Hause weiter zu lesen und die natürlichen Gefühle zu fühlen, bis sie ihren Lauf nehmen. Die ABC-Blätter werden ebenfalls überprüft, um zu sehen, wie gut die Patientin die Ereignisse, Gedanken und Gefühle zuordnen kann. In beiden Fällen stellt die Therapeutin Fragen dazu, welche Gefühle mit den Denkfallen verbunden sind, sowie Fragen, die der Patientin helfen, die Beweise für und gegen die in den Denkfallen verkörperten Gedanken zu überprüfen. Neue Denkfallen, die aus dem zweiten Bericht hervorgehen, sollten dem Denkfallen-Logbuch hinzugefügt werden.

Fehler der Therapeutinnen

Mehrere häufige Fehler von Behandelnden in CPT wurden in Abschnitt 5.4 aufgeführt, und diese gelten auch für CPT+A. Es gibt jedoch auch einige häufige Fehler, die spezifisch für den Umgang mit den schriftlichen Berichten in der CPT+A sind. Manchmal versäumt es eine Therapeutin, eine angemessene Begründung für das Schreiben der Berichte über das Indexereignis zu geben. Wenn die Patientin mit einem weniger schwerwiegenden Ereignis beginnt, kann die Patientin diese Schilderungen beenden und dann weiter glauben, dass sie es nicht erträgt, an das Indexereignis zu denken. Wenn die Patientin mit dem schwersten traumatischen Ereignis beginnt, haben die anderen Ereignisse wahrscheinlich ähnliche Denkfallen und zugrunde liegende Grundüberzeugungen und können leichter mit Arbeitsblättern bearbeitet werden, nachdem das Indexereignis verarbeitet wurde.

Ein weiterer häufiger Fehler der Therapeutin bei CPT+A besteht darin, der Patientin zu gestatten, viele Einzelheiten über die Ereignisse zu erzählen, die dem Ereignis vorausgehen, aber dann das eigentliche Indexereignis zu beschönigen. Es kann sein, dass die Therapeutin eine Reihe von klärenden Fragen stellen muss, wenn die Patientin mit dem Lesen des ersten Berichts fertig ist, um die Details im Zusammenhang mit den PTBS-Denkfallen auszufüllen. Bei der zweiten Schreibaufgabe sollte die Patientin ermutigt werden, an dem Punkt zu beginnen, an dem sie die Gefahr erkannt hat, die Schilderung bis zum Ende des Ereignisses fortzusetzen und die schlimmsten Teile des Traumas (die Teile, die die meisten Albträume, aufdringlichen Gedanken, Flashbacks oder Denkfallen verursacht haben) detaillierter zu beschreiben.

Ein weiterer häufiger Fehler der Therapeutin besteht darin, zu vergessen, das tägliche Lesen des zweiten Berichts zu überprüfen, insbesondere, ob die Patientin die Aufgabe vermeidet oder immer noch ihre natürlichen Gefühle blockiert. Wenn eine Patientin fragt, ob sie den Bericht weiterlesen muss, sollte die Therapeutin fragen, ob die Patientin sich immer noch wie betäubt fühlt, den Bericht vermeiden will, ihre natürlichen Gefühle immer noch nicht fühlt oder die schwierigen Teile des Ereignisses weiterhin beschönigt. Wenn die Patientin sagt: »Nein, es langweilt mich nur, es zu lesen. Ich fühle nicht mehr viel dabei«, dann kann die Therapeutin sagen, dass sie das Lesen abbrechen kann. Ein wichtiger Fehler der Therapeutin wäre hier jedoch, hier Vermeidung und natürliche Gefühle, die ihren Lauf genommen haben, zu verwechseln. Letztere können auch erst mehrere Sitzungen später auftreten.

Es ist möglich, dass eine Patientin in der Therapie über ein anderes traumatisches Ereignis berichtet; das CPT+A-Protokoll sollte fortgeführt werden: Die Patientin sollte den zweiten Bericht nicht über ein anderes Ereignis schreiben. Der zweite Bericht sollte sich auf dasselbe Indexereignis beziehen, über das die Patientin im ersten Bericht geschrieben hat. Wenn die Patientin ein anderes traumatisches Ereignis mit anderen Denkfallen hat, kann sie den ersten Bericht umschreiben und einen zweiten schriftlichen Bericht als Hausaufgabe für diese Sitzung hinzufügen. Wenn das Ereignis noch traumatischer war, sollte die Verarbeitung dieses Ereignisses so lange aufgeschoben werden, bis die Patientin zwei Berichte über das erste Ereignis geschrieben hat. Alle Denkfallen sollten in das Denkfallen-Logbuch eingetragen werden und zum Thema der nächsten Aufgabe mit dem Arbeitsblatt »Erkundende Fragen« werden.

In der CPT+A werden das Arbeitsblatt »Alternative Gedanken« (**AB 21**) und das Thema Sicherheit (**INFO 5**) in der gleichen Sitzung eingeführt. Die Therapeutin stellt der Patientin Arbeitsblatt 21 vor und weist darauf hin, dass die ersten vier Abschnitte, abgesehen von den Bewertungen der Gedanken und Gefühle, die gleichen sind wie in den anderen Arbeitsblättern, die die Patientin ausgefüllt hat. Der Zweck der neuen Abschnitte E-H ist es, eine ausgewogenere Aussage zu erstellen, nachdem die Denkfalle überprüft wurde, und dann die alten Gedanken und Gefühle sowie alle neuen Gefühle neu zu bewerten. Therapeutin und Patientin vervollständigen dann gemeinsam in der Sitzung ein Beispiel mit einer sicherheitsbezogenen Denkfalle aus dem Denkfallen-Logbuch, und die Therapeutin gibt das INFO 5 »Sicherheit« zu lesen. Die Patientin erhält den Auftrag, mindestens ein Arbeitsblatt pro Tag zu bearbeiten und Arbeitsblätter zu allen auf das Thema Sicherheit bezogenen Denkfallen auszufüllen (**AB 36**). Die Durchführung des restlichen CPT+A-Protokolls entspricht dem CPT-Protokoll.

18.2 CPT mit individualisierter Dauer

Es gibt nur wenige veröffentlichte Studien zu CPT mit individualisierter Dauer. Eine davon wurde von Galovski et al. (2013) in Form der in Abschnitt 18.1 beschriebenen CPT+A durchgeführt. Es gibt jedoch andere Studien, die CPT verwenden: ein RCT in Deutschland mit Zivilistinnen (Butollo et al., 2015), eine mit aktiven Militärangehörigen (Resick et al., 2021) und Ausbildungskooperationen mit Therapeutinnen (Dondanville et al., 2022; LoSavio, Dillon et al., 2019).

In der Regel schneiden die Patienten besser ab, wenn das Ziel ein guter Endzustand (niedrige PTBS-Werte) und nicht eine bestimmte Anzahl von Sitzungen ist (Resick et al., 2021). Therapeutinnen fragen häufig, was zu tun ist, wenn Patientinnen nach den 12 Sitzungen immer noch eine PTBS haben. Sollten sie die CPT fortsetzen oder sollten sie zu einer anderen Therapie wechseln? Galovski et al. (2013) ließen bei Zivilistinnen bis zu 18 CPT+A-Sitzungen zu und stellten fest, dass die Mehrheit die Patientinnen vor den 12 Sitzungen einen guten Endzustand erreichte, dass aber einige Patienten mehr Sitzungen benötigten. Bei der Nachuntersuchung nach 3 Monaten erfüllten nur noch 2 der 50 Teilnehmenden die Kriterien für eine PTBS.

Unsere Empfehlung ist es, die CPT bei ausbleibendem Therapieerfolg fortzusetzen, und wir geben in den folgenden Abschnitten Hinweise, wie dies geschehen sollte. Bevor man jedoch mit der CPT beginnt, sollte man ankündigen, dass die Therapie etwa 12 Sitzungen umfassen wird, dass die Sitzungsanzahl aber auch mehr oder weniger betragen kann: je nachdem, ob die Patientin regelmäßig an den Sitzungen teilnimmt und ihre Aufgaben erledigt, wie schwer ihre PTBS oder Depression ist und ob sie eine besonders komplexe Traumatisierung erlebt hat.

18.2.1 Spätere Beendigung

Die erste Regel für die Verlängerung der CPT besteht darin, das Protokoll für die ersten 11 Sitzungen einzuhalten. Die Patientinnen brauchen den sequenziellen Aufbau von Fertigkeiten und die Konzentration auf das Indextrauma, die in der ersten Hälfte der Therapie stattfindet, und die Themen in der zweiten Hälfte der Behandlung können Grundüberzeugungen offenbaren, die sehr verfestigt sind. Wenn eine Patientin in der 10. Sitzung in den diagnostischen Fragebögen immer noch über dem Schwellenwert für PTBS oder Depression liegt, sollte sie in der 11. Sitzung *nicht* die Aufgabe erhalten, den abschließenden Bericht über die Ursachen und Auswirkungen des Traumas zu formulieren. Thematisieren Sie stattdessen die Fortsetzung der Behandlung in weiteren Sitzungen, bis die Patientin einen besseren Endzustand erreicht hat.

Besprechen Sie auch, warum die PTBS-Werte der Patientin immer noch hoch sind. Muss die Patientin beispielsweise an einem anderen Trauma arbeiten? Hat sie die Aufgaben, die täglich durchgeführt werden sollten, nur in minimalem Maße erledigt? Gibt es noch auf Assimilation beruhende Denkfallen aus dem Indextrauma, die nicht aufgelöst wurden? Werden Grundüberzeugungen immer noch regelmäßig aktiviert? Hat die Patientin eine zugrunde liegende Denkfalle über das Loslassen bestimmter Überzeugungen (z. B. »Wenn ich meine Meinung ändere, bedeutet das, dass ich schwach bin«, »Wenn ich keine PTBS habe, weiß ich nicht mehr, woran ich denken oder was ich tun soll. Wer bin ich?«, »Wenn ich meine Schuldgefühle loslasse, bedeutet das, dass mein Freund grundlos gestorben ist [oder »Ich habe Angst, dass ich meinen Freund vergesse«]«, »Egal wie gering die Wahrscheinlichkeit ist, es ist besser, nicht auszugehen, und sicher zu sein«).

Gehen Sie die PCL-5 mit der Patientin genau durch, um festzustellen, ob es bestimmte Symptome gibt, die sehr stark ausgeprägt sind, und wenn ja, versuchen Sie herauszufinden, warum das so ist. Wenn sie Albträume, Flashbacks oder aufdringliche Bilder hat, was ist deren Inhalt? Wenn die Erregungswerte besonders hoch sind, kann es sein, dass sie sicherheitsbezogene Denkfallen hat, die noch nicht angegangen wurden. Und wenn die Betroffene Gefühle hat, die sie nicht zulässt, ist es wichtig herauszufinden, warum (z.B. »Ich kann kein glückliches Leben führen, weil mein Bruder getötet wurde. Ich würde mich zu schuldig fühlen«).

In den verbleibenden Sitzungen nach der zwölften Sitzung (inkl. Thema Intimität, aber ohne Bericht über die Ursachen und Auswirkungen des Traumas) verwenden Sie die Arbeitsblätter für alternative Gedanken und das Denkfallen-Logbuch, um an verbleibender Assimilation oder Überakkommodation zu arbeiten, die eine vollständige Genesung verhindern. Wenn die Patientin von einer Verringerung der PTBS und der Depression berichtet, besprechen Sie gemeinsam, ob es an der Zeit ist, die Behandlung zu beenden, oder ob es noch andere Denkfallen oder Grundüberzeugungen gibt, die weiterbearbeitet werden müssen. Wenn Sie zu dem Schluss kommen, dass die Ziele der Therapie erreicht wurden, wird in der vorletzten Sitzung die Aufgabe gestellt, einen abschließenden Bericht über die Ursachen und Auswirkungen des Traumas zu erstellen.

In der letzten Sitzung wird der neue Bericht mit dem anfänglichen verglichen, und der Fortschritt in der Therapie besprochen. Es werden Vorschläge für die künftige Anwendung der in der CPT erworbenen Fertigkeiten gemacht und eine Strategie für den Umgang mit den verbleibenden Denkfallen entwickelt. Die Verlängerung der Therapie sollte keine Erlaubnis sein, eine Langzeittherapie zu beginnen. Die Idee ist, das Protokoll einzuhalten, bis die Patientin die wichtigsten Denkfallen gelöst hat, weiß, wie sie ihr Denken über die traumatischen Ereignisse, die sie erlebt hat, überprüfen und verfeinern kann, und einen guten Endzustand in der PCL-5 erreicht hat. Das sollte nicht viele weitere Sitzungen erfordern.

18.2.2 Vorzeitige Beendigung

Wie in Kapitel 2 erwähnt, erreichen viele Patientinnen bereits vor Abschluss der 12 Sitzungen einen guten Zustand hinsichtlich der PTBS- und Depressionssymptome. Therapeutinnen sind oft besorgt, dass Patientinnen, die frühzeitig die Therapie beenden, die Therapie vermeiden, aber wir haben festgestellt, dass die Mehrheit der Betroffenen nicht die vollen 12 Sitzungen benötigt, um die Therapie abzuschließen. PTBS und Depressionen sollten wöchentlich beurteilt werden, um zu erkennen, wann eine Verbesserung der Symptome einsetzt. Mehrere Studien konnten zeigen, dass etwa ein Drittel der Therapieabbrecherinnen im Rahmen eines vorgebebenen 12-Sitzungsprotokolls der CPT in Wirklichkeit die Therapie frühzeitig absolviert haben.

Wenn es den Anschein hat, dass die Patientinnen für eine vorzeitige Beendigung der Behandlung in Frage kommen, d.h. wenn sie die Kriterien für eine PTBS nicht mehr erfüllen und niedrige Werte in der Selbsteinschätzung aufweisen (z.B. unter 19 auf der PCL-5 oder unter 10 auf dem PHQ-9), besprechen Sie, ob die Patientinnen ihre Ziele erreicht haben. Es ist aber nicht erforderlich, die Behandlung zu beenden, nur weil die Werte niedrig sind. Die Beendigung der Behandlung sollte eine gemeinsame Entscheidung von Therapeutin und Patientin sein. Manchmal kann auch die Entscheidung sinnvoll sein, die CPT zu verdichten, indem Sie zwei oder drei der traumaspezifischen Themen auf einmal einführen. Die Patientin kann die Informationsblätter anschauen und sie nutzen, um verbleibende Denkfallen zu finden, die bearbeitet werden müssen.

Wenn eine Patientin sich entscheidet, die Behandlung zu beenden, bevor das CPT-Protokoll abgeschlossen ist,

- sollten Therapeutin und Patientin das Denkfallen-Logbuch auf verbleibende Denkfallen, die noch bearbeitet werden müssen, überprüfen,
- sollte der abschließende Bericht über die Ursachen und Auswirkungen des Traumas zugewiesen werden,
- sollte die nächste Sitzung als letzte Sitzung festgelegt werden.
- Die Therapeutin sollte der Patientin die Aufgabe geben, die ursprünglich für die nächste Sitzung vorgesehen war.
- Wenn der Patientin zu Beginn der Behandlung nicht alle Materialien für die Therapie ausgehändigt wurden, sollte die Therapeutin nun die verbleibenden ABs ausgeben, damit sie sie durchsehen kann, um zu sehen, ob es noch Denkfallen gibt, die dem Logbuch hinzugefügt werden sollten, oder andere Themen zu besprechen sind.

Wenn die Patientin immer noch niedrige PTBS- und Depressionswerte hat und mit der Entscheidung, die Behandlung zu beenden, einverstanden ist, sollten Therapeutin und Patientin die nächste Sitzung mit der regulären Aufgabe beginnen und dann zum endgültigen Bericht über die Ursachen und Auswirkungen des Traumas übergehen. Wie im vollständigen Protokoll liest die Patientin den neuen Bericht vor, und die Therapeutin überprüft dann den ursprünglichen Bericht zum Vergleich. Die Therapeutin notiert alle Bereiche, die noch bearbeitet werden sollten, und gemeinsam werden alle Informations- und Arbeitsblätter durchgegangen, die die Patientin bisher in der Therapie nicht bearbeitet hat, sodass sie ihr bei Bedarf später zur Verfügung stehen. Abschließend werden bei einem Durchgang durch das Denkfallen-Logbuch alle Denkfallen gestrichen, an die die Patientin nicht mehr glaubt. Alternativ kann ein neues Denkfallen-Logbuch begonnen werden, das alle verbleibenden Denkfallen enthält, die noch nicht vollständig aufgelöst wurden. Schließlich sprechen Sie über die Fortschritte der Patientin in der Therapie und ihre Pläne für die Zukunft. Es ist ratsam, eine Folgesitzung nach einem Monat zu vereinbaren, um sicherzustellen, dass die Patientin ihre Fortschritte beibehalten hat und ihre Fertigkeiten weiterhin nutzt.

18.2.3 Fortgesetzte Behandlung von Non-Respondern

Zum jetzigen Zeitpunkt wissen wir nicht, wie viele Patientinnen in verschiedenen Klientelen nach 18 oder 24 Sitzungen immer noch nicht auf die Behandlung ansprechen. In der Studie von Galovski et al. (2013) gab es nur sehr wenige solcher Patientinnen, in der Militärstudie von Resick et al. (2021) waren es mehr. Bei der Untersuchung der Prädiktoren für die Behandlungsdauer stellten die Autorinnen jedoch fest, dass Männer etwas länger brauchten als Frauen, um auf die Behandlung zu reagieren, und dass diejenigen mit höheren Depressionswerten vor der Behandlung länger brauchten, um zu reagieren. Es gibt keine Belege dafür, dass ein Wechsel zu einer anderen evidenzbasierten Behandlung für PTBS bei einer Patientin, die nicht auf die CPT anspricht, wirksam ist. Es ist möglich, dass die Patientin sich nicht vollständig auf die Behandlung eingelassen hat (obwohl das Engagement bereits zu Beginn der Therapie berücksichtigt werden sollte), dass sie nicht bereit war, ihre Gedanken zu ändern (d.h., dass sie kognitiv unflexibel war), was seinerseits eine Denkfalle darstellen könnte, oder dass sie die Aufgaben nicht sorgfältig bearbeitet hat. Möglicherweise haben manche Patientinnen auch ihr belastendstes Trauma nicht offenbart, weil sie ein tiefes Misstrauen oder starke Schamgefühle in Bezug auf das Ereignis haben. Fragen Sie nach therapiebeeinträchtigenden Denkfallen, wenn bis zur sechsten Sitzung nicht zumindest eine gewisse Verbesserung erkennbar ist.

CPT und andere kognitive Therapien haben sich bei der Behandlung von PTBS trotz verschiedener komorbider Erkrankungen wie Psychosen (in einem stabilisierten Stadium), bipolaren Störungen, Persönlichkeitsstörungen, traumatischen Hirnverletzungen, Drogenmissbrauch und Depressionen als wirksam erwiesen. Wenn Patientinnen die ihnen verschriebenen Medikamente plötzlich und ohne ärztlichen Rat absetzen, kann es zu Rebound-Effekten kommen, die ihre PTBS-Behandlung beeinträchtigen. Ein Ziel der Studie zur CPT mit variabler Länge (auch »personalisierte Länge« genannt) bei aktiven Militärangehörigen (Resick et al., 2021) war es, die Prädiktoren für den Behandlungserfolg zu ermitteln. Die besten Prädiktoren für Non-Response oder die Notwendigkeit einer längeren Behandlung waren der Schweregrad der PTBS und der Depression vor der Behandlung, ein internalisierendes Temperament, die Veränderungsbereitschaft in der Präkontemplationsphase und eine afroamerikanische Herkunft.

18.3 CPT bei akuter Belastungsstörung

Unmittelbar nach traumatischen Ereignissen neigen Menschen mit PTBS-Symptomen dazu, zu hoffen, dass die Symptome mit der Zeit oder durch Ablenkung verschwinden, und melden sich daher oft erst nach vielen Jahren zur Therapie. Angehörige des aktiven Militärdiensts haben möglicherweise erst nach Ende ihres Einsatzes die Möglichkeit, eine Therapie in Anspruch zu nehmen, und viele andere waren möglicherweise Stigmatisierung und der Überzeugung ausgesetzt, dass nur schwache Menschen eine Behandlung in Anspruch nehmen. Kinder oder Opfer von Gewalt in der Partnerschaft haben möglicherweise erst dann die Möglichkeit einer Behandlung, wenn sie ihre gefährlichen Beziehungen sicher hinter sich gelassen haben oder alt genug sind, um selbst zu entscheiden, dass sie eine Therapie benötigen, wenn ihre Symptome nicht abklingen. Zu Forschungszwecken wird in den meisten Studien ein Mindestzeitraum seit dem traumatischen Ereignis verlangt: Nicht weil die Therapie in den ersten Tagen nach einem solchen Ereignis nicht funktioniert, sondern aus dem methodischen Grund, dass sich die Teilnehmenden im Laufe der Zeit auf natürliche Weise verbessert und keine PTBS entwickelt haben könnten.

Bislang gibt es eine Einzelfallstudie (Kaysen et al., 2005) und ein RCT (Nixon et al., 2016), in denen CPT+A bei akuten Belastungsstörungen eingesetzt wurde. Die Fallstudie von Kaysen et al. wird in Abschnitt 20.11 ausführlicher behandelt. Nixon et al. (2016) führten CPT+A über 6 Wochen mit einer 90-minütigen Sitzung pro Woche durch. In der ersten Sitzung wurden die Patientinnen zusätzlich zur Psychoedukation mit erkundenden Fragen vertraut gemacht und angewiesen, diese zusammen mit dem Bericht über die Ursachen und Auswirkungen des Traumas zu bearbeiten. In der zweiten Sitzung wurden problematische Denkmuster und alternative Gedanken (**AB 21**) besprochen und vorgestellt sowie der schriftliche Traumabericht zugewiesen. Zusammen mit dem zweiten schriftlichen Bericht wurden die Themen in den nächsten Sitzungen verdichtet. Da es sich um eine kleine Pilotstudie handelte, sind weitere Untersuchungen erforderlich, um festzustellen, ob die CPT innerhalb des ersten Monats nach einem traumatischen Ereignis der beste Ansatz ist und ob diese Sitzungskonfiguration optimal ist.

18.4 CPT als Online-Therapie

Bevor in der COVID-Pandemie Online-Therapien gang und gäbe wurden, gab es vier Studien zur CPT, in denen Face-to-Face-Therapien und telemedizinische Therapien verglichen wurden (Hassija & Gray, 2011; Maieritsch et al., 2016; Morland et al., 2014, 2015), und eine spätere Studie, in der Therapien in der Praxis, zu Hause und in der Telemedizin verglichen wurden (Peterson et al., 2022). In allen Fällen war die CPT per Computer oder Video-Tablet genauso wirksam wie die persönliche Behandlung. Moring et al. (2020) veröffentlichten einen Artikel (www.cptforptsd.com) mit praktischen Überlegungen zur Durchführung von CPT per Telemedizin. Seither gibt es in englischer Sprache auch online ausfüllbare Formulare und Patientinnen können Aufgaben per App bearbeiten.

Viele Videoplattformen bieten private und sichere Verbindungen zwischen Patientinnen und Therapeutinnen. Um Unterbrechungen zu vermeiden und die Vertraulichkeit zu gewährleisten, ist es wichtig, die Privatsphäre der Patientin zu Hause oder im Büro zu gewährleisten. Auch die Anwesenheit von Haustieren kann störend sein. Die Vorteile der telemedizinischen Betreuung liegen darin, dass die Patientinnen weniger Zeit für die An- und Abreise zu den Sitzungen aufwenden müssen und dass die Reichweite der Therapeutinnen so groß ist, wie es ihre Lizenzen zulassen. Dadurch wird die Therapie für Menschen zugänglich, die bisher zu weit von qualifizierten CPT-Therapeutinnen entfernt waren. Der Nachteil kann darin bestehen, dass keine starken Internetverbindungen für Computer, Tablets oder Telefone verfügbar sind. Therapeutin und Patientin müssen sich gegenseitig sehen und Arbeitsblätter austauschen. Unterbrechungen der Verbindung können an manchen geografischen Orten ein Problem darstellen.

Im Großen und Ganzen kann CPT wie üblich durchgeführt werden, mit der Ausnahme, dass die Patientin der Therapeutin ihre Beurteilungen und Aufgaben per E-Mail oder als Audioaufnahme zukommen lassen muss, damit beide die erzielten Fortschritte verfolgen können. CPT wurde in Gruppen durchgeführt, wobei die Patientinnen an einem Ort (z. B. in einer entfernten Ambulanz) und die CPT-Therapeutin an einem anderen Ort versammelt waren. Die Therapie kann auch in Gruppen online von verschiedenen Orten aus durchgeführt werden.

18.5 Intensive, hochfrequente CPT

In jüngster Zeit wird die CPT über kurze Zeiträume von 1 bis 3 Wochen durchgeführt. Die Idee hinter einer solchen intensiven oder hochfrequenten Behandlung ist es, die Zahl der Therapieabbrüche zu verringern, ohne die Wirksamkeit der Ergebnisse zu beeinträchtigen. Bislang scheint dies der Fall zu sein. In der Regel gibt es in 3-Wochen-Programmen neben der täglichen Einzel- und Gruppen-CPT noch andere Programme, wie Achtsamkeitsbasierte Stressreduktion und Yoga (Held et al., 2020). Der Schwerpunkt muss jedoch auf der CPT liegen, und es sollte keine konkurrierenden Aufgaben geben, die von der CPT-Arbeit, die vor der nächsten Sitzung abgeschlossen werden muss, ablenken. Bei der Verkürzung von 3 auf 2 Wochen (Held et al., 2023) wurde der Umfang der CPT beibehalten, aber der Umfang der ergänzenden Angebote wurde reduziert. Die Ergebnisse waren dieselben: ein starker Rückgang von PTBS und Depression. Held et al. (2022) haben ebenfalls eine Pilotstudie mit 24 Patientinnen durchgeführt, die fünf Tage lang in zwei Sitzungen pro Tag per Telemedizin behandelt wurden. Sie wurden angewiesen, zwischen den Sitzungen drei Aufgaben zu erledigen, außer nach der ersten Sitzung, in der sie ihren Bericht über die Ursachen und Auswirkungen des Traumas schrieben. Da es insgesamt 10 Sitzungen gab, wurde den Patientinnen in der siebten Sitzung die Liste der fünf traumaspezifischen Themen ausgehändigt, und sie wurden gebeten, die Themen auszuwählen, die für ihre Denkfallen und Symptome am relevantesten waren. Diese Sitzungen wurden wie üblich durchgeführt. Nur eine Person brach das Programm ab, und bei ihr zeigten sich große Verbesserungen der Symptome.

Galovski et al. (2022) testeten eine hochfrequente fünftägige CPT für Frauen, die Gewalt überlebt hatten und eine hohe Rate an Kopfverletzungen und Komorbiditäten aufwiesen. Sie stellten große Verbesserungen und keine Unterschiede bei den Ergebnissen zwischen der hochfrequenten Behandlung und dem Standardprotokoll fest. In einem anderen Format für intensive CPT führten Wachen et al. (2023) das erste RCT mit einer fünftägigen Behandlung durch, bei der Einzel- und Gruppen-CPT auf einem Militärstützpunkt mit einer sechswöchigen Einzeltherapie verglichen wurde. Diese Patientinnen schlossen alle 12 CPT-Sitzungen ab und erhielten 2 bis 3 Sitzungen pro Tag. Wie die anderen Berichte über intensive CPT zeigte auch die Studie eine niedrige Abbrecherquote und offenbar keinen Verlust an Wirksamkeit im Vergleich zu der zweimal wöchentlich stattfindenden Standard-CPT.

Bei der intensiven CPT ist die Terminierung der Aufgaben besonders wichtig. Die Patientin muss alle Aufgaben erledigen, auch wenn sie die Therapeutin bereits am nächsten Tag (oder am Nachmittag) wieder trifft. Gemeinsam sollte vor Beginn der CPT besprochen werden, wie die Aufgaben in den Zeitplan eingearbeitet werden sollen. Bei intensiver CPT wird auch die Diagnostik angepasst: Wir empfehlen, die PCL-5 und den

PHQ-9 während der Intensivbehandlung nicht öfter als 2–3 Mal pro Woche durchzuführen. Die Patientinnen sollten nicht vorhaben, während der Intensivbehandlung zu arbeiten, sondern sich ausschließlich auf die Therapie konzentrieren.

Viele Versorger in den USA haben ein umfangreiches Angebot an intensiver CPT eingerichtet, wobei die Idee darin besteht, dass die Patienten nach dem abgeschlossenen Behandlungsfenster keine weitere Therapie benötigen, abgesehen von gelegentlichen Auffrischungssitzungen für einige Betroffene. Aufgrund der schnellen Wirkung werden die Wartelisten für die Therapie verkürzt, was dies zu einer starken Behandlungsoption für Kliniken und Behandelnde mit langen Wartelisten macht (Rosenthan et al., 2023).

19 CPT im Gruppensetting

Die Cognitive Processing Therapy ist mittlerweile zwar eher als Einzeltherapie bekannt, hat ihren Ursprung jedoch in der Gruppentherapie. Wichtige Studien wiesen nach, dass die CPT in der Gruppe entweder als alleinige Intervention oder in Kombination mit einer Einzeltherapie wirksam ist. Die CPT als Gruppentherapie wurde zur erfolgreichen Behandlung der Posttraumatischen Belastungsstörung in einer Vielzahl von Settings eingesetzt, z. B. ambulant, hochfrequent ambulant und stationär. In hochfrequent ambulanten und stationären Programmen wird die CPT als Gruppentherapie manchmal in Kombination mit anderen Behandlungen angeboten (u. a. mit der Behandlung von Essstörungen, DBT, beruflicher Rehabilitation und Psychoedukation). Darüber hinaus kann die CPT im Gruppensetting auch als Onlinetherapie durchgeführt werden, wobei sich Therapeutin und Teilnehmende von verschiedenen Orten aus einloggen und die Therapeutin bei der Durchsicht des Denkfallen-Logbuchs und der entsprechenden Arbeitsblätter ihren Computerbildschirm teilt.

Forschung zum Gruppen- vs. Einzelsetting. Resick, Wachen et al. (2017) verglichen in einem RCT Gruppen- und Einzelbehandlungen von 268 aktiven Militärangehörigen nach einem Einsatz. In den PTBS-Maßen erzielten die im Einzelsetting behandelten Militärangehörigen große Verbesserungen im Vergleich zu mittelgroßen Verbesserungen bei den in Gruppen behandelten Personen. Die Verbesserungen hielten während der sechsmonatigen Nachbeobachtungszeit an. Gruppen- und Einzelbedingung unterschieden sich nicht in Bezug auf die Depressionssymptomatik und Suizidgedanken, die sich beide verbesserten. Als mögliche Erklärung für diese Ergebnisse verglichen Wachen et al. (2022) in einer Sekundäranalyse Probanden mit und ohne Kopfverletzungen mit anhaltenden Symptomen. Die Mehrheit der Studienteilnehmenden (57 %) berichtete über einsatzbedingte Kopfverletzungen, und 93 % von ihnen gaben an, unter aktuellen Symptomen zu leiden. In der Studie schnitten diejenigen mit Kopfverletzungssymptomen im Gruppensetting weniger gut ab, profitierten aber von der CPT im Einzelsetting sehr stark. Diejenigen, die keine akuten Symptome einer Kopfverletzung hatten, schnitten in der Gruppe und in der Einzeltherapie gleich gut ab. Die Empfehlung lautet daher, Personen mit Kopfverletzungen und anhaltenden Symptomen im Einzelsetting zu behandeln oder zumindest mit einer Kombination aus Gruppen- und Einzeltherapie.

Spiller et al. (2023) führten in Zusammenarbeit mit dem US-Veteranenministerium eine Evaluationsstudie mit über 6.700 ehemaligen Militärangehörigen durch, die im Vergleich zur CPT in der Gruppe entweder eine CPT im Einzelsetting oder Prolongierte Exposition (PE) erhielten. Bei der Entlassung zeigte sich ein signifikanter Unterschied zwischen der Einzel- und Gruppentherapie zugunsten der Einzelbehandlung, obwohl sich die Probanden klinisch mit nur 2,6 Punkten Unterschied in der PCL-5 kaum unterschieden. Das signifikante Ergebnis war wahrscheinlich auf die sehr große Stichprobe zurückzuführen. Bei einer Follow-up-Untersuchung nach 4 Monaten gab es keine Unterschiede.

19.1 Gründe für die Anwendung der CPT in der Gruppe

Wenn sowohl Gruppen- als auch Einzeltherapie angeboten werden, schlagen wir in der Regel vor, der Patientin die Wahl der Behandlungsform zu überlassen, da diese Wahlfreiheit mit besseren Ergebnissen in der Psychotherapie in Zusammenhang steht. Es ist jedoch nicht immer möglich, in allen Einrichtungen eine Einzeltherapie anzubieten, und CPT in der Gruppe kann für viele Kliniken die einzige Option sein. Die Gruppentherapie hat sich als eigenständig wirksame Behandlung erwiesen, und vielen Betroffenen hilft das Gruppenformat dabei, ihre traumatischen Erinnerungen zu verarbeiten, indem sie ihre Gedanken und Gefühle mit anderen Gruppenmitgliedern teilen. Weitere Vorteile von CPT-Gruppen sind die Kosteneffizienz, die soziale Unterstützung durch andere Gruppenmitglieder und die Möglichkeit für die Teilnehmenden, sich mit den belastenden, störenden Kognitionen der anderen auseinanderzusetzen. Darüber hinaus kann die Gruppenerfahrung ein Gefühl der Normalisierung und Universalität hinsichtlich der traumabezogenen Symptome fördern: Sie zeigt den Betroffenen, dass sie nicht »verrückt« sind und dass ihre Gedanken und Verhaltensweisen denen anderer Menschen, die traumatische Ereignisse erlebt haben, sehr ähnlich sind.

Unabhängig von Klientel oder Setting, in dem die CPT angewendet wird, müssen einige allgemeine Fragen berücksichtigt und einige Entscheidungen getroffen werden, bevor die CPT in einem Gruppenformat angewendet wird.

19.2 Screening und Informationssitzungen

Wie im Einzelsetting empfehlen wir vor der Durchführung einer CPT in der Gruppe eine Vorbesprechung mit jeder Patientin. Diese Sitzung dient mehreren Zwecken:

(1) Es sollte eine formale PTBS-Diagnostik durchgeführt werden, um festzustellen, ob die Patientin die Kriterien für dieses Störungsbild erfüllt. Wir empfehlen in der Regel die Verwendung der PCL-5, die in Abschnitt 3.3.2 dieses Manuals beschrieben

wird (**AB 1**). Wenn die Therapeutin, die die Vorbesprechung durchführt, gleichzeitig die Gruppentherapeutin ist, ermöglicht dies, darüber zu sprechen, warum die Patientin an der Gruppe teilnehmen möchte, was sie sich von der Gruppe erhofft, welche Bedenken sie bezüglich der Teilnahme an der Gruppe hat und welche Erfahrungen sie bereits mit Gruppen gemacht hat.

(2) Die Therapeutin gibt der Patientin eine Beschreibung dessen, was die CPT umfasst (inkl. der Notwendigkeit, Aufgaben zu erledigen). Das Format der CPT-Gruppe sollte besprochen und erläutert werden, inwiefern es früheren Gruppen, die die Patientin möglicherweise erlebt hat, ähnlich oder unähnlich ist.

(3) Die Patientin kann bereits in der Vorbesprechung gebeten werden, in ein oder zwei Sätzen ihr belastendstes traumatisches Ereignis zu beschreiben. Damit wird die Grundlage für die erste Sitzung geschaffen, in der die Patientinnen die Aufgabe erhalten, einen »Bericht über die Ursachen und Auswirkungen des Traumas« zu schreiben, ohne dass jedes Gruppenmitglied seine traumabezogenen Informationen preisgeben muss.

Wir empfehlen Details des Traumas *nicht* in den Gruppensitzungen zu besprechen, da sie für andere Patientinnen unnötig belastend sein können, aber wenn jede Patientin hiervon in der Screening-Sitzung berichtet, erhält die Gruppenleitung einen besseren Einblick in die Arten von Traumata, an denen die Gruppenmitglieder im Rahmen der Aufgaben arbeiten werden. Schließlich ermöglichen die Screening-Sitzungen der Therapeutin, psychosoziale Informationen zu sammeln, die ihr helfen können, festzustellen, ob die Patientin zu diesem Zeitpunkt für eine Gruppentherapie bereit ist oder nicht. Hier sind z. B. zu berücksichtigen: eine mangelnde Bereitschaft, in einer Gruppe zu sprechen, ein noch nicht weit zurückliegender körperlicher Übergriff gegenüber anderen Menschen oder andere Symptome, die zu diesem Zeitpunkt gegen eine traumafokussierte Behandlung sprechen (s. auch Abschn. 3.1).

Vorbesprechung in der Gruppe. Für einige Kliniken kann es einfacher und kosteneffizienter sein, potenziellen CPT-Patientinnen vor der Behandlung eine Informationssitzung in einem Gruppenformat anzubieten. Diese Sitzung kann einen Überblick über die PTBS-Symptome, die in der Klinik verfügbaren Behandlungsmöglichkeiten, den Ablauf der Gruppentherapie und die CPT im Allgemeinen geben. In vielen Kliniken hat sich diese Sitzung als nützlich erwiesen, um die Patientinnen an das CPT-Gruppenformat zu gewöhnen, bevor die am Manual orientierte Behandlung beginnt. Die Sitzung dient als neutrale Umgebung, in der

- die Struktur der CPT vorgestellt wird (z. B. Anzahl der Wochen, Aufgaben, Arbeitsblätter, Therapiephasen, Tagesordnung der Sitzungen, Fragebögen),
- die kognitive Theorie vorgestellt wird (d. h. Behandlungsrational, Zweck der Aufgaben und Arbeitsblätter) und
- die Verpflichtung zur Mitarbeit in der Therapie und zur Teilnahme an den Sitzungen besprochen wird.

An diesem Punkt des Prozesses sind die Patientinnen möglicherweise weniger ängstlich und können Informationen leichter aufnehmen. Die Vorbesprechung in der Gruppe ermöglicht auch, Fragen zu stellen und Bedenken bezüglich der Gruppentherapie, der PTBS-Diagnose oder der CPT zu äußern, bevor die Behandlung beginnt. Es sollte in Erwägung gezogen werden, die Sitzung im selben Raum und zur selben Zeit abzuhalten, in der die CPT-Gruppe stattfinden wird, um die Patientinnen mit der Klinik, dem Raum und den Therapeutinnen vertraut zu machen. Darüber hinaus ermöglicht das Format der Gruppenvorbesprechung den Patientinnen, andere potenzielle Gruppenmitglieder kennenzulernen, was den Einstieg in die Gruppe erleichtern kann.

CPT-Gruppen online. Wie in Abschnitt 18.4 erläutert, können CPT-Gruppen auch online durchgeführt werden, wobei sich die Teilnehmenden von einem gemeinsamen Ort aus einloggen können, z. B. in einer Wohneinrichtung, und die Therapeutin sich von einem anderen Ort aus einwählt. Umgekehrt können sich auch die Patientinnen zur Gruppenzeit von zu Hause aus einwählen. Vor dem Start einer Online-Gruppe sollte die Therapeutin sicherstellen, dass alle Teilnehmenden über einen Internetzugang verfügen und wissen, wie sie sich in die Gruppe einloggen oder ihr beitreten können.

19.3 Rahmenbedingungen und Vorbereitung

Der Inhalt der CPT ist sehr ähnlich, unabhängig davon, ob sie im Gruppen- oder Einzelsetting durchgeführt wird, aber die CPT als Gruppenbehandlung enthält mehrere Modifikationen, die eine effektivere Durchführung der Behandlung in einem Gruppenrahmen ermöglichen. Trotz ihrer Vorteile birgt die CPT in der Gruppe auch einige Herausforderungen, derer man sich bewusst sein sollte. Die größten Schwierigkeiten sind pragmatischer Natur, wie z. B. die Rekrutierung einer ausreichenden Anzahl von Teilnehmenden für eine Gruppe, die Bereitstellung von genügend Zeit und Aufmerksamkeit für jedes Mitglied in den Sitzungen und der Umgang mit Gruppenmitgliedern, die die Gruppe dominieren oder schwere Persönlichkeitsstörungen haben. Aus diesen Gründen entscheiden sich einige Therapeutinnen dafür, die CPT in einem kombinierten Gruppen- und Einzelsetting anzubieten, bei dem die Aufgaben in der Gruppe gestellt, aber in Einzelsitzungen besprochen werden. Die Gruppe kann dann dazu genutzt werden, die Veränderungen durch die bearbeiteten Aufgaben zu besprechen und weitere Übungen mit den Arbeitsblättern durchzuführen. Dieses kombinierte Format ist in einer Reihe anderer Situationen besonders hilfreich:

(1) in hochfrequenten ambulanten oder stationären Programmen, in denen ein zusätzliches Angebot wünschenswert ist, um den Nutzen des stationären Aufenthalts für die Patientinnen zu maximieren,
(2) in der Arbeit mit Patientinnen, die darauf bestehen, dass sie individuelle Zeit mit ihren Therapeutinnen benötigen, und
(3) in Ausbildungssettings, da die Studierenden / Auszubildenden als Co-Leitende der Gruppen fungieren und einige der Patientinnen für ihre Einzel-Therapiesitzungen sehen können, was eine bessere Supervision ermöglicht.

Wenn es nicht möglich ist, während der gesamten Dauer der Gruppe Einzelsitzungen anzubieten, und die Therapeutin CPT+A anwendet, ist es möglich, die Einzeltherapie nur während der Sitzungen zu den schriftlichen Berichten und der Einführung des Arbeitsblatts »Erkundende Fragen« durchzuführen (Kap. 10, Kap. 18). In den Sitzungen, in denen die Traumaberichte besprochen werden, möchte eine Patientin möglicherweise mehr Zeit mit ihrer Therapeutin unter vier Augen verbringen: Dieses Format erlaubt den Patientinnen das sichere Gefühl, dass sie ihre traumatischen Erlebnisse nur mit einer Person teilen werden.

Patientinnen in einem Gruppenformat sind möglicherweise weniger bereit, Fragen zu stellen, wenn sie etwas nicht verstanden haben. Wenn also kein Einzelformat zur Verfügung steht, müssen die Therapeutinnen proaktiver sein, um sicherzustellen, dass alle die Konzepte und Aufgaben verstehen. Wenn die CPT in der Gruppe ohne gleichzeitige Einzeltherapie durchgeführt wird, sollte die Therapeutin während des Vorgesprächs sicherstellen, dass alle Gruppenmitglieder in der Lage sind, die Aufgaben mit wenig Hilfe von außen zu bewältigen, und dass sie wirklich motiviert sind, sich zu ändern.

19.3.1 Zeitplan, Gruppengröße und Sitzungshäufigkeit

CPT-Gruppensitzungen dauern in der Regel 90 Minuten; Einzelsitzungen sind 50 Minuten lang, wenn sie Teil des kombinierten Vorgehens sind. Bei einer größeren Gruppe (mehr als 10 Mitglieder) können die Therapeutinnen erwägen, die Gruppe 120 Minuten lang anzubieten und in der Mitte eine 10-minütige Pause zu machen. Wir haben jedoch oft die Erfahrung gemacht, dass es schwierig ist, eine Gruppe nach 10 Minuten wieder zusammenzubekommen, oder dass der Zeitpunkt der Pause den Arbeitsprozess in der Gruppe unterbricht. Daher empfehlen wir in den meisten Fällen 90-minütige Gruppensitzungen.

Die CPT sollte in einem »geschlossenen« Format angeboten werden, d. h., wenn eine Gruppe einmal begonnen hat, können keine neuen Mitglieder hinzukommen. Das geschlossene Format ist notwendig, weil die CPT als progressive Therapie entwickelt wurde, bei der Fertigkeiten in einer bestimmten Reihenfolge vermittelt werden und aufeinander aufbauen. Idealerweise sollten die Gruppen zwischen 8 und 10 Mitglieder haben (obwohl wir einige sehr talentierte Therapeutinnen kennen, die auch 10–12 Personen gut managen können). Wir sind der Meinung, dass mindestens 5 Mitglieder für den Beginn einer CPT-Gruppe notwendig sind (5 statt 4, um den Effekt der Bildung von Paaren zu vermeiden, der bei 4 Mitgliedern auftreten kann). Wenn ein oder zwei Personen eine Sitzung versäumen, hört sonst die Gruppe auf, eine Gruppe zu sein, und wird zu einer Einzeltherapie, an der mehrere Patientinnen teilnehmen. Bei mehr als 10 Mitgliedern kann sich die Gruppe zu groß anfühlen, vor allem für eine Therapeutin; es bleibt möglicherweise nicht genug Zeit, um auf die Bedürfnisse der einzelnen Mitglieder einzugehen. Zudem ist eine große Gruppe beim Durchgehen der Arbeitsblätter zwischen den Sitzungen sehr arbeitsaufwändig für die Therapeutin.

CPT-Gruppen können je nach Programm einmal pro Woche oder öfter stattfinden. Viele hochfrequente ambulante und stationäre Programme haben sich dafür entschieden, die Gruppen mehrmals pro Woche oder sogar täglich anzubieten. Die CPT-Gruppe wird häufig von einer separaten Gruppe zur Vertiefung der CPT-Fertigkeiten begleitet, die später am selben Tag stattfindet, damit die Patientinnen ihre Fertigkeiten in der Gruppe wiederholen und der Gruppenleitung Fragen stellen können.

19.3.2 Co-Therapeutinnen

Obwohl eine erfahrene CPT-Therapeutin eine Gruppe allein leiten kann, ist es aus mehreren Gründen effektiver, wenn zwei Therapeutinnen an der Gruppe teilnehmen. Erstens müssen die Gruppensitzungen nicht abgesagt werden, wenn eine der Therapeutinnen im Urlaub ist oder ein ungeplanter Notfall eintritt, was zu einem Verlust der Dynamik und einer Zunahme der Vermeidung führen kann. Zweitens kann die eine Co-Therapeutin an der Tafel oder dem Flipchart stehen, die Diskussion leiten und dabei die Informationen an die Tafel schreiben oder bei einer Videogruppensitzung die Informationen auf den Bildschirm tippen. Die andere Therapeutin kann die Interaktion in der Gruppe beobachten und Patientinnen wahrnehmen, die möglicherweise Hilfe bei der Teilnahme benötigen. Wenn ein Gruppenmitglied emotional belastet ist oder die Gruppe stört, kann sich einer der Therapeutinnen um dieses kümmern, während die andere Therapeutin die Diskussion weiterführt.

Schließlich erleichtert das Format mit zwei Therapeutinnen die Bewältigung der Arbeitsbelastung, da zwischen den Sitzungen eine Vielzahl von Aufgaben überprüft und kommentiert werden muss. Wie bereits erwähnt, haben viele Kliniken es als hilfreich empfunden, Ausbildungskandidatinnen als Co-Therapeutinnen einzubeziehen; dies ist eine ausgezeichnete Möglichkeit, die CPT zu erlernen, während eine erfahrenere Therapeutin als Modell dient.

Wir befürworten jedoch nicht den Einsatz von drei oder mehr Therapeutinnen, auch nicht bei großen Gruppen von 12 Patientinnen, da dies zu einer zu starken Beteiligung der Therapeutinnen führen kann (da jede Therapeutin versucht, ihren Beitrag zu leisten) und nicht genügend Zeit für die Patientinnen bleibt. Wenn es zu einer Reihe von Ausfällen oder verpassten Terminen kommt und die Gruppe kleiner wird, können irgendwann fast so viele Therapeutinnen wie Patientinnen im Raum sein.

19.3.3 Zeitplanung

Ein weiteres Thema bei der Einrichtung einer CPT-Gruppe ist die Frage, an welchem Tag und zu welcher Uhrzeit die Gruppensitzungen stattfinden sollen. Auch wenn dies wie eine Kleinigkeit erscheinen mag, kann die Tageszeit eine sehr wichtige Variable sein, die die Arbeits- oder Schulzeiten der Patientinnen betrifft. Sinnvoll ist es, eine Gruppenzeit zu vereinbaren, die nicht so stark von Variablen beeinflusst wird, die sich auf die Pünktlichkeit oder die Anwesenheit auswirken könnten, wie z. B. die Schwierigkeit, sich von der Arbeit freizunehmen, um an 12 Gruppentherapiesitzungen teilzunehmen, oder die Unmöglichkeit, während beliebter Zeiten eine Kinderbetreuung zu organisieren. Daher haben wir oft festgestellt, dass Abendgruppen notwendig sind. Darüber hinaus ist es wichtig, wenn mehrere nationale oder religiöse Feiertage in das 12-Wochen-Fenster des Gruppenangebots fallen, diese Tage zu meiden oder die Gruppe über das geplante Ende hinaus zu verlängern.

19.3.4 Traumaanamnese

Es sollte im Vorhinein entschieden werden, ob eine Gruppe hinsichtlich der Art des Indextraumas der Teilnehmenden homogen sein soll, was bedeutet, dass vor Therapiebeginn eine entsprechende Diagnostik und ein Trauma-Screening durchgeführt werden sollte. Obwohl es einige Vorteile hat, eine Gruppe mit Mitgliedern zu leiten, die dieselbe Art von Trauma erlebt haben, haben wir festgestellt, dass keine nennenswerten Schwierigkeiten auftreten, wenn verschiedene Traumatypen in Gruppen kombiniert werden. Hinzu kommt, dass viele Patientinnen mehr als eine Art von Trauma erlebt haben: Diese sollen nicht denken, sie könnten nicht an anderen traumabezogenen Themen arbeiten, wenn eine Gruppe nur als Gruppe für eine bestimmte Art von Trauma angekündigt wurde. Daher sind Personen mit unterschiedlichen Traumatisierungen eher die Regel als die Ausnahme, und eine gemischte Traumagruppe ist besonders in kleineren Kliniken oder Städten nützlich, in denen es schwierig sein kann, genügend Gruppenmitglieder mit derselben Art der Traumatisierung zu finden.

Wir haben die Erfahrung gemacht, dass die Patientinnen dazu neigen, sich über ihre ähnlichen Denkfallen und die Auswirkungen, die das Trauma auf ihr Leben hatte, auszutauschen, und dass sie dankbar dafür sind, dass sie die Details ihrer traumatischen Ereignisse nicht miteinander teilen müssen (oder sie von den anderen hören). Patientinnen thematisieren häufig Denkfallen hinsichtlich der Validität ihrer Reaktion(en) auf das Trauma und behaupten etwa, sie gehörten nicht in die Gruppe, weil sie nicht etwas so Traumatisches erlebt haben wie andere, oder sie seien zu traumatisiert, um sich zu bessern. Dies ist eigentlich ein guter Ausgangspunkt für die Diskussion und die Identifikation von Denkfallen, da die Patientinnen wertbezogene Annahmen über die Auswirkungen des Traumas treffen und Vergleiche mit anderen anstellen, ohne über alle Informationen zu verfügen, um dies zu tun.

19.3.5 Überlegungen bezüglich des Geschlechts

Obwohl es möglich ist, Gruppen mit Menschen verschiedener Geschlechtsidentitäten zu bilden, ist es wichtig, dass die Teilnehmenden sorgfältig dazu befragt werden, um sicherzustellen, dass dieses Thema keinen Trigger für die potenziellen Mitglieder darstellt. Fühlt sich eine Patientin durch die Anwesenheit von Mitgliedern eines anderen Geschlechts in der Gruppe angegriffen oder eingeschüchtert, sollte ihr die Möglichkeit gegeben werden, sich für eine andere Behandlungsform anzumelden. Die Frage des Geschlechts der Patientinnen und Patienten ist auch bei der Wahl der Therapeutinnen wichtig. Obwohl einige weibliche Patientinnen einen männlichen Therapeuten nicht akzeptieren und umgekehrt, haben wir oft die Erfahrung gemacht, dass Patientinnen, die offen für die Möglichkeit sind, ein gemischtgeschlechtliches Therapeutenteam zu haben, ihre Denkfallen überprüfen können, indem sie das Geschlecht des einen oder der anderen Behandelnden als Beweis gegen ihre Überzeugungen verwenden.

19.3.6 Versäumte Sitzungen

Eines der offensichtlichsten Themen bei der Durchführung von CPT-Gruppen ist vielleicht die Frage, was man mit Patientinnen macht, die Sitzungen versäumen. Wir empfehlen dringend, die Patientinnen vor Beginn der Gruppe darüber zu informieren, dass es sehr wichtig ist, keine Sitzung zu versäumen, und dass sie sich nicht für die Gruppe anmelden sollten, wenn sie Probleme oder Lebensumstände haben, die die Teilnahme an den Gruppensitzungen beeinträchtigen können. Es kann hilfreich sein, zu Beginn der Therapie eine Anwesenheitsregel aufzustellen, damit sich alle Patientinnen dieser Anforderung bewusst sind.

Gleichzeitig gibt es unvorhergesehene Umstände, die eine Patientin davon abhalten können, an einer Gruppensitzung teilzunehmen.

- Wenn die Gruppe in Verbindung mit einer Einzeltherapie durchgeführt wird, kann die auf die versäumte Sitzung folgende Einzelsitzung genutzt werden, um das in der Gruppe Versäumte nachzuholen.
- Wird die Gruppe nicht in Verbindung mit einer Einzeltherapie durchgeführt, kann sich eine Gruppentherapeutin mit der Patientin im Verlauf der Woche einzeln treffen, in einem Telefonat das in der Gruppe Besprochene wiederholen oder, falls erforderlich, sich mit der Patientin kurz vor der nächsten Gruppensitzung treffen.
- Wenn keine dieser Optionen möglich ist, können die Gruppenmitglieder gebeten werden, einen kurzen Überblick darüber zu geben, was in der Sitzung der Vorwoche behandelt wurde.
- Wenn eine Patientin eine Sitzung versäumt, kann ihr die Aufgabe per E-Mail zugeschickt werden.

In der Regel schlagen wir vor, dass jemand, der mehr als zwei Gruppensitzungen versäumt, bis zum Beginn der nächsten Gruppe warten sollte, um die Teilnahme wieder aufzunehmen oder die Behandlung in der Einzeltherapie fortzusetzen.

19.3.7 Die Rolle der Therapeutin in der Gruppenbehandlung

Die Durchführung der CPT in der Gruppe ist wie die Einzel-CPT ein kooperativer Prozess, und daher besteht eine wichtige Aufgabe der Gruppentherapeutinnen darin, die Sitzungen so zu strukturieren, dass *alle* Patientinnen jede neue Aufgabe lernen und ihre Fortschritte bei der vorherigen Aufgabe besprechen können. Eine der wichtigsten Aufgaben der Therapeutinnen besteht also darin, dafür zu sorgen, dass die Gruppenmitglieder »bei der Sache« bleiben, was besonders schwierig sein kann, wenn Patientinnen (und Therapeutinnen!) zum ersten Mal eine CPT-Behandlung in der Gruppe durchführen.

Ein häufiges Beispiel hierfür ist der Umgang mit Vermeidungsverhalten der Patientinnen. Vermeidungssymptome führen oft dazu, dass Patientinnen Menschen, Orte und Dinge meiden wollen, die sie an das traumatische Ereignis erinnern, sodass es nicht verwunderlich ist, dass sie versuchen, die Erledigung ihrer Aufgaben oder die Bearbeitung ihrer Gedanken und Gefühle über das Trauma zu vermeiden. Dies gilt vor allem für die ersten Sitzungen der CPT-Gruppe, bevor die Patientinnen sich in der Gruppe wohler fühlen und gelernt haben, dass die Erinnerungen ihnen nicht schaden und dass das Erforschen ihrer Gedanken und Gefühle ihnen tatsächlich helfen wird, sich besser zu fühlen.

In dem Bemühen, Vermeidungsverhalten zu reduzieren, sollten die Therapeutinnen in der ersten Sitzung über Vermeidungsverhalten sprechen und die Gruppenmitglieder auffordern, über ihre typischen Vermeidungsverhaltensweisen zu sprechen (z. B. Aufgaben nicht zu erledigen, Gruppensitzungen zu versäumen, zu spät zu den Sitzungen zu kommen, zu trinken oder Drogen zu nehmen, zu spielen, einzukaufen, die Bedürfnisse anderer Menschen an die erste Stelle zu setzen). Die Therapeutinnen sollten den Patientinnen dabei helfen, Ängste und diesen Ängsten zugrunde liegende Gedanken zu erkennen, die die Ursache für das Vermeidungsverhalten sein könnten. Dies hilft den Betroffenen, sich aller Verhaltensweisen, die Vermeidung darstellen können, bewusster zu werden, und im Idealfall hilft es ihnen, das Ausmaß ihrer Vermeidung sowohl innerhalb als auch außerhalb der Gruppe zu begrenzen. Die Therapeutinnen sollten Vermeidungsverhalten in der Gruppe immer dann ansprechen, wenn sie bemerken, dass die Gruppenmitglieder Verhaltensweisen an den Tag legen, die sie von der Gruppe und dem behandelten Thema entfernen.

19.4 Durchführung der CPT in der Gruppe

19.4.1 Festlegung einer Tagesordnung

Um die Gruppe auf Kurs zu halten, ist es wichtig, dass die Therapeutin jede Sitzung strukturiert, indem sie eine Tagesordnung aufstellt und die Teilnehmenden wissen lässt, was während der Sitzung behandelt wird. Die Tagesordnung sollte ein kurzes Blitzlicht (nicht mehr als 5 bis 10 Minuten für die gesamte Gruppe) beinhalten, um zu sehen, wie es allen geht, und um festzustellen, ob jemand die Hilfe der Gruppe benötigt, um ein dringendes Problem an diesem Tag anzugehen. Dieses Blitzlicht hat eine Reihe von Vorteilen, u. a. ermöglicht es, schnell den emotionalen Zustand der Gruppenmitglieder an diesem Tag zu erfassen. Dies kann dazu beitragen, festzustellen, wo die Einzelne in ihrem Fortschritt bei der Veränderung störender Kognitionen steht. Darüber hinaus befähigt das Blitzlicht die Patientinnen, um Hilfe zu bitten, lehrt sie, ihre Belastung zu regulieren, indem sie gebeten werden, zu entscheiden, ob sie ihre Probleme zu Beginn oder am Ende der Gruppensitzung besprechen möchten, und erlaubt ihnen, zu beobachten, wie andere Gruppenmitglieder um die Unterstützung der Gruppe bitten.

Probleme mit dem Blitzlicht können darauf zurückzuführen sein, dass die Therapeutinnen nicht von Anfang an die Erwartung formulieren, dass das Blitzlicht nur ein paar Worte zur Beschreibung der Gefühle jeder Patientin und bei Bedarf eine Bitte um Unterstützung umfassen sollte. Manche Patientinnen nutzen das Blitzlicht als Gelegenheit, um zu vermeiden, dass die eigentlichen Themen besprochen werden, indem sie den Fokus der Gruppe an diesem Tag ablenken, oder sie versuchen, die Gruppe zu übernehmen, indem sie lange beschreiben, wie schwierig ihre Woche war. Wenn eine Patientin versucht, das Blitzlicht zu dominieren, muss die Therapeutin sanft unterbrechen und die Gruppe neu ausrichten. Obwohl dies für einige Therapeutinnen unangenehm sein kann, ist es wichtig, zu lange Abschweifungen nicht zuzulassen. Andernfalls ist die Botschaft, dass *alle* lange über ihre Woche sprechen sollen, und dies lässt den Gruppenmitgliedern keine Zeit, die Aufgaben der vergangenen Woche zu besprechen, und den Therapeutinnen keine Zeit, die nächste Aufgabe vorzustellen.

Der beste Weg, Abschweifungen zu vermeiden, ist, von Anfang an klarzustellen, dass das Blitzlicht nicht lang sein soll und keine Rekapitulation der Woche beinhalten sollte, sondern sich stattdessen auf die Gefühle der Patientinnen und die Erfassung von Bedürfnissen, die aus der Gruppe kommen, konzentrieren sollte. Sollte es dennoch zu einer Abschweifung kommen, könnte die Therapeutin die erzählende Patientin fragen: »Benötigen Sie die Zeit der Gruppe?« und ihr anbieten, nach dem Blitzlicht auf sie zurückzukommen. Wenn die Patientin »Ja« sagt, sollte die Therapeutin die Patientin nicht auffordern, zur Geschichte zurückzukehren, sondern sie fragen, ob sie in der vergangenen Woche Arbeitsblätter als Aufgaben zu dem Thema bearbeitet hat. Wenn die Patientin mit »Ja« antwortet, können diese Blätter in der Gruppe am Whiteboard besprochen werden. Wenn die Patientin »Nein« sagt, kann die Therapeutin begeistert anmerken, dass dies für die Gruppe ein großartiger Ausgangspunkt ist, um die Arbeit am aktuellen Arbeitsblatt fortzusetzen, und dann direkt damit beginnen.

Indem Therapeutin und Gruppenmitglieder die Erlebnisse der Patientin, die abgeschweift ist, auf die Arbeitsblätter beziehen, zeigen sie im Rollenspiel, wie die Patientinnen die Ereignisse der Woche unmittelbar mit ihren CPT-Arbeitsblättern angehen können, und demonstrieren, dass die Patientinnen Erleichterung von ihren belastenden Gedanken und Gefühlen erlangen können, wenn sie außerhalb der Sitzungen die therapeutische Arbeit fortsetzen. Die Therapeutin sollte daran denken, die anderen Gruppenmitglieder in diese Aktivität einzubeziehen, indem sie sie fragt, ob noch jemand ähnliche Gedanken hat oder Schwierigkeiten hatte, die Aufgabe während der vergangenen Woche zu lösen.

19.4.2 Abschluss der Aufgabe

Das Monitoring der Bearbeitung der Aufgaben ist eine der größten Herausforderungen bei der Durchführung von CPT-Gruppen. Für die Einführung der neuen Arbeitsblätter für eine Aufgabe sollten 20–25 Minuten zur Verfügung stehen, um die Aufgabe zu erklären und mindestens ein Beispiel mit der Gruppe zu erstellen. Sobald die ABC-Blätter in Sitzung 2 eingeführt sind, sollten Sie einen Großteil der Sitzung damit verbringen, das Whiteboard / Flipchart zu nutzen, um diejenigen Arbeitsblätter zu besprechen, mit denen die Patientinnen im Laufe der Woche Schwierigkeiten hatten, oder um Themen oder Anliegen zu bearbeiten, die in die Sitzung mitgebracht wurden. Das Notieren von Beispielen für ausgefüllte Arbeitsblättern am Whiteboard oder am Flipchart erleichtert es, die gesamte Gruppe einzubeziehen und hilft den Teilnehmenden, die Beispiele mit ihren eigenen ähnlichen Denkfallen in Verbindung zu bringen.

19.4.3 Verbindende Fragen und verbreitete Denkfallen

Eine Möglichkeit, die Gruppe als Ganzes zur Teilnahme an den Sitzungen zu bewegen, ist die Verwendung von verbindenden Fragen, um Zusammenhänge zwischen den Denkfallen der Mitglieder aufzuzeigen. Dies sind wichtige Hilfsmittel, die eingesetzt werden können, um mehr Mitglieder in die Gruppe einzubeziehen und um sicherzustellen, dass nicht einige Patientinnen ausgeschlossen werden, während andere die Diskussionen dominieren. Eine Therapeutin könnte etwa fragen: »Hat noch jemand einen ähnlichen Gedanken oder ein ähnliches Gefühl?« Es ist wichtig, dass Sie mehrere Patientinnen dazu ermutigen, auf eine solche Frage zu antworten, und nicht bei der ersten Person bleiben, die antwortet.

Manchmal ist es auch hilfreich, einige allgemein verbreitete Denkfallen als Beispiele vorzuschlagen, damit die Teilnehmerinnen eine stärkere Verbindung zueinander spüren. Beispiele für Denkfallen, die auf diese Weise verwendet werden können, sind: »Es ist meine Schuld«, »Hätte ich nur X getan, wäre das nicht passiert«, »Kein Ort ist sicher«, »Menschen kann man nicht trauen« und »Gefühle zeigen ist eine Schwäche«. Sobald eine Denkfalle von einem Gruppenmitglied bestätigt oder unabhängig verbalisiert wird, können Sie fragen: »Hat noch jemand diese Denkfalle?« oder »Kommt das noch jemandem bekannt vor?« Ermutigen Sie die Patientinnen, alle neuen Denkfallen in das Denkfallen-Logbuch aufzunehmen, damit sie sie später überprüfen können.

19.4.4 Nicht-Erledigung von Aufgaben

Da die Patientinnen ihre Arbeitsblätter während einer Gruppensitzung möglicherweise nicht mit anderen teilen, weiß die Therapeutin unter Umständen erst nach der Sitzung, ob die Aufgabe überhaupt bearbeitet wurde und ob es ein Verständnisproblem bezüglich der Aufgabe gab. Daher ist es sehr wichtig, dass die Therapeutin bei jedem Gruppenmitglied nachfragt (auch durch Handzeichen), ob die Person die Aufgabe gelöst hat oder ob sie Schwierigkeiten damit hatte. Nach der Rückmeldung sollten Sie sicherstellen, dass ein Großteil der Gruppenzeit darauf verwendet wird, mehrere Aufgaben von verschiedenen Patientinnen zu besprechen, und vermeiden, dass sich die Gruppe in einer möglicherweise nicht damit zusammenhängenden Diskussion verzettelt.

In der CPT-Einzeltherapie werden Patientinnen, die zwischen den Sitzungen ihre Berichte über die Ursachen und Auswirkungen des Traumas oder ihre schriftlichen Traumaberichte (in der CPT+A) nicht schreiben oder verschiedene Arbeitsblätter nicht ausfüllen, gebeten, diese in den Sitzungen mündlich auszufüllen, um sie an den Prozess zu gewöhnen. In den CPT-Gruppen bitten wir die Patientinnen, sich auf die Identifizierung von Denkfallen zu konzentrieren, die mit ihren traumatischen Erlebnissen oder anderen Ereignissen in ihrem Leben zusammenhängen. Wir bitten sie *nicht*, ihre Berichte über die Ursachen und Auswirkungen des Traumas (oder ihre Traumaberichte) in der Sitzung zu erzählen, um zu vermeiden, dass andere Gruppenmitglieder getriggert werden oder zu viel Zeit vom wichtigen Prozess der Identifizierung von Denkfallen und dem Beginn ihrer Bearbeitung abgezogen wird.

Wenn Patientinnen ihre Aufgaben nicht bearbeitet haben, ist dies ein guter Zeitpunkt, um zu prüfen, ob mehrere Mitglieder die Arbeitsblätter nicht begonnen oder nicht beendet haben, und um Denkfallen in Bezug auf die Behandlung zu identifizieren, die viele teilen, wie z. B. »Diese Therapie wird mir nicht helfen« oder »Ich habe keine Zeit, irgendwelche Arbeitsblätter zu machen«. An diesem Punkt sollte eine Therapeutin zum Whiteboard / Videobildschirm gehen und ein Arbeitsblatt zu dieser gemeinsamen Denkfalle ausfüllen, wobei sie das zuletzt eingeführte Arbeitsblatt verwendet (d. h. **AB 7** »ABC-Blatt«, **AB 14** »Erkundende Fragen«, **AB 18** »Denkmuster« oder **AB 21** »Alternative Gedanken«). Die Gruppenmitglieder, die ihre Aufgaben gemacht haben, sollten dabei einbezogen werden, wenn es darum geht, Beweise gegen die Denkfallen und neue, gesündere alternative Überzeugungen zu finden.

In CPT-Gruppen kann es schwieriger sein, die Patientinnen davon zu überzeugen, dass sie ihre Aufgaben erledigen können und sollen, weil weniger Zeit zur Verfügung steht, sich jede Woche auf die einzelnen Gruppenmitglieder zu konzentrieren. Dies ist ein weiterer Grund, warum es wichtig ist, das Blitzlicht durchzuführen oder um ein Handzeichen zu bitten, wer die Aufgabe erledigt hat, und dann sicherzustellen, dass jede Woche verschiedene Personen aufgefordert werden, ihre Arbeitsblätter und neuen Denkfallen vorzustellen. Schließlich sollte die Therapeutin versuchen, alle Gruppenmitglieder in die Diskussion über jedes Arbeitsblatt, das auf Whiteboard / Flipchart / Videoleinwand ausgefüllt wird, einzubeziehen, indem diese entweder ihre eigenen, ähnlichen Gedanken mitteilen oder helfen, alternative Beweise und Überzeugungen zu entwickeln.

Einer der Vorteile der Gruppentherapie besteht darin, dass die Gruppenmitglieder, die möglicherweise zögern, sich zu beteiligen, sehen können, dass es anderen Gruppenmitgliedern, die teilnehmen und ihre Aufgaben erledigen, besser geht. Dies motiviert die zögerlichen Mitglieder oft dazu, sich besser an die Aufgaben zu halten, insbesondere wenn die Gruppentherapeutinnen hervorheben, dass diese Arbeit anderen Betroffenen zur Überwindung ihrer Symptome hilft. Wenn z. B. ein Gruppenmitglied ein Arbeitsblatt nicht ausfüllt, sollte die Gruppentherapeutin fragen, ob noch jemand anderes die Aufgabe nicht gemacht hat, und dann die Gruppe anleiten, ein Arbeitsblatt über die gemeinsamen Überzeugungen auszufüllen, die die Patientinnen daran hindern, ihre Aufgabe zu bearbeiten. Mögliche Denkfallen (zusätzlich zu den oben genannnten) können sein: »Ich werde nie gesund werden« oder »Ich kann es nicht ertragen, über meine Gedanken zu schreiben«. Die Gruppenleitung sollte darauf achten, die gesamte Gruppe in diese Übung einzubeziehen, indem sie die Gruppenmitglieder, die die Aufgabe erfolgreich bearbeitet haben, nach alternativen Gedanken oder Beweisen gegen diese Denkfallen fragt.

Es gibt verschiedene Gründe, warum Patientinnen ihre Aufgaben nicht bearbeiten, und diese hängen in der Regel mit einer Art der Vermeidung zusammen. Viele Trauma-Überlebende glauben, dass die Erinnerungen zu »real« und daher zu schwer zu verarbeiten sind, wenn sie die Ereignisse, Gedanken oder Gefühle im Zusammenhang mit ihren traumatischen Erlebnissen aufschreiben. Sie glauben vielleicht auch, dass sie mit der Bearbeitung der Gedanken rund um das Trauma nicht umgehen können, da ihre Gefühle überwältigend werden könnten. Zu hören, dass andere Menschen in der Lage waren, ihre Gedanken über ihre Traumata zu identifizieren und zu verarbeiten (und im Fall von CPT+A die Details der Ereignisse schriftlich festzuhalten), macht es für Patientinnen, die die Aufgabe beim ersten Mal nicht bewältigt haben, oft leichter. Sie beginnen zu erkennen, dass Menschen es aushalten können, ihre Gedanken und Gefühle in Bezug auf das Trauma anzusprechen, und dass man nicht die Einzelheiten des Geschehens mitteilen muss, um eine Besserung zu erreichen. Nach diesem Gespräch über die Gründe für das Nicht-Bearbeiten der Aufgabe ist es wichtig, dass die Therapeutin mit der Besprechung des für den Tag vorgesehenen Materials fortfährt, auch wenn mehrere der Patientinnen die Aufgabe nicht erledigt haben. Darüber hinaus sollte die nächste Aufgabe vorgestellt und der gesamten Gruppe aufgegeben werden. Diejenigen, die die vorherige Aufgabe nicht bearbeitet haben, sollten aufgefordert werden, diese ebenfalls zu erledigen.

Einige Patientinnen werden die Aufgabe vielleicht nicht zu Ende führen, weil sie Vermeidungstechniken anwenden, die es ihnen ermöglichen, in gewissem Umfang zu funktionieren, z. B. Überarbeitung, Drogenkonsum, übermäßiges Essen oder sozialer Rückzug. Es kann sinnvoll sein, diese Patientinnen zu bitten, die Art und Weise zu benennen, in der sich ihr Vermeidungsverhalten negativ auf ihr Leben auswirkt (z. B. Isolation, Probleme bei der Arbeit oder in der Schule), und dies in einer Gruppendiskussion zur Sprache zu bringen. Bei einigen Patientinnen kann es hilfreich sein, sie zu fragen, warum sie in die Gruppe kommen. Die Antworten, die sie geben, können die widersprüchlichen Gedanken, die sie haben, aufzeigen: Einerseits kann es sein, dass sie die Einzelheiten des Traumas falsch interpretieren (oder bagatellisieren) und die Vermeidung in den Vordergrund stellen; andererseits erleben sie eine Notlage in ihrem Leben und suchen Hilfe.

Im Allgemeinen ist es hilfreich, wenn die Gruppenleitung die Patientinnen zu Beginn der Therapie darüber informiert, dass sie möglicherweise den Drang verspüren, ihre Aufgaben nicht zu erledigen oder gar nicht zu den Gruppensitzungen zu kommen. Dies trägt dazu bei, ihre Reaktionen zu normalisieren und erleichtert es den Patientinnen, offener über ihre Gedanken und Gefühle zu sprechen. Es kann sogar von Vorteil sein, den Patientinnen zu helfen, mögliche Denkfallen in der Therapie zu identifizieren. Dies erleichtert die Gruppendiskussion und hilft den Patientinnen, ihre Ambivalenzen oder Bedenken bezüglich der Beendigung der Behandlung anzusprechen.

19.4.5 Telefonlisten-Aufgabe

Um die positive soziale Unterstützung, die eine Gruppe bietet, zu verstärken, empfehlen wir für Patientinnen, die ambulant betreut werden, die Telefonlisten-Aufgabe »zu nutzen. Alle Patientinnen, die zur Teilnahme bereit sind, tragen sich mit ihrem Vornamen und einer Telefonnummer ihrer Wahl in die Telefonliste ein. Jedes Gruppenmitglied wird dann gebeten, die Person, die auf der Liste unter ihm steht, vor der nächsten Sitzung anzurufen, um zu überprüfen, ob die Aufgaben bearbeitet wurden, und um in Bezug auf die Behandlung zu unterstützen. In der folgenden Woche ruft jede Patientin die Person an, die zwei Plätze unter ihr auf der Liste steht usw., bis schließlich jede alle anderen auf der Liste angerufen hat.

Die Patientinnen werden angewiesen, am Telefon nicht über ihre traumatischen Erlebnisse zu sprechen, sondern diese Anrufe als Gelegenheit zu nutzen, Kontakte zu knüpfen oder Hilfe bei der Bearbeitung ihrer Aufgaben zu erhalten. Diese Anrufe können auch dazu genutzt werden, dass die Anrufenden die Aufgaben weitergeben und erklären, was die Angerufenen verpasst haben, wenn diese nicht an der vorherigen Sitzung teilgenommen haben. Die Patientinnen werden angewiesen, die Telefonanrufe nicht dazu zu nutzen, um sich zu zweit zu verabreden, sondern sich nur zu treffen, wenn die gesamte Gruppe eingeladen ist. Wir haben die Erfahrung gemacht, dass die meisten Personen einer Teilnahme an der Telefonliste zustimmen und selbst wenn eine Person in der ersten Sitzung ablehnt, bittet sie in der Regel, in der zweiten oder dritten Sitzung darum, auf die Liste aufgenommen zu werden.

19.4.6 Umgang mit Konflikten und Schwierigkeiten in der Gruppe

Konflikte. Immer wenn mehrere Personen in einer Gruppe zusammenkommen, steigt die Wahrscheinlichkeit, dass es zu Konflikten zwischen den Gruppenmitgliedern kommt. Darüber hinaus kommen viele Patientinnen aufgrund ihrer Missbrauchsgeschichte mit problematischen Kommunikationsmustern in die Gruppentherapie, die es ihnen erschweren können, ihre emotionalen und kognitiven Reaktionen während der Sitzungen zu steuern. Auch hier zeigt sich die Notwendigkeit eines gründlichen Vorgesprächs und einer Aufklärung über den Gruppenprozess. Wir möchten betonen, dass wir Patientinnen in der Regel nicht aufgrund der Diagnose einer Persönlichkeitsstörung ausschließen, aber wir erkennen an, dass einige Patientinnen in Gruppen schwieriger zu handhaben sind als andere. In manchen Fällen können Patientinnen Symptome haben, die so störend sind, dass sie in einer Einzeltherapie oder einer auf Persönlichkeitsstörungen ausgerichteten Therapie behandelt werden müssen, bevor sie an der CPT teilnehmen können. Zu den Symptomen, die unserer Erfahrung nach die CPT in der Gruppe beeinträchtigen, gehören ein hohes Maß an Abhängigkeit von anderen, ein übermäßiges Anspruchsdenken, übermäßige Konfliktbereitschaft und ein erhebliches Interesse an der Aufrechterhaltung der Rolle der »Kranken« oder der »Patientin mit PTBS«. Selbst wenn Persönlichkeitsstörungen vorliegen: Wir haben die CPT in der Gruppe erfolgreich zur Behandlung von Personen mit Borderline-, histrionischen, narzisstischen und antisozialen Persönlichkeitsstörungen eingesetzt.

Abschweifungen. Wenn die Gruppe während der Sitzung den Fokus verliert, besteht eine Strategie, um die Gruppe wieder auf den richtigen Weg zu bringen, darin, die Patientin, die abschweift, zu bitten, die Verbindung zwischen dem, was sie sagt, und dem Thema, das die Gruppe ursprünglich besprochen hat, herzustellen. Wenn die Patientin das Thema zu vermeiden scheint, kann die Therapeutin versuchen, ihr zu helfen, eine Denkfalle in Bezug auf das Thema zu identifizieren. Die Therapeutin kann dann fragen, ob irgendjemand in der Gruppe jemals ein Thema vermeiden oder aufhören wollte, natürliche Gefühle zu empfinden, und der Rest der Gruppe kann diese Reaktionen normalisieren. Diese Technik baut eine Bindung zwischen den Patientinnen auf und ermöglicht es der Therapeutin, die zugrunde liegenden Ängste anzusprechen, die die abschweifende Patientin zum Vermeiden veranlassen.

Therapeutinnen sind auch besorgt über die Menge an Gefühlen, die in einer Traumagruppe ausgelöst werden könnten. Genau wie bei der Einzel-CPT haben wir festgestellt, dass es einigen Patientinnen in der CPT als Gruppenbehandlung zwar schlechter geht, bevor es ihnen besser geht, aber die meisten unserer Patientinnen zeigen während der Gruppenbehandlung keine Verschlechterung ihrer Symptome. Vielmehr sind die starken Gefühle, die während der Gruppensitzungen auftreten, darauf zurückzuführen, dass die Patientinnen sich frei fühlen, ihre primären, natürlichen Gefühle im Zusammenhang mit dem Trauma zum ersten Mal zu erleben. Die Gruppe bietet ihnen einen sicheren Ort, an dem sie ihre Gefühle ohne Verurteilung erleben können, und die Gruppenleitung sollten die Patientinnen ermutigen, ihre Gefühle in der Gruppe ohne Angst vor Schuldzuweisungen zu äußern. Die Gruppenleitung hat auch die Aufgabe, die Patientinnen durch ihre Gefühle zu führen und ihnen zu helfen, zu erkennen, dass das Zeigen ihrer Gefühle in angemessener Weise übermäßige emotionale Reaktionen und störendes Verhalten in der Gruppe oft entschärft.

Dominanz und Schüchternheit. Zwei weitere Reaktionen von Patientinnen, die in einer Gruppe beobachtet werden müssen, sind übermäßige Dominanz und übermäßige Schüchternheit. Dominante Patientinnen neigen dazu, zuerst zu antworten, absolute Aussagen zu machen (z. B. »Niemand außer einer anderen Trauma-Überlebenden kann mich verstehen«), Geschichten zu erzählen oder die Rolle der Leitung infrage zu stellen. Diese Verhaltensweisen bringen viele Gruppenmitglieder zum Schweigen (insbesondere die schüchternen) und können in der Gruppe versteckte Feindseligkeiten hervorrufen, die sich auf die zukünftige Dynamik auswirken. Darüber hinaus werden Mitglieder, die bereits mit Vermeidungsverhalten zu kämpfen haben, die übermäßige Dominanz anderer Mitglieder als ausreichenden Grund ansehen, nicht mehr teilnehmen zu müssen. Der erste Schritt für Therapeutinnen besteht darin, die dominanten und schüchternen

Patientinnen so früh wie möglich zu identifizieren. Die Therapeutinnen können dann damit beginnen, die Zeit, die jede Patientin zum Reden hat, grob zu monitoren und zu kontrollieren. Eine Technik, die sich als wirksam erweisen kann, besteht darin, den Mitgliedern vorzuschlagen, dass diejenigen, die in der Regel schnell antworten, bis 10 zählen sollten, bevor sie eine Antwort geben, um so den Patientinnen, die langsamer antworten, die Möglichkeit zu geben, ihre Gedanken oder Gefühle zu äußern. Eine andere Möglichkeit ist, darum zu bitten, dass eine Person, die sich bereits dreimal in einer Sitzung eingebracht hat, wartet, bis jemand anderes etwas zu einem Thema eingebracht hat, bevor sie sich weiter an der Diskussion beteiligt. Indem die Therapeutinnen diese Vorschläge an die gesamte Gruppe richten, heben sie nicht eine bestimmte Patientin hervor oder bringen nicht einzelne Patientinnen in Verlegenheit.

Manche Patientinnen sind während der Gruppensitzungen viel schüchterner oder nachdenklicher als andere. Die Therapeutin sollte mit diesen Patientinnen abklären, ob ihre Schüchternheit ein Persönlichkeitsmerkmal, eine Reaktion auf ihr Trauma oder eine Form der Vermeidung ist. Solche Patientinnen können unter vier Augen gefragt werden, ob sie während der Gruppe angesprochen werden möchten, damit sie sich nicht überrumpelt fühlen, sich zu beteiligen. Es kann auch sinnvoll sein, alle Teilnehmenden um ihre Einschätzungen oder Antworten auf einem Arbeitsblatt zu bitten – und sich mit jedem Mitglied kurz auszutauschen, bevor mit dem nächsten Punkt der Tagesordnung fortgefahren wird.

19.5 Durchführung der CPT+A in der Gruppe

Der größte Unterschied zwischen der CPT und der CPT+A in der Gruppe liegt im Umgang mit den schriftlichen Berichten in CPT+A-Gruppen. In der CPT+A-Einzeltherapie haben die Patientinnen die Möglichkeit, ihre Traumaberichte zu lesen, ihre Gefühle zu verarbeiten und neue Denkfallen zu identifizieren, und zwar in einem persönlichen Rahmen während der Sitzungen (zusätzlich zu den Erfahrungen, die sie zwischen den Sitzungen machen). In CPT+A-Gruppen empfehlen wir dringend, dass die Patientinnen ihre Berichte während der Therapiesitzungen *nicht* laut vorlesen. Obwohl die Verarbeitung des eigenen traumatischen Ereignisses wichtig ist, ist es nicht erforderlich, dass man seine Geschichte erzählt, und das Anhören der anschaulichen Details des Erlebnisses einer anderen Person kann bei vielen Patientinnen zu erhöhtem Leidensdruck und einer größeren Wahrscheinlichkeit eines Therapieabbruchs führen.

Viele psychiatrische Kliniken arbeiten seit Jahren mit Gruppenformaten, sodass viele Patientinnen damit sehr vertraut sind. Bei diesen Gruppen handelt es sich jedoch häufig um langfristige unterstützende Psychotherapien, bei der die Patientinnen entweder ausführliche Einzelheiten ihrer Traumata erzählen, die traumatischen Ereignisse ganz vermeiden oder sich weitgehend darauf konzentrieren, sich über aktuelle Probleme in ihrem Leben auszutauschen. Obwohl diese Art der Behandlung für die Patientinnen kurzfristig hilfreich sein kann, fühlen sich viele andere durch das Hören von Details aus den Traumaberichten anderer Patientinnen getriggert. Wiederum andere Patientinnen übertreiben ihre Geschichten oder versuchen, sich mit einander übertrumpfenden Geschichten zu messen, um von den anderen Gruppenmitgliedern akzeptiert zu werden. Dieses Verhalten kann dazu führen, dass andere Patientinnen zögern, an der Gruppe teilzunehmen, weil sie befürchten, unter Druck gesetzt zu werden, ihre eigenen Geschichten zu erzählen. Daher müssen CPT+A-Gruppenleitungen schon sehr früh in der Behandlung (oder sogar in der Vorbesprechung) Regeln aufstellen, die besagen, dass in den Gruppensitzungen keine detaillierten Traumaerzählungen stattfinden dürfen. Wenn eine Patientin beginnt, in der Gruppe eine detaillierte Geschichte zu erzählen, sollte die Therapeutin die gesamte Gruppe sanft unterbrechen und sie an die Regel »Keine Traumaerzählung« erinnern. Es kann auch hilfreich sein, die Gruppe nach den Gründen für diese Regel zu fragen, was oft ein oder mehrere Gruppenmitglieder dazu ermutigt, zuzugeben, dass es für sie belastend ist, die Geschichten anderer zu hören.

Anstatt die Patientinnen in den CPT+A-Gruppensitzungen ihre ausführlichen Traumaberichte vorlesen zu lassen, sollten die Therapeutinnen die Reaktionen der Patientinnen auf das Schreiben über ihre Erlebnisse besprechen, um sowohl ihre Gefühle zu normalisieren als auch festzustellen, ob sie alle Details, die mit den Ereignissen zusammenhängen, beschrieben haben. Insbesondere sollten die Teilnehmenden gefragt werden, ob sie sensorische Details, Gedanken und Gefühle in ihre Schilderungen aufgenommen haben und ob sie beim Schreiben ihre natürlichen Gefühle erlebt haben und ob während des Schreibens neue Erinnerungen dazu gekommen sind. Wenn die Gruppenmitglieder keine vollständigen Berichte verfasst haben oder nicht in der Lage waren, ihre primären, natürlichen Gefühle beim Schreiben oder Lesen der Berichte auszudrücken, werden sie ermutigt, sich dafür einzusetzen, die Wahrscheinlichkeit zu erhöhen, dass sie die Aufgabe erfolgreich abschließen. Die Besprechung der Schreibaufgabe konzentriert sich ebenfalls auf die dabei identifizierten Denkfallen und auf die Beweise aus dem Ereignis, die verzerrte Überzeugungen und Interpretationen widerlegen können, und nicht auf die Details des Ereignisses selbst.

Wenn eine oder mehrere Patientinnen in der CPT+A-Gruppe ihre Berichte nicht schreiben, sollte die Gruppentherapeutin sich ein paar Minuten lang auf die Patientinnen konzentrieren, die ihre Berichte fertiggestellt haben und vielleicht eine gewisse Verbesserung zeigen. Dies hilft häufig den Patientinnen, die keine Berichte geschrieben haben, zu erkennen, dass auch sie die Aufgaben erledigen können, und motiviert sie, die Aufgabe zur nächsten Gruppensitzung zu erledigen. Nach der Sitzung sammelt die Therapeutin die schriftlichen Berichte ein, um sie zwischen den Sitzungen zu lesen. Beim Lesen der Berichte sucht die Therapeutin nach Denkfallen, die auch durch die Stellen angezeigt werden können, an denen die Patientinnen aufgehört haben zu schreiben und einen Strich gezogen haben, oder durch Teile der Ereignisse, die die Patientinnen überspringen, beschönigen oder berichten, dass sie sich nicht daran erinnern können. Die Therapeutin achtet auch darauf, ob ein Bericht wie ein Polizeibericht geschrieben wurde (ohne begleitende Gedanken und Gefühle) oder ob die gesamte Erinnerung abgerufen und aktiviert wurde. Ermutigung, Lob und mögliche Denkfallen werden auf den Berichten vermerkt, bevor sie den Patientinnen zurückgegeben werden.

19.6 Nachsorge-Gruppen

Wie bei der CPT in der Einzeltherapie kann, wenn die Patientin nach erfolgreichem Abschluss der CPT in der Gruppe ein Follow-up wünscht, 1 bis 2 Monate nach Ende der Behandlung eine Booster-Sitzung durchgeführt werden. Dieses Follow-up kann in einer Einzelsitzung oder in einer erneuten Zusammenkunft der gesamten Gruppe erfolgen. In dieser Sitzung werden die Gruppenmitglieder gebeten, mitzuteilen, wie es ihnen im Allgemeinen ergangen ist, und alle Probleme zu schildern, auf die sie gestoßen sind. Sie werden ermutigt, die Arbeitsblätter für alternative Gedanken zu verwenden, um anhaltende oder neue Denkfallen oder schwierige Situationen anzusprechen. Diese Booster-Sitzung sollte dieselben diagnostischen Maße umfassen, die auch während der Behandlung angewandt wurden, und kann genutzt werden, um die Patientinnen wieder auf den richtigen Weg zu bringen oder um Fortschritte zu verstärken.

Viele Kliniken haben sich dafür entschieden, eine CPT-Nachsorgegruppe anzubieten, die an die Bedürfnisse verschiedener Patientinnen angepasst werden kann, die gleichzeitig aus einer Gruppen- oder Einzelbehandlung kommen. Die Gruppe kann je nach den Zielen der Klinik und den Bedürfnissen der Patientinnen einmal pro Woche, 14-tägig oder einmal pro Monat durchgeführt werden. Viele Patientinnen, die schon lange in Traumatherapie sind, haben möglicherweise Angst davor, die Therapie am Ende der CPT ganz zu beenden. Die Nachsorgegruppe ermöglicht es ihnen, langsam aus den wöchentlichen Gruppen- oder Einzeltherapiesitzungen auszusteigen, während sie weiterhin an den Denkfallen arbeiten, die die Beendigung der Behandlung erschweren könnten.

Für Patientinnen, die sich in der Gruppen- oder Einzeltherapie stark verbessert haben, aber vielleicht noch ein paar Sitzungen brauchen, um in bestimmten Bereichen, die durch das Standardprotokoll nicht abgedeckt wurden, an ihren Denkfallen zu arbeiten, bietet die Nachsorgegruppe die Möglichkeit, ihre CPT-Fertigkeiten weiter zu nutzen, um diese letzten Probleme zu bewältigen. Es ist wichtig, dass die Leitung der Nachsorgegruppe darauf besteht, dass die Teilnehmenden weiterhin bei jeder Sitzung die ausgefüllten Arbeitsblätter mitbringen; die Gruppensitzungen sollten sich auf die Besprechung dieser Arbeitsblätter an der Tafel oder dem Whiteboard konzentrieren. Schließlich sollte die Teilnahme an der Nachsorgegruppe befristet sein, um zu verhindern, dass eine ungesunde Abhängigkeit von dieser Gruppe aufgebaut wird, statt Fertigkeiten außerhalb der Gruppensitzungen zu üben.

19.7 CPT bei sexuellem Missbrauch

Wie in Kapitel 2 erörtert, ist eine der Modifikationen der CPT ein Manual für Überlebende von sexuellem Missbrauch in der Kindheit (Chard, 2005). Diese Variante umfasst 16 Sitzungen und wird in der Regel als Kombination aus Gruppen- und Einzeltherapie durchgeführt, kann aber auch als Einzel- oder Gruppentherapie allein angeboten werden. Darüber hinaus führen viele Therapeutinnen diese Modifikation ohne die Traumaberichte für diejenigen Patientinnen durch, die nicht bereit oder in der Lage sind, ihre traumatischen Erlebnisse in allen Einzelheiten zu besprechen. Obwohl mehrere Studien (s. Kap. 2) zeigen, dass Patientinnen mit einer Geschichte von sexuellem Missbrauch in der Kindheit genauso gut in der CPT abschneiden wie Patientinnen, die nur Traumata im Erwachsenenalter haben, befürworten einige Therapeutinnen und Patientinnen die zusätzlichen Sitzungen, die die Modifikation der CPT bei sexuellem Missbrauch bietet, um zusätzliche Zeit für die Arbeit an anderen Bereichen zu haben, die oft von Kindheitstraumata betroffen sind. Eine ausführlichere (englischsprachige) Beschreibung finden Sie auf der Website www.cptforptsd.com.

20 Unterschiedliche Gruppen von Patientinnen und Arten von Traumata

In diesem Kapitel werden spezifische Themen erörtert, die abhängig von der Art des erlebten Traumas oder von individuellen Faktoren der Patientin in der Therapie auftreten können. Im Allgemeinen gibt es zwar in der gezeigten Psychopathologie bei Traumaüberlebenden mehr Ähnlichkeiten als Unterschiede. Aber es gibt doch einige Probleme, die für bestimmte Arten von Traumata und individuelle Faktoren der Betroffenen spezifisch sind. Beispielsweise vermischen sich manchmal Traumata, denn viele Patientinnen haben im Laufe ihres Lebens verschiedene traumatische Ereignisse erlebt. Ein Polizeibeamter, der bei einem Überfall angeschossen wurde, kann etwa sagen: »Ich kann niemandem mehr vertrauen.« Die Therapeutin kann sich laut fragen, warum das Vertrauen beeinträchtigt wurde, wenn der Täter niemand war, den der Beamte kannte oder dem er vertraute. Es könnte sich herausstellen, dass der Patient in seiner Kindheit missbraucht wurde und ein frühes Schema über Vertrauen entwickelt hat, das durch das spätere Trauma aktiviert wurde. Der Patient merkt vielleicht gar nicht, dass die Aussage über das Vertrauen im Zusammenhang mit dem besprochenen Trauma keinen Sinn ergibt, aber die Aussage kann der Therapeutin als Signal, als »Red Flag« für andere Traumata dienen, die im Laufe der Behandlung möglicherweise angesprochen werden müssen. Daher empfehlen wir, bei der Durchführung von CPT nach den Auswirkungen anderer traumatischer Ereignisse zu fragen.

20.1 Militärischer Kampf und Ethos

In diesem Abschnitt geht es um Fragen, die bei der Behandlung von aktiven oder ehemaligen Militärangehörigen zu berücksichtigen sind. Wie in Kapitel 16 beschrieben, haben viele Militärangehörige eine überakkommodierte Sicht auf das Militär oder die Regierung entwickelt. Es gibt aber darüber hinaus weitere spezifische Denkfallen und klinische Probleme, die häufig bei aktiven oder ehemaligen Militärangehörigen auftreten (Wachen et al., 2016). Ein Problem ist, dass das junge Alter, in dem viele Menschen dem Militär beitreten und dort ein militärisches Ethos übernehmen, sie zwar auf den Kampf vorbereitet, aber dieses Ethos in der zivilen Welt nicht unbedingt funktioniert. Da ihnen oft schon in jungen Jahren beigebracht wird: »Wenn wir alle unseren Job machen, kommen wir alle nach Hause«, »Lass niemals einen Soldaten zurück« und »Du bist für deine Einheit verantwortlich«, nehmen Militärangehörige diese Leitsprüche möglicherweise wörtlich und empfinden große Schuldgefühle oder geben fälschlicherweise anderen die Schuld, wenn jemand in ihrer Einheit getötet wird oder sie diese Gebote nicht erfüllen können. So mag auch »Bleib wachsam, bleib am Leben« ein Slogan sein, der Menschen in gefährlichen Situationen aufmerksam hält – nach der Rückkehr aus dem Einsatz kann er aber zu einer PTBS-Hypervigilanz führen. Diese Klientel kehrt oft erst nach einer intensiven Auseinandersetzung mit dem Thema Sicherheit und der tatsächlichen Gefahrenwahrscheinlichkeit im aktuellen Umfeld zur normalen Vorsicht zurück.

Militärangehörige werden immer und immer wieder darauf trainiert, zu kämpfen statt zu fliehen, um ihre Aufgaben während einer Kampfsituation automatisch erfüllen zu können. Nach der Rückkehr in das zivile Leben zeigen diese Menschen möglicherweise Wut und aggressive Reaktionen, die in keinem Verhältnis zu den meisten auslösenden Situationen stehen. Vielleicht berichten ehemalige Militärangehörige auch in der Therapie, dass sie während ihrer traumatischen Erlebnisse keine Gefühle erlebt haben, und sie haben Denkfallen hinsichtlich der Bedeutung von Gefühlen (z. B. »Gefühle bedeuten, dass ich schwach und verletzlich bin« oder »Es ist nicht sicher, Angst zu empfinden«). Während der CPT müssen wir den Betroffenen möglicherweise helfen, diese gut erlernten Grundüberzeugungen von ausgewogeneren Überzeugungen zu trennen, die in der zivilen Welt adaptiv sind. Ziel ist es, ein Repertoire von kontextadaptiven Fertigkeiten zu entwickeln, d. h. Fertigkeiten, die im Kampf eingesetzt werden können, und Fertigkeiten, die bei der Erziehung von Kindern, der Interaktion in der Partnerschaft oder in anderen zivilen Lebenssituationen eingesetzt werden können.

Bei aktiven oder ehemaligen Militärangehörigen ist die Wahrscheinlichkeit höher, dass sie Probleme aufgrund der Tatsache haben, dass sie andere Menschen getötet oder deren gewaltsamen Tod miterlebt haben, als bei vielen anderen Patientengruppen. Manchmal wird dies als »moralische Verletzung« bezeichnet. Aufgrund der Überzeugungen, die durch die Kampfausbildung entstanden sind, geben diese Patientinnen in ihren Berichten über die Ursachen und Auswirkungen des Traumas oft sich selbst oder jemandem aus ihrem näheren Umfeld die Schuld – und nicht der Person, die die Mine vergraben oder die Mörsergranate auf den Stützpunkt geschossen hat. Manchmal vermeiden es Kriegsveteraninnen, über das Indexereignis zu schreiben oder zu sprechen, indem sie die Ursache einfach mit »Es passierte, weil wir im Krieg waren« angeben. Sie können dem zustimmen, aber dann nach der Ursache des *spezifischen* Indexereignisses fragen. Manchmal zeigt sich der Mythos der gerechten Welt in Aussagen wie »Aber warum wurde er getötet? Er war doch so ein netter Kerl.« In diesem Fall können Sie fragen, ob derjenige speziell deshalb getötet wurde, weil er ein netter Kerl war, oder allgemein, weil er Schütze beim Militär war. Der Anblick getöteter Kinder löst oft eine weitere Überzeugung aus, die auf dem Mythos der gerechten Welt beruht: »Kinder sollten nicht im Krieg sterben.« Auch wenn wir alle mit der Philosophie hinter dieser Aussage einverstanden sind, ist es eine Tatsache, dass Kinder im Krieg sterben, und wir müssen diesen Betroffenen helfen, das Erlebte zu akzeptieren. Versuche, im Geiste das Ereignis ungeschehen zu machen (z. B. »Wäre ich doch nur früher gekommen« oder »Ich hätte es verhindern sollen«), treten häufig auf.

Manche ehemalige Militärangehörige isolieren sich, weil sie getötet haben, von anderen Menschen. Sie bezeichnen sich selbst als »Mörder« und befürchten, dass ein großes Risiko besteht, anderen zu schaden, weil sie dies schon einmal getan haben. Nachdem Sie sich vergewissert haben, dass diese Betroffenen seit ihrer Rückkehr aus dem Einsatz tatsächlich niemanden mehr getötet oder schwer verletzt haben, ist es wichtig, dabei zu helfen, das Ereignis »richtig einzuordnen«, indem es in den Kontext gestellt wird, in dem es stattgefunden hat. Zusätzlich zum Ausfüllen von Arbeitsblättern zu diesem Thema kann ein Tortendiagramm gezeichnet und die Patientin gebeten werden, in »Kuchenstücken« einzuzeichnen, was sie vor und nach dem Ereignis sonst noch getan hat oder welche anderen Rollen sie im Leben spielt, damit ihr klar wird, dass das Töten eines Menschen nicht ihre gesamte Identität ausmacht.

Töten im Krieg (und zur Verteidigung anderer) ist etwas anderes als Mord. Manchmal hat jemand im Krieg tatsächlich versucht, *nicht* zu töten, indem er beispielsweise zunächst einer Person befahl, nicht durch einen Kontrollpunkt zu fahren, als Warnung über den Kopf der Person hinweg schoss und erst dann schließlich in das Fahrzeug schoss, als die Person nicht anhielt. Die Absicht war also nicht, jemanden zu töten, sondern die Militärbasis zu schützen. Der Kontext ist zentral. Selbst in den Fällen, in denen jemand absichtlich tötet und vielleicht einen Nichtkombattanten tötet, muss der Kontext berücksichtigt werden, auch wenn man annimmt, dass jemand tatsächlich eigenmächtig gehandelt hat. Wir haben etwa von Militärangehörigen gehört, die die einzigen Überlebenden ihrer gesamten Einheit waren; alle anderen wurden getötet. Sie haben nicht gedacht, sondern nur gefühlt, als sie die nächste Person erschossen, die sie sahen und die zufällig ein unbewaffneter Dorfbewohner war. Obwohl man zustimmen kann, dass eine solche Person einen Vorsatz und damit Schuld hatte, kann auch darauf hingewiesen werden, dass sie in diesem Zusammenhang überwältigt und entsetzt war und nicht überlegt handeln konnte. Sie können auch darauf eingehen, wie sich der denkende Teil des Gehirns in solchen Situationen der Todesgefahr abschaltet und Gefühle die Oberhand gewinnen.

20.2 Professionelle Einsatzkräfte

Viele professionelle Einsatzkräfte (z. B. bei der Polizei oder Feuerwehr, in Leitstellen, im Justizvollzug oder Rettungsdienst) haben ähnliche Denkfallen wie ehemalige Militärangehörige, und wir wissen, dass in vielen Ländern viele Menschen nach ihrer Zeit beim Militär in solchen Funktionen weiterarbeiten. Bei professionellen Einsatzkräften ist die Wahrscheinlichkeit, an einer PTBS zu erkranken, fünfmal höher als bei Zivilistinnen, und die Wahrscheinlichkeit, durch Suizid zu sterben, ist höher als durch Todesfälle im Dienst (Nissim et al., 2022). Dennoch spielen viele dieser Personen ihre Symptome herunter und suchen erst spät eine Behandlung auf. Es wird oft fälschlicherweise angenommen, dass eine PTBS nicht behandelt werden kann, solange jemand noch traumatische Ereignisse erlebt, und den Einsatzkräften wurde zum Teil gesagt, sie müssten die Behandlung so lange aufschieben, bis sie nicht mehr in diesem Bereich arbeiten. Wir haben jedoch festgestellt, dass professionelle Einsatzkräfte bei der CPT sehr gut abschneiden, wobei einige Ambulanzen Ansprechraten nach durchschnittlich etwa acht Sitzungen verzeichnen. Viele der Denkfallen, die angesprochen werden müssen, drehen sich um hier bereits dargestellte Themen, darunter der Glaube an eine gerechte Welt, Fairness, moralische Verletzungen, Sicherheit und Macht / Kontrolle. Oft beurteilen professionelle Einsatzkräfte ihre natürlichen Kampf-Flucht-Erstarren-Reaktionen mit Denkfallen wie »Wenn ich oben auf der Treppe nicht erstarrt wäre, hätte ich alle Familienmitglieder aus dem Feuer retten können.« Helfen Sie in diesen Fällen durch den Einsatz von **AB 14** »Erkundende Fragen«, den Kontext der Situation zu untersuchen. In diesem Beispiel erkannte der Feuerwehrmann, dass er in diesem Moment die Information ignorierte, dass der Boden instabil war und er wahrscheinlich aus der Sorge heraus erstarrte, dass das Durchqueren dieses Stockwerks zu weiteren Verlusten führen könnte, und dass andere Feuerwehrleute die Rettung durch das Fenster durchführen müssten.

Professionelle Einsatzkräfte arbeiten oft in einer Kultur, in der emotionale Reaktionen als Schwäche angesehen werden. Tatsächlich werden sie darauf trainiert, ein Pol der Ruhe zu sein, während um sie herum das Chaos ausbricht. Leider wirken diese Botschaften oft auch nach Beendigung der Krise weiter, sodass Denkfallen bestehen wie z. B. »Diese Ereignisse sollten mich nicht beunruhigen« oder »Alle werden mich für schwach halten, weil ich so emotional reagiere.« Wir können den Betroffenen helfen, indem wir ihnen durch die Arbeitsblätter ermöglichen, Erkenntnisse über ihre natürliche biologische Reaktion auf traumatische Ereignisse einzubeziehen, Gefühle wie Traurigkeit und Trauer zu normalisieren und die irrtümliche Annahme zu überprüfen, dass ihre Kolleginnen nicht von Ereignissen am Arbeitsplatz beeinträchtigt werden.

20.3 Sexuelle Übergriffe

In diesem Abschnitt werden Vergewaltigung, sexueller Missbrauch von Kindern und sexuelle Traumata im militärischen Kontext (d.h. genötigte oder erzwungene sexuelle Kontakte oder schwere Belästigungen während des Militärdienstes) behandelt. CPT wurde zunächst mit Blick auf Vergewaltigungsopfer entwickelt. In unseren Forschungsprojekten wurde schnell deutlich, dass Vergewaltigungsopfer oft mehrere Vorfälle sexualisierter Gewalt erlebt haben, nachdem sie sexuellen Missbrauch in der Kindheit erfahren hatten. Tatsächlich hat die große Mehrheit derjenigen, die sich wegen einer PTBS in Behandlung begeben, mehrere traumatische Ereignisse erlebt. Es ist also selten, dass jemand in Therapie kommt, der nur ein traumatisches Ereignis erlebt hat. Wenn jedoch das Indexereignis (das Ereignis mit den schwersten und häufigsten PTBS-Symptomen) dasjenige ist, mit dem eine Therapeutin beginnt, ist es wahrscheinlich, dass es ein Muster von Denkfallen in Bezug auf frühere Ereignisse gibt, das zu beachten ist.

Vergewaltigungen werden nur selten von anderen Personen als den Opfern und Tätern beobachtet. Menschen, die vergewaltigt wurden, fragen sich daher häufig, ob man ihnen glauben wird. Manchmal wird ihnen nicht geglaubt, was dazu führen kann, dass sie sich fragen, ob das Ereignis überhaupt stattgefunden hat, ob es sich wirklich um eine Vergewaltigung handelte, was sie getan haben, das zu einem solchen »Missverständnis« geführt hat usw. Sie stellen möglicherweise ihr eigenes Urteil über sich selbst und andere Menschen infrage. Mit anderen Worten, sie sind bei ihren Kausalattributionen wahrscheinlich sehr auf sich selbst fokussiert (z.B. »Ich bin an der Vergewaltigung schuld«). Wir sehen bei Menschen, die vergewaltigt wurden, selten viel Wut. Sie neigen dazu, auf Wutskalen normale Werte zu erreichen, weil sie nicht die Täter, sondern sich selbst als Ursache der Ereignisse sehen (ein weiteres Beispiel für den Gerechtigkeitsmythos »Schlechte Dinge passieren schlechten Menschen«). Diese Gedanken führen oft zu starken Schuldgefühlen.

Darüber hinaus ist Scham ein sehr häufiges Gefühl bei Überlebenden von solchen Übergriffen. Schuldgefühle beziehen sich auf das, was jemand getan hat; Schamgefühle beziehen sich darauf, wer jemand ist. Vergewaltigungsopfer können Scham empfinden, weil sie glauben, dass sie durch eine solch persönliche Verletzung dauerhaft beschädigt wurden, oder sie denken, dass der Übergriff wegen etwas Schlechtem an ihnen als Menschen geschehen sein muss. Das Gefühl der Verletzung und die Denkfallen im Zusammenhang mit den Gedanken, dauerhaft geschädigt zu sein, sind Dinge, mit denen wir uns schon recht früh in der Behandlung befassen müssen – auch wenn diese Denkfallen erst später (in Bezug auf das Selbst) während der Sitzungen zu Vertrauen, Selbstwertgefühl / Wertschätzung für andere und Nähe / Intimität auftauchen können. Da Scham sich auf viele Ebenen auswirken kann, kann es vieler Arbeitsblätter und sokratischer Dialoge bedürfen, um diesen Patientinnen dabei zu helfen, zu erkennen, dass es bei den traumatischen Ereignissen, die sie erlebt haben, nicht um sie als Menschen ging, sondern um die Täter als »Jäger« und ihre Wahl geeigneter Ziele.

Die Beziehungen zwischen Opfern und Tätern können ein Problem darstellen, wenn die Täter keine Fremden waren (was in den meisten Fällen der Fall ist). Das Gefühl des

Verrats ist besonders erschütternd, und vergewaltigte Patientinnen machen sich möglicherweise selbst Vorwürfe, weil sie den Tätern vertraut haben, anstatt diejenigen zu beschuldigen, die dieses Vertrauen missbraucht haben. Dieses Problem betrifft alle Arten von sexueller Viktimisierung. Bei Opfern von sexuellem Missbrauch in der Kindheit ist die Wahrscheinlichkeit am größten, dass sie von Familienmitgliedern oder Freunden der Familie missbraucht wurden. Vergewaltigungsopfer in der Ehe bzw. Partnerschaft wurden von der Person verraten und erniedrigt, mit der sie ihr Leben verbringen wollten. Bei sexuellen Traumata im Militärkontext sind es Menschen, die ihnen im Kampf den Rücken freihalten sollten, oder sogar Kommandanten, die das Vertrauen missbraucht haben. Diese Situationen ähneln denen des Missbrauchs durch andere Personen, von denen wir annehmen sollten, dass sie vertrauenswürdig sind, wie Lehrerinnen, Trainer, Polizistinnen und religiöse Führer. Der Unterschied besteht darin, dass in vielen Fällen von sexuellem Kindesmissbrauch, Vergewaltigung in der Ehe und sexuellem Trauma im Militärdienst die Opfer weiterhin mit den Tätern zusammenleben müssen, und dass es sich um eine Reihe von Übergriffen über einen langen Zeitraum hinweg handeln kann.

Im Gegensatz zu Kriegsveteranen, die nach ihrer Rückkehr aus dem Krieg in der Regel weit vom Ort ihres Traumas entfernt sind, leben Vergewaltigungsopfer, gleich welcher Art, weiterhin in der »Kriegszone«. Kinder, die in ihrem eigenen Zuhause missbraucht werden, müssen möglicherweise dissoziieren, wenn die Kampf-Flucht-Reaktion unwirksam ist – als einzige Möglichkeit der Bewältigung. Bei genügend traumatischen Ereignissen und genügend Dissoziation sind die Opfer anfällig für eine erneute Viktimisierung, weil die Dissoziation so automatisch erfolgt. Sobald sie anfangen zu dissoziieren, verlieren sie die Fähigkeit, Probleme effektiv zu lösen und sich in neuen Situationen selbst zu schützen. Der sexuelle Missbrauch von Kindern beginnt oft mit einer Phase des »Grooming«, in der die Täter die Kinder langsam auf die Straftat vorbereiten, indem sie ihnen besondere Aufmerksamkeit und Zuneigung schenken und die Kinder langsam in eine »besondere« Beziehung hineinziehen. Manche Kinder merken, dass etwas nicht stimmt, weil die Täter ihnen sagen, dass es »unser Geheimnis« ist, oder drohen, ihre Familienmitglieder zu verletzen, wenn sie es jemandem erzählen. Andere merken vielleicht erst, dass etwas nicht in Ordnung ist, wenn sie älter sind und erfahren, dass sexuelle Handlungen zwischen Erwachsenen und Kindern falsch und illegal sind. In jedem Fall werden die Kinder dazu gebracht, sich als Beteiligte und nicht als Opfer zu fühlen, und dies führt zu Schuldgefühlen, Scham und negativen kognitiven Schemata / Grundüberzeugungen im weiteren Leben. Alle anderen Ereignisse werden durch diese Überzeugungen aus der Kindheit gefiltert, ohne dass diese verändert werden. In der Therapie müssen diese negativen Schemata berücksichtigt werden, die selbst positive Ereignisse einfärben, und die Betroffenen müssen möglicherweise viele Arbeitsblätter zu einer Vielzahl von Ereignissen ausfüllen, die diese kognitiven Schemata regelmäßig aktivieren.

Der Entwicklungsstand zum Zeitpunkt des Traumas kann einen großen Einfluss auf die Denkfallen / Schemata und das Verhalten der Betroffenen in der Therapie haben. Wir haben beobachtet, dass Patientinnen zu dem Zeitpunkt, an dem ihr Trauma auftrat und sie unter PTBS zu leiden begannen, in ihrer Entwicklung »stecken bleiben« können. Die Aufmerksamkeit, die eigentlich der kognitiven, emotionalen oder sozialen Entwicklung gewidmet werden sollte, wird stattdessen auf die Vermeidung von Erinnerungen an das Trauma oder das Coping in einer gewalttätigen Umgebung verwendet. In der Adoleszenz traumatisierte Menschen haben möglicherweise besondere Probleme mit Autoritätspersonen oder mit der Entwicklung einer unabhängigen Identität (s. Abschn. 20.8). Betroffene, die zum Zeitpunkt des Traumas noch sehr jung waren, können Probleme mit der Emotionsregulation entwickeln und sogar Wutanfälle wie im Kindesalter haben. Sie können sehr einfache kognitive Schwarz-Weiß-Kategorien entwickeln (z. B. »Du bist entweder mein Freund oder mein Feind«), weil sie in geringerem Maße – im Erwachsenenalter üblicherweise vorhandenes – differenzierteres Denken ausbilden konnten. Aufgrund eines solchen Entweder-oder-Denkens kann es für sie schwierig sein, soziale Beziehungen aufzubauen und zu pflegen. Wir sollten daher das Alter im Auge behalten, in dem unsere Patientinnen zum ersten Mal eine PTBS entwickelt haben, auch wenn das erste traumatische Ereignis nicht das Indexereignis ist, mit dem die Therapie beginnt: In den Denkfallen können sich Entwicklungsstufen zeigen, die nicht genau mit dem Indexereignis übereinstimmen oder die Therapiebeziehung beeinträchtigen können.

Zu den spezifischen Problemen im Zusammenhang mit sexuellen Traumata im Militär gehören die Unmöglichkeit, dem Umfeld zu entkommen, sowie die Tatsache, dass die Opfer anstelle der Täter bestraft werden können. Tatsächlich bricht die Militärkarriere vieler Betroffener ab, wenn sie den Missbrauch melden. Wenn es sich bei den Tätern um Kommandeure handelt, können sich die Opfer außerdem gefangen fühlen und nicht glauben, dass sie den Missbrauch anzeigen oder Hilfe suchen können, insbesondere wenn er in einem Kriegsgebiet stattgefunden hat.

20.4 Gewalt in der Partnerschaft

Opfer von Gewalt in der Partnerschaft haben wahrscheinlich über einen längeren Zeitraum hinweg eine Reihe von traumatischen Ereignissen erlebt. Darüber hinaus ist ein Teil der Gewalt in der Partnerschaft bidirektional, d. h. beide Beteiligte haben verbale oder körperliche Aggressionen gegen den anderen ausgeübt. Angesichts der relativen körperlichen Stärke von Männern gegenüber Frauen (in heterosexuellen Beziehungen) sind die Nachwirkungen von Gewalt in der Partnerschaft bei Frauen im Allgemeinen stärker als bei Männern. Das bedeutet nicht, dass Männer nicht davon betroffen sein können, sondern dass die meisten Fälle von Gewalt in der Partnerschaft, die zu PTBS führen, Frauen betreffen.

Angesichts der wahrscheinlichen Chronizität von Gewalt in der Partnerschaft besteht ein typisches Problem in der Schwierigkeit, das Indexereignis zu definieren. Wie bei anderen Arten von chronischem Missbrauch sollten die Behandelnden der Patientin dabei helfen, festzustellen, ob es besonders belastende Ereignisse gab, indem sie die aktuellen PTBS-Symptome (d. h. den Inhalt der intrusiven und Vermeidungssymptome) genau diagnostizieren. Oft gab es Missbrauchserfahrungen, die für die Opfer besonders belastend waren: Vorfälle, bei denen sie dachten, sie würden sterben, Kinder den Missbrauch gesehen oder gehört haben, Waffen im Spiel waren oder sie von der Gewalt unvorbereitet getroffen wurden. Der schwerste dieser Vorfälle sollte als Indexereignis verwendet werden. Fällt es einer Patientin schwer, das traumatischste Ereignis zu benennen, fragen wir sie nach einem typischen Missbrauchsmuster und verwenden ein Ereignis, das für dieses Muster steht, als Indexereignis. Ein Ereignis, bei dem die Patientin glaubte, dass sie oder ihre Kinder getötet werden würden, ist ein guter Kandidat für das Indexereignis.

Eine weitere Frage, die sich im Zusammenhang mit PTBS infolge von Gewalt in der Partnerschaft häufig stellt, ist die Frage, wann eine PTBS-Behandlung begonnen werden sollte, wenn die Möglichkeit besteht, dass die Gewalt andauert. In früheren Outcome-Studien haben wir Betroffene, die derzeit in gewalttätige Beziehungen verwickelt oder Opfer von anhaltendem Stalking waren, nicht berücksichtigt. In Anbetracht unserer späteren klinischen Erfahrungen mit Betroffenen dieser Art von Missbrauch und mit Militärangehörigen, die auf Kriegsschauplätzen behandelt wurden, sowie in Anbetracht von Forschung in der Demokratischen Republik Kongo während des dortigen Krieges (Abschn. 2.2.2) empfehlen wir, dass Opfer von Gewalt in der Partnerschaft so bald wie möglich behandelt werden. Wir sind uns bewusst, dass sich viele der Betroffenen dafür entscheiden, zu ihren Tätern zurückzukehren, oder dass sie der Gefahr von Vergeltungsmaßnahmen seitens der Täter ausgesetzt sind, wenn sie die Beziehung verlassen. Das Ziel der Behandlung besteht nicht darin, die angemessene Wachsamkeit der Betroffenen zu verringern, sondern die Hypervigilanzsymptome der PTBS, damit die Frauen das Risiko so genau wie möglich einschätzen können. Darüber hinaus könnte eine Verbesserung etwaiger komorbider depressiver oder dissoziativer Symptome dazu beitragen, dass die Betroffenen aktiver handeln können oder allgemein ihr Bewusstsein und ihr Selbstwertgefühl gesteigert werden, um sie vor weiteren Viktimisierungen oder PTBS-Symptomen zu schützen. Auch dies steht im Einklang mit den in Kapitel 2 behandelten Forschungsergebnissen.

Bei der Arbeit mit Menschen, bei denen das Risiko besteht, dass sie gegenwärtig Opfer von Gewalt in der Partnerschaft werden, ist es wichtig, einen Standardsicherheitsplan zu entwickeln, der Notfallkontaktnummern und andere Methoden enthält, um die vorhandenen Unterstützer im sozialen Netzwerk der Betroffenen anzusprechen und einzubinden, bevor die CPT beginnt. Es kann sinnvoll sein, eine Tasche mit Wechselkleidung, etwas Geld und wichtigen Papieren zu packen und zu verstecken (oder bei jemandem zu deponieren). Begleitende Case-Management-Dienste, die der Patientin helfen, Zugang zu notwendigen wirtschaftlichen und sozialen Ressourcen zu erhalten (z. B. Wohnung, finanzielle Unterstützung, Kinderbetreuung), sind in Fällen kurz zurückliegender Gewalt in der Partnerschaft wahrscheinlich notwendig, denn wenn diese grundlegenderen Bedürfnisse nicht befriedigt werden, wird jede psychosoziale Intervention schwierig zu leisten sein.

20.5 Katastrophen und Unfälle

Im Hinblick auf natürliche oder technische Katastrophen oder Unfälle, z. B. Auto- oder Zugunfälle, ist es für Therapeutinnen wichtig, sich daran zu erinnern, dass in einer unsicheren Welt Unfälle passieren. Zu den häufigen Denkfallen gehören hier Vorstellungen wie »Dinge sind vermeidbar, wenn man gute Vorsichtsmaßnahmen trifft«, »Mein Freund ist bei einem Autounfall gestorben. Ich hätte etwas tun müssen, um das zu verhindern« oder »Ich hätte jemanden nach dem Unfall retten müssen«. Es ist wichtig, bei diesen Ereignissen die Unterschiede zwischen Schuld und Verantwortung und den Aspekt der Unvorhersehbarkeit zu berücksichtigen (s. Abschn. 9.4). Schuld ist nur dann angebracht, wenn das traumatische Ereignis durch eine Kombination aus Absicht und einer bestimmten Handlung oder Unterlassung verursacht wurde.

Galovski und Resick (2008) schilderten den Fall eines 63-jährigen Fernfahrers, dessen Fahrverhalten vorbildlich war und der noch 17 Monate fahren und dann in Rente gehen wollte, als er in einen schweren Unfall verwickelt wurde. Nach dem Unfall war er nicht in der Lage, an seinen Arbeitsplatz zurückzukehren, und konnte es kaum ertragen, als Beifahrer in einem Auto zu sitzen, geschweige denn seine Arbeit als Lkw-Fahrer wieder aufzunehmen. Die begrenzten Invaliditätszahlungen, die er erhielt, ersetzten weder seinen Lohn noch seine Rente. Er stimmte einer Therapie vier Monate nach dem Unfall zu, bei dem ein Auto über den Mittelstreifen und direkt in seinen Lkw gerast war. Er wich aus, konnte den Zusammenprall aber nicht verhindern. Am Steuer saß ein 16-jähriges Mädchen, das ebenso wie fast ihre gesamte sechsköpfige Familie ums Leben kam – nur ein Säugling überlebte. Es wurde angenommen, dass alle eingeschlafen waren. Einer der wichtigsten Denkfallen des Lkw-Fahrers war: »Ich habe diese Familie getötet. Dieses Baby wird seine Familie nie kennenlernen.« Er sprach früh auf CPT+A an und war nach sechs Sitzungen symptomfrei. Nachdem er die Behandlung in Sitzung 7 abgeschlossen hatte, konnte er seine Arbeit wieder aufnehmen und fühlte sich seiner Familie wieder näher.

Eine von uns betreute eine Patientin, die in ihrer Jugend den Tod eines älteren Bruders miterleben musste, der bei einem tragischen Brand ums Leben kam. Der Bruder hatte ein Feuerzeug an den Benzintank des Rasenmähers der Familie gehalten, um zu sehen, ob genug Benzin vorhanden war, und der Tank explodierte. Er rannte brennend in die Wohnung der Familie und setzte das Haus in Brand. Die Patientin war der Meinung, dass sie ihn hätte retten müssen, und betonte: »Wenn ich klüger gewesen wäre, wäre mein Bruder nicht gestorben.« Sie kehrte gerade vom Zeitungsaustragen zurück, als sie das brennende Haus sah, und tat alles in ihrer Macht Stehende, um zu helfen: Sie rief um Hilfe, brachte ihren anderen Bruder ins Freie, versuchte, das Feuer mit Wasser und einem Feuerlöscher zu löschen, und verließ das Haus erst, als sie nicht mehr atmen konnte. Dieser Fall veranschaulicht, wie wichtig es ist, den Kontext traumatischer Ereignisse genau zu untersuchen und festzustellen, ob die Ereignisse vermeidbar waren (oder nicht).

20.6 Kognitive Beeinträchtigungen und Behinderungen

Viele Teilnehmende unserer Forschungsstudien und klinischen Programme weisen kognitive Defizite auf, die auf eine Vielzahl von Faktoren zurückzuführen sind, darunter Entwicklungsstörungen, organische Hirnschäden, Arbeits- oder Autounfälle oder Demenz. Darüber hinaus unterziehen sich viele aktive oder ehemalige Militärangehörige, die während ihres Kampfeinsatzes traumatische Hirnverletzungen erlitten haben, einer PTBS-Therapie. Wie in Kapitel 2 erörtert, deuten die Forschungsergebnisse zur CPT darauf hin, dass die Mehrheit der Betroffenen mit kognitiven Defiziten gut auf das vollständige CPT-Protokoll anspricht. Daher lautet die Empfehlung, die ursprünglichen Arbeitsblätter zu verwenden, es sei denn die Patientinnen kämpfen selbst mit dem grundlegenden Verständnis der aktuellen Aufgaben. An diesem Punkt kann es hilfreich sein, auf eines der modifizierten Arbeitsblätter umzusteigen (**AB 37–39**).

Bitte beachten Sie, dass bei Patientinnen mit kognitiven Einschränkungen eine gewisse Verwirrung zu erwarten ist, wenn sie die Bearbeitung eines neuen Arbeitsblatts erlernen, aber diese Verwirrung lässt in der Regel nach, wenn sie in der Sitzung und auch zu Hause Erfahrung damit sammeln. Auch hier empfehlen wir die Verwendung der vereinfachten Versionen nur, wenn die Patientinnen nicht nur verwirrt sind, sondern auch den grundlegenden Zweck der ursprünglichen Arbeitsblätter nicht verstehen. Die vereinfachten Arbeitsblätter können sowohl in der Einzel- als auch in der Gruppenbehandlung und entweder in CPT oder CPT+A verwendet werden. Die Patientinnen sollten ermutigt werden, ihre erfolgreich bearbeiteten Arbeitsblätter jeden Tag durchzulesen, um sich an sie zu erinnern. Sie können auch alternative Gedanken an ihren Spiegel oder ihren Kühlschrank hängen oder im Mobiltelefon speichern.

Einer der extremsten, aber erfolgreichsten Behandlungen mit CPT wurde mit einem Veteranen mit einer neurologischen Störung, dem Locked-in-Syndrom (LIS), durchgeführt, das durch ein zerebrovaskuläres Ereignis in seinem Hirnstamm verursacht wurde (Miron et al., 2021). LIS führt zu Unfähigkeit, Sprache zu produzieren, und zu Tetraplegie, jedoch bei voll erhaltenen kognitiven Funktionen. Zur Kommunikation benutzte der Patient einen mit Blickkommunikation ausgestatteten Computer. Vor der LIS war er nicht wegen seiner PTBS behandelt worden und hatte 30 Jahre lang darunter gelitten. Da der Patient seine Geschichte erzählen wollte, entschied man sich für CPT+A. Zur Bewertung las der Therapeut die PCL-5-Items laut vor, und der Patient gab seine numerische Punktzahl am Computer ein, was etwa 30 Minuten dauerte. Das Sitzungsmaterial wurde an seinen Computer angepasst, und wie zu erwarten war, war die Kommunikation sehr langsam, sodass der Inhalt der Sitzungen auf mehrere 90-minütige Sitzungen aufgeteilt werden musste. Im Laufe von sieben Monaten erhielt der Patient 30 CPT-Sitzungen. Sein PCL-5-Wert verringerte sich um 38 Punkte von 61 auf 23. Abgesehen von der Verbesserung der PTBS verringerte sich seine Belastung aufgrund des LIS und seine Wut; seine Bereitschaft zu sozialer Interaktion nahm zu.

20.7 Durch Trauer erschwerte PTBS

Manchmal ist das primäre Trauma der gewaltsame Tod einer nahestehenden Person, oder dieser Tod tritt zusätzlich zu einem eigenen traumatischen Ereignis oder als Teil davon auf. Die Trauer kann sich so sehr mit den PTBS-Symptomen verstricken, dass die Betroffenen nicht bereit sind, einige ihrer PTBS-Reaktionen wie Wut oder Schuldgefühle loszulassen – um die Trauerreaktion zu vermeiden und die Notwendigkeit, zu akzeptieren, dass die verstorbene Person nicht mehr da ist. Insbesondere hört man häufig von ehemaligen Militärangehörigen die Aussage: »Wenn ich meine PTBS aufgebe, dann bedeutet das, dass mein Kamerad wirklich tot ist oder umsonst gestorben ist.« Manchmal haben die Betroffenen Angst, die verstorbene Person zu vergessen, wenn sie sie nicht durch ihre intrusiven Symptome im Gedächtnis halten.

In der Regel lassen sich solche Denkfallen auflösen, indem man die Betroffenen nach anderen Erinnerungen an die verstorbene Person fragt, die nichts mit deren Tod zu tun haben, und erörtert, ob es besser wäre, sich an das Leben der Person zu erinnern als an ihren Tod. Die Patientin kann die Denkfallen in das Denkfallen-Logbuch eintragen und an ihnen arbeiten, wenn sie auftauchen, oft nachdem sie an der Assimilation des traumatischen Ereignisses gearbeitet hat. Die Therapeutin kann fragen, warum die Patientin Angst hat, die Person zu vergessen, wenn sie so wichtig war, und ob sie etwas hat, das sie an die Person erinnert. Selbstverständlich ist es auch immer hilfreich zu fragen, was die andere (verstorbene) Person sich für die Patientin wünschen würde, oder was die Person sich wünschen würde, wenn die Situation umgekehrt wäre: »Würde Ihr Freund wollen, dass Sie ein unglückliches Leben haben, oder würde er wollen, dass es Ihnen beiden gut geht?« oder »Was würden Sie sich für sie wünschen, wenn Sie gestorben wären? Würden Sie wollen, dass sie für den Rest ihres Lebens leidet?«

Einer der Unterschiede zwischen PTBS und Anhaltender Trauerstörung ist das Ausmaß der Vermeidung bei PTBS, d. h. der Versuch, sich nicht an das Trauma zu erinnern, im Gegensatz zu der übergroßen Sehnsucht im Falle anhaltender Trauer. Menschen, die unter anhaltender Trauer leiden, errichten manchmal Schreine für den Verstorbenen, verändern jahrelang nichts in dessen Zimmer, vergöttern ihn, ohne sich an seine Fehler und Schwächen zu erinnern, oder verbringen viel Zeit damit, darüber nachzudenken, wie sie den Tod der Person hätten verhindern können. Dies gilt insbesondere für den Suizid von nahestehenden Personen. Obwohl auch Menschen mit PTBS viel Zeit damit verbringen, sich zu fragen, wie sie den Tod hätten verhindern können, dient dieses Grübeln bei PTBS einer Vermeidungsfunktion: Es hindert die Betroffenen daran, den Tod tatsächlich zu akzeptieren und zu trauern. Wut und Schuldgefühle sind oft akzeptabler als Trauer, und da Trauer und Traurigkeit länger andauern als andere natürliche Gefühle, können sie für die Betroffenen sehr viel beängstigender sein. Die Betroffenen fühlen sich vielleicht auch hilflos, weil sie nichts tun können, um die Person zurückzubringen, die Beziehung zu dem Verstorbenen zu ändern oder zu ändern, was sie vielleicht gesagt haben, als sie den Verstorbenen das letzte Mal gesehen haben. All dies können Denkfallen sein, die mit Arbeitsblättern und sokratischen Dialogen angegangen werden können.

20.8 Trauma in der Adoleszenz und Auswirkungen auf andere Entwicklungsphasen

Matulis et al. (2014) wiesen darauf hin, dass Jugendliche mit einzigartigen Entwicklungsaufgaben konfrontiert sind, z. B. der Individualisierung, schulischen / beruflichen Entscheidungen und dem Aufbau enger Beziehungen. All diese Entwicklungsaufgaben können sie nicht nur für eine erneute Viktimisierung anfällig machen (die bei Jugendlichen häufiger vorkommt als bei Erwachsenen), sondern auch für eine PTBS oder die Verschlimmerung einer bereits bestehenden PTBS. Allerdings können Menschen in jeder Entwicklungsphase von einer PTBS betroffen sein, sodass die Entwicklungsstufen bei der CPT immer berücksichtigt werden sollten.

Patientinnen in ihren Zwanzigern (oder sogar ältere Patientinnen) können sich wie Jugendliche verhalten und sich von ihren Therapeutinnen abwenden, wenn sie tatsächlich in ihrer Jugend traumatisiert wurden. Sie können versuchen, sich mit ihren Therapeutinnen zu streiten oder sie in die Rolle der missbilligenden Eltern zu drängen. Sie können die Behandelnden auf die Probe stellen, indem sie sich weigern, Aufgaben durchzuführen oder so tun, als könnten sie die Gedanken der Behandlerin lesen. Menschen im 3. und 4. Lebensjahrzehnt sollten in der Regel an ihrer Karriere arbeiten, eine eigene Familie gründen und beginnen, sich mit ihren Eltern zu versöhnen (anstatt sie für »Idioten« zu halten, wie sie es vielleicht in ihrer Jugend getan haben). Sie sollten auch ein klares Identitätsgefühl haben und nach dem 25. Lebensjahr eine vollständige Gehirnentwicklung (insbesondere im präfrontalen Kortex und in der Amygdala) und einigermaßen ausgereifte exekutive Funktionen erreicht haben. Wenn ein Trauma in der Adoleszenz die Entwicklung in diesen Bereichen gestört hat, besteht die Aufgabe der CPT nicht nur darin, die PTBS-Symptome zu lindern, sondern den Betroffenen auch dabei zu helfen, wieder einen altersangemessenen Entwicklungsstand zu erreichen.

Zwischen dem Zeitpunkt des Traumas und dem Zeitpunkt, zu dem sich jemand zur Behandlung meldet, liegt wahrscheinlich eine Zeitspanne. Wir sollten nicht davon ausgehen, dass sich die kognitive, emotionale oder soziale Entwicklung der Patientin fortgesetzt hat oder dass ihre Fähigkeiten in diesen Bereichen mit ihrem chronologischen Alter kongruent sind. Die Entwicklung kann recht unregelmäßig verlaufen oder im Alter der frühesten Traumata vollständig zum Stillstand gekommen sein. Die Patientin kann ein kategorisches Entweder-oder-Denken an den Tag legen, das den Entwicklungsstand eines Kindes widerspiegelt. Trotz dieser Auswirkungen des Traumas sind manche Menschen in der Lage, sich abzugrenzen und sich in ihre Ausbildung oder Arbeit zu stürzen, haben aber möglicherweise nur geringe soziale Fähigkeiten oder wenig Erfolg in ihren Beziehungen. Wenn ihre emotionale Entwicklung gehemmt wurde, kann es sein, dass sie Wutausbrüche haben, die einem kindlichen Wutanfall gleichkommen.

Manche Patientinnen sind unsicher, was ihr Selbstkonzept ohne ihre PTBS-Identität betrifft, weil diese so sehr Teil ihres Lebens war. In diesen Fällen hat sich das Konzept des »Rückzugs aus der PTBS« als hilfreich erwiesen und ein sokratischer Dialog, um alternative Identitäten außerhalb der Identität als Person mit PTBS zu erforschen. Menschen, die aufgrund ihrer PTBS-Diagnose einen Behinderungsgrad erhalten haben, müssen sich überlegen, was sie tun werden und wer sie ohne diese Identität sein werden.

Bei Menschen, die einen Job hatten und sich – als hochfunktionale Form der Vermeidung – extrem beschäftigt haben, können die PTBS-Symptome im Rentenalter wieder auftreten. Es kann beruhigend sein, darauf hinzuweisen, dass alle Altersgenossen ihre Interessen, Aktivitäten und Identitätsänderungen im Ruhestand neu bestimmen müssen. Bei älteren Menschen können PTBS-Symptome auch wieder auftauchen, wenn Altersgenossen sterben und ein Prozess der Lebensrückschau stattfindet. Wir haben erlebt, dass ehemalige Militärangehörige eine Behandlung für eine PTBS suchten, die 70 Jahre lang unterdrückt oder unwirksam behandelt worden war. Da sie bei beginnender Demenz möglicherweise Schwierigkeiten haben, neue Denkweisen zu erlernen, müssen die CPT-Therapeutinnen ihnen ggfs. auftragen, ihre erfolgreich bearbeiteten Arbeitsblätter jeden Tag erneut zu lesen oder ihre ausgeglicheneren Selbstaussagen auf Karten oder Notizen zu schreiben. Sie können die Karten oder Notizen bei sich behalten und sie nutzen, um sich an die neuen Gedanken zu erinnern, mit denen sie die langjährigen Schuldgefühle oder andere Denkfallen ersetzen wollen. Die modifizierten oder vereinfachten Arbeitsblätter, die bereits besprochen wurden, können ebenfalls nützlich sein.

20.9 Ethnizität und Kultur

Im Laufe der letzten Jahre nehmen Vorurteile und Gewalt gegen Minderheiten weltweit zu. Selbst wenn sich dies nicht so fortentwickelt, werden viele Menschen und Familien durch Waffengewalt, antisemitische und antimuslimische Rhetorik und Gewalt, rassistische Vorurteile und Handlungen sowie Versuche, ihre Rechte zu beschneiden, geschädigt worden sein. PTBS kann das Ergebnis dieser Drohungen und Gewalt sein. Dieser Abschnitt zielt nicht darauf ab, den Wahrheitsgehalt der Erfahrung der Betroffenen infrage zu stellen, genauso wenig wie wir die Vergewaltigungs- oder Kampferfahrung einer Person infrage stellen würden. CPT kann eingesetzt werden, um Patientinnen dabei zu helfen, ihre primären, natürlichen Gefühle zu erleben und nach Denkfallen zu suchen, die von ihren Erfahrungen herrühren. Die Therapie sollte wie üblich durchgeführt werden, wobei der ethnische und kulturelle Kontext im Auge behalten und erfragt werden sollte.

»Kultur« umfasst die Gruppe(n), mit der / denen man sich identifiziert, und die Werte, für die diese Gruppen eintreten. Wir werden in bestimmte Kulturen hineingeboren (basierend auf der Ethnie, der Region / dem Land und den religiösen Ansichten unserer Familien) oder können in Kulturen hinein- oder aus ihnen herauswechseln (z. B. die Militärkultur, Religionen oder Sekten innerhalb einer Religion). Einige Kulturen sind in ihren Überzeugungen flexibel, andere wiederum sehr starr. Die meisten Kulturen haben sich jedoch im Laufe der Zeit durch Modernisierung, den Einfluss anderer Gruppen und auch durch das Aufkommen des Internets verändert. Wenn eine Patientin sich stark mit den Überzeugungen einer bestimmten Kultur identifiziert, kann diese Kultur positive oder negative Auswirkungen auf die Genesung von einem Trauma haben, je nachdem, wie diese Kultur Traumaüberlebende behandelt und welche Überzeugungen bestehen, warum Menschen traumatische Erfahrungen machen. Es muss jedoch bedacht werden, dass die Überzeugungen über eine bestimmte Kultur oder Subkultur, wie andere Überzeugungen auch, verzerrt werden können und dann die Genesung von dem Trauma beeinträchtigen.

Therapeutinnen sollten es *nicht* vermeiden, Themen im Zusammenhang mit ethnischer Zugehörigkeit anzusprechen, die nicht ihre eigenen sind. Gerade diese Themen können eine wichtige Rolle dabei spielen, warum ein traumatisches Ereignis passiert ist oder wie eine Patientin innerhalb ihrer Kultur auf das traumatische Ereignis reagiert hat und welche Denkfallen entstanden sind. Es obliegt uns Therapeutinnen, kulturelle Kompetenz durch Lektüre, Workshops, fortlaufende Fortbildungen usw. zu entwickeln. Die Tatsache, dass bestimmte Menschen aus bestimmten (Sub-)Kulturen etwas sagen, bedeutet nicht, dass es für diese ganze Gruppe gilt. Der beste Ansatz besteht darin, diese Themen sehr direkt anzusprechen und im sokratischen Dialog klärende Fragen zu stellen. Wir sollten nach bestimmten kulturbezogenen Überzeugungen fragen. Zu Beginn jeder Therapie sollte sich die Therapeutin erkundigen, ob die Patientin mit ihr arbeiten möchte, wenn Unterschiede in Kultur oder Ethnizität offensichtlich sind. Therapeutinnen sollten darum bitten, korrigiert zu werden, wenn sie etwas missverstanden haben, und versuchen, einen offenen Dialog über jedes Thema zu entwickeln.

20.10 Religion und Moral

Einige Therapeutinnen zögern, religiöse und moralische Fragen in den therapeutischen Prozess einzubeziehen. Wir glauben jedoch nicht, dass wir diese Themen vermeiden können, da traumatische Ereignisse oft erhebliche existenzielle Fragen hervorrufen und sich als Kern der PTBS vieler Patientinnen erweisen können. Selbst wenn wir eine andere religiöse Überzeugung haben als unsere Patientinnen (oder als Agnostikerinnen oder Atheistinnen religiöse Patientinnen behandeln), arbeiten wir patientenfokussiert, um deren Genesung von dem Trauma zu fördern. Wir betrachten Religion als einen Teil der größeren Menge kultureller Überzeugungen, die in der CPT zu berücksichtigen sind, und Religion kann ein wichtiger Aspekt für viele Betroffene sein. Eine Patientin wird das Thema Religion in der Therapie nicht ansprechen (obwohl wir bei der Aufnahme danach fragen sollten), es sei denn, es gibt einen Konflikt oder eine Denkfalle, die damit zusammenhängt. Betroffene, die Trost und Unterstützung durch ihre Religion oder Gemeinde erhalten, erwähnen dies vielleicht beiläufig, aber in diesen Fällen wird es in der Regel kein Thema in der Therapie sein.

Religion und Moral können sich auf verschiedene Weise mit den Überzeugungen überschneiden, die nach einer Traumatisierung zu einer Nicht-Genesung führen. Bei Menschen mit PTBS, die religiös sind, sind die auf Assimilation beruhenden Denkfallen oft mit dem Gerechte-Welt-Glauben verstrickt (z. B. »Warum ich?« oder »Warum nicht ich?« oder »Warum ist mein Freund / Verwandter gestorben?«), ein Glaube, der von einigen Religionen direkt gelehrt wird. Selbst wenn der Glaube an die gerechte Welt nicht von bestimmten religiösen Gruppen gelehrt wird, kann die Patientin implizit daran festhalten. Zusätzlich zu auf Assimilation beruhenden Denkfallen religiös-moralischer Art haben einige Patientinnen als Folge einer Traumatisierung auf Überakkommodation beruhende Denkfallen in diesem Bereich. Beispielsweise kann eine Patientin infolge eines traumatischen Ereignisses zu der Frage kommen: »Wie konnte Gott das zulassen?« oder sogar ihren religiösen Überzeugungen abschwören. Auch wenn eine Patientin keiner bestimmten Religion angehört oder Atheistin ist, kann ein traumatisches Ereignis als Verstoß gegen den eigenen moralischen oder ethischen Kodex ausgelegt werden, was manchmal als »moralische Verletzung« bezeichnet wird (z. B. »Ich habe in Ausübung meiner Pflicht getötet, also bin ich ein Mörder«). Bei religiösen und moralischen Fragen kann es auch darum gehen, dass die Patientin oder andere versuchen, Vergebung für die Patientin oder den Täter / die Täterin zu erzwingen.

Glaube an eine gerechte Welt. Der Glaube an eine gerechte Welt wird nicht nur von religiösen Gruppen gelehrt, sondern auch von Eltern, dem Schul- oder Strafrechtssystem und anderen Autoritätspersonen oder -gruppen. In der Tat glauben wir Menschen gerne, dass gute Dinge passieren, wenn man sich an die Regeln hält, und man bestraft wird, wenn man die Regeln bricht. Die Vermittlung dieses Glaubens hat gesellschaftliche Vorteile. Manchen Menschen fällt es schwer, zu erkennen, dass die Welt nicht vollkommen gerecht oder geordnet ist, oder sie greifen angesichts traumatischer Ereignisse auf diese einfachere Erklärung zurück. Gerechtigkeit ist in der Realität eher als Ziel und als Wahrscheinlichkeit zu beschreiben (z. B. »Wenn ich die Regeln befolge, verringert sich mein Risiko, dass etwas Schlimmes passiert«). Wenn Menschen stark an der Überzeugung von einer gerechten Welt festhalten, ist es wahrscheinlich, dass sie rückwärts argumentieren. Das heißt, sie könnten durchaus zu dem Schluss kommen, dass sie, wenn ihnen etwas Schlimmes zugestoßen ist, dafür bestraft werden, dass sie etwas Schlimmes getan haben (oder in manchen Fällen glauben sie, dass sie von Geburt an schlecht sind). Wenn sie nicht feststellen können, was sie falsch gemacht haben, kann es sein, dass sie am Ende die Ungerechtigkeit der Situation oder eines höheren Wesens anprangern.

Wenn überhaupt, garantieren nur wenige Religionen, tatsächlich, dass gutes Verhalten *immer* belohnt und schlechtes Verhalten bestraft wird (zumindest in diesem Leben). Wenn jemand dies glaubt, hat er entweder ein verzerrtes Bild von seiner Religion oder wurde von Eltern oder religiösen Autoritäten so erzogen. Wie in jedem Bereich gibt es auch bei religiösen Autoritäten Unterschiede darin, inwieweit sie in ihrer Religionslehre ausgebildet sind oder sich an diese halten. Wir Therapeutinnen müssen darauf achten, die Religion selbst von der Interpretation einer einzelnen religiösen Autorität zu unterscheiden, wenn wir diese Themen mit Patientinnen besprechen. Es ist möglich, die Lehren der Religion durch eigene Nachforschungen oder Gespräche mit Geistlichen zu überprüfen. Ein wichtiger Grundsatz dabei ist, dass es in jeder religiösen Gruppierung verschiedene Stufen der Orthodoxie gibt.

Freier Wille. Wenn jemand nicht verstehen kann, wie eine höhere Macht ein Ereignis zulassen kann, das böswillige Handlungen eines anderen beinhaltet (z. B. Vergewaltigung, Überfall, Kampf), kann das Konzept des »freien Willens« sehr hilfreich sein. Die meisten westlichen Religionen umfassen das Konzept des freien Willens, d. h. die Wahlmöglichkeit, sich gut oder schlecht zu verhalten. Wenn eine höhere Macht einem Individuum den freien Willen gibt, Entscheidungen zu treffen, dann folgt daraus nicht, dass der freie Wille einer anderen Person weggenommen wurde, um eine Patientin zu bestrafen. Der Täter hatte auch den freien Willen, eine Waffe abzufeuern oder einen Überfall oder eine Vergewaltigung zu begehen. Freier Wille bedeutet, dass eine höhere Macht nicht eingreift und das Verhalten anderer unterbindet, genauso wenig wie diese Macht die Patientin zwingt, sich richtig oder falsch zu verhalten. Auch wenn keine Verhaltensweisen oder Entscheidungen einer anderen Person involviert sind, ist es leicht möglich Beweise dafür zu finden, dass nicht eine höhere Macht Naturereignisse, Unfälle oder Krankheiten nur dazu benutzt, schlechte Menschen zu bestrafen. Wenn wir sehen, dass diese Ereignisse Säuglingen oder Kindern oder Menschen widerfahren, von denen wir wissen, dass sie wunderbare, fürsorgliche Menschen sind, dann können wir auf die Idee zurückgreifen, dass »Gott auf geheimnisvolle Weise handelt«. Es könnte aber auch der Fall sein, dass Gott nicht in das tägliche Leben eingreift und dass eine Vorstellung von Gott eher als Trost, für ein Gefühl von Gemeinschaft und als moralische Richtschnur genutzt werden sollte.

Wenn Patientinnen an Vorbestimmung glauben und davon überzeugt sind, dass sie keinen freien Willen haben, kann mit ihnen erörtert werden, warum sie eine PTBS haben, wenn ihre traumatischen Ereignisse vorherbestimmt waren. Es sollte keinen Konflikt zwischen dem Auftreten der traumatischen Ereignisse und dem vorgegebenen Schicksal der Patientinnen geben. Dies wirft die Frage nach anderen im Hintergrund bestehenden Überzeugungen auf, die der Patientin Schwierigkeiten bereiten könnten, ihr Schicksal zu akzeptieren. Alternativ müssen diese Patientinnen die primären, natürlichen Gefühle erleben, die Menschen normalerweise nach einem traumatischen Ereignis haben.

Vergebung. Patientinnen werden im Verlauf der Therapie manchmal die Begriffe der Selbst- oder Fremdvergebung ansprechen. Wenn diese Themen für die Betroffenen tröstliche oder hilfreiche Konzepte waren, ist es unwahrscheinlich, dass sie sie ansprechen. Stattdessen werden sie in der Regel nur erwähnt, weil es ein gewisses Unbehagen oder einen Konflikt hinsichtlich des Begriffs der Vergebung gibt. Was die Selbstvergebung betrifft, so ist es zunächst wichtig, die Einzelheiten des Kontextes eines traumatischen Ereignisses zu ermitteln, um festzustellen, ob die Patientin etwas hat, wofür sie Vergebung sucht. Da es fast selbstverständlich ist, dass Menschen mit PTBS sich selbst die Schuld für traumatische Ereignisse geben, bedeutet dies nicht, dass sie das Ergebnis beabsichtigt haben. Schuldzuweisungen und Schuldgefühle können daher unangebracht sein. Menschen, die Opfer eines Verbrechens geworden sind, sind genau das: Opfer. Es gibt nichts, was sie hätten tun können, um das zu rechtfertigen, was ihnen widerfahren ist. Selbst wenn sie sich »schmutzig« oder »verletzt« fühlen, bedeutet das nicht, dass sie etwas Falsches getan haben, das der Vergebung bedarf. Dies wäre ein Beispiel für emotionale Argumentation.

Es kann Raum für Selbstvergebung oder Selbstmitgefühl geben, wenn nach Klärung des Kontextes des traumatischen Ereignisses festgestellt wurde, dass die Patientin einer unschuldigen Person Schaden zufügen wollte, dass sie zu diesem Zeitpunkt andere Möglichkeiten hatte und sich bewusst für diese Vorgehensweise entschieden hat. Die versehentliche Tötung eines Zivilisten in einem Krieg (z. B. jemand, der ins Kreuzfeuer gerät) ist genau das: ein Unfall. Das Begehen einer Gräueltat (z. B. Vergewaltigung oder Folter) ist ein eindeutig beabsichtigter Schaden. In diesem Fall sind Schuldgefühle eine angemessene Reaktion auf das Begehen einer Gräueltat oder eines Verbrechens, und die Patientin muss die Tatsache als solche akzeptieren, Reue zeigen und sich selbst um Vergebung bemühen (oder, wenn die Patientin religiös ist, Vergebung in ihrer Kirche oder einem anderen Ort der Gottesdienstes suchen). Selbst dann sollten die Behandelnden im sokratischen Dialog Fragen stellen, die diesen Menschen helfen, zu kontextualisieren, wer sie damals waren und welche Werte sie heute haben – um ihnen zu zeigen, dass Menschen zu Veränderungen fähig sind. Es kann hilfreich sein, diese Patientinnen daran zu erinnern, dass es unwahrscheinlich ist, dass wirklich psychopathische Menschen eine PTBS haben, weil sie keine Spannung zwischen absichtlichen, schädlichen Handlungen und ihrer Selbstidentität erleben. Wenn all dies gründlich verarbeitet wurde, kann eine Form von Verhaltensmaßnahme zur Wiedergutmachung oder gemeinnützige Arbeit diesen Patientinnen helfen, über das Gefühl einer selbst auferlegten lebenslangen Strafe der Selbstgeißelung hinauszukommen.

Patientinnen bringen manchmal den Gedanken auf, anderen zu vergeben, die traumatische Ereignisse verursacht haben, wenn der Gedanke an Vergebung verfrüht ist oder von anderen erzwungen wird. Zu einer erfolgreichen Bewältigung des Konzepts, dass ein traumatisches Ereignis nicht die Schuld der Patientin ist, gehört die Anerkennung, dass der Täter Schaden beabsichtigt hat und für das Ereignis verantwortlich ist. Die natürliche, gerechte Wut zu unterdrücken, bevor sie ihren Lauf nehmen kann, mag für die Familie oder die Institution ein Trost sein, aber für die Patientin entsteht dadurch dasselbe Problem wie beim Vermeiden der primären, natürlichen Gefühle, die von dem traumatischen Ereignis ausgehen. Es könnte hilfreich sein, die Patientin zu fragen, ob der Täter um Vergebung gebeten hat. Die meisten Religionen gewähren demjenigen, der nicht um Vergebung bittet, keine Vergebung. Wenn der Täter nicht um Verzeihung gebeten hat, gibt es für die Patientin nichts zu verzeihen. Selbst wenn der Täter oder die Täterin eines traumatischen Ereignisses um Vergebung gebeten hat, ist die Patientin nicht verpflichtet, zu vergeben. Zu verstehen, warum jemand etwas getan hat, ist nicht gleichbedeutend damit, die Person zu entschuldigen, und kann für einige Traumaüberlebende der bessere Weg sein. In solchen Fällen kann den Patientinnen vorgeschlagen werden, die Täter an andere Quellen der Vergebung zu verweisen (z. B. an die größere Gemeinschaft, die von den Taten der Täter betroffen ist, oder an Mitglieder des Klerus). Zusammenfassend lässt sich sagen, dass das Ziel der Vergebung durch die Patientinnen nicht darin bestehen sollte, den Tätern oder anderen ein Gefühl der Erleichterung zu verschaffen, sondern lediglich darin, der Patientin ein gewisses Maß an Seelenfrieden zu verschaffen. Wenn die Vergebung von anderen erzwungen wird, führt sie nur zu Frustration und Schuldgefühlen bei den Patientinnen, und letztlich wird sie nicht funktionieren. Vergebung ist keine Voraussetzung für die Heilung von PTBS.

20.11 LGBTQIA+

Viele LGBTQIA+-Patientinnen kommen ohne Bedenken, über ihre sexuelle Identität zu sprechen, zur Therapie und ohne Identitätsprobleme im Zusammenhang mit ihrem traumatischen Ereignis. Andere Patientinnen sind jedoch besorgt, von der Therapeutin wegen ihrer Identität oder ihrer Beziehungsgeschichte beurteilt zu werden, oder haben sogar Bedenken, dass die Therapeutin sie für das Trauma verantwortlich machen könnte, das aufgrund ihrer Identität aufgetreten ist.

In einer Fallstudie, in der CPT bei einer Person aus der LGBTQIA+-Gemeinschaft angewandt wurde, beschrieben Kaysen, Lostutter et al. (2005) den Übergriff auf einen schwulen Mann, der homophobe Beleidigungen und einen klaren Zusammenhang zu seiner sexuellen Orientierung beinhaltete. Er kam sehr bald nach dem Vorfall zur Therapie und wurde mit einer akuten Belastungsstörung diagnostiziert. Die Therapeutin setzte CPT+A ein, und die Angst des Patienten, über das Trauma zu schreiben, brachte zusätzliche Denkfallen in Bezug auf die Angst vor Zensur durch die Therapeutin hervor. Bei seinen Denkfallen handelte es sich im Allgemeinen um typische übergriffsbezogene Denkfallen (z. B. »Alle Fremden sind gefährlich«), aber sie beinhalteten auch Selbstbeschuldigungen, die sich auf die Tatsache bezogen, dass er schwul war (z. B. »Alle schwulen Männer sind promiskuitiv«, »Ich habe es verdient, weil ich schwul bin«). Die PTBS-Symptome des Patienten verbesserten sich; am Ende der Behandlung erfüllte er nicht mehr die Kriterien für eine akute Belastungsstörung oder PTBS, und auch seine Funktionsfähigkeit hatte sich verbessert. Follow-up-Untersuchungen zeigten eine anhaltende Verbesserung.

Wie das obige Beispiel zeigt, sind viele Denkfallen typisch für jede Art von Trauma, aber einige können sich aus spezifischen Aspekten der Art und Weise, wie der Patient oder die Patientin behandelt wurde, und den Botschaften, die er / sie aufgrund seiner / ihrer sexuellen Orientierung erhalten hat, ergeben. Manche Patientinnen, die dachten, sie wüssten, »wer sie sind«, beginnen ihre Identität in Frage zu stellen, wenn sie während eines sexuellen Angriffs Erregung verspüren. Es ist ein wichtiger Teil des Therapieprozesses, ihnen dabei zu helfen, Denkfallen wie »Ich darf nicht lesbisch sein, weil ich während einer heterosexuellen Vergewaltigung einen Orgasmus hatte« oder »Ich bin ekelhaft, weil ich Sex mit einem Mann genieße« zu erkennen und sie dann mit den Arbeitsblättern zu überprüfen.

Wie bei den anderen Themen dieses Kapitels ist es für die Therapeutin wichtig, offen über alle auftauchenden (oder nicht auftauchenden) Denkfallen zu sprechen und die Patientin zu fragen, ob sie sich wohl dabei fühlt, ihre Probleme mit ihr zu besprechen. Wenn das Trauma nicht mit der sexuellen Orientierung zusammenhängt und die Patientin von Familie und Freundeskreis gut unterstützt wird, ist dies vielleicht kein Problem. Da die Misshandlung von Kindern und Jugendlichen zu Hause und in der Schule aufgrund von Homophobie oder Transphobie jedoch häufiger vorkommt als bei heterosexuellen Kindern und Jugendlichen, kann dies durchaus eine Rolle spielen und muss nicht unbedingt eine Denkfalle sein. Eine Aussage wie »Es ist passiert, weil ich schwul bin« kann durchaus wahr sein, aber »Es ist passiert, weil mit mir etwas nicht stimmt« wäre eine Denkfalle.

20.12 Anpassungen für andere Sprachen und Kulturen

Das ursprüngliche CPT-Handbuch (oder Teile davon) wurde in 15 Sprachen übersetzt. Einige dieser Übersetzungen wurden veröffentlicht, und einige sind online verfügbar.

- Neben dem vorliegenden Manual gibt es auf Deutsch ein CPT+A-Manual (König et al., 2012).
- Ferner gibt es veröffentlichte CPT-Handbücher auf Finnisch (Ylikomi & Virta, 2008), Hebräisch (Resick & Derby, 2012), Japanisch (Resick et al., 2017), Koreanisch (Resick et al., 2023) und Polnisch (Resick et al., 2019).
- Es gibt unveröffentlichte Handbücher oder Arbeitsblätter in Arabisch, Aserbaidschanisch, Chinesisch, Französisch, Isländisch (nur Arbeitsblattformulare), Irakisch (in Englisch, vereinfacht und kulturell angepasst, mit Schwerpunkt auf Folter), Koreanisch, Kurdisch, Spanisch und Ukrainisch. Die meisten davon finden Sie unter *www.cptforptsd.com/resources*.

CPT-Schulungen und -Studien in Industrieländern zeigten, dass in den meisten Fällen nur minimale Änderungen erforderlich waren, um CPT sinnvoll in andere Sprachen zu übersetzen. In einigen Entwicklungsländern mussten jedoch Änderungen vorgenommen werden, die über die wörtliche Übersetzung hinausgingen. Bolton et al. (2014) führten beispielsweise eine Studie im Nordirak mit kurdischen Zivilisten durch, die gefoltert worden waren; der Studienschwerpunkt lag auf Depressionen. Für diese Studie passten Kaysen et al. (2013) das Manual und die Schulung der Therapeutinnen an, um die Sprache zu vereinfachen und mehr Bilder für die Konzepte zu verwenden. Drei der Module (d. h. Sicherheit, Vertrauen, Macht) ließen sich gut ins Kurdische übersetzen, Selbstwertgefühl / Wertschätzung für andere und Nähe / Intimität jedoch nicht. Die alternativen Module waren kulturell besser geeignet und umfassten Respekt und Fürsorge. In Kambodscha wurde der Begriff »Denkfallen« zu »Kut Caraeun«, was »zu viel denken« bedeutet (Clemens, pers. Mitteilung, 2023; basierend auf Clemens et al., 2021). In Aserbaidschan, China, Deutschland, Dänemark, Island, Israel, Japan, Korea und Polen wurde das Protokoll entweder nahezu identisch mit dem Original beibehalten oder es wurden nur geringfügige sprachliche Änderungen vorgenommen. Mehrere unserer Kolleginnen in Japan gaben beispielsweise an, dass es wichtig sei, mehr Beispiele in den Aufgaben, insbesondere für jugendliche Patientinnen, zu geben. Bei den ersten 25 Pilotfällen mit Erwachsenen in Japan (Takagishi et al., 2023) schien es den Teilnehmenden Spaß zu machen, die Aufgaben zu bearbeiten und ihre Berichte zu schreiben. Es gab nur einen Abbrecher, und sie hatten eine Verbesserung der Effektgröße von $g = 2{,}28$ von der Vorbehandlung bis zur Nachbehandlung, von $g = 2{,}95$ von der Vorbehandlung bis zur 6-monatigen Nachuntersuchung und von $g = 2{,}15$ von der Vorbehandlung bis zur 12-monatigen Nachuntersuchung auf der *Clinician-Administered PTSD Scale* (CAPS).

In Israel wurden die Patientinnen ermutigt, ihre Traumaberichte in der Ambulanz aufzuschreiben, in der sie Privatsphäre hatten und sich sicher fühlten (Derby, pers. Mitteilung, 2023). Bei der Vorbereitung eines RCT in Israel stellte das Team kulturelle Unterschiede fest, da Israel eine kollektivistischere Kultur ist als die USA und verschiedene Stufen der religiösen Orthodoxie aufweist. Beide Projekte in Israel berücksichtigten, dass es terroristische Angriffe gab, die sowohl die Kultur als auch die Behandlung beeinflussten. Derby berichtete, dass israelische Teilnehmende die Aufgaben nicht so gut erfüllten, russische Einwanderer dagegen schon. Insgesamt wurde der Kern der CPT beibehalten, aber Anpassungen an sprachliche und kulturelle Unterschiede, meist durch Vereinfachungen der Konzepte und Arbeitsblätter, vorgenommen.

Einige wenige Artikel wurden über die Anpassung der CPT an andere Kulturen geschrieben. Das auffälligste Beispiel für Änderungen fand in der Demokratischen Republik Kongo statt, wo ein RCT durchgeführt wurde (Bass et al., 2013, s. Kap. 2). Die Konzepte aus den Arbeitsblättern mussten vereinfacht, mündlich vermittelt und auswendig gelernt werden, da die Teilnehmenden in dem ressourcenarmen, vom Krieg gezeichneten Land vollständig analphabetisch waren und kein Papier zur Verfügung hatten. Aufgrund des Mangels an Fachkräften im Bereich psychischer Gesundheit in der Demokratischen Republik Kongo hatten die für die RCT ausgebildeten Therapeutinnen lediglich einen Mittelschulabschluss und mussten in Therapietechniken und CPT geschult werden. Die Schulung dauerte zwei Wochen und es war am hilfreichsten, jedes einzelne Konzept in Rollenspielen zu üben.

Ähnlich beschrieben Kaysen et al. (2013) den schrittweisen Prozess der Anpassung der CPT sowohl für ungeschulte Therapeutinnen als auch für Patientinnen im Irak. Die häufigste Art von Trauma, die behandelt wurde, war Folter. Obwohl das CPT-Protokoll abgesehen von sprachlichen Unterschieden nicht geändert werden musste, benötigten die Therapeutinnen für jeden Therapieschritt sehr viel mehr Übung. In der Studie von Bolton et al. (2014), in der die aktivierende Verhaltenstherapie für Depressionen (BATD) und die CPT für Depressionen und PTBS in Kurdistan verglichen wurden (s. Kap. 2), wurde als größtes kulturelles Hindernis das Stigma der psychiatrischen Behandlung genannt und die Frage, wie sich dies auf die Wahrnehmung des Rufs der Familien und der Ehefähigkeit der Patientinnen durch die Gemeinschaft auswirken könnte. Außerdem war, wie in der von derselben Gruppe in der Demokratischen Republik Kongo durchgeführten Studie, Analphabetismus weit verbreitet und es gab nur wenige ausgebildete Therapeutinnen, sodass das Manual angepasst werden musste.

Schulz, Huber et al. (2006) schrieben über die Anpassung der CPT für Flüchtlinge aus Bosnien und Afghanistan in den Vereinigten Staaten im Rahmen des *War Trauma Recovery Project*. Sie erörterten auch die Probleme, die mit der Durchführung der Therapie durch Dolmetschende verbunden sind. Es war wichtig, dass die Dolmetschenden übersetzten, was die Therapeutinnen sagten, ohne zu versuchen, selbst einzugreifen. Die Therapeutinnen sahen die Patientinnen an, nicht die Dolmetschenden, und führten nach den Sitzungen eine Nachbesprechung mit den Dolmetschenden durch. Die Therapie fand bei den Patientinnen zu Hause statt, da sie sich nicht trauten, zu einer Therapie zu fahren. Die häusliche Behandlung war wirksam, beinhaltete jedoch häufig Teezeremonien, die zwar als kulturell angemessene soziale Ereignisse dienten, aber im Kontext dieser Therapie auch die Vermeidung von Traumata fördern konnten. Alle Teilnehmenden hatten mehrere Traumata erlebt, die meisten davon die Tötung von Familienmitgliedern.

Valentine et al. (2017) beschrieben eine formative Studie, die schrittweise Änderungen vornahm, während sie qualitative und quantitative Ergebnisse bei spanischsprachigen Patientinnen in Boston untersuchten. Sie waren in der Lage, eine datengesteuerte und kulturell kompetente Anpassung des CPT abzuleiten, die die Ziele und Konzepte des Protokolls beibehielt (Marques et al., 2019).

Pearson et al. (2019) führten ein RCT mit amerikanischen Ureinwohnerinnen mit PTBS, Substanzmissbrauch und HIV-Risikoverhalten durch (s. Kap. 2). Pearson et al. (2018) beschrieben die Partnerschaft zwischen Stammesangehörigen und Forschenden, bei der die bidirektionale Zusammenarbeit im Vordergrund stand. Über einen Zeitraum von zwei Jahren entschied das monatlich tagende Forschungskomitee der Gemeinschaft, dass CPT am besten für ihre Gemeinschaft geeignet sei. Sie nahmen den Einbezug von Beratenden aus der Gemeinde sowie die Themen Drogenmissbrauch und HIV-Risikoverhalten in das Therapieprotokoll auf und ergänzten es um eine Sitzung. Die Arbeitsblätter enthielten alle hier beschriebenen Informationen, wurden jedoch in einigen Punkten geändert. Jegliche Fachsprache wurde entfernt, die Lesbarkeit verbessert, und es wurden kulturell angepasste Konzepte, Beispiele und Handouts verwendet. Das endgültige Arbeitsblatt hatte beispielsweise die Form eines Berges, mit einer Denkfalle am unteren Ende und den einzelnen Komponenten des Arbeitsblattes mit den alternativen Gedanken und Bewertungen, die auf der Spitze des Berges erscheinen.

Zusammengefasst bedeutet dies für die Arbeit mit CPT in anderen Kulturen: Wir müssen uns der Überzeugungen innerhalb einer bestimmten Kultur bewusst sein, die die Betroffenen an der Genesung hindern können. Das Grundgerüst der CPT scheint robust zu sein, aber Kognitionen, Denkfallen und Grundannahmen sind von Ort zu Ort und von Kultur zu Kultur unterschiedlich. Der sokratische Dialog wurde erfolgreich eingesetzt, um Patientinnen selbst in den starrsten Kulturen herauszufordern, und die Therapeutinnen müssen beachten, dass sich Kulturen im Laufe der Zeit verändern oder dass kulturelle Überzeugungen als Denkfallen überakkommodiert werden können. Mithilfe lokaler Expertise sollte festgestellt werden, ob es sich bei den Denkfallen, die die Patientinnen ihrer Kultur zuschreiben, tatsächlich um starke kulturelle Überzeugungen oder um Verzerrungen handelt, die von Familienmitgliedern vermittelt oder von der Patientin selbst übernommen wurden. Kulturelle Denkfallen können Grundüberzeugungen sein; als solche können ein sorgfältiger sokratischer Dialog und vielleicht mehrere Arbeitsblätter erforderlich sein, um diese Denkfallen aus verschiedenen Perspektiven zu überprüfen. Wir haben jedoch auch schon gehört, dass Therapeutinnen sagen, sie könnten nichts gegen eine bestimmte Überzeugung unternehmen, weil sie Teil der Kultur der Patientin sei. Dies kann eine Denkfalle der Therapeutin sein und spiegelt nicht etwas Feststehendes in der Kultur wider.

Manchmal denken Therapeutinnen, die mit Patientinnen aus anderen Kulturen arbeiten, dass sie das CPT-Protokoll ändern müssen, bevor sie es überhaupt in der ursprünglich entwickelten Form ausprobiert haben. Auch hier kann es sich um eine Annahme (oder eine Denkfalle) seitens der Therapeutinnen handeln. Aus welchem Grund auch immer, sobald Sie das Protokoll ändern, ist CPT keine evidenzbasierte Behandlung mehr. Wir raten beim Einsatz der CPT in einer anderen Kultur, sowohl in der klinischen Praxis als auch in der Forschung das Protokoll zunächst so auszuprobieren, wie es entwickelt wurde. Wenn Sie dann Zeit hatten, Ihre Fertigkeiten zu entwickeln und die Ergebnisse auszuwerten, können Sie entscheiden, ob Sie den Wortlaut der Arbeitsblätter oder Anweisungen ändern wollen. Vielleicht können die Patientinnen angewiesen werden, die korrigierten Arbeitsblätter für alternative Gedanken täglich zu lesen, um die neuen, ausgewogeneren Gedanken zu verinnerlichen. Wichtig ist auch die Konsultation lokaler Interessengruppen, um festzustellen, wie PTBS in der Gemeinschaft gesehen wird und ob man an das Genesungsmodell glaubt. Der erste Schritt kann darin bestehen, die Gemeinschaft darüber aufzuklären, dass PTBS eine normale Reaktion auf eine anormale Situation ist und dass Menschen von dieser Störung genesen können. Es kann ein wichtiger erster Schritt sein, Scham und Stigmatisierung zu beseitigen, um Menschen für eine Behandlung zu gewinnen.

Anhang

Liste der Arbeits- und Informationsblätter

Kommentierte Übersicht der Materialien

AB 1 Modifizierte PTBS-Checklist-5 (PCL-5)
Die Posttraumatic Stress Disorder Checklist for DSM 5 (PCL-5) von Weathers, Litz et al. (2013; deutschsprachige Version: Krüger-Gottschalk et al., 2017) wird zur Erhebung des Schweregrads der posttraumatischen Symptomatik und zum kontinuierlichen Monitoring im Therapieverlauf eingesetzt. Mit freundlicher Genehmigung.

AB 2 Gesundheitsfragebogen für Patienten (PHQ-9)
Die deutsche Version des Patient Health Questionnaire-9 (PHQ-9; Kroenke et al., 2001; deutsche Version: Löwe, 2015), ein Modul des längeren Patient Health Questionnaire (PHQ; Gesundheitsfragebogen), dient dem Screening von Depressionen. Mit freundlicher Genehmigung.

AB 3 CPT-Fallkonzeption
Dieses Arbeitsblatt für die Therapeutin unterstützt dabei, die CPT effektiver zu gestalten und zu individualisieren, in dem die zugrunde liegende Theorie auf den Einzelfall übertragen wird. Das Arbeitsblatt kann sowohl zu Beginn der Behandlung als auch fortlaufend eingesetzt werden. Es ist nicht erforderlich, das Arbeitsblatt als Teil des Diagnostik- und Therapieprozesses mit den Patientinnen zu teilen.

AB 4 CPT für Posttraumatische Belastungsstörung: Therapievertrag
Der Therapievertrag bietet grundlegende Psychoedukation zur CPT und definiert die Rollen und Erwartungen an die Patientin und die Therapeutin. Dieser Therapievertrag kann im Therapieprozess eine hilfreiche Erinnerung sein, wenn die Patientin Themen vermeidet oder andere inhaltliche Schwerpunkte setzt.

INFO 1 Genesung oder Nicht-Genesung von PTBS-Symptomen nach traumatischen Ereignissen
Das Infoblatt veranschaulicht die Rolle der Vermeidung bei der Aufrechterhaltung der Posttraumatischen Belastungsstörung grafisch.

AB 5 Aufgabe nach Sitzung 1: Bericht über die Ursachen und Auswirkungen des Traumas
In der Cognitive Processing Therapy wird am Ende jeder Sitzung eine Aufgabe gegeben. Nach Sitzung 1 wird die Patientin mithilfe dieses Arbeitsblattes gebeten, als erste Aufgabe den sogenannten »Bericht über die Ursachen und Auswirkungen des Traumas« zu schreiben.

AB 6 Denkfallen-Logbuch
Das Arbeitsblatt dient während der gesamten Therapie als »lebendes«, d. h. sich ständig veränderndes Dokument, um die Denkfallen der Patientin einzutragen. Es hilft sowohl der Patientin als auch der Therapeutin, sich auf die belastenden Kognitionen zu konzentrieren.

INFO 2 Erkennen von Gefühlen
Mit dem Gefühlsstern auf diesem Informationsblatt können die Verbindungen zwischen Ereignissen, Gedanken und Gefühlen untersucht und dabei ein weites Spektrum an Gefühlen berücksichtigt werden.

AB 7 ABC-Blatt
Das ABC-Blatt ist das erste von mehreren Arbeitsblättern, die in der CPT aufeinander aufbauend verwendet werden. Einzutragen sind jeweils ein auslösendes Ereignis (A), Bewertungen / Denkfallen (B) und Konsequenzen (C). Das ABC-Blatt schärft das Bewusstsein dafür, wie Interpretationen von alltäglichen Ereignissen sowie traumabezogene Bewertungen Gefühle beeinflussen. Für dieses AB liegen ausgefüllte Beispiele vor.

AB 8 ABC-Blatt: Beispiel 1
Das Arbeitsblatt ist ein ausgefülltes Beispiel des ABC-Blattes. Das ABC-Blatt ist das erste von mehreren Arbeitsblättern, die in der CPT aufeinander aufbauend verwendet werden. Das Beispiel bezieht sich auf einen schweren Motorradunfall.

AB 9 ABC-Blatt: Beispiel 2
Das Arbeitsblatt ist ein ausgefülltes Beispiel des ABC-Blattes. Das ABC-Blatt ist das erste von mehreren Arbeitsblättern, die in der CPT aufeinander aufbauend verwendet werden. Das Beispiel bezieht sich auf das Thema Missbrauch / Vergewaltigung.

AB 10 ABC-Blatt: Beispiel 3
Das Arbeitsblatt ist ein ausgefülltes Beispiel des ABC-Blattes. Das ABC-Blatt ist das erste von mehreren Arbeitsblättern, die in der CPT aufeinander aufbauend verwendet werden. Das Beispiel bezieht sich auf ein handwerkliches Missgeschick.

INFO 3 Denkfallen
Das Informationsblatt für Patientinnen erläutert den Begriff »Denkfalle« durch die Differenzierung: »Was ist eine Denkfalle, was ist keine Denkfalle?«, sowie eine Liste möglicher Denkfallen.

AB 11 Aufgabe nach Sitzung 2
In der CPT wird am Ende jeder Sitzung eine Aufgabe gegeben. Die Aufgabe nach Sitzung 2 besteht darin, täglich die Beziehungen zwischen Ereignissen, Gedanken und Gefühlen mithilfe der ABC-Blätter zu beobachten.

AB 12 Aufgabe nach Sitzung 3
In der CPT wird am Ende jeder Sitzung eine Aufgabe gegeben. Die Aufgabe nach Sitzung 3 besteht darin, täglich die ABC-Blätter auszufüllen, und zwar zu auf Assimilation beruhenden Denkfallen im Hinblick auf das Indexereignis.

AB 13 Verantwortungsebenen
In der CPT ist es oft wichtig, zwischen der Intention für eine Handlung, der Verantwortung dafür, einem Unfall oder unvorhersehbaren Ereignissen zu unterscheiden. Mithilfe dieses Arbeitsblattes kann der Unterschied besprochen werden.

AB 14 Erkundende Fragen
Das Arbeitsblatt ist das zweite von mehreren Arbeitsblättern, die in der CPT aufeinander aufbauend verwendet werden. Es wird eingesetzt, damit die Patientinnen ihre Gedanken über ihr Trauma und später ihre fortbestehenden Überzeugungen über sich selbst, andere und die Welt mit einer Reihe von Fragen überprüfen. Es liegen ausgefüllte Beispiele für dieses Arbeitsblatt vor.

AB 15 Erkundende Fragen: Beispiel 1
Das Arbeitsblatt ist ein ausgefülltes Beispiel des AB »Erkundende Fragen«. Das Beispiel bezieht sich auf das Thema Missbrauch / Vergewaltigung.

AB 16 Erkundende Fragen, Beispiel 2
Das Arbeitsblatt ist ein ausgefülltes Beispiel des AB »Erkundende Fragen«. Das Beispiel bezieht sich auf einen traumatischen Verlust.

INFO 4 Leitfaden »Erkundende Fragen«
Das Informationsblatt für Patientinnen erläutert das AB »Erkundende Fragen«, indem zu jeder Fragen Hinweise gegeben werden.

AB 17 Aufgabe nach Sitzung 4
In der CPT wird am Ende jeder Sitzung eine Aufgabe gegeben. Die Aufgabe nach Sitzung 4 besteht darin, die Arbeitsblätter »Erkundende Fragen« zu bearbeiten (inkl. der vorgegebenen Beispiele und des Leitfadens).

AB 18 Denkmuster
Das Arbeitsblatt ist eines von mehreren Arbeitsblättern, die in der CPT aufeinander aufbauend verwendet werden. Es hilft Patientinnen, ihre individuellen Gedanken zu überprüfen und ihre Denkmuster, d. h. charakteristische Denkweisen, zu berücksichtigen. Es liegt ein ausgefülltes Beispielarbeitsblatt vor.

AB 19 Denkmuster: Beispiel
Das Arbeitsblatt ist ein ausgefülltes Beispiel des AB »Denkmuster«. Die Beispiele beziehen sich auf verschiedene Traumata.

AB 20 Aufgabe nach Sitzung 5
In der CPT wird am Ende jeder Sitzung eine Aufgabe gegeben. Die Aufgabe nach Sitzung 5 besteht darin, die Arbeitsblätter »Denkmuster« zu bearbeiten (inkl. des vorgegebenen Beispiels).

AB 21 Alternative Gedanken
Das Arbeitsblatt ist das letzte von mehreren Arbeitsblättern, die in der CPT aufeinander aufbauend verwendet werden. Es fasst alle Arbeitsblätter (»ABC-Blatt«, »Erkundende Fragen«, »Denkmuster«), mit denen die Patientin bislang gearbeitet hat, zusammen und beinhaltet zusätzlich die Entwicklung alternativer Gedanken und damit verbundener Gefühle. Es liegen ausgefüllte Beispiele für dieses Arbeitsblatt vor.

AB 22 Alternative Gedanken: Beispiel 1
Das Arbeitsblatt ist ein ausgefülltes Beispiel des AB »Alternative Gedanken«. Das Beispiel bezieht sich auf Flugangst.

AB 23 Alternative Gedanken: Beispiel 2
Das Arbeitsblatt ist ein ausgefülltes Beispiel des AB »Alternative Gedanken«. Das Beispiel bezieht sich auf einen traumatischen Verlust.

AB 24 Alternative Gedanken: Beispiel 3
Das Arbeitsblatt ist ein ausgefülltes Beispiel des AB »Alternative Gedanken«. Das Beispiel bezieht sich auf das Aufschieben der Therapiehausaufgabe.

AB 25 Alternative Gedanken: Beispiel 4
Das Arbeitsblatt ist ein ausgefülltes Beispiel des AB »Alternative Gedanken«. Das Beispiel bezieht sich auf eine soziale Situation.

AB 26 Alternative Gedanken: Beispiel 5
Das Arbeitsblatt ist ein ausgefülltes Beispiel des AB »Alternative Gedanken«. Das Beispiel bezieht sich auf eine militärische Kampfsituation.

AB 27 Aufgabe nach Sitzung 6
In der CPT wird am Ende jeder Sitzung eine Aufgabe gegeben. Die Aufgabe nach Sitzung 6 besteht darin, die Arbeitsblätter »Alternative Gedanken« zu bearbeiten (inkl. der vorgegebenen Beispiele).

INFO 5 Sicherheit
Die CPT geht davon aus, dass bei einer Posttraumatischen Belastungsstörung Überzeugungen und Glaubenssätze in fünf Bereichen beeinträchtigt sein können: Sicherheit, Vertrauen, Macht / Kontrolle, Selbstwertgefühl / Wertschätzung für andere und Nähe / Intimität. Das Infoblatt beschreibt auf Sicherheit bezogene Annahmen über sich selbst und andere sowie Vorerfahrungen, mögliche Denkfallen und Lösungsansätze.

AB 28 Aufgabe nach Sitzung 7
In der CPT wird am Ende jeder Sitzung eine Aufgabe gegeben. Die Aufgabe nach Sitzung 7 besteht darin, sich mit dem Thema Sicherheit vertraut zu machen und ggfs. mindestens ein Arbeitsblatt »Alternative Gedanken« zu diesem Thema ausfüllen.

INFO 6 Vertrauen
Die CPT geht davon aus, dass bei einer Posttraumatischen Belastungsstörung Überzeugungen und Glaubenssätze in fünf Bereichen beeinträchtigt sein können: Sicherheit, Vertrauen, Macht / Kontrolle, Selbstwert / Wertschätzung für andere und Nähe / Intimität. Das Infoblatt beschreibt auf Vertrauen bezogene Annahmen über sich selbst und andere sowie Vorerfahrungen, mögliche Denkfallen und Lösungsansätze.

AB 29 Aufgabe nach Sitzung 8

In der CPT wird am Ende jeder Sitzung eine Aufgabe gegeben. Die Aufgabe nach Sitzung 8 besteht darin, sich mit dem Thema Vertrauen vertraut zu machen und ggfs. mindestens ein Arbeitsblatt »Alternative Gedanken« zu diesem Thema ausfüllen.

AB 30 Vertrauensstern

Das Arbeitsblatt ermöglicht, anhand einer Grafik verschiedene Arten von Vertrauen zu differenzieren und sich klar zu machen, dass man verschiedenen Menschen unterschiedliche Arten von Vertrauen entgegenbringt. Es liegt ein ausgefülltes Beispielarbeitsblatt vor.

AB 31 Vertrauensstern: Beispiel

Das Arbeitsblatt ist ein ausgefülltes Beispiel des AB »Vertrauensstern«.

INFO 7 Macht / Kontrolle

Die CPT geht davon aus, dass bei einer Posttraumatischen Belastungsstörung Überzeugungen und Glaubenssätze in fünf Bereichen beeinträchtigt sein können: Sicherheit, Vertrauen, Macht / Kontrolle, Selbstwert / Wertschätzung für andere und Nähe / Intimität. Das Infoblatt beschreibt auf Macht / Kontrolle bezogene Annahmen über sich selbst und andere sowie Vorerfahrungen, mögliche Denkfallen und Lösungsansätze.

AB 32 Aufgabe nach Sitzung 9

In der CPT wird am Ende jeder Sitzung eine Aufgabe gegeben. Die Aufgabe nach Sitzung 9 besteht u. a. darin, sich mit dem Thema Macht / Kontrolle vertraut zu machen und ggfs. mindestens ein Arbeitsblatt »Alternative Gedanken« zu diesem Thema ausfüllen.

INFO 8 Selbstwert / Wertschätzung für andere

Die CPT geht davon aus, dass bei einer Posttraumatischen Belastungsstörung Überzeugungen und Glaubenssätze in fünf Bereichen beeinträchtigt sein können: Sicherheit, Vertrauen, Macht / Kontrolle, Selbstwert / Wertschätzung für andere und Nähe / Intimität. Das Infoblatt beschreibt auf Selbstwert / Wertschätzung bezogene Annahmen über sich selbst und andere sowie Vorerfahrungen, mögliche Denkfallen und Lösungsansätze.

AB 33 Beobachtungsbogen: Komplimente geben / empfangen und etwas Gutes für sich selbst tun

Mithilfe dieses Arbeitsblattes werden der Patientin im Rahmen der CPT zwei Verhaltensaufgaben gestellt, die sie beim Aufbau ihres Selbstwertgefühls unterstützen sollen.

AB 34 Aufgabe nach Sitzung 10

In der CPT wird am Ende jeder Sitzung eine Aufgabe gegeben. Die Aufgabe nach Sitzung 10 besteht u. a. darin, sich mit dem Thema Selbstwertgefühl / Wertschätzung für andere vertraut zu machen und ggfs. mindestens ein Arbeitsblatt »Alternative Gedanken« zu diesem Thema ausfüllen.

INFO 9 Nähe / Intimität

Die CPT geht davon aus, dass bei einer Posttraumatischen Belastungsstörung Überzeugungen und Glaubenssätze in fünf Bereichen beeinträchtigt sein können: Sicherheit, Vertrauen, Macht / Kontrolle, Selbstwert / Wertschätzung für andere und Nähe / Intimität. Das Infoblatt beschreibt auf Nähe / Intimität bezogene Annahmen über sich selbst und andere sowie Vorerfahrungen, mögliche Denkfallen und Lösungsansätze.

AB 35 Aufgaben nach Sitzung 11

In der CPT wird am Ende jeder Sitzung eine Aufgabe gegeben. Die Aufgabe nach Sitzung 11 besteht u. a. darin, sich mit dem Thema Intimität / Nähe vertraut zu machen und ggfs. mindestens ein Arbeitsblatt »Alternative Gedanken« zu diesem Thema ausfüllen.

AB 36 Aufgaben für CPT+A

In der CPT mit schriftlichen Traumaberichten (CPT+A) wird am Ende jeder Sitzung eine Aufgabe gegeben. Dieses Arbeitsblatt listet für die Sitzungen 3, 4 und 7 Aufgaben auf, die sich von den Aufgaben in der CPT ohne schriftliche Traumaberichte unterscheiden. Für die übrigen Sitzungen sind die Aufgaben mit denen der CPT identisch.

AB 37 ABC-Blatt mit Bildern

Das Arbeitsblatt ist eine vereinfachte, mit Emojis versehene Version des ABC-Blatts.

AB 38 Alternative Gedanken (als Liste)

Das Arbeitsblatt ist eine vereinfachte Version des AB »Alternative Gedanken« in Form einer Liste.

AB 39 Alternative Gedanken (E)

Das Arbeitsblatt ist eine vereinfachte Version des AB »Alternative Gedanken«, die auf einige Fragen verzichtet.

INFO 10 Übersicht der Materialien pro Sitzung

Das Infoblatt für die Therapeutin listet auf, wie viele Exemplare jedes Arbeits- oder Infoblatts in den einzelnen CPT-Sitzungen benötigt werden.

Literatur

Abdallah, C. G., Averill, C. L., Ramage, A. E., Averill, L. A., Alkin, E., Nemati, S., … STRONG STAR Consortium. (2019). Reduced salience and enhanced central executive connectivity following PTSD treatment. Chronic Stress, 3, 1–10.

Ahrens, J. & Rexford, L. (2002) Cognitive processing therapy for incarcerated adolescents with PTSD. Journal of Aggression, Maltreatment & Trauma, 6(1), 201–216.

Alpert, E., Carpenter, J. K., Smith, B. N., Woolley, M. G., Raterman, C., Farmer, C. C., … Galovski, T. E. (2023). Leveraging observational data to identify in-session patient and therapist predictors of cognitive processing therapy response and completion. Journal of Traumatic Stress, 36(2), 397–408.

American Psychiatric Association. (2013). Diagnostic and statistical manual of mental disorders (5th ed.). Washington, DC: APA.

American Psychiatric Association. (2022). Diagnostic and statistical manual of mental disorders (5th ed., text rev.). Washington, DC: APA.

Amick-McMullan, A., Kilpatrick, D. G. & Resnick, H. S. (1991). Homicide as a risk factor for PTSD among surviving family members. Behavior Modification, 15(4), 545–559.

Anderson, H. & Goolishian, H. (1992). The client is the expert: A not-knowing approach to therapy. In S. McNamee & K. J. Gergen (Eds.), Therapy as social construction (pp. 25–39). New York: Sage.

Asamsama, H. O., Dickstein, B. D. & Chard, K. M. (2015). Do scores on the Beck Depression Inventory–II predict outcome in cognitive processing therapy? Psychological Trauma: Theory, Research, Practice and Policy, 7(5), 437–441.

Asmundson, G. J. G., Thorisdottir, A. S., Roden-Foreman, J. W. Baird, S. O., Witcraft, S. M., Stein, A. T. … Powers, M. B. (2019). A meta-analytic review of cognitive processing therapy for adults with posttraumatic stress disorder. Cognitive Behaviour Therapy, 48(1), 1–14.

Bachem, R., Maercker, A., Levin, Y., Köhler, K., Willmund, G., Bohus, M., … Augsburger, M. (2024). Assessing complex PTSD and PTSD: Validation of the German version of the International Trauma Interview (ITI). European Journal of Psychotraumatology, 15(1), No. 2344364.

Bass, J. K., Annan, J., McIvor Murray, S., Kaysen, D., Griffiths, S., Cetinoglu, T., … Bolton, P. A. (2013). Controlled trial of psychotherapy for Congolese survivors of sexual violence. New England Journal of Medicine, 368(23), 2182–2191.

Bass, J. K., Murray, S. M., Lakin, D. P., Kaysen, D., Annan, J., Matabaro, A. & Bolton, P. A. (2022). Maintenance of intervention effects: Long-term outcomes for participants in a group talk-therapy trial in the Democratic Republic of Congo. Global Mental Health, 9, 347–354.

Bayley, P. J., Schulz-Heik, R. J., Tang, J. S., Mathersul, D. C., Avery, T., Wong, M., … Seppälä, E. M. (2022). Randomised clinical non-inferiority trial of breathing-based meditation and cognitive processing therapy for symptoms of post-traumatic stress disorder in military veterans. BMJ Open, 12(8), e056609.

Beck, A. T. & Greenberg, R. L. (1984). Cognitive therapy in the treatment of depression. New York: Springer.

Beck, A. T., Rush, A. J., Shaw, B. F. & Emery, G. (1979). Cognitive therapy of depression. New York: Guilford.

Bishop, W. & Fish, J. M. (1999). Questions as interventions: Perceptions of Socratic, solution-focused, and diagnostic questioning styles. Journal of Rational-Emotive & Cognitive-Behavior Therapy, 17(2), 115–140.

Blain, R. C., Pukay, N. D., Pukay-Martin, C. E., Dutton-Cox, C. E. & Chard K. M. (2021). Residential cognitive processing therapy decreases suicidality by reducing perceived burdensomeness in veterans with posttraumatic stress disorder. Journal of Traumatic Stress, 34, 1199–1208.

Boelen, P. A., Keijser, J. & Smid, G. (2015). Cognitive-behavioral variables mediate the impact of violent loss on post-loss psychopathology. Psychological Trauma: Theory, Research, Practice, and Policy, 7(4), 382–390.

Bohus, M., Kleindienst, N., Hahn, C., Müller-Engelmann, M., Ludäscher, P., Steil, R., … Priebe, K. (2020). Dialectical behavior therapy for PTSD (DBT-PTSD) compared to cognitive processing therapy (CPT) for complex presentations of posttraumatic stress disorder in women survivors of childhood abuse: A randomized clinical trial. JAMA Psychiatry, 77(12), 1235–1245.

Bolten, H. (2001). Managers develop moral accountability: The impact of Socratic dialogue. Philosophy of Management, 1, 21–34.

Bolton, P., Bass, J. K., Zangana, G. A., Kamal, T., Murray, S. M., Kaysen, D., … Rosenblum, M. (2014). A randomized controlled trial of mental health interventions for survivors of systematic violence in Kurdistan, Northern Iraq. BMC Psychiatry, 14, 360.

Bondjers, K., Hyland, P., Roberts, N. P., Bisson, J. I., Willebrand, M. & Arnberg, F. K. (2019). Validation of a clinician-administered diagnostic measure of ICD-11 PTSD and complex PTSD: The International Trauma Interview in a Swedish sample. European Journal of Psychotraumatology, 10(1), 1665617.

Bovin, M. J., Marx, B. P., Weathers, F. W., Gallagher, M. W., Rodriguez, P., Schnurr, P. P. & Keane, T. M. (2016). Psychometric properties of the PTSD Checklist for Diagnostic and Statistical Manual of Mental Disorders – Fifth Edition (PCL-5) in veterans. Psychological Assessment, 28, 1379–1391.

Bovin, M. J., Wolf, E. J. & Resick, P. A. (2017). Longitudinal associations between posttraumatic stress disorder severity and personality disorder features among female rape survivors. Frontiers in Psychiatry, 8, 1–11.

Briere, J. (1995). Trauma Symptom Inventory (TSI): Professional manual. Odessa, FL: Psychological Assessment Resources.

Bryan, C. J., Clemans, T. A., Hernandez, A. M., Mintz, J., Peterson, A. L., Yarvis, J. S., … STRONG STAR Consortium. (2016). Evaluating potential iatrogenic suicide risk in trauma-focused group cognitive behavioral therapy for the treatment of PTSD in active duty military personnel. Depression and Anxiety, 33(6), 549–557.

Bryan, C. J., Russell, H. A., Bryan, A. O., Rozek, D. C., Leifker, F. R., Rugo, K. F, … Asnaani, A. (2022). Impact of treatment setting and format on symptom severity following cognitive processing therapy for posttraumatic stress disorder. Behavior Therapy, 53(4), 673–685.

Butollo, W., Karl, R., König, J. & Rosner, R. (2015). A randomized controlled clinical trial of dialogical exposure therapy vs. cognitive processing therapy for adult outpatients suffering from PTSD after Type I trauma in adulthood. Psychotherapy and Psychosomatics, 85(1), 16–26.

Chard, K. M. (2005). An evaluation of cognitive processing therapy for the treatment of posttraumatic stress disorder related to childhood sexual abuse. Journal of Consulting and Clinical Psychology, 73(5), 965–971.

Chard, K. M., Mullins, Z., Puhalla, A. & Pukay-Martin, N. (2023, November). Are there differences in CPT outcomes related to demographic differences in patients seeking treatment for PTSD? Paper presented at the International Society for Traumatic Stress Studies conference, Los Angeles.

Chard, K. M., Schumm, J. A., Owens, G. P. & Cottingham, S. M. (2010). A comparison of OEF and OIF veterans and Vietnam veterans receiving cognitive processing therapy. Journal of Traumatic Stress, 23(1), 25–32.

Charney, M. E., Bui, E., Sager, J. C., Ohye, B. Y., Goetter, E. M. & Simon N. M. (2018). Complicated grief among military service members and veterans who served after September 11, 2001. Journal of Traumatic Stress, 31(1), 157–162.

Chen, J. A., Fortney, J. C., Bergman, H. E., Browne, K. C., Grubbs, K. M., Hudson, T. J. & Raue, P. J. (2020). Therapeutic alliance across trauma-focused and non-trauma-focused psychotherapies among veterans with PTSD. Psychological Services, 17(4), 452–460.

Christ, N. M., Blain, R. C., Pukay-Martin, N. D., Petri, J. M. & Chard, K. M. (2022). Comparing veterans with posttraumatic stress disorder related to military sexual trauma or other trauma types: Baseline characteristics and residential cognitive processing therapy outcomes. Journal of Interpersonal Violence, 37(21-22), NP20701-NP20723.

Christen, D., Killikelly, C., Maercker, A. & Augsburger, M. (2021). Item response model validation of the German ICD-11 International Trauma Questionnaire for PTSD and CPTSD. Clinical Psychology in Europe, 3(4).

Clark, L. A. (1993). SNAP—Schedule for Nonadaptive and Adaptive Personality: Manual for administration, scoring, and interpretation. University of Minnesota Press.

Clarke, S. B., Rizvi, S. L. & Resick, P. A. (2008). Borderline personality characteristics and treatment outcome in cognitive-behavioral treatments for PTSD in female rape victims. Behavior Therapy, 39(1), 72-78.

Clemens, T. A., White, K. L., Fuessel-Hermann, D., Bryan, C. J. & Resick, P. A. (2021). Acceptability, feasibility, and preliminary effectiveness of group cognitive processing therapy with female adolescent survivors of commercial sexual exploitation in Cambodia. Journal of Child and Adolescent Trauma, 14(4), 571-583.

Cloitre, M., Shevlin, M., Brewin, C. R., Bisson, J. I., Roberts, N. P., Maercker, A., … Hyland, P. (2018). The International Trauma Questionnaire: Development of a self-report measure of ICD-11 PTSD and complex PTSD. Acta Psychiatrica Scandinavica, 138(6), 536-546.

Cook, J. M., Dinnen, S., Coyne, J. C., Thompson, R., Simiola, V., Ruzek, J. & Schnurr, P. P. (2015). Evaluation of an implementation model: A national investigation of VA residential programs. Administration and Policy in Mental Health, 42(2), 147-156.

Cook, J. M., O'Donnell, C., Dinnen, S., Bernardy, N., Rosenheck, R. & Hoff, R. (2013). A formative evaluation of two evidence-based psychotherapies for PTSD in VA residential treatment programs. Journal of Traumatic Stress, 26(1), 56-63.

Cougle, J. R. & Grubaugh, A. L. (2022). Do psychosocial treatment outcomes vary by race or ethnicity? A review of meta-analyses. Clinical Psychology Review, 96, 102192.

Dedert, E. A., LoSavio, S. T., Wells, S. Y., Steel, A. L., Reinhart, K., Deming, C. A., … Clancy, C. P. (2021). Clinical effectiveness study of a treatment to prepare for trauma-focused evidence-based psychotherapies at a Veterans Affairs specialty posttraumatic stress disorder clinic. Psychological Services, 18(4), 651-662.

De Jongh, A., Resick, P. A., Zoellner, L. A., van Minnen, A., Lee, C. W., Monson, C. M., … Bicanic, I. A. E. (2016). A critical analysis of the current treatment guidelines for complex PTSD in adults. Depression and Anxiety, 33(5), 356-369.

Dickstein, B. D., Walter, K. H., Schumm, J. A. & Chard, K. M. (2013). Comparing response to cognitive processing therapy in military veterans with subthreshold and threshold posttraumatic stress disorder. Journal of Traumatic Stress, 26(6), 703-709.

Dillon, K. H., LoSavio, S. T., Henry, T. R., Murphy, R. A. & Resick, P. A. (2019). The impact of military status on cognitive processing therapy outcomes in the community. Journal of Traumatic Stress, 32(2), 330-336.

Dondanville, K. A., Blankenship, A. E., Molino, A., Resick, P. A., Wachen, J. S., Mintz, J., … STRONG STAR Consortium. (2016). Qualitative examination of cognitive change during PTSD treatment for active duty service members. Behaviour Research and Therapy, 79, 1-6.

Dondanville, K. A., Fina, B. A., Straud, C. L., Tyler, H., Jacoby, V., Blount, T. H., … Finley, E. P. (2022). Evaluating a community-based training program for evidence-based treatments for PTSD using the RE-AIM framework. Psychological Services, 19(4), 740-750.

Dondanville, K. A., Shuster Wachen, J., Hale, W. J., Mintz, J., Roache, J. D., Carson, C., … STRONG STAR Consortium. (2019). Examination of treatment effects on hazardous drinking among service members with posttraumatic stress disorder. Journal of Traumatic Stress, 32(2), 310-316.

Edinger, J. & Carney, C. (2008). Overcoming insomnia: A cognitive-behavioral therapy approach therapist guide. Oxford, UK: Oxford University Press.

El Barazi, A., Badary, O. A, Elmazar, M. M. & Elrassas, H. (2022). Cognitive processing therapy versus medication for the treatment of comorbid substance use disorder and post-traumatic stress disorder in Egyptian patients (randomized clinical trial). Journal of Evidence-Based Psychotherapies, 22(2), 63–90.

El Barazi, A., Tikmdas, R., Ahmed, S. & Ramadan, S. (2022): Cognitive processing therapy for the treatment of post-traumatic stress disorder in Syrian patients (clinical trial). Intervention Journal of Mental Health and Psychosocial Support in Conflict Affected Areas, 20(2), 179–187.

Farmer, C. C., Mitchell, K. S., Parker-Guilbert, K. & Galovski, T. E. (2017). Fidelity to the cognitive processing therapy protocol: Evaluation of critical elements. Behavior Therapy, 48(2), 195–206.

Foa, E. B. & Kozak, M. J. (1986). Emotional processing of fear: Exposure to corrective information. Psychological Bulletin, 99(1), 2–35.

Fredman, S. J., Vorstenbosch, V., Wagner, A. C., Macdonald, A. & Monson, C. M. (2014). Partner accommodation in posttraumatic stress disorder: Initial testing of the Significant Others' Response to Trauma Scale (SORTS). Journal of Anxiety Disorders, 28(4), 372–381.

Galatzer-Levy, I. R. & Bryant, R. A. (2013). 636,120 ways to have posttraumatic stress disorder. Perspectives in Psychological Science, 8(6), 651–662.

Gallagher, M. & Resick, P. A. (2012). Mechanisms of change in cognitive processing therapy and prolonged exposure therapy for posttraumatic stress disorder: Preliminary evidence for the differential effects of hopelessness and habituation. Cognitive Therapy and Research, 36(6), 750–755.

Galovski, T. E., Blain, L. M., Chappuis, C. & Fletcher, T. (2013). Sex differences in recovery from PTSD in male and female interpersonal assault survivors. Behaviour Research and Therapy, 51(6), 247–255.

Galovski, T. E., Blain, L. M., Mott, J. M., Elwood, L. & Houle, T. (2012). Manualized therapy for PTSD: Flexing the structure of cognitive processing therapy. Journal of Consulting and Clinical Psychology, 80(6), 968–981.

Galovski, T. E., Monson, C., Bruce, S. E. & Resick, P. A. (2009). Does cognitive-behavioral therapy for PTSD improve perceived health and sleep impairment? Journal of Traumatic Stress, 22(3), 197–204.

Galovski, T. E. & Resick, P. A. (2008). Cognitive processing therapy for posttraumatic stress disorder secondary to a motor vehicle accident: A single-subject report. Cognitive and Behavioral Practice, 15(3), 287–295.

Galovski, T. E., Smith, B., Micol, R. & Resick, P. A. (2021). Interpersonal violence and traumatic brain injury: The effects on treatment for PTSD. Psychological Trauma: Theory, Research, Practice and Policy, 13(3), 376–385.

Galovski, T. E., Sobel, A., Phipps, K. & Resick, P. A. (2005). Trauma recovery: Beyond the treatment of symptoms of PTSD and other Axis I psychopathology. In T. A. Corales (Ed.), Trends in posttraumatic stress disorder research (pp. 207–227). New York: Nova Science.

Galovski, T. E., Werner, K. B., Weaver, T. L., Morris, K. L., Dondanville, K. A., Nanney, J. … Iverson, K. M. (2022). Massed cognitive processing therapy for posttraumatic stress disorder in women survivors of intimate partner violence. Psychological Trauma: Theory, Research, Practice, and Policy, 14(5), 769–779.

Garner, D. M. (1991). Eating Disorder Inventory-2. Professional manual. Odessa, FL: Psychological Assessment Resources.

Gilman, R., Schumm, J. A. & Chard, K. M. (2011). Hope as a change mechanism in the Treatment of posttraumatic stress disorder. Psychological Trauma: Theory, Research, Practice, and Policy, 4(3), 270–277.

Gobin, R. L., Mackintosh, M. A., Willis, E., Allard, C. B., Kloezeman, K. & Morland, L. A. (2018). Predictors of differential PTSD treatment outcomes between veteran and civilian women after cognitive processing therapy. Psychological Trauma: Theory, Research, Practice, and Policy, 10(2), 173–182.

Gradus, J. L., Suvak, M. K., Wisco, B. E., Marx, B. P. & Resick, P. A. (2013). Treatment of posttraumatic stress disorder reduces suicidal ideation. Depression and Anxiety, 30(10), 1046–1053.

Green, B. L., Krupnick, J. L., Stockton, P., Goodman, L., Corcoran, C. & Petty, R. (2001).

Psychological outcomes associated with traumatic loss in a sample of young women. American Behavioral Scientist, 44(5), 817–837.

Griffin, M. G., Resick, P. A. & Galovski, T. (2012). Does physiologic response to loud tones change following cognitive-behavioral treatment for posttraumatic stress disorder? Journal of Traumatic Stress, 25(1), 25–32.

Gutner, C. A., Suvak, M. K., Sloan, D. M. & Resick, P. A. (2016). Does timing matter? Examining the impact of session timing on outcome. Journal of Consulting and Clinical Psychology, 84(12), 1108–1115.

Haagen, J. F. G., Smid, G. E., Knipscheer, J. W. & Kleber, R. J. (2015). The efficacy of recommended treatments for veterans with PTSD: A metaregression analysis. Clinical Psychology Review, 40, 184–194.

Hariri, A. R., Bookheimer, S. Y. & Mazziotta, J. C. (2000). Modulating emotional responses: Effects of a neocortical network on the limbic system. NeuroReport: For Rapid Communication of Neuroscience research, 11(1), 43–48.

Hariri, A. R., Mattay, V. S., Tessitore, A., Fera, F. & Weinberger, D. R. (2003). Neocortical modulation of the amygdala response to fearful stimuli. Biological Psychiatry, 53(6), 494–501.

Hassija, C. & Gray, M. J. (2011). The effectiveness and feasibility of videoconferencing technology to provide evidence-based treatment to rural domestic violence and sexual assault populations. Telemedicine and e-Health, 17(4), 309–315.

Held, P., Klassen, B. J., Boley, R. A., Wiltsey Stirman, S., Smith, D. L., Brennan, M. B., … Zalta, A. K. (2020). Feasibility of a 3-week intensive treatment program for service members and veterans with PTSD. Psychological Trauma: Theory, Research, Practice, and Policy, 12(4), 422–430.

Held, P., Kovacevic, M., Petrey, K., Meade, E. A., Pridgen, S., Montes, M., … Karnik, N. S. (2022). Treating PTSD at home in a single week using 1-week virtual massed cognitive processing therapy. Journal of Traumatic Stress, 35(4), 1215–1225.

Held, P., Smith, D. L., Pridgen, S., Coleman, J. A. & Klassen, B. J. (2023). More is not always better: 2 weeks of intensive cognitive processing therapy-based treatment are noninferior to 3 weeks. Psychological Trauma: Theory, Research, Practice, and Policy, 15(1), 100–109.

Hinton, D. E., Pham, T., Tran, M., Safren, S. A., Otto, M. W. & Pollack, M. H. (2004). CBT for Vietnam refugees with treatment-resistant PTSD and panic attacks: A pilot study. Journal of Traumatic Stress, 17(5), 429–433.

Holder, N., Holliday, R., Williams, R., Mullen, K. & Surís, A. (2018). A preliminary examination of the role of psychotherapist fidelity on outcomes of cognitive processing therapy during an RCT for military sexual trauma-related PTSD. Cognitive Behavior Therapy, 47(1), 76–89.

Holliday, R. P., Holder, N. D., Williamson, M. L. C. & Surís, A. (2017). Therapeutic response to cognitive processing therapy in white and black female veterans with military sexual trauma-related PTSD. Cognitive Behaviour Therapy, 46(5), 432–446.

Hollon, S. D. & Garber, J. (1988). Cognitive therapy. In L. Y Abramson (Ed.), Social cognition and clinical psychology: A synthesis (pp. 204–253). New York: Guilford.

Iverson, K. M., Gradus, J. L., Resick, P. A., Suvak, M. K., Smith, K. F. & Monson, C. M. (2011). Cognitive-behavioral therapy for PTSD and depression symptoms reduces risk for future intimate partner violence among interpersonal trauma survivors. Journal of Consulting and Clinical Psychology, 79(2), 193–202.

Iverson, K. M., King, M. W., Cunningham, K. C. & Resick, P. A. (2015). Rape survivors' trauma-related beliefs before and after cognitive processing therapy: Associations with PTSD and depression symptoms. Behaviour Research and Therapy, 66, 49–55.

Jacoby, V. M., Hale, W., Dillon, K., Dondanville, K. A., Wachen, J., Yarvis, J. S., … STRONG STAR Consortium. (2019). Depression suppresses treatment response for traumatic loss-related PTSD in active duty military personnel. Journal of Traumatic Stress, 32(5), 774– 783.

Jacoby, V. M., Straud, C. L., Bagley, J. M., Tyler, H., Baker, S. N., Denejkina, A., … Dondanville, K. A. (2022). Evidence-based posttraumatic stress disorder treatment in a community sample: Military-affiliated versus civilian patient outcomes. Journal of Traumatic Stress, 35(4), 1072–1086.

Jacoby, V. M., Straud, C. L., Tyler, H., Dondanville, K. A., Yarvis, J. S., Mintz, J., … Resick, P. A. (2023). Change in complicated grief symptoms predict PTSD symptom reductions above and beyond depression in active duty military personnel with traumatic loss-related PTSD. Manuscript submitted for publication.

Jaffe, A. E., Kaysen, D., Smith, B. N., Galovski, T. & Resick, P. A. (2021). Cognitive processing therapy for substance-involved sexual assault: Does an account help or hinder recovery? Journal of Traumatic Stress, 34(4), 864–871.

Janoff-Bulman, R. (1989). Assumptive worlds and the stress of traumatic events: Applications of the schema construct. Social Cognition, 7(2), 113–136.

Janoff-Bulman, R. (1992). Shattered assumptions: Towards a new psychology of trauma. New York: Free Press.

Johnson, S. B., Blum, R. W. & Giedd, J. N. (2009). Adolescent maturity and the brain: The promise and pitfalls of neuroscience research in adolescent health policy. Journal of Adolescent Health, 45(3), 216–221.

Kaysen, D., Lindgren, K., Zangana, G. A. S., Murray, L., Bass, J. & Bolton, P. (2013). Adaptation of cognitive processing therapy for treatment of torture victims: Experience in Kurdistan, Iraq. Psychological Trauma: Theory, Research, Practice, and Policy, 5(2), 184–192.

Kaysen, D., Lostutter, T. W. & Goines, M. A. (2005). Cognitive processing therapy for acute stress disorder resulting from an anti-gay assault. Cognitive and Behavioral Practice, 12(3), 278–289.

Kaysen, D., Schumm, J., Petersen, E. R., Seim, R. W., Bedard-Gilligan, M. & Chard, K. (2014). Cognitive processing therapy for veterans with comorbid PTSD and alcohol use disorders. Addictive Behaviors, 39(2), 420–427.

Kearney, D. J., Malte, C. A., Storms, M. & Simpson, T. L. (2021). Loving-kindness meditation vs cognitive processing therapy for posttraumatic stress disorder among veterans: A randomized clinical trial. JAMA Network Open Psychiatry, 4(4), e216604.

Keefe, J. R., Hernandez, S., Johanek, C., Landy, M. S. H., Sijercic, I., Shnaider, P., … Stirman, S. W. (2022). Competence in delivering cognitive processing therapy and the therapeutic alliance both predict PTSD symptom outcomes. Behavior Therapy, 53(5), 763–775.

Kessler, R. C., Sonnega, A., Bromet, E., Hughes, M. & Nelson, C. B. (1995). Posttraumatic stress disorder in the national comorbidity survey. Archives of General Psychiatry, 52(12), 1048–1060.

Kilpatrick, D. G., Resick, P. A. & Veronen, L. J. (1981). Effects of a rape experience: A longitudinal study. Journal of Social Issues, 37(4), 105–122.

Kilpatrick, D. G., Veronen, L. J. & Resick, P. A. (1979). Assessment of the aftermath of rape: Changing patterns of fear. Journal of Behavioral Assessment, 1(2), 133–147.

König, J., Resick, P. A., Karl, R. & Rosner, R. (2012). Posttraumatische Belastungsstörung: Ein Manual zur Cognitive Processing Therapy. Göttingen: Hogrefe.

Kroenke, K., Spitzer, R. L. & Williams, J. B. (2001). The PHQ-9: Validity of a brief depression severity measure. Journal of General Internal Medicine, 16(9), 606–613. Deutsche Übersetzung und Validierung durch B. Löwe, S. Zipfel und W. Herzog, Medizinische Universitätsklinik Heidelberg.

Krüger-Gottschalk, A., Knaevelsrud, C., Rau, H., Dyer, A., Schäfer, I., Schellong, J. & Ehring, Th. (2017). The German version of the Posttraumatic Stress Disorder Checklist for DSM-5 (PCL-5): psychometric properties and diagnostic utility. MBC Psychiatry, 17, 379.

Kuo, J. & Monson, C. M. (2020). Cognitive processing therapy (CPT) for posttraumatic stress disorder and borderline personality disorder (PTSD-BPD). Retrieved from https://clinicaltrials.gov/ct2/show/NCT04230668.

Lang, P. J. (1977). Imagery in therapy: An information processing analysis of fear. Behavior Therapy, 8(5), 862–886.

Larsen, S. E., Mackintosh, M. A., La Bash, H., Evans, W. R., Suvak, M. K., Shields, N., ... Wiltsey Stirman, S. (2022). Temporary PTSD symptom increases among individuals receiving CPT in a hybrid effectiveness-implementation trial: Potential predictors and association with overall symptom change trajectory. Psychological Trauma: Theory, Research, Practice and Policy, 14(5), 853–861.

Lechner-Meichsner, F. & Steil, R. (2021). A clinician rating to diagnose CPTSD according to ICD-11 and to evaluate CPTSD symptom severity: Complex PTSD Item Set additional to the CAPS (COPISAC). European Journal of Psychotraumatology, 12(1), 1891726.

Lejuez, C. W., Hopko D. R., Acierno, R., Daughters, S. B. & Pagoto S. L. (2011). Ten-year revision of the brief behavioral activation treatment for depression: Revised treatment manual. Behavior Modification, 35(2), 111–161.

Lejuez, C. W., Hopko, D. R. & Hopko, S. D. (2001). A brief behavioral activation treatment for depression treatment manual. Behavior Modification, 25(2), 255–286.

Lerner, M. J. (1980). The belief in a just world: A fundamental delusion. New York: Plenum.

Lester, K. M., Resick, P. A., Young-Xu, Y. & Artz, C. E. (2010). Impact of ethnicity on early treatment termination and outcomes in PTSD treatment. Journal of Consulting and Clinical Psychology, 78, 480–489.

Liberzon, I. & Sripada, C. S. (2008). The functional neuroanatomy of PTSD: A critical review. Progress in Brain Research, 167, 151–169.

Litz, B. T., Rusowicz-Orazem, L., Doros, G., Grunthal, B., Gray, M., Nash, W. & Lang, A. J. (2021). Adaptive disclosure, a combat-specific PTSD treatment, versus cognitive processing therapy, in deployed marines and sailors: A randomized controlled non-inferiority trial. Psychiatry Research, 297, 113761.

Litz, B. T., Stein, N., Delaney, E., Lebowitz, L., Nash, W. P., Silva, C. & Maguen, S. (2009). Moral injury and moral repair in war veterans: A preliminary model and intervention strategy. Clinical Psychology Review, 29(8), 695–706.

Lord, K. A., Suvak, M. K., Holmes, S., Shields, N., Lane, J. E. M., Sijercic, I., ... Monson, C. M. (2020). Bidirectional relationships between posttraumatic stress disorder (PTSD) and social functioning during cognitive processing therapy. Behavior Therapy, 51(3), 447–460.

LoSavio, S. T., Dillon, K. H., Murphy, R. A., Goetz, K., Houston, F. & Resick, P. A. (2019). Using a learning collaborative model to disseminate cognitive processing therapy to community-based agencies. Behavior Therapy, 50(1), 36–49.

LoSavio, S. T., Dillon, K. H., Murphy, R. A. & Resick, P. A. (2019). Therapist Stuck Points during training in cognitive processing therapy: Changes over time and associations with training outcomes. Professional Psychology: Research and Practice, 50, 255–263.

LoSavio, S. T., Hale, W., Moring, J. C., Blankenship, A. E., Dondanville, K. A., Wachen, J. S., ... STRONG STAR Consortium. (2021). Efficacy of individual and group cognitive processing therapy for military personnel with and without child abuse histories. Journal of Consulting and Clinical Psychology, 89(5), 476–482.

LoSavio, S. T., Hale, W., Straud, C. L., Wachen, J. S., Mintz, J., Young-McCaughan, S., ... Resick, P. A. (2023). Impact of morally injurious traumatic event exposure on cognitive processing therapy outcomes among veterans and service members. Journal of Military, Veteran and Family Health, 9(2), 40–51.

LoSavio, S. T., Murphy, R. A. & Resick, P. A. (2021). Treatment outcomes of adolescents versus adults receiving cognitive processing therapy for posttraumatic stress disorder in the community. Journal of Traumatic Stress, 34(4), 757–763.

LoSavio, S. T., Straud, C. L., Dondanville, K. A., Fridling, N. R., Schuster Wachen, J., Young-McCaughan, S., ... Resick, P. A. (2023). Treatment responder status and time to response as a function of hazardous drinking among active duty military receiving variable-length cognitive processing therapy for posttraumatic stress disorder. Psychologi-

cal Trauma: Theory, Research, Practice & Policy, 15(3), 386–393.
Mahoney, M. J. (1981). Psychotherapy and the human change process. In J. H. Harvey & M. M. Parks (Eds.), Psychotherapy research and behavior change (pp. 73–122). Washington, DC: American Psychological Association.
Mahoney, M. J. & Lyddon, W. J. (1988). Recent developments in cognitive approaches to counseling and psychotherapy. Counseling Psychologist, 16(2), 190–234.
Maieritsch, K. P., Smith, T. L., Hessinger, J. D., Ahearn, E. P., Eickhoff, J. C. & Zhao, Q. (2016). Randomized controlled equivalence trial comparing videoconference and in person delivery of cognitive processing therapy for PTSD. Journal of Telemedicine and Telecare, 22(4), 238–243.
Marques, L., Valentine, S. E., Kaysen, D., Macintosh, M. A., DeSilva, L. E., Ahles, E. M., … Wiltsey-Stirman, S. (2019). Provider fidelity and modifications to cognitive processing therapy in a diverse community health clinic: Associations with clinical change. Journal of Consulting and Clinical Psychology, 87, 357–369.
Matulis, S., Resick, P. A., Rosner, R. & Steil, R. (2014). Developmentally adapted cognitive processing therapy for adolescents suffering from posttraumatic stress disorder after childhood sexual or physical abuse: A pilot study. Clinical Child Family Psychological Review, 17(2), 173–190.
McCann, I. L. & Pearlman, L. A. (1990). Psychological trauma and the adult survivor: Theory, therapy, and transformation. New York: Brunner / Mazel.
McCann, I. L., Sakheim, D. K. & Abrahamson, D. J. (1988). Trauma and victimization: A model of psychological adaptation. Counseling Psychologist, 16(4), 531–594.
McGeary, D. D., Resick, P. A., Penzien, D. B., McGeary, C. A., Houle, T. T., Eapen, B. C., … Peterson, A. L. (2022). Cognitive behavioral therapy for veterans with comorbid posttraumatic headache and posttraumatic stress disorder symptoms: A randomized clinical trial. JAMA Neurology, 79(8), 746–757.
Meis, L. A., Glynn, S. M., Spoont, M. R., Kehle-Forbes, S. M., Nelson, D., Isenhart, C. E., … Polusny, M. A. (2022). Can families help veterans get more from PTSD treatment? A randomized clinical trial examining prolonged exposure with and without family involvement. Trials, 23(1), 243.
Mesa, F., Dickstein, B. D., Wooten, V. D. & Chard, K. M. (2017). Response to cognitive processing therapy in veterans with and without obstructive sleep apnea. Journal of Traumatic Stress, 30(6), 646–655.
Milad, M. R., Pitman, R. K., Ellis, C. B., Gold, A. L., Shin, L. M., Sasko, N. B., … Rauch, S. L. (2009). Neurobiological basis of failure to recall extinction memory in posttraumatic stress disorder. Biological Psychiatry, 66, 1075–1082.
Miron, L. R., Fulton, J. K., Newins, A. R. & Resick, P. A. (2021). Adapting cognitive processing therapy for PTSD for people with disabilities: A case study with a U.S. veteran. Cognitive and Behavioral Practice, 28(3), 444–454.
Mitchell, K. S., Wells, S. Y., Mendes, A. & Resick, P. A. (2012). Treatment improves symptoms shared by PTSD and disordered eating. Journal of Traumatic Stress, 25(5), 535–542.
Monson, C. M. & Fredman, S. J. (2012). Cognitive-behavioral conjoint therapy for PTSD: Harnessing the healing power of relationships. New York: Guilford.
Monson, C. M., Macdonald, A., Vorstenbosch, V., Shnaider, P., Goldstein, E. S. R., Ferrier-Auerbach, A. G. & Mocciola, K. E. (2012). Changes in social adjustment with cognitive processing therapy: Effects of treatment and association with PTSD symptom change. Journal of Traumatic Stress, 25(5), 519–526.
Monson, C. M., Rodriguez, B. F. & Warner, R. (2005). Cognitive-behavioral therapy for PTSD in the real world: Do interpersonal relationships make a real difference? Journal of Clinical Psychology, 61, 751–761.
Monson, C. M., Schnurr, P. P., Resick, P. A., Friedman, M. J., Young-Xu, Y. & Stevens, S. P. (2006). Cognitive processing therapy for veterans with military-related posttraumatic stress disorder. Journal of Consulting and Clinical Psychology, 74(5), 898–907.

Monson, C. M., Shields, N., Suvak, M. K., Lane, J. E. M., Shnaider, P., Landy, M. S. H., … Wiltsey Stirman, S. (2018). A randomized controlled effectiveness trial of training strategies in cognitive processing therapy for posttraumatic stress disorder: Impact on patient outcomes. Behaviour Research and Therapy, 110, 31–40.

Monson, C. M. & Shnaider, P. (2014). Treating PTSD with cognitive-behavioral therapies: Interventions that work. Washington, DC: American Psychological Association.

Moring, J. C., Dondanville, K. A., Fina, B. A., Hassija, C., Chard, K., Monson, C., … Resick, P. A. (2020). Cognitive processing therapy for posttraumatic stress disorder via telehealth: Practical considerations during the COVID-19 pandemic. Journal of Traumatic Stress, 33(4), 371–379.

Morland, L. A., Mackintosh, M. A., Greene, C. J., Rosen, C., Chard, K., Resick, P. & Frueh B. C. (2014). Cognitive processing therapy for posttraumatic stress disorder delivered to rural veterans via telemental health: A randomized noninferiority clinical trial. Journal of Clinical Psychiatry, 75(5), 470–476.

Morland, L. A., Mackintosh, M. A., Rosen, C. S., Willis, E., Resick, P. A., Chard, K. M. & Frueh, B. C. (2015). Telemedicine versus in-person delivery of cognitive processing therapy for women with posttraumatic stress disorder: A randomized noninferiority trial. Depression and Anxiety, 32(11), 811–820.

Mowrer, O. H. (1960). Learning theory and behavior. New York: Wiley.

Müller-Engelmann, M., Schnyder, U., Steil, R. & Pfaltz, M. (2023). CAPS-5 Manual. Zur Anwendung und Auswertung der Clinician-Administered PTSD Scale für DSM-5. Heidelberg: Springer.

Nishith, P., Nixon, R. D. V. & Resick, P. A. (2005). Resolution of trauma-related guilt following treatment of PTSD in female rape victims: A result of cognitive processing therapy targeting comorbid depression? Journal of Affective Disorders, 86(2–3), 259–265.

Nissim, H., Dill, J., Douglas, R., Johnson, O. & Folino, C. (2022). The Ruderman white paper update on mental health and suicide of first responders. The Ruderman Family Foundation. Retrieved from https://dir.nv.gov/uploadedFiles/dirnvgov/content/WCS/Training-Docs/First%20Responder%20White%20Paper_Final%20(2).pdf.

Nixon, R., Best, T., Wilksch, S., Angelakis, S., Beatty, L. & Weber, N. (2016). Cognitive processing therapy for the treatment of acute stress disorder following sexual assault: A randomised effectiveness study. Behaviour Change, 33, 232–250.

Nixon, R. D. V. & Bralo, D. (2019). Using explicit case formulation to improve cognitive processing therapy for PTSD. Behavior Therapy, 50(1), 155–164.

Owens, G. P., Pike, J. L. & Chard, K. M. (2001). Treatment effects of cognitive processing therapy on cognitive distortions of female child sexual abuse survivors. Behavior Therapy, 32(3), 413–424.

Padesky, C. A. (1993, September). Socratic questioning: Changing minds or guiding discovery? Retrieved from https://padesky.com/wp-content/uploads/2012/11/socquest.pdf.

Paul, R. & Elder, L. (2006). The thinker's guide to understanding the foundations of ethical reasoning: Foundation for Critical Thinking

Pearson, C. R., Kaysen, D., Huh, D. & Bedard-Gilligan, M. (2019). Randomized control trial of culturally adapted cognitive processing therapy for PTSD substance misuse and HIV sexual risk behavior for Native American women. AIDS and Behavior, 23(3), 695–706.

Pearson, C. R., Smartlowit-Briggs, L., Belcourt, A., Bedard-Gillgan, M. & Kaysen, D. (2018). Building tribal-academic partnership to addressing PTSD, substance misuse, and HIV among American Indian women. Health Promotion Practice, 20, 48–56.

Pease, J. L., Martin, C. E., Rowe, C. & Chard, K. M. (2023). Impact of residential PTSD treatment on suicide risk in veterans. Suicide and Life-Threatening Behavior, 53, 250–261.

Peterson, A. L., Mintz, J., Moring, J. C., Straud, C. L., Young-McCaughan, S., McGeary, C. A., … STRONG STAR Consortium. (2022). In-office, in-home, and telehealth cognitive processing therapy for posttraumatic stress disorder in veterans: A randomized clinical trial. BMC Psychiatry, 22, 41.

Piaget, J. (1971). Psychology and epistemology; Towards a theory of knowledge. New York: Viking.
Price, J. L., MacDonald, H. Z., Adair, K. C., Koerner, N. & Monson, C. M. (2016). Changing beliefs about trauma: A qualitative study of cognitive processing therapy. Behavioural and Cognitive Psychotherapy, 44(2), 156–167.
Pruiksma, K. E., Taylor, D. J., Wachen, J. S., Mintz, J., Young-McCaughan, S., Peterson, A. L., … STRONG STAR Consortium. (2016). Residual sleep disturbances following PTSD treatment in active duty military personnel. Psychological Trauma: Theory, Research, Practice, and Policy, 8(6), 697–701.
Raines, A. M., Clauss, K., Schafer, K. M., Shapiro, M. O., Houtsma, C., Boffa, J. W., Ennis, C. R., O'Neil, M. E. & Franklin, C. L. (2023). Cognitive processing therapy: A meta-analytic review among veterans and military personnel with PTSD. Cognitive Therapy and Research, published online
Ramage, A. E., Litz, B., Resick, P. A., Woolsey, M. D., Dondanville, K. A., Young-McCaughan, S., … STRONG STAR Consortium. (2016). Neurophysiology associated with dangerbased and non-danger-based traumas in posttraumatic stress disorder. Social Cognitive and Affective Neuroscience, 11, 234–242.
Rauch, S. L., Whalen, P. J., Shin, L. M., McInerney, S. C., Macklin, M. L., Lasko, N. B., … Pitman, R. K. (2000). Exaggerated amygdala response to masked facial stimuli in posttraumatic stress disorder: A functional MRI study. Biological Psychiatry, 47, 769–776.
Resick, P. A. (2001). Cognitive processing therapy: Generic version. Unpublished manuscript, Department of Psychology, University of Missouri–Saint Louis.
Resick, P. A. & Derby D. S. (2012). New horizons: Treating post-traumatic stress disorder using cognitive processing therapy. Galil Press.
Resick, P. A., Galovski, T. E., Uhlmansiek, M. O., Scher, C. D., Clum, G. & Young-Xu, Y. (2008). A randomized clinical trial to dismantle components of cognitive processing therapy for posttraumatic stress disorder in female victims of interpersonal violence. Journal of Consulting and Clinical Psychology, 76(2), 243–258.
Resick, P. A., LoSavio, S. T., Wachen, J. S., Dillon, K. H., Nason, E. E., Dondanville, K. A., … STRONG STAR Consortium. (2020). Predictors of treatment outcome in group or individual cognitive processing therapy for posttraumatic stress disorder among active duty military. Cognitive Therapy and Research, 44(3), 611–620.
Resick, P. A., Monson, C. M. & Chard, K. M. (2007). Cognitive processing therapy, veteran / military version: Therapist's manual. Washington, DC: Department of Veterans Affairs.
Resick, P. A., Monson, C. M. & Chard, K. M. (2017). トラウマへの認知処理療法: 治療者のための包 括手引き [Cognitive processing therapy for PTSD: A comprehensive manual] (M. Horikoshi & M. Ito, Trans.). Sogensha / New York: Guilford.
Resick, P. A., Monson, C. M. & Chard, K. M. (2019). Terapia przetwarzania poznawczego w zespole stresu pourazowego (PTSD): Podre˛cznik dla klinicystów [Cognitive processing therapy for PTSD: A comprehensive manual] (A. Owsiak, Trans.). Wydawnictwo Uniwersytetu Jagiellon´skiego / Guilford Press. (Original work published 2017)
Resick, P. A., Monson, C. M., & Chard, K. M. (2022). 创伤后应激障碍的治疗：认知加工疗法实用手册 [Cognitive processing therapy for PTSD: A comprehensive manual] (M. Xu & M. Cheng, Trans.). China Light Industry / Guilford Press. (Original work published 2017)
Resick, P. A., Monson, C. M. & Chard, K. M. (2023). 인지처리치료 매뉴얼 외상후 스트레스 장애 [Cognitive processing therapy for PTSD: A comprehensive manual] (S. Lee, Trans.). Hak Ji Sa/ New York: Guilford.
Resick, P. A., Nishith, P. & Griffin, M. G. (2003). How well does cognitive-behavioral therapy treat symptoms of complex PTSD? An examination of child sexual abuse survivors within a clinical trial. CNS Spectrums, 8(5), 340–355.
Resick, P. A., Nishith, P., Weaver, T. L., Astin, M. C. & Feuer, C. A. (2002). A comparison of cognitive processing therapy, prolonged exposure and a waiting condition for the treatment of posttraumatic stress disorder

in female rape victims. Journal of Consulting and Clinical Psychology, 70(4), 867–879.
Resick, P. A. & Schnicke, M. K. (1992). Cognitive processing therapy for sexual assault victims. Journal of Consulting and Clinical Psychology, 60(5), 748–756.
Resick, P. A. & Schnicke, M. K. (1993). Cognitive processing therapy for rape victims: A treatment manual. New York: Sage.
Resick, P. A., Schnicke, M. K. & Markway, B. G. (1991, November). Personal Beliefs and Reactions Scale: The relation between cognitive content and posttraumatic stress disorder. Paper presented at the Association for Advancement of Behavior Therapy 25th Annual Convention, New York.
Resick, P. A., Suvak, M. K., Johnides, B. D., Mitchell, K. S. & Iverson, K. M. (2012). The impact of dissociation on PTSD treatment with cognitive processing therapy. Depression and Anxiety, 29, 718–730.
Resick, P. A., Suvak, M. K. & Wells, S. Y. (2014). The impact of childhood abuse among women with assault-related PTSD receiving short-term cognitive-behavioral therapy. Journal of Traumatic Stress, 27(5), 558–567.
Resick, P. A., Wachen, J. S., Dondanville, K. A., LoSavio, S. T., Young-McCaughan, S., Yarvis, J. S., … STRONG STAR Consortium. (2021). Variable-length cognitive processing therapy for posttraumatic stress disorder in active duty military: Outcomes and predictors. Behaviour Research and Therapy, 141, 103846
Resick, P. A., Wachen, J. S., Dondanville, K. A., Pruiksma, K. E., Yarvis, J. S., Mintz, J., … STRONG STAR Consortium. (2017). Effect of group vs. individual cognitive processing therapy in active-duty military seeking treatment for posttraumatic stress disorder: A randomized clinical trial. JAMA Psychiatry, 74(1), 28–36.
Resick, P. A., Wachen, J. S., Mintz, J., Young-McCaughan, S., Roache, J. D., Borah, A. M., … STRONG STAR Consortium. (2015). A randomized clinical trial of group cognitive processing therapy compared with group present-centered therapy for PTSD among active duty military personnel. Journal of Consulting and Clinical Psychology, 83(6), 1058–1068.
Resick, P. A., Williams, L. F., Suvak, M. K., Monson, C. M. & Gradus, J. L. (2012). Long-term outcomes of cognitive-behavioral treatments for posttraumatic stress disorder among female rape survivors. Journal of Consulting and Clinical Psychology, 80(2), 201–210.
Resick, P. A., Wiltsey Stirman, S. & LoSavio, S. T. (2023). Getting unstuck from PTSD: Using cognitive processing therapy to guide your recovery. New York: Guilford.
Rosenthan, I., Noori, S. & Chard, K. M. (2023, November). Thinking beyond psychedelics for PTSD innovation: Massed treatment. Poster presented at the International Society for Traumatic Stress Studies Conference, Los Angeles.
Rosner, R., Rimane, E., Frick, U., Gutermann, J., Hagl, M., Renneberg, B., … Steil, R. (2019). Effect of developmentally adapted cognitive processing therapy for youth with symptoms of posttraumatic stress disorder after childhood sexual and physical abuse: A randomized clinical trial. JAMA Psychiatry, 76(5), 484–491.
Rozek, D. C. & Bryan, C. J. (2020). Integrating crisis response planning for suicide prevention into trauma-focused treatments: A military case example. Journal of Clinical Psychology, 76(5), 852–864.
Rutter, J. G. & Friedberg, R. D. (1999). Guidelines for the effective use of Socratic dialogue in cognitive therapy. In L. VandeCreek & T. L. Jackson (Eds.), Innovations in clinical practice: A source book (Vol. 17, pp. 481–490). Sarasota, FL: Professional Resource Press / Professional Resource Exchange.
Sautter, F. J., Glynn, S. M., Cretu, J. B., Senturk, D. & Vaught, A. S. (2015). Efficacy of structured approach therapy in reducing PTSD in returning veterans: A randomized clinical trial. Psychological Services, 12(3), 199–212.
Schulz, P. M., Huber, L. C. & Resick, P. A. (2006). Practical adaptations of cognitive processing therapy with Bosnian refugees: Implications for adapting practice to a multicultural clientele. Cognitive and Behavioral Practice, 13(4), 310–321.

Schulz, P. M., Resick, P. A., Huber, L. C. & Griffin, M. G. (2006). The effectiveness of cognitive processing therapy for PTSD with refugees in a community setting. Cognitive and Behavioral Practice, 13(4), 322–331.

Schumm, J. A., Dickstein, B. D., Walter, K. H., Owens, G. P. & Chard, K. M. (2015). Changes in posttraumatic cognitions predict changes in posttraumatic stress disorder symptoms during cognitive processing therapy. Journal of Consulting and Clinical Psychology, 83(6), 1161–1166.

Shin, L. M., Orr, S. P., Carson, M. A., Rauch, S. L., Macklin, M. L., Lasko, N. B., … Pitman, R. K. (2004). Regional cerebral blood flow in the amygdala and medial prefrontal cortex during traumatic imagery in male and female Vietnam veterans with PTSD. Archives of General Psychiatry, 61(2), 168–176.

Shin, L. M., Rauch, S. L. & Pitman, R. K. (2006). Amygdala, medial prefrontal cortex, and hippocampal function in PTSD. Annals of the New York Academy of Sciences, 1071, 67–79.

Shin, L. M., Whalen, P. J., Pitman, R. K., Bush, G., Macklin, M. L., Lasko, N. B., … Rauch, S. L. (2001). An fMRI study of anterior cingulate function in posttraumatic stress disorder. Biological Psychiatry, 50, 932–942.

Shnaider, P., Vorstenbosch, V., Macdonald, A., Wells, S. Y., Monson, C. M. & Resick, P. A. (2014). Associations between functioning and PTSD symptom clusters in a dismantling trial of cognitive processing therapy in female interpersonal violence survivors. Journal of Traumatic Stress, 27(5), 526–534.

Sijercic, I., Lane, J. E. M., Gutner, C. A., Monson, C. M. & Stirman, S. W. (2019). The association between clinician and perceived organizational factors with early fidelity to cognitive processing therapy for posttraumatic stress disorder in a randomized controlled implementation trial. Administration and Policy in Mental Health and Mental Health Services Research, 47, 8–18.

Simon, N. M., O'Day, E. B., Hellberg, S. N., Hoeppner, S. S., Charney, M. E., Robinaugh, D. J., … Rauch, S. A. M. (2018). The loss of a fellow service member: Complicated grief in post-9/11 service members and veterans with combat-related posttraumatic stress disorder. Journal of Neuroscience Research, 96(1), 5–15.

Simpson, T. L., Kaysen, D. L., Fleming, C. B., Rhew, I. C., Jaffe, A. E., Desai, S., … Resick, P. A. (2022). Cognitive processing therapy or relapse prevention for comorbid posttraumatic stress disorder and alcohol use disorder: A randomized clinical trial. PLoS ONE, 17(11), e0276111.

Sobel, A. A., Resick, P. A. & Rabalais, A. E. (2009). The effect of cognitive processing therapy on cognitions: Impact Statement coding. Journal of Traumatic Stress, 22(3), 205–211.

Spiller, T. R., Duek, O., Buta, E., Gros, G., Smith, N. B. & Harpaz-Rotem, I. (2023). Comparative effectiveness of group v. individual trauma-focused treatment for posttraumatic stress disorder in veterans. Psychological Medicine, 53(10), 4561–4568.

Stayton, L. E., Martin, C. E., Pease, J. L. & Chard, K. M. (2019). Changes in suicidal ideation following cognitive processing therapy in a VA residential treatment program. Military Psychology, 31(4), 326–334.

Steil, R., Resick, P. A. & Rosner, R. (2023a). (Komplexe) Posttraumatische Belastungsstörung bei Jugendlichen und jungen Erwachsenen. Weinheim: Beltz.

Steil, R., Weiss, J., Müller-Engelmann, M., Dittmann, C., Priebe, K., Kleindienst, N., … Stangier, U. (2023b). Does treatment-specific, disorder-specific, or general therapeutic competence predict symptom reduction in posttraumatic stress disorder? European Journal of Psychotraumatology, 14(2). Advance online publication.

Straud, C. L., Dondanville, K. A., Hale, W. J., Wachen, J. S., Mintz, J., Litz, B. T., … STRONG STAR Consortium. (2021). The impact of hazardous drinking among active duty military with posttraumatic stress disorder: Does cognitive processing therapy format matter? Journal of Traumatic Stress, 34(1), 210–220.

Takagishi, Y., Ito, M., Kanie, A., Morita, N., Makino, M., Katayanagi, A., … Horikoshi, M. (2023). Feasibility, acceptability, and preliminary efficacy of cognitive processing therapy in Japanese patients with posttraumatic stress disorder. Journal of Traumatic Stress, 36, 205–217.

Tarrier, N., Sommerfield, C. & Pilgrim, H. (1999). Relatives' expressed emotion (EE) and PTSD treatment outcome. Psychological Medicine, 29, 801–811.

Taylor, D. J. & Pruiksma, K. E. (2014). Cognitive and behavioural therapy for insomnia (CBTI) in psychiatric populations: A systematic review. International Review of Psychiatry, 26, 205–213.

Taylor, D. J., Pruiksma, K. E., Mintz, J., Slavish, D. C., Wardle-Pinkston, S., Dietch, J. R., … Consortium to Alleviate PTSD. (2023). Treatment of comorbid sleep disorders and posttraumatic stress disorder in U.S. active duty military personnel: A pilot randomized clinical trial. Journal of Traumatic Stress, 36(4), 712–726.

Thompson-Hollands, J., Lee, D. J. & Sloan, D. M. (2021). The use of a brief family intervention to reduce dropout among veterans in individual trauma-focused treatment: A randomized controlled trial. Journal of Traumatic Stress, 34(4), 829–839.

Thrasher, S., Power, M., Morant, N., Marks, I. & Dalgleish, T. (2010). Social support moderates outcomes in a randomized controlled trial of exposure therapy and (or) cognitive restructuring for chronic posttraumatic stress disorder. Canadian Journal of Psychiatry / Revue Canadienne de Psychiatrie, 55, 187–190.

Trottier, K. & Monson, C. M. (2021). Integrating cognitive processing therapy for posttraumatic stress disorder with cognitive behavioral therapy for eating disorders in PROJECT RECOVER. Eating Disorders, 29(3), 307–325.

Trottier, K., Monson, C. M., Wonderlich, S. A. & Crosby, R. D. (2021). Results of the first randomized controlled trial of integrated cognitive-behavioral therapy for eating disorders and posttraumatic stress disorder. Psychological Medicine, 52(3), 587–596.

Valentine, S. E., Borba, C. P. C., Vaewsom, A. S., Guajardo, J. G., Resick, P. A., Wiltsey-Stirman, S. & Marques, L. (2017). Cognitive processing therapy for Spanish-speaking Latinos: A formative study of a model-driven cultural adaptation of the manual to enhance implementation in a usual care setting. Journal of Clinical Psychology, 73, 239–256.

Voelkel, E., Pukay-Martin, N. D., Walter, K. H. & Chard, K. M. (2015). Effectiveness of cognitive processing therapy for male and female U.S. veterans with and without military sexual trauma. Journal of Traumatic Stress, 28(3), 174–182.

Wachen, J. S., Dondanville, K. A., Pruiksma, K. E., Molino, A., Carson, C. S., Blankenship, A. E., … STRONG STAR Consortium. (2016). Implementing cognitive processing therapy for posttraumatic stress disorder with active duty U.S. military personnel: Special considerations and case examples. Cognitive and Behavioral Practice, 23(2), 133–147.

Wachen, J. S., Jimenez, S., Smith, K. & Resick, P. A. (2014). Long-term functional outcomes of women receiving cognitive processing therapy and prolonged exposure. Psychological Trauma: Theory, Research, Practice and Policy, 6(Suppl. 1), S58–S65.

Wachen, J. S., Mintz, J., LoSavio, S. T., Kennedy, J. E., Hale, W. J., Straud, C. L., … STRONG STAR Consortium. (2022). The effect of prior head injury on outcomes in group and individual cognitive processing therapy with military personnel. Journal of Traumatic Stress, 35(6), 1684–1695.

Wachen, J. S., Morris, K., Galovski, T. E., Dondanville, K. A., Cole, A., Mazzulo, N., Resick, P. A & Schwartz, C. (2023). Massed cognitive processing therapy for combat-related PTSD: A non-inferiority randomized controlled trial. Contemporary Clinical Trials, 136(6), 107405

Walter, K. H., Bolte, T. A., Owens, G. P. & Chard, K. M. (2012). The impact of personality disorders on treatment outcome for veterans in a posttraumatic stress disorder residential treatment program. Cognitive Therapy and Research, 36(5), 576–584.

Walter, K. H., Buckley, A., Simpson, J. M. & Chard, K. M. (2014). Residential PTSD treatment for female veterans with military sexual trauma: Does a history of childhood sexual abuse influence outcome? Journal of Interpersonal Violence, 29(6), 971–986.

Walter, K. H., Dickstein, B. D., Barnes, S. M. & Chard, K. M. (2014). Comparing effectiveness of CPT to CPT-C among U.S. veterans in an interdisciplinary residential PTSD / TBI treatment program. Journal of Traumatic Stress, 27(4), 438–445.

Walter, K. H., Varkovitzky, R. L., Owens, G. P., Lewis, J. & Chard, K. M. (2014). Cognitive processing therapy for veterans with posttraumatic stress disorder: A comparison between outpatient and residential treatment. Journal of Consulting and Clinical Psychology, 82(4), 551–561.

Watkins, L. L., LoSavio, S. T., Calhoun, P., Resick, P. A. Sherwood, A., Coffman, C. J., … Beckham, J. C. (2023). Effect of cognitive processing therapy on markers of cardiovascular risk in posttraumatic stress disorder patients: A randomized clinical trial. Journal of Psychosomatic Research, 170, 111351.

Watts, B. V., Schnurr, P. P., Mayo, L., Young-Xu, Y., Weeks, W. B. & Friedman, M. J. (2013). Meta-analysis of the efficacy of treatments for posttraumatic stress disorder. Journal of Clinical Psychiatry, 74(6), e541–e550.

Weathers, F. W., Blake, D. D., Schnurr, P. P., Kaloupek, D. G., Marx, B. P. & Keane, T. M. (2013a). Clinician-Administered PTSD Scale for DSM-5 (CAPS-5). Retrieved from www.ptsd.va.gov.

Weathers, F. W., Blake, D. D., Schnurr, P. P., Kaloupek, D. G., Marx, B. P. & Keane, T. M. (2013b). Life Events Checklist for DSM-5 (LEC-5). Retrieved from www.ptsd.va.gov. Deutsche Version: Zentrum für Psychotraumatologie (ZEP) Hamburg. URL: www.zep-hh.de/service/diagnostik (übersetzt von Ehring, Th., Knaevelsrud, C., Krüger, A. Schäfer, I., 2014).

Weathers, F. W., Litz, B. T., Keane, T. M., Palmieri, P. A., Marx, B. P. & Schnurr, P. P. (2013). The PTSD Checklist for DSM-5 (PCL-5). Retrieved from www.ptsd.va.gov.

Wilkinson, C., von Linden, M., Wacha-Montes, A., Bryan, C. & O'Leary, K. (2017). Cognitive processing therapy for post-traumatic stress disorder in a university counselling center: An outcome study. Cognitive Behaviour Therapist, 10, E20.

Wilkinson-Truong, C., Wacha-Montes, A. & Von Linden, M. (2020). Implementing cognitive processing therapy for posttraumatic stress disorder in a university counseling center. Professional Psychology: Research and Practice, 1(2), 163–171.

Woolley, M. G., Smith, B. N., Micol, R. L., Farmer, C. C. & Galovski, T. E. (2023). Evaluating the relative contribution of patient effort and therapist skill in integrating homework into treatment for posttraumatic stress disorder. Psychological Trauma: Theory, Research, Practice, and Policy. Advance online publication.

World Health Organization. (2019). International statistical classification of diseases and related health problems (11th ed.). Author.

Wright, J. H., Brown, G. K., Thase, M. E. & Basco, M. R. (2017). Learning cognitive-behavior therapy, Second Edition: An illustrated guide. New York: American Psychiatric Association.

Ylikomi, R. & Virta, V. (2008). Raiskaustrauman Hoito: Opas CPT-Menetelmän Käyttöön [Treatment of rape trauma: A guide to CPT method]. WS Bookwell Oy.

Yunitri, N., Chu, H., Kang, X. L., Wiratama, B. S., Lee, T. Y., … Chou K. R. (2023). Comparative effectiveness of psychotherapies in adults with posttraumatic stress disorder: A network meta-analysis of randomised controlled trials. Psychological Medicine, 11, 1–13.

Über die Autorinnen

Patricia A. Resick, PhD, ABPP, ist Professorin für Psychiatrie und Verhaltenswissenschaften an der Duke Health University, Durham, North Carolina, USA. Sie entwickelte die Cognitive Processing Therapie (CPT) 1988 an der University of Missouri-St. Louis, wo sie das Center for Trauma Recovery gründete. Sie war Direktorin der Abteilung für Frauengesundheitswissenschaften des National Center for PTBS und hat zahlreiche randomisierte kontrollierte Studien zur CPT sowohl mit Zivilist:innen als auch mit Militärangehörigen durchgeführt. Sie war Präsidentin der International Society for Traumatic Stress Studies (ISTSS) und der Association for Behavioral and Cognitive Therapies (ABCT) und wurde mit zahlreichen Forschungs- und Mentorenpreisen ausgezeichnet.

Candice M. Monson, PhD, ist Professorin für Psychologie an der Metropolitan University in Toronto, Kanada. Sie ist Mitglied der Amerikanischen und Kanadischen Psychological Associations und der Royal Society of Canada und wurde mit dem Traumatic Stress Psychologist of the Year Award der Canadian Psychological Association und den Distinguished Mentorship Award der ISTSS ausgezeichnet. Ihr Forschungsschwerpunkt liegt auf zwischenmenschlichen Faktoren bei der Traumatisierung und der Entwicklung, Evaluation und Implementierung von Therapien für Posttraumatische Belastungsstörungen, darunter CPT und KVT.

Kathleen M. Chard, PhD, ist stellvertretende Stabschefin für Forschung am Cincinnati Veterans Affairs (VA) Medical Center und Professorin für Psychiatrie und Verhaltensneurowissenschaften an der Universität von Cincinnati, Ohio, USA. Sie ist verantwortlich für die CPT-Fortbildung für VA-Psychotherapeutinnen in den USA und Präsidentin des CPT-Training-Instituts. Sie wurde u. a. mit dem »Mark Wolcott Award for Excellence in Clinical Care« ausgezeichnet. Ihr Forschungsschwerpunkt liegt auf der Verbreitung und Umsetzung evidenzbasierter Traumatherapie für Zivilist:innen, professionelle Einsatzkräfte und ehemalige Militärangehörige. Sie ist Autorin eines CPT-Therapiemanuals für Betroffene sexuellen Missbrauchs.

Deutsche Bearbeitung

Meike Müller-Engelmann, Prof. Dr., Professorin für Psychotherapie an der Medical School in Hamburg (MSH) und Leiterin der dortigen Spezialambulanz für Traumatherapie. Die Schwerpunkte ihrer klinischen und wissenschaftlichen Tätigkeit sind die Behandlung der posttraumatischen Belastungsstörung (PTBS) sowie der komplexen PTBS nach Gewalterfahrungen in der Kindheit und Jugend und die Untersuchung innovativer Behandlungsansätze. Meike Müller-Engelmann hat langjährige Erfahrungen als Therapeutin, Supervisorin und Dozentin im Bereich der Psychotraumatologie und ist Mitglied im Vorstand der deutschsprachigen Gesellschaft für Psychotraumatologie (DeGPT).

Regina Steil, Prof. Dr., ist außerplanmäßige Professorin am Institut für Psychologie der Goethe-Universität Frankfurt und als Forscherin, Lehrende und Supervisorin in der Aus- und Weiterbildung von Psychotherapeut:innen tätig. Sie ist die wissenschaftliche Geschäftsführerin des Zentrums für Psychotherapie für Erwachsene und leitet eine Lehrambulanz sowie eine Traumaambulanz nach dem Sozialen Entschädigungsrecht. Sie forscht seit langem zu Entstehung, Aufrechterhaltung, Diagnostik und vor allem zur Psychotherapie der (komplexen) Posttraumatischen Belastungsstörung bei allen Altersgruppen und ist an der Entwicklung neuer Interventionen hierzu beteiligt.

Sachwortverzeichnis

Dissoziationen erkennen und behandeln

Wenn die Sinne »im Nebel« sind

- Körperliche und psychische Dissoziationen erkennen und behandeln
- Die Psychodynamik dissoziativer Störungen verstehen

Dissoziative Symptome können bei verschiedenen klinischen Störungsbildern und psychischen Belastungen entstehen. In dissoziativen Zuständen sind Betroffene in ihrer Wahrnehmung abgekoppelt und nicht mehr dazu in der Lage, diese zu einem normalen Erleben zusammenzufügen. Dabei werden körperliche Dissoziationen (z.B. Lähmungen, Bewegungsstörungen) und psychische Dissoziationen (z.B. Derealisation, Depersonalisation) unterschieden.

Dissoziationen systematisch zuordnen und effektiv behandeln

- Dieser Therapie-Tools-Band enthält neben praktischen Übersichten zu Diagnostik und Behandlung zahlreiche Interventionen für Patient:innen mit chronischen und anfallsartigen Dissoziationen, bei integriertem und desintegriertem Strukturniveau und nach Akuttrauma.
- Über 50 Arbeits- und Informationsblätter
- Für stationäre und ambulante Behandlungssettings
- Mit Übungen u.a. aus der DBT, Achtsamkeit, Körpertherapie

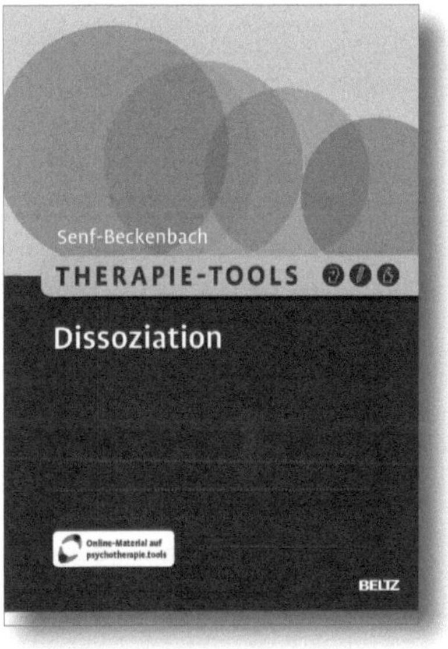

Senf-Beckenbach
Therapie-Tools Dissoziation
Mit Online-Material
2025. 144 Seiten. Broschiert.
ISBN 978-3-621-29121-7
ISBN 978-3-621-29122-4 (PDF)